Diagnose Alzheimer

Kultur der Medizin
Geschichte – Theorie – Ethik

Herausgegeben von Andreas Frewer

Band 16
Editorische Mitbetreuung:
Andreas Frewer und Brigitte Lohff

Verena Wetzstein, Dr. theol., ist Studienleiterin an der Katholischen Akademie Freiburg und wissenschaftliche Redakteurin der Zeitschrift für medizinische Ethik.

Verena Wetzstein

Diagnose Alzheimer

Grundlagen einer Ethik der Demenz

Campus Verlag
Frankfurt/New York

Gedruckt mit Unterstützung der NoMaNi-Stiftung, Köln, und der Stiftung Landesbank Baden-Württemberg, Stuttgart.

Bibliografische Information der Deutschen Bibliothek
Die Deutsche Bibliothek verzeichnet diese Publikation in der Deutschen Nationalbibliografie.
Detaillierte bibliografische Daten sind im Internet über http://dnb.ddb.de abrufbar.
ISBN 3-593-37884-1

Druck und Bindung: BoD, Norderstedt
Gedruckt auf säurefreiem und chlorfrei gebleichtem Papier.
Printed in Germany

Besuchen Sie uns im Internet: www.campus.de

Kontakt: Werderstr. 10, 69469 Weinheim, info@campus.de

Inhalt

Vorwort

Die vorliegende Studie wurde im Sommersemester 2004 von der Theologischen Fakultät der Albert-Ludwigs-Universität Freiburg i. Br. als Dissertation angenommen und mit dem Bernhard-Welte-Preis ausgezeichnet. Sie wurde für die Drucklegung geringfügig überarbeitet und um aktuelle Literatur ergänzt.

Herrn Prof. Dr. Eberhard Schockenhoff, der seit Beginn meiner moraltheologischen Arbeit meine wissenschaftliche Tätigkeit großzügig gefördert und an ihr persönlich Anteil genommen hat, gilt mein besonderer Dank. Durch sein Vertrauen in mein Projekt und den hierfür gegebenen Freiraum hat er einen entscheidenden Beitrag zu dessen Entstehung und Abschluss geleistet. Herrn Prof. Dr. Giovanni Maio danke ich für sein reges Interesse am Thema meiner Studie und die bereitwillige Übernahme des Zweitgutachtens. Besonders darf ich Herrn Prof. Dr. Hans Lauter danken, der mich auf dem von mir eingeschlagenen Weg bestärkt hat und mir durch seine vielfältigen fachlichen Anregungen eine große Hilfe war. Dem Herausgeber, Herrn Prof. Dr. Andreas Frewer, bin ich für die Aufnahme der Studie in die Reihe »Kultur der Medizin« und seine kritischen Anmerkungen zu Dank verpflichtet.

Während der Arbeit an dieser Untersuchung genoss ich die Förderung der Konrad-Adenauer-Stiftung. Die Görres-Gesellschaft hat mir die Durchführung eines Teilprojektes ermöglicht. Dafür danke ich ebenso wie für die großzügigen Druckkostenzuschüsse, die mir von der NoMaNi-Stiftung Köln und der Stiftung Landesbank Baden-Württemberg gewährt wurden.

Stellvertretend für alle, die die Entstehung des Werkes begleitet haben, gilt mein aufrichtiges Wort des Dankes Ursula Steimer und Norbert Schwab, die sich der Mühe des Korrekturlesens unterzogen haben, sowie meinem Vater, der mir während der Abfassungszeit dieser Studie auf seine ganz persönliche Weise zur Seite stand.

Der liebste Dank gilt schließlich meinem Mann für seine unermüdliche Gesprächsbereitschaft, seine Unterstützung und Geduld – und sein lebhaftes Interesse an einem Thema, das dem Mittelalter gänzlich fremd war.

Freiburg, im Sommer 2005 *Verena Wetzstein*

1. Zur Einführung

Das Altern gehört zu den Grundverfasstheiten des Lebens. Es ist wie jede Lebensstufe mit besonderen Herausforderungen für den Einzelnen verknüpft.[1] Nicht nur die sich verändernden Lebensumstände im Alter auch das unweigerlich nahende Sterben haben Menschen seit jeher über den Lebensabschnitt des Alters nachdenken lassen.

Neu ist heute der Kontext des Alterns: Noch nie wurden so viele Menschen so alt wie seit Beginn des 20. Jahrhunderts. Die individuelle Lebenserwartung ist in den letzten Jahrzehnten kontinuierlich gestiegen. Die Sicherung der äußeren Lebensumstände auf der einen sowie der medizinische Fortschritt auf der anderen Seite ermöglichen es vielen Menschen heute, ein »gesegnetes« Alter zu erreichen.[2]

Analytisch zugespitzt kennt die Öffentlichkeit dabei vornehmlich zwei Typen des Alters: Mit der Bezeichnung der vielfach so genannten »jungen Alten« wird versucht, die Realität derjenigen älteren Menschen zu fassen, die nach Erreichen der Ruhestandsgrenze in geistiger und körperlicher Gesundheit ein aktives Leben führen. Gleichzeitig rücken zunehmend Formen eines als »krankhaft« gewerteten Alters ins Bewusstsein, bei denen die Betroffenen unter beträchtlichen Einbußen leiden: demente Menschen. Die Angaben zur Zahl der Betroffenen schwanken. Anhand jüngster Diagnoseschemata angefertigte Statistiken lassen vermuten, dass heute ca. 1 Million Menschen allein in Deutschland an einer Form der Demenz leiden, die zur größten Gruppe gerechnet wird: der Alzheimer-Demenz.[3] Bevölkerungsvorausberechnungen prognostizieren, dass sich diese Zahl bis zum Jahr 2030 ungefähr verdoppeln wird.

---

1 Aus Gründen der Lesbarkeit verzichtet diese Studie auf die jeweils ausführliche Nennung männlicher und weiblicher Formen. Die männliche Bezeichnung gilt für beide Geschlechter.

2 Die Problematik des Altersbegriffs selbst muss an dieser Stelle nicht weiter verfolgt werden. Weithin hat es sich durchgesetzt, eine sozialwissenschaftliche Bestimmung zugrunde zu legen, nach welcher der Beginn des Alters mit dem Beginn der Verrentung gleichgesetzt wird; vgl. K. U. MAYER/P. B. BALTES (Hrsg.), Die Berliner Altersstudie ([2]1999).

3 Die Bezeichnungen für diese Demenz-Form sind nicht einheitlich. So ist von »Alzheimer-Krankheit« (wahlweise mit oder ohne Bindestrich), »Alzheimerscher Krankheit«, »Morbus Alzheimer«, »Demenz vom Alzheimer-Typ«, »Alzheimer-Demenz« oder kurz »AD« die Rede.

Aufgrund der Symptomatik, die für die Alzheimer-Demenz beschrieben wird, sehen sich Betroffene, Angehörige, Ärzte, Pflegende, Seelsorger, Politiker und nicht zuletzt die Gesellschaft insgesamt einem großen und immer weiter wachsenden Problem gegenüber. Angesichts einer fehlenden kausalen Therapiemöglichkeit und der mit fortschreitender Demenz[4] einhergehenden Pflegebedürftigkeit entsteht im Hinblick auf die gegenwärtige Ressourcenverknappung in der medizinischen und pflegerischen Versorgung zunehmend ein auch moralischer Druck auf die Gesellschaft, sich dem Phänomen Alzheimer-Demenz zu stellen.

Es überrascht daher kaum, wenn heute weithin über das Thema Alzheimer-Demenz gesprochen wird. Nicht erst seit der 1994 gehaltenen Rede des früheren amerikanischen Präsidenten Ronald Reagan, in der er seinen Rückzug aus der Öffentlichkeit mit der fortschreitenden Alzheimer-Demenz begründete,[5] ist das Thema in die Medien gelangt. Im täglichen Umgang muss heute sogar immer wieder »Alzheimer« herhalten, wenn wichtige Dinge verlegt oder vergessen wurden. Diese scherzhafte Form kann nicht überdecken, dass für viele Menschen die Alzheimer-Demenz zumindest diffus als eine Bedrohung wahrgenommen wird. Doch was versteht man unter Alzheimer-Demenz? Wie wird diese Demenz-Form in der Öffentlichkeit wahrgenommen?

Um eine erste Annäherung an diese Fragen vorzunehmen, sind zwei Ebenen zu unterscheiden: Erstens finden sich zahlreiche, erstaunlich emotionale Bilder und Chiffren für Alzheimer-Demenz, zweitens lassen sich Sachaussagen bestimmter Prägung entdecken.

Die vorliegende Studie wählt den neutraleren Begriff »Alzheimer-Demenz« und vermeidet bewusst die Bezeichnung »Alzheimer-Krankheit«, da der im Verlauf der Studie untersuchten entscheidenden Frage, ob es sich bei der damit bezeichneten Beeinträchtigung um eine Krankheit handelt oder nicht, nicht vorgegriffen werden soll.

Wie weiter unten beschrieben wird, geht die Medizin heute davon aus, dass die Alzheimer-Demenz sowohl im Senium als auch im Präsenium auftreten kann. Da präsenile Formen von dem ihnen zugrunde liegenden Typus her zumeist gut abgrenzbar sind und ihr zahlenmäßiges Vorkommen nur einen Bruchteil der Gesamtzahl ausmacht, wird ihnen in dieser Studie nicht eigens nachgegangen. Gegenstand der Untersuchung sind allein die Ausprägungen im höheren Lebensalter.

4 Um den Text lesbar zu halten, verwendet die vorliegende Studie für die Alzheimer-Demenz bisweilen lediglich den Begriff Demenz. Wo von anderen Demenz-Formen als der Alzheimer-Demenz die Rede ist, wird dies ebenso ausdrücklich hervorgehoben, wie jeweils darauf hingewiesen wird, wenn Ergebnisse, die aus der Beschäftigung mit der Alzheimer-Demenz gewonnen werden, auch auf andere Demenz-Formen übertragbar sind. Im Ganzen sind die Probleme, die sich aus der Alzheimer-Demenz ergeben, aber so spezifisch, dass sie eine Konzentration der Untersuchung auf diese Demenz-Form erfordern.

5 R. REAGAN, Speech, 11.05.1994: »I now begin the journey that will lead me into the sunset of my life«, zit. nach: British Medical Journal 323 (2001) 879 f.

In der Öffentlichkeit präsente Bilder zur Alzheimer-Demenz werden nahezu durchgängig von nur einem Tenor beherrscht: Es ist die Rede von einem »Tod bei lebendigem Leib«[6], einem »Tod im Leben«[7], einem »lebendigen Begräbnis«[8], einem »menschenunwürdigen Siechtum«[9], einem »schreckliche[n] Leiden – demütigend für den Patienten«[10], einem »horrible plight«[11], einer »Beraubung der Humanität«[12], einem »Abschied vom Ich«[13], einem »schrecklichen Alptraum«[14], der »Jahrhundertkrankheit«[15], der »Alterskrankheit der Zukunft«[16] oder von dementen Menschen als »Dorftrottel[n]«[17]. Derart drastische Bilder müssen als Indiz für zweierlei gelesen werden: zum einen für die Tatsache, dass das Phänomen Alzheimer-Demenz die Menschen bewegt; zum anderen, da eine weitergehende inhaltliche Füllung der Bilder zumeist ausbleibt, für eine stattfindende Dämonisierung der Alzheimer-Demenz. Mit dem Thema sind zahlreiche Ängste und Befürchtungen verbunden. Für Betroffene und Angehörige[18] stellt sich der dementielle Prozess als eine persönliche Tragödie dar. Indem die Persönlichkeit des Betroffenen förmlich zerfressen zu werden scheint, die Patienten gleichsam in einem Meer des Vergessens zu ertrinken scheinen, stellt die Alzheimer-Demenz im Umfeld einer auf Autonomie und Selbstbestimmung bedachten Kultur nicht mehr und nicht weniger als einen Angriff auf das Selbstverständnis des Menschen dar. Diese Verunsicherung übt einen solchen Schrecken aus, dass der dementielle Prozess dämonisiert

6 D. B. MORRIS, Krankheit (2000), 164.
7 N. C. ANDREASEN, Brave New Brain (2001), 253.
8 A. FUHRMANN, Das Alzheimer-Schicksal (1990).
9 S. B. NULAND, How We Die (1994), 164.
10 BAYER-PHARMAFORSCHUNG (Hrsg.), Von Menschen (1998), 45.
11 A. D. ROSES, New Paradigm (1998).
12 I. B. BLACK, The Dying (2001), 21.
13 I. FUHRMANN u. a., Abschied (²2000).
14 R. E. TANZI/A. B. PARSON, Decoding Darkness (2000), XIII: »Few real nightmares on earth compare to the terror wrought by Alzheimer's disease.«
15 L. THOMAS, The Problem (1983), 121.
16 C. BERGMANN, http://www.aerzteblatt.de/v4/news/newsdruck.asp?id=7800 (10.01. 2002).
17 A. BAHNEN, Todesstachel (2001), 61. Im Rahmen einer theologisch-ethischen Arbeit besonders hervorzuheben scheint dieses letzte Zitat. Bei einer Podiumsdiskussion zum Thema Sterbehilfe am 1. Mai 2001 in Tübingen vertrat der katholische Theologe Hans Küng folgende These, er »[…] möchte sogar über die nun gesetzlich verankerte holländische Regelung hinausgehen und auch für Demenzerkrankungen einen vorausverfügten ›guten Tod‹ ermöglichen: Er wolle nicht als Alzheimerpatient enden, der ohne Wissen um die eigene Identität dereinst als Dorftrottel durch Tübingen laufe.« (Ebd., 61).

Zitate werden in dieser Studie in der jeweiligen originalen Form wiedergegeben und nicht an die neue deutsche Rechtschreibung angepasst.
18 Mit Angehörigen sind in dieser Studie nicht nur Verwandte, sondern alle Personen gemeint, die dem Betroffenen nahe stehen.

und die Betroffenen stigmatisiert werden. Ein interdisziplinärer gesellschaftlicher Diskurs über die mit Alzheimer-Demenz verbundenen Probleme und Fragen fehlt aber nahezu vollständig.

Ein zweiter Blick auf die Frage, was unter dem Phänomen Alzheimer-Demenz verstanden wird, muss sich den Sachaussagen widmen: Woraus speist sich das öffentliche Konzept der Alzheimer-Demenz, und was steckt hinter den öffentlichen Bildern der Alzheimer-Demenz an inhaltlichen Aussagen über dieses Phänomen? Hier liefert die Sichtung der Kenntnisse ein zunächst einseitiges Ergebnis: Die öffentliche Debatte ist nahezu ausschließlich von medizinischen Aussagen und Forschungserkenntnissen zur Alzheimer-Demenz bestimmt.[19] Über Alzheimer-Demenz wird im öffentlichen Diskurs in medizinischen Kategorien und ärztlicher Terminologie gesprochen. Durch die Bestimmung der senilen Form der Alzheimer-Demenz als Krankheit vor nunmehr 30 Jahren wurde der Medizin, so scheint es, das Deutungsmonopol über diese Demenz-Form übertragen.[20] So wird unter Alzheimer-Demenz im

---

19 Die notwendigen Beschränkungen, die sich die vorliegende Arbeit aufzuerlegen hatte, brachten es freilich mit sich, dass keine umfassende eigene empirische Untersuchung des Bildes der Alzheimer-Demenz in der Öffentlichkeit vorgelegt werden konnte. Die Tatsache, dass sich einschlägige Lexika unter dem Stichwort »Alzheimer-Krankheit« (z. B. BROCKHAUS, Bd. 1 [[20]1996], 478 f, und AKTUELL 2005 [[21]2004], 277 f) sowie Artikel in Zeitungen und Zeitschriften zum Thema (z. B. H. HALTER, Lange Reise [1999], 162 ff) auf die Beschreibung von Ätiologie, kognitiver Symptomatik, Diagnostik, Verlauf und Therapieansätze der Demenz beschränken, kann die These für die hier vorliegende Studie jedoch ausreichend stützen. Die Übertragung der medizinischen Kernkriterien des Demenz-Konzeptes, die in der weiteren Untersuchung dieser Studie ermittelt werden, zeigt sich in den Lexika besonders deutlich. So stellt z. B. die neueste Auflage des Brockhaus die Krankheitsbezeichnung sowie die Fixierung auf die Kognition in den Mittelpunkt und spiegelt die Vernachlässigung der zweiten Hälfte des Demenz-Prozesses dadurch wider, dass die einzige diese lange Phase betreffende Aussage in dem 51 Zeilen umfassenden Stichwort in der Bemerkung besteht: »Im fortgeschrittenen Stadium sind die Kranken jedoch oft in einem hohen Grad pflegebedürftig.«

Post und Holstein scheinen von einer ähnlichen These eines öffentlichen Konzeptes der Alzheimer-Demenz auszugehen. Während Post als Kriterium zwar das kognitive Paradigma bestimmt, aber nicht klärt, woraus sich das Konzept speist, verankert Holstein das Konzept in einem »biomedical model«, führt aber keine genauen Kriterien an; vgl. S. G. POST, Moral Challenge ([2]2000), und M. B. HOLSTEIN, Ethics (1998).

Es soll an dieser Stelle nicht der Eindruck erweckt werden, als ob es keine anderen Aussagen zur Alzheimer-Demenz gäbe als allein medizinische Fachliteratur. Im Ganzen spielen andere als medizinische Beschreibungen in der gesellschaftlichen Wahrnehmung allerdings eine verschwindend geringe Rolle und können daher an dieser Stelle vernachlässigt werden.

20 Körtner geht noch weiter und sieht den eben auf die Alzheimer-Demenz bezogenen Vorgang in einem weiteren Horizont: »Die Definitionsmacht der modernen Medizin äußert sich in einer zunehmenden Pathologisierung von physiologischen und psychischen Zuständen, von Einzelpersonen und ganzen Bevölkerungsgruppen. Dadurch weitet die Medizin ihren Zuständigkeitsbereich fortwährend aus.« (U. H. J. KÖRTNER, Freiheit [2001], 165).

Allgemeinen eine Krankheit verstanden, ein erworbener Zustand, der sich vorwiegend im höheren Lebensalter manifestiert, zunächst mit Gedächtniseinbußen, Verwirrtheitszuständen und kognitiven Störungen einhergeht, in einem chronisch progredienten, sich im Mittel über acht Jahre hinziehenden Verlauf zu immer weiteren Einschränkungen auch im körperlichen Bereich führt, um schließlich in Bettlägerigkeit und verbaler Äußerungsunfähigkeit zu münden. Am Ende sterben die meisten Patienten[21] durch Begleiterkrankungen wie z.B. Pneumonien. Eine zugrunde liegende Ursache ist genau so wenig bekannt wie kausale Therapiemöglichkeiten. Die Diagnose erfolgt allein anhand klinischer Kriterien über eine Ausschlussdiagnose.[22]

Der medizinischen Forschung und ihrer Anwendung in der ärztlichen Praxis werden bezüglich der Alzheimer-Demenz große Erwartungen entgegengebracht. Da bislang keine kausale Therapie bekannt ist, wird mit Hochdruck an der Verbesserung diagnostischer Möglichkeiten und symptombezogener wie kausaler Behandlungsstrategien geforscht. Der öffentliche Druck wächst, hier angesichts der zahlenmäßigen Zunahme als dement diagnostizierter Menschen endlich Durchbrüche zu erzielen. Der dementielle Prozess erscheint der Öffentlichkeit als eine Gleichung mit zahlreichen Unbekannten: Was geschieht mit dem von der Alzheimer-Demenz betroffenen alten Menschen? Ist diese Demenz-Form vererbbar? Wie kann den Betroffenen geholfen werden? Obwohl die Beschreibung Alois Alzheimers nun knapp 100 Jahre zurückliegt,[23] stehen bislang nur wenige Hypothesen bereit, die zudem regelmäßig durch

21 Der Begriff »Patient« wird in der vorliegenden Studie in einem formalen und gleichzeitig umfassenden Sinne gebraucht. Er wird hier nicht als normativer Begriff verstanden, der den Bezeichneten als »krank« oder in einer Beziehung zum Arzt stehend kennzeichnen würde. Er wird auch nicht als pejorativer Begriff gebraucht, sondern bezeichnet hier alle von einer Demenz Betroffenen.

22 Der hier formulierte vorläufige Arbeitsbegriff zur Bestimmung dessen, was heute weithin unter Alzheimer-Demenz verstanden wird, wird im weiteren Verlauf der Studie durch eine ausführliche Darstellung der klinischen Diagnose- und Definitionskriterien gründlich untersucht werden. Nach den Diagnosekriterien stellt die Alzheimer-Demenz mit ca. 60 Prozent Betroffenen die größte Gruppe unter den Demenzen dar. Ca. 30 Prozent der Demenzen haben eine vaskuläre Ursache, und ca. 10 Prozent sind sekundäre oder nicht spezifizierte Demenzen. Vieles scheint dafür zu sprechen, dass der Anteil an Mischformen jedoch wesentlich größer ist, vgl. F. HENTSCHEL u. a., Alzheimer Demenz (2005).

23 »Über eine eigenartige Erkrankung der Hirnrinde«, unter diesem Titel stellte der Frankfurter Arzt Alois Alzheimer bei der 37. Versammlung Südwestdeutscher Irrenärzte im November 1906 einen seinerzeit wenig beachteten Fall vor, der ihn viele Jahrzehnte nach seinem Tode zum Taufpaten einer heute als Volkskrankheit bezeichneten Störung im höheren Lebensalter werden ließ, vgl. A. ALZHEIMER, Erkrankung (1907; Allgemeine Zeitschrift für Psychiatrie und Psychisch-Gerichtliche Medizin), und A. ALZHEIMER, Erkrankung (1907; Centralblatt für Nervenheilkunde und Psychiatrie). Die beiden identischen Berichte der Tübinger Tagung enden mit der Bemerkung »keine Diskussion«.

neue ersetzt werden. Es ist eine weit verbreitete okzidentale kulturelle Praxis, sich unbekannten Phänomenen durch Rückführung auf Bekanntes einen Zugriff zu verschaffen, um sie zu begreifen und handhabbar zu machen. Auswahl und Reduktion sind notwendigerweise die Folgen. Orientierung an Experten und deren Wissen erscheint heute als die Möglichkeit der Wahl, um sich komplexe Vorgänge zu erschließen. Im vergangenen Jahrhundert ist es der Medizin gelungen, zahlreiche bislang als unheilbar geltende Krankheiten zu therapieren. Die daraus resultierende Hochschätzung der Medizin hat es ermöglicht, die Deutungskompetenz auch zur Alzheimer-Demenz auf die medizinische Wissenschaft zu übertragen. Sie allein gilt heute als die Leitwissenschaft, die zuverlässige Aussagen zur Demenz trifft.[24]

Während das Wissen um eine Einbettung der Medizin in den kulturellen Kontext nicht neu ist, haben ethische Implikationen dieses Befundes in Bezug auf die Alzheimer-Demenz bislang wenig Aufmerksamkeit gefunden. Aus der Perspektive der Ethik gilt es, das Verhältnis von Wertsetzungen in Medizin und Gesellschaft in ihrem gegenseitigen Abhängigkeitsverhältnis zu beleuchten.[25] Während im Verlauf der Studie deren enge Zusammenhänge und Bezüge deutlich werden, wird es im Rahmen dieser Arbeit nicht möglich sein, ein Erklärungsmuster für dieses Wechselverhältnis zu erarbeiten.[26] Diese Studie geht davon aus, dass im Wechselverhältnis von öffentlicher Meinung und Medizin bezüglich der Alzheimer-Demenz der Medizin eine Doppelfunktion zukommt: Ihr wurde einerseits, wie eben beschrieben, das Deutungsmonopol zur Alzheimer-Demenz übertragen. Da in der Öffentlichkeit kaum andere als medizinische Sachaussagen zur Alzheimer-Demenz eine Rolle spielen, können andererseits medizinische Aspekte auch als Lackmustest für gesellschaftliche Ein-

24 Mit den für die Psychiatrie wegweisenden Forschungen Pinels waren zwar bereits die Weichen für eine Pathologisierung seniler Demenz-Formen gestellt. Als genuines Krankheitskonzept wird die Demenz im Alter seit der Wende vom 20. zum 21. Jahrhundert fassbar. Doch erst seit der Aufnahme der Alzheimer-Demenz in Diagnoseschemata vor gut 30 Jahren gelten demente Menschen im Alter auch in einem sozialen Sinne als krank. Erst seit dieser Zeit kann davon gesprochen werden, dass der Medizin nicht nur die Handlungskompetenz, sondern auch die Sinndeutungskompetenz zur Alzheimer-Demenz zukommt.

25 Der Fokus der Studie liegt damit nicht auf einer isolierten Profession »Medizin«, sondern sie richtet den Blick auf die Wechselwirkungen zwischen Medizin und Gesellschaft. Es steht außer Frage, dass es in der praktischen ärztlichen Tätigkeit ein wesentlich breiteres Spektrum gibt, als es hier »der Medizin« zugerechnet wird. Das soll nicht bestritten werden, entspricht aber nicht der Frageperspektive der Studie. Ihr geht es ja um eine Analyse des Diskurses über Alzheimer-Demenz in der gegenwärtigen Gesellschaft und um ein Modell, wie dieser auf der Grundlage einer ganzheitlichen Anthropologie neu geführt werden kann.

26 Dies bezieht sich in besonderer Weise auf die Einbindung medizinischer Fragestellungen in gesellschaftliche Entwicklungen. Dies zu erforschen wäre Aufgabe einer eigenen Studie.

stellungen und Wertzuschreibungen zum Problemkomplex Alzheimer-Demenz gelten.

Aus dieser Situation ergibt sich ein grundlegender Befund als Ausgangspunkt für diese Studie. Sie geht von der These aus, dass dem Problemkomplex Alzheimer-Demenz gegenwärtig ein durch naturwissenschaftliche Charakteristika bestimmtes Demenz-Konzept zugrunde liegt.[27] Dieses gegenwärtige De-

27 Um keiner Verwechslung zu erliegen, müssen an diese Stelle Begriff und inhaltliche Füllung von »Demenz-Konzept« unterschieden werden. So ist der Terminus »concept of Alzheimer's disease«, der gleichzeitig den Entwurfcharakter des gegenwärtigen Begriffs der Demenz anzeigen soll, an sich nicht neu. Post, Whitehouse, Kitwood, Rigaux und andere Autoren haben ihn bereits in die Debatte eingebracht. In Methode und inhaltlicher Füllung greifen sie allerdings auf grundsätzlich verschiedene Methoden und Elemente zurück.

So sind die Arbeiten Natalie Rigauxs (vgl. z. B. N. RIGAUX, Raison [1992]; N. RIGAUX, Le pari [1998], und N. RIGAUX, Humanité [1999]) ebenso wie die amerikanischer Autoren (wie z. B. S. R. SABAT/R. HARRÉ, The Construction [1992]) der konstruktivistischen Tradition zuzurechnen. Wenn auch manche Aspekte dieser Untersuchungen durchaus ansprechende Züge tragen, so teilt die vorliegende Studie diesen Ansatz nicht. Innerhalb eines radikalen Konstruktivismus ist keine moralische Differenzierung einzelner Positionen möglich, was sie für eine ethische Studie unbrauchbar macht und letztlich nicht überzeugen kann.

Die zahlreichen Veröffentlichungen Tom Kitwoods (vgl. z. B. T. KITWOOD, Demenz [2000]) stellen sich zwar nicht bewusst in diese Tradition, tragen aber deutliche Züge eines gemäßigten Konstruktivismus. Immer wieder wurden darüber hinaus Kitwoods Studien mit denen der Antipsychiatriebewegung in Beziehung gesetzt. Kitwood stellte die rein medizinische Sichtweise geistiger Störungen in Frage und sah »in der ›Medizinisierung‹ der Demenz ein charakteristisches Merkmal der vorherrschenden Machtbeziehungen in ›spätkapitalistischen Gesellschaften‹ oder ›modernen Industrienationen‹« (I. MORTON, Die Würde [^{2}2000], 116). Diesen Ansatz teilt die vorliegende Studie ebensowenig. Es ist allerdings das große Verdienst Kitwoods, neurophysiologische und sozialpsychologische Vorgänge um die Alzheimer-Demenz verbunden zu haben. Dieser Ansatz ist durchaus im Stande, die Debatte um Alzheimer-Demenz anzuregen und ruft unter Pflegekräften deutliche Sympathien hervor: Das Vermächtnis Kitwoods, dementen Menschen sei mit Liebe und Fürsorge zu begegnen, wird im Bereich der Pflege heute vielfach zitiert (vgl. etwa auch konzeptionell P. WISSMANN, Werkstatt [2004]). Sowohl die Arbeiten Kitwoods als auch die strenger Konstruktivisten bleiben letztlich dem von ihnen kritisierten Demenz-Konzept verhaftet, indem ein Gegenmodell entworfen wird, das unter Annahme der Prämissen zwar bedeutsame Züge trägt, aber in der Realität nicht umsetzbar scheint.

Die Studien von S. G. Post und P. J. Whitehouse schließlich (vgl. etwa S. G. POST, The Moral Challenge [^{2}2000]; P. J. WHITEHOUSE u. a. (Hrsg.), Concepts [2000]) stoßen in eine ähnliche Zielrichtung, wie es auch die vorliegende Studie beabsichtigt. Ihr großer Mangel liegt allerdings darin, dass sie sich nicht der Mühe unterziehen, Kriterien des gegenwärtigen Demenz-Konzeptes systematisch herauszuarbeiten. Weder der Weg zur Ableitung des gegenwärtigen Demenz-Konzeptes noch die Fundierung oder klare Definition einzelner Kriterien wird von ihnen offen gelegt. Das gegenwärtige Demenz-Konzept wird vielmehr lediglich postuliert.

Ebenso ist der dieser Studie zugrunde gelegte Konzept-Begriff von einem bisweilen in der medizinischen Literatur verwendeten Ausdruck eines »gegenwärtigen Demenz-Konzept[es]« zu unterscheiden, vgl. z. B. H. HAMPEL u. a., Suche (1997), 510. Der dortige Gebrauch be-

menz-Konzept speist sich zunächst aus medizinischen Aussagen zur Demenz und hat von hierher Implikationen und Konsequenzen. Da die Medizin, indem sie ihrem eigenen Auftrag der Diagnostik von Krankheiten und Heilung oder Linderung von Leiden nachgeht, niemals voraussetzungslos über Phänomene handelt, liegen dem gegenwärtigen Demenz-Konzept notwendig Beschränkungen zugrunde. Wird dieses vermeintlich umfassende Konzept ohne weitere Ergänzungen in die Öffentlichkeit übertragen, erfährt das Phänomen Alzheimer-Demenz eine bedeutsame Reduktion. Für pathologische Phänomene scheinen dann auch nur medizinische Lösungen möglich zu sein. Die sich angesichts der kausal nicht möglichen Therapierbarkeit daraus ergebenden Konsequenzen, wie eine vernachlässigte Reflexion über die Bedeutung von Pflege und Betreuung betreffender Maßnahmen, eine Relativierung des Lebensschutzes oder gar Bestrebungen zur Ausweitung der Sterbehilfe, können an dieser Stelle nur angedeutet werden. Eine grundlegende ethische Diskussion um Alzheimer-Demenz ist zumindest im deutschsprachigen Raum ein Desiderat.

Die vorliegende Studie erhofft sich, für die ethische Diskussion einen Impuls geben zu können. Zwischen der weiten Spanne des gegenwärtigen Demenz-Konzeptes auf der einen und seiner radikalen Kritik auf der anderen Seite wählt sie bewusst einen dritten Weg: Nach einer gründlichen Sichtung und Klärung dessen, was das heutige Demenz-Konzept beinhaltet und woraus es sich speist, nach einer sich daran anschließenden umfassenden Kritik der darin verwurzelten Implikationen und daraus folgenden ethisch nicht verantwortbar erscheinenden Konsequenzen, wählt diese Untersuchung den Weg einer anthropologischen Ausrichtung, um ein neues Demenz-Modell zu skizzieren. Mit dieser anthropologischen Grundlegung kann eine umfassende Orientierung an einer integrativen Demenz-Ethik gelingen.

Versteht sich die theologische Ethik als »verantwortete Zeitgenossenschaft«,[28] dann muss sie sich dieser komplexen und mit zahlreichen Hypothesen durchsetzten Situation stellen. Sie hat die Ängste der Menschen ernst zu nehmen und muss sich auf einer reflektierenden Ebene damit auseinander setzen. Es ist eine stete Herausforderung ethischen Argumentierens, gesellschaftliche Prozesse wahrzunehmen und sie kritisch zu begleiten, anstatt, um Schadensbegrenzung bemüht, der Realität kritisierend nachzufolgen. Gerontologie

---

zieht sich auf die Unkenntnis der ätiologischen Grundlagen und meint die verschiedenen Modelle, die heute in der Forschung zu Alzheimer-Demenz vorgeschlagen werden. Damit bleibt der Begriff der Medizin intrinsisch verhaftet und ist von der hier vorliegenden Verwendung zu unterscheiden.

28 Das Selbstverständnis der Ethik als »verantwortete Zeitgenossenschaft« lehnt sich an A. Auer an, vgl. A. AUER, Autonome Moral (^{2}1984); A. AUER, Geglücktes Altern (1995). In dieser Form niedergelegt in: A. AUER, Verantwortete Zeitgenossenschaft (1985).

und Geriatrie gehören bislang genauso wenig zu den systematisch erschlossenen Bereichen weder allgemeiner noch theologischer Ethik wie der große Bereich psychiatrischer Problemfelder. Indem sich diese Studie dem Querschnittsbereich psychiatrischer Geriatrie annimmt, setzt sie sich angesichts der beiden von ethischer Seite wenig behandelten Disziplinen Psychiatrie und Geriatrie einer mindestens doppelten Schwierigkeit aus. In dieser offenen und von vielen Unsicherheiten geprägten Situation wird im Folgenden im Rahmen einer theologisch-ethischen Untersuchung die Problematik der Alzheimer-Demenz hinsichtlich grundsätzlicher Fragen angegangen. Angesichts des gegenwärtigen Diskussionsstandes um die Alzheimer-Demenz wird dabei der Schwerpunkt auf einer sorgfältigen Klärung der betreffenden Grundbegriffe liegen.

Im Mittelpunkt der Untersuchung steht die Auseinandersetzung mit dem gegenwärtigen Konzept der Alzheimer-Demenz im Alter:[29] Welche anthropologischen Annahmen liegen diesem Konzept voraus? Sind die mit dem Demenz-Konzept verbundenen Implikationen und Konsequenzen moralisch verantwortbar? Welche Konturen muss eine integrative Demenz-Ethik besitzen?

Um Fragen wie diese beantworten zu können, folgt die Untersuchung der nachfolgend skizzierten Linie. Das methodologische Vorgehen gibt gleichzeitig auch den Gang der Studie vor: In einem ersten Schritt ist das Phänomen Alzheimer-Demenz aus der gesellschaftlichen Debatte zu isolieren und zu beschreiben. Da sich das gegenwärtige gesellschaftliche Modell der Demenz aus naturwissenschaftlichen Aussagen speist, wird die Referenzwissenschaft dieses Abschnittes die Medizin sein. Der zweite Untersuchungsschritt wird daran anschließend eine eingehende Untersuchung der Tiefenstruktur[30] des Demenz-Konzeptes zum Inhalt haben, indem die Kernpunkte des gegenwärtig vorherrschenden Demenz-Konzeptes einer Analyse hinsichtlich ihrer Implikationen und Konsequenzen unterzogen werden. Der dritte und abschließende Schritt

29 Noch einmal soll betont werden, dass das Thema der Untersuchung dabei allein der Problembereich der Alzheimer-Demenz im höheren Lebensalter bildet, vgl. oben, Kapitel 1, Fn. 3. Dieses Demenz-Konzept wird zwar heute bisweilen auch auf andere Demenz-Formen übertragen. Die jeweils andere Grundstruktur der Demenz-Formen und die nur bei der Alzheimer-Demenz auftretenden charakteristischen Eigenheiten rechtfertigen es aber nicht, Gültigkeit auch für andere dementielle Phänomene zu beanspruchen. Wenn auch im medizinischen und ärztlichen Bereich heute die Alzheimer-Demenz präsenile und senile Formen vereint, ist Untersuchungsgegenstand dieser Studie allein die Form im höheren Lebensalter.

30 Die Methode der Untersuchung einer »ethischen Tiefenstruktur« gesellschaftlicher Phänomene habe ich bereits in meiner Abschlussarbeit im Fach Moraltheologie angewandt, vgl. V. WETZSTEIN, Das Sterben (1996). Die vorliegende wie auch jene Studie gehen davon aus, dass Phänomene nur vermeintlich evident sind und daher für eine ethische Diskussion zunächst die ihnen zugrunde liegende Struktur offen gelegt werden muss.

kontextualisiert das Phänomen Alzheimer-Demenz und fragt danach, welche Forderungen auf der Grundlage eines christlichen Menschenbildes erhoben werden müssen, um ein Modell von Alzheimer-Demenz zu entwickeln, das einen ethisch verantwortbaren gesellschaftlichen und individuellen Umgang ermöglicht.

Die Studie ist in drei Teile gegliedert: In Kapitel zwei wird das gegenwärtig vorherrschende Demenz-Konzept einer sorgfältigen Analyse unterzogen. Den Ausgangspunkt bildet dabei ein historischer Zugang, der mittels Schlaglichtern auf einzelne Stationen in der Geschichte die Genese des heutigen Demenz-Konzeptes beschreibt. Im weiteren Verlauf steht das Phänomen Alzheimer-Demenz, wie es sich heute den Menschen stellt, im Vordergrund des Kapitels. Der Prämisse folgend, dass sich das gegenwärtige Demenz-Konzept aus naturwissenschaftlichen Aussagen speist und von der Medizin als Leitwissenschaft bestimmt wird, können dabei vorwiegend nur naturwissenschaftliche Daten herangezogen werden. Dies geschieht nicht allein deskriptiv, sondern bereits in der Absicht, die Kernpunkte des Demenz-Konzeptes offen zu legen. Aufgrund der hier herauszufilternden Datenlage und der sich daran anschließenden Diskussion muss die gründliche Sichtung in diesem Kapitel zwangsläufig einen breiten Raum einnehmen. Nur auf dieser Grundlage können die Probleme mit dem gegenwärtigen Demenz-Konzept erkannt und die Konturen für das weitere Vorgehen geschärft werden.

Kapitel drei widmet sich in einer Untersuchung der ethischen Tiefenstruktur den Implikationen und Konsequenzen der charakteristischen Merkmale des Konzeptes. Dabei wird sich die Auseinandersetzung auf die Kernpunkte Pathologisierung, kognitives Paradigma und Vernachlässigung der zweiten Hälfte des Demenz-Prozesses konzentrieren. Letztlich steht hier die Brauchbarkeit des gegenwärtigen Demenz-Konzeptes auf dem Prüfstand. Die Beantwortung der Frage hat moralische Implikationen, denn es geht um nichts weniger als die anthropologischen Voraussetzungen des gegenwärtigen Demenz-Konzeptes und die Frage nach dem moralischen Status dementer Menschen, die im Weiteren die Antwortrichtung der praktischen Frage nach dem Umgang mit dementen Menschen vorgeben soll.

Nach der Kritik des gegenwärtigen Demenz-Konzeptes ist es Anliegen des vierten Kapitels der Studie, unter Rückgriff auf eine anthropologische Grundlegung eine Kontextualisierung des Phänomens Alzheimer-Demenz vorzunehmen, um damit wieder auf die Ebene des Problems zu gelangen, wie es sich heute den Menschen stellt. Von hier aus sollen Vorschläge für ein geweitetes Modell des Phänomens Alzheimer-Demenz formuliert werden. Von theologisch-ethischer Seite wird gegen das gegenwärtige Demenz-Konzept Einspruch zu erheben sein. In diesem Abschnitt werden Perspektiven für eine ganzheitliche Sicht der Demenz-Problematik eröffnet. Dabei werden nicht einzelne Punkte des Demenz-Konzeptes zu korrigieren sein, sondern das Phänomen Alzheimer-Demenz insgesamt wird an den Prinzipien einer integrativen Demenz-Ethik auszurichten sein. Von hier aus wird der Versuch unternommen, Konkretionen als Impulse für einen integrativen Umgang mit dem Phänomen Alzheimer-Demenz und den von ihm Betroffenen zu geben.

Mit dieser Vorgehensweise intendiert die Studie letztlich eine kritische Reflexion des kulturellen Musters der Alzheimer-Demenz. Das bisherige Denkschema »gegenwärtiges Demenz-Konzept« wird aufgebrochen und in Richtung eines integrativen Modells weitergeführt. Damit können auch Rollenveränderungen einhergehen: Letztlich ist angestrebt, die Medizin von der ihr übertragenen Alleinverantwortung zu entlasten und die Gesellschaft in die Pflicht zu nehmen, sich dem komplexen Phänomen Alzheimer-Demenz zu stellen. Statt einer Isolierung des Problems wird eine Kontextualisierung vorgeschlagen. Statt eines medizinisch dominierten Demenz-Konzeptes wird ein integratives Modell angestrebt, das das Phänomen Alzheimer-Demenz in die Mitte der Gesellschaft zurückholt.

Nicht zuletzt strebt diese Studie einen Dialog zwischen den am Demenz-Problem beteiligten Natur- und Geisteswissenschaften an. Nur im Brückenschlag und in der Vernetzung der Disziplinen kann es gelingen, dem bis heute einseitig behandelten Problem gerecht zu werden.

Da diese Studie einen ersten Versuch darstellt, eine Annäherung an das Phänomen Alzheimer-Demenz aus theologisch-ethischer Perspektive vorzunehmen, hat sie mit den Schwierigkeiten jeder Pionierarbeit zu kämpfen. Die Gesamtzahl der Publikationen zum Thema Alzheimer-Demenz ist in den vergangenen Jahren zwar kontinuierlich angestiegen,[31] doch nimmt die ethische Literatur darunter nur einen verschwindend geringen Bruchteil ein. Dies mag damit erklärbar sein, dass geriatrische Themen allgemein nicht zum Kanon der

31 Die Literatur zum Thema Alzheimer-Demenz ist in den verschiedenen medizinischen Bereichen in den vergangenen Jahren explosionsartig angewachsen, so dass eine Sichtung der gesamten Literatur unmöglich ist. Förstl beschreibt in einer differenzierten Übersicht deren Anstieg zwischen 1966 und 1995, vgl. H. FÖRSTL, Alzheimer's Disease (1998), 2: Wo 1966 noch zwei Angaben verzeichnet sind, waren es 1995 bereits 6937. Es ist davon auszugehen, dass diese Zahl bis heute noch weiter gewachsen ist. Vorwiegend beschäftigt sich diese Literatur mit der Diagnose- und Therapieforschung zur Alzheimer-Demenz. Sammelbände aus den letzten Jahren zum Thema belegen diese Beobachtung.

Literatur aus dem pflegerischen und nicht-medizinisch therapeutischen Bereich zu Demenzen im Alter gewinnt ebenso wie Ratgeberliteratur und Erfahrungsberichte pflegender Angehöriger zunehmend an Bedeutung. In jüngster Zeit wird das Thema auch in Romanen und Erzählungen, Filmen und Dokumentationen verarbeitet, vgl. A. RÜHLE, In dunkler Nacht (2003).

klassischen lebensethischen Themen gehören. Begründen lässt sich dieses Desiderat damit jedoch nicht.[32] Monographien aus dem ethischen Bereich zur Alzheimer-Demenz sind rar.[33] Sofern ethische Auseinandersetzungen zu unserem Thema überhaupt stattfinden, beschäftigen sie sich mit Einzelproblemen wie der Frage nach Forschung an Nichteinwilligungsfähigen, Geltung von Pa-

32 Neuerdings scheint die Ethik sich vermehrt dem Thema Altern, dabei allerdings zumeist dem gesunden Altern, zuzuwenden. An dieser Stelle ist besonders auf die Studie Otfried Höffes hinzuweisen, der anmahnte, dass die Ethik sich dem Thema der Gerontologie zuwenden müsse; vgl. O. HÖFFE, Medizin (2002), 182–201: »Gerontologische Ethik. Zwölf Bausteine für eine neue Disziplin«, ähnlich neuerdings L. NORDENFELT, Dignity (2003). Aus der Sicht theologischer Ethik hat Alfons Auer bereits 1995 eine Studie zum gesunden Altern vorgelegt: A. AUER, Geglücktes Altern (1995). Bemerkenswert erscheint die Tatsache, dass der sich vorwiegend dementen Menschen widmende Vierte Altenbericht der Bundesregierung aus dem Jahr 2002 ein eigenes Kapitel »Ethik der Solidarität mit Hochaltrigen« beinhaltet. Leider umfasst dieser Abschnitt im mehr als 400 Seiten starken Bericht lediglich neun Seiten. Überdies war an der Abfassung kein Fachvertreter der ethischen Wissenschaft beteiligt, vgl. BUNDESMINISTERIUM FÜR FAMILIE, SENIOREN, FRAUEN UND JUGEND (Hrsg.), Vierter Bericht (2002), 351–359 (ein Kapitel zur Ethik fehlt wiederum gänzlich in der Informationsbroschüre BUNDESMINISTERIUM FÜR BILDUNG UND FORSCHUNG [Hrsg.], Der Kampf gegen das Vergessen [2004]). Damit sticht der Altenbericht jedoch durchaus unter einer Reihe von Sammelbänden hervor, die beanspruchen, das Thema Alzheimer-Demenz umfassend zu behandeln, aber kein eigenes Kapitel zur Ethik beinhalten, vgl. z. B. H. HAMPEL u. a., Alzheimer-Demenz (2003), oder P. A. LICHTENBERG u. a. (Hrsg.), Handbook of Dementia (2003).

33 Lange Zeit war die einzige Monographie, die sich aus ethischer Perspektive grundsätzlich mit Alzheimer-Demenz auseinandersetzte: S. G. POST, The Moral Challenge (^{2}2000). Dabei steht Post, der sicherlich als ein Pionier der ethischen Beschäftigung mit Alzheimer-Demenz gelten kann, wie andere Autoren aus dem US-amerikanischen Raum in der Tradition induktiver Moralbegründung. Ausgehend von konkreten Fallbeschreibungen entwickelt er Handlungsanweisungen zum praktischen und politischen Umgang mit dementen Menschen. Von Prinzipien auszugehen und zu deduzieren kommt für ihn genau so wenig in Betracht wie für andere US-amerikanische Bioethik-Autoren. Besonders gut ablesen lässt sich diese Argumentationsweise zu unserem Thema am Sonderheft des Journal of Clinical Ethics zu »Ethik und Alzheimer-Demenz« aus dem Jahr 1998: E. G. HOWE, Ethics (1998). In unserem Zusammenhang vernachlässigbar der unzulängliche Versuch einer theologischen Sinndeutung bei D. KECK, Forgetting (1996).

Der Neuchâteler Arzt und Theologe Thierry Collaud legte 2003 eine Monographie zu Grundfragen der Alzheimer-Demenz vor: T. COLLAUD, Le statut (2003). Aufgrund der dort gewählten Prämissen (Demenz als Paradigma für Krankheit, der kranke Mensch als Gleichnis für das Menschsein allgemein), der Spiritualisierung des Themas und der damit verbundenen thematischen und argumentativen Schwerpunktsetzung der Studie, bleibt der Erkenntnisfortschritt für das Thema Demenz insgesamt letztlich gering; vgl. dazu auch: V. WETZSTEIN, Rezension Collaud (2005). Zu bemerken bleibt aber, dass sich Autorinnen und Autoren aus dem französischsprachigen Raum seit kurzem vermehrt mit ethischen Aspekten der Demenz auseinander setzen, vgl. neben Collaud M.-P. PANCRAZI (Hrsg.), Ethique (2004), bereits früh N. RIGAUX, Raison (1992).

tientenverfügungen, Ernährung am Lebensende, genetischer Diagnostik u. a.[34] Ohne dass bislang ein grundsätzlicher ethischer Diskurs über Alzheimer-Demenz stattgefunden hätte, übertragen diese Untersuchungen das Thema Demenz auf bereits in anderen Zusammenhängen diskutierte ethische Einzelthemen. Indem die vorliegende Studie eine grundsätzliche Untersuchung des Gesamtthemas Alzheimer-Demenz im Alter anstrebt, erhofft sie sich, einen Impuls geben zu können, auf ihrer Grundlage die Diskussion einzelner Problemfelder weiter zu führen. In einer Zeit, in der sich politisch-ethische Debatten auf den moralischen Status von Embryonen und hirntoten Menschen konzentrieren, macht es hellhörig, wenn in ethischen Veröffentlichungen zu Statusfragen »Demente«[35] in eine Reihe anderer Gruppen an den Rändern des Lebens aufgenommen werden, deren moralischen Status die jeweiligen Autoren apodiktisch als je nach Ausrichtung entweder unantastbar oder antastbar gelten lassen wollen.[36] Setzungen allein waren aber noch nie die besseren Argumente. Eine gründliche Auseinandersetzung mit der Statusfrage dementer Menschen scheint daher dringend nötig.

Um die Zielrichtung der Studie nicht aus den Augen zu verlieren, gilt es, sich streng an die Fragestellung und die oben beschriebene Struktur der Untersuchung zu halten. Notwendigerweise unterliegt die Studie damit Begrenzungen. Mit der Konzentration auf die grundsätzliche Diskussion des gegenwärtigen Demenz-Konzeptes liegen konkrete praktisch-ethische oder medizinethische Problemfelder und Einzelfragen nicht im Untersuchungsbereich der Arbeit. Mit dieser Untersuchung ist aber die Hoffnung verbunden, einen Beitrag leisten zu können, auf den Einzelstudienuntersuchungen konkreter Problemfelder unter Berücksichtigung des jeweiligen Kontextes zurückgreifen können. Die Studie versteht sich selbst als ein grundlegender Beitrag in praktisch-ethischer Absicht. Die vielfältigen und dringend zu diskutierenden, mit dem

---

34 In Auswahl sei hingewiesen auf: H. HELMCHEN/H. LAUTER (Hrsg.), Dürfen Ärzte (1995); J. VOLLMANN, Aufklärung (2000); A. NORBERG u. a., Ethical Concerning (1994); R. M. COOK-DEEGAN, The Genetics (2000).

35 Der Begriff »Demente« wird in dieser Studie nicht pejorativ im Sinne einer Einschränkung des Menschseins auf das Dement-Sein gebraucht, sondern meint immer demente Menschen.

36 Vgl. z. B. J. FISCHER, Theologische Ethik (2002), 166: »Strittig ist diesbezüglich [bezüglich der Frage nach dem Personstatus; V. W.] der Status von Dementen, von Menschen im Koma, von Neugeborenen, Föten und sogar von Schlafenden«, und C. HAUSKELLER, Menschenwürde (2002), 101: »Ich denke, dass es durchzuhalten ist, alle geborenen Menschen unter allen Umständen – egal, welche realen Beziehungen andere zu ihnen eingehen – absolut zu schützen. Menschenwürde haben sie auch dann, wenn sie wie KomapatientInnen, Demente, Behinderte etc. nur eingeschränkt oder gar nicht zum Ausdruck von Selbsttranszendenz in der geforderten Weise fähig sind.« – Der Versuchung, Koma und Demenz in eins fallen zu lassen, entgeht auch M. Wogrolly-Domej nicht, die ein Kapitel ihrer Studie »Zwischen Wachkoma und Demenz« ansiedelt, vgl. M. WOGROLLY-DOMEJ, Abbilder (2004), bes. 103–199.

Thema Altersdemenz verbundenen sozialethischen Problemfelder gehören demzufolge ebenfalls nicht in den Untersuchungsbereich dieser Studie. Die Autorin ist sich bewusst, eine fachliche Beurteilung des medizinischen Kenntnisstandes nicht leisten zu können, denn dies würde eine Kompetenzüberschreitung der Leistungskraft ethischen Argumentierens darstellen. Die Sichtung und Darstellung des medizinischen Wissens zur Alzheimer-Demenz geschieht nach den Regeln und dem Vorgehen der Beobachtung und Beschreibung. Die Studie zielt auch nicht auf eine pauschale Medizinkritik ab. Wo die Medizin sich innerhalb ihres eigenen Aufgabenbereiches bewegt, erfüllt sie die ihr übertragenen Aufgaben. Die Studie wird aber Einspruch erheben, wo, ob von außen herangetragen oder aus der Ärzteschaft selbst, eine Kompetenzüberschreitung und Kategorienvermischung stattfindet. Mit Blick auf die oben beschriebene Hypothese über die Genese des gegenwärtigen Demenz-Konzeptes intendiert die Untersuchung, Medizin und Ärzteschaft von einer sie überfordernden Verantwortung zu entlasten und die Gesellschaft als solche in die Pflicht zu nehmen.

2. Ad fontes: Das medizinische Demenz-Konzept

»Alzheimer« ist heute als Begriff in aller Munde. Eine aufmerksame Beobachtung und Analyse dessen, was sich im gesellschaftlichen Diskurs hinter dieser Bezeichnung verbirgt, fördert ein Konzept des Phänomens zu Tage, das sich aus Hypothesen der Leitwissenschaft Medizin speist. Um die Kernpunkte dieses gegenwärtigen Konzeptes offen legen zu können, ist zunächst eine Untersuchung der »Quellen« erforderlich. Wo der Humanismus allerdings eine auf einem Zeitstrahl diachron bzw. horizontal stattfindende Bewegung voraussetzte, um bei der Suche nach der »Wahrheit« der Dinge möglichst nahe an ihren »Ursprung« zurückzugehen, erfordert eine Untersuchung des gegenwärtigen gesellschaftlichen Demenz-Konzeptes eine synchrone bzw. vertikale Bewegung, indem die Quellen des Konzeptes in den Aussagen der Leitwissenschaft Medizin zu identifizieren sind.

In drei Abschnitten wird dabei das medizinische Konzept der Alzheimer-Demenz untersucht. In einem historischen Überblick, der methodisch gleichzeitig dazu dient, die These der Genese des Konzeptes aus der Medizin zu überprüfen, wird die Entwicklung des Konzeptes in einzelnen Stationen nachgezeichnet.[1] Es wird etwa zu zeigen sein, durch welche Umstände und zu welchen Zeitpunkten Pathologisierungsschübe kognitiv beeinträchtigter alter Menschen einsetzten. Der Befund, dass erst seit den 1970er-Jahren die Alterssenilität als Alzheimer-Demenz kategorisiert wird und damit ein junges Phänomen darstellt, kann die anscheinend so dramatisch ansteigenden Zahlen Be-

---

1 Die einzelnen Schlaglichter sollen dabei eine historische Einbettung ermöglichen, die dazu dient, die Genese des heutigen Konzeptes anzuzeigen. Es soll dabei nicht der Eindruck erweckt werden, als ginge diese Studie von der These aus, in den Quellen der abendländischen Geschichte eine »größere Wahrheit« über das Thema Alzheimer-Demenz finden zu können.

Als »ironisch« bezeichnen Whitehouse, Maurer und Ballenger die Tatsache, dass ausgerechnet die Erforschung der Alzheimer-Demenz, deren Hauptsymptom die Vergesslichkeit sei, die Beschäftigung mit der eigenen Vergangenheit vernachlässige; vgl. P. J. WHITEHOUSE u. a., Concepts (2000), XI. Aufgrund dieses Forschungsdefizits können in dieser Studie nur einzelne Schlaglichter auf die Geschichte geworfen werden; die Untersuchung erhebt keinen Anspruch auf Vollständigkeit.

troffener heute zumindest miterklären.[2] Für die Entwicklung des Konzeptes hat die historische Betrachtung ebenso Bedeutung wie sie dazu dient, den nötigen Abstand von der aktuellen Konzeption aufzuzeigen und die grundsätzliche Wandelbarkeit des Konzeptes anzudeuten. Die definitorischen Annäherungen in der Medizin werden erst dann behandelt. Ein dritter ausführlicher Abschnitt wird den aktuellen medizinischen Forschungsstand zur Alzheimer-Demenz beschreiben. Die Sachinformationen, die die Medizin als derzeitige Leitwissenschaft der Alzheimer-Demenz liefert, sind hier genau wiederzugeben. Notwendig hat dieses Kapitel einen deskriptiven Charakter. Das medizinische Demenz-Konzept kann an dieser Stelle, um keinem Kategorienfehler zu verfallen, nur beschrieben werden. Aus einer Frequenz der Kernpunkte können sodann die Kernpunkte des Konzeptes abgelesen werden, deren Implikationen und Konsequenzen im sich daran anschließenden Kapitel ausführlich zu diskutieren sind.

2.1 Stationen auf dem Weg durch die Geschichte

Ähnlich wie den Autor des Buches Kohelet haben das Alter und die mit dem Alter einhergehenden besonderen Anforderungen schon immer die Menschen beschäftigt.[3] Der alttestamentliche Weisheitslehrer reflektiert im dritten Jahrhundert vor Christus im Angesicht der Ungesichertheit und Vergänglichkeit menschlichen Daseins:

»Denk an deinen Schöpfer in deinen frühen Jahren, ehe die Tage der Krankheit kommen und die Jahre dich erreichen, von denen du sagen wirst: Ich mag sie nicht!« (Koh 12,1)

2 Vgl. H.-U. KÖTTER/H. HAMPEL, Mythos (2003), und H. FÖRSTL, Die Alzheimer-Demenz (1999), 4.

3 Vgl. etwa die Beschreibung der Altersbeschwerden nach der ältesten erhaltenen ägyptischen Weisheitslehre (um 2200 v. Chr.). Der Wesir Ptahhotep schildert in einem detaillierten Prolog dem König: »Gebrechlichkeit ist mir beschieden, das Greisenalter ist eingetreten, / die Altersbeschwerden sind gekommen, und Hilflosigkeit ist erneut da. / Die Kraft schwindet dahin für den mit ermattetem Herzen. / Der Mund schweigt, er kann nicht (mehr) sprechen, / die Augen sind schwach, die Ohren taub, / man liegt unbequem da allezeit. / Das Herz ist vergesslich und kann sich an gestern nicht erinnern, / die Knochen leiden durch das Alter. / Die Nase ist verstopft, sie kann nicht mehr atmen, / Aufstehen und Hinsitzen sind beschwerlich geworden. / Gutes ist in Schlechtes verkehrt, / und jeder Geschmack ist vergangen. / Was das Alter den Menschen antut: / Schlecht geht es (ihnen) in jeglicher Hinsicht!« (Der weise Ptahhotep, in: E. HORNUNG, Altägyptische Dichtung [1996], 59). Vgl. dazu E. V. WEIHER, Das Alter (2002), und H.-W. FISCHER-ELFERT, Aus alt mach jung (2002).

Mit jeder Lebensstufe rückt das Alter als letzte Phase vor dem unausweichlichen Tod näher als Lebensgrenze an den Einzelnen heran. Das Alter verdeutlicht dem Einzelnen durch die Nähe des eigenen Sterbens die Begrenztheit des irdischen Lebens. Im Laufe der Geschichte eines ganzen Lebens ausgebildete Erfahrungen scheinen ihren Abschluss zu finden im nahenden Lebensende. Die zunehmende Vereinzelung im Alter durch den Verlust lieb gewordener Menschen betrifft dabei die soziale Seite des Alters. Gedanken über Altersweisheit und Altersblödsinn durchziehen gleichermaßen die abendländische Geistesgeschichte. Von den »Beschwernissen« des Alters wiederum ist die Rede, wenn auf zunehmende körperliche und geistige Beeinträchtigungen hingewiesen wird, die der biologische Alternsprozess unabwendbar mit sich bringt.

Die Historie berücksichtigt das Alter seit einiger Zeit in groß angelegten Untersuchungen wie auch in Detailstudien.[4] Aufgrund der im Rahmen dieser Studie hier interessierenden Frage nach der Herkunft des heutigen Konzeptes der Alzheimer-Demenz muss sich der vorliegende Abschnitt eine Beschränkung in der Thematik auferlegen und die Untersuchung auf die geschichtliche Genese des Konzeptes Alzheimer-Demenz eingrenzen. Dabei wird der Fokus auf die weiter unten ausgeführten Kernkriterien des gegenwärtigen Konzeptes der Alzheimer-Demenz – Pathologisierung, kognitives Paradigma und Vernachlässigung der zweiten Hälfte des Demenz-Prozesses – zu richten sein: Welcher Wert wird diesen Kriterien im Verlauf der Geschichte zugemessen, und unter welchen Bedingungen werden diese Kernpunkte des heutigen Konzeptes ausgebildet?

Der methodische Ort des hier gewählten historischen Zugangs zu unserem Thema liegt dabei nicht allein in einer für viele Themen erhellenden Vergegenwärtigung von Wurzeln und Herkunft, geschichtlicher Genese und soziohistorischer Bedingtheit heutiger Fragestellungen und Problemfelder. Die kurze Skizze historischer Orte des heute als Alzheimer-Demenz im Alter bezeichneten Phänomens im Durchgang durch die abendländische Geschichte dient besonders der Überprüfung der Grundthese dieser Studie. Denn wenn die These richtig ist, dass die heutige Debatte über Alzheimer-Demenz von einem von der Medizin dominierten Konzept bestimmt ist, dann müsste ein historischer Zugang belegen können, dass erst mit der Herausbildung moderner Naturwissenschaften die Zuständigkeit für im Alter nachlassende intellektuelle Leistungsfähigkeiten der Medizin übertragen wurde. Über einen langen

4 Aus der Fülle der Literatur sei hier verwiesen auf D. SCHÄFER, Alter (2004); H. BRANDT, Wird auch silbern (2002); D. SCHÄFER, Ein Haus (2001); P. JOHNSON/P. THANE (Hrsg.), Old Age (1998); S. SHAHAR, Growing Old (1996); G. MINOIS, Histoire (1987); C. GNILKA, Greisenalter (1983), und H. ORTH, ΔΙΑΙΤΑ (1963).

Zeitraum hinweg müsste sich also belegen lassen, dass das Thema der Senilität im Alter nicht pathologisiert war.

2.1.1 Terenz, Cicero und das Alter

Mit der Konzentration auf diese Fragestellung steht eine Untersuchung des Zeitraums bis zur Genese der modernen Psychiatrie vor einem methodischen Problem. Nur ein schmaler Ausschnitt der historischen wie auch der medizinhistorischen Forschung hat sich bislang der Frage nach dem Phänomen des Nachlassens kognitiver Fähigkeiten im Alter zugewandt.[5] Aufgrund dieser beklagenswerten Forschungslücke und der damit notgedrungen beschränkten Kenntnisse stehen die folgenden Ausführungen unter dem Signum der Vorläufigkeit. Des Weiteren gilt es zu beachten, dass der Begriff »Demenz« zwar seit einigen Jahrhunderten eingeführt ist, unter ihn aber Inhalte gefasst wurden, die von der heutigen Bedeutung des Terminus stark abweichen. Umgekehrt waren besonders zur Anfangszeit psychiatrischer Forschung zahlreiche unterschiedliche Begriffe im Gebrauch, die je einen Verfall geistiger Kräfte beschrieben.[6] Die Geschichte des Begriffs »Demenz« ist damit von der hier interessierenden historischen Entwicklung des Konzeptes zu unterscheiden.

Das Phänomen des Nachlassens intellektueller Fähigkeiten im Alter begleitet die Menschen seit Jahrtausenden. Bereits in Zeugnissen antiker Texte lassen sich Belege für dieses Altersphänomen finden. Die Deutungen, die mit dem Phänomen kognitiver Einbußen im Alter während der Antike verbunden sind, waren jedoch unterschiedlich. Während Terenz und mit ihm eine Reihe weiterer Schriftsteller und Philosophen der Meinung waren, »senectus ipsast

5 Wertvolle Anregungen zu diesem Abschnitt liefert die jetzt vorliegende erste eingehendere Untersuchung einer Kulturgeschichte der Alzheimer-Demenz vor der Zeit Pinels bei A. KARENBERG/H. FÖRSTL, Geschichte (2003), bes. 5–28, daneben auch D. SCHÄFER, Alter (2004); A. KARENBERG, Demenz (2004); D. SCHÄFER/A. KARENBERG, Alter (2005); D. SCHÄFER, Dass das Alter (2002), und G. E. BERRIOS, Alzheimer's Disease (1990). Zur Geschichte mentaler Störungen in dieser Zeit allgemein C. WATZKA, Interpretation (2003); R. J. M. DILLMANN, Alzheimer Disease. Epistemiological Lessons (2000); H. FÖRSTL, Contributions (2000); W. A. LISHMAN, History (1994); T. M. BROWN, Mental Diseases (1993); P. THANE, Geriatrics (1993), und J. PRESSMAN, Concepts (1993).

6 Vgl. A. KARENBERG/H. FÖRSTL, Geschichte (2003), 6, nach denen »um 1800« als Begriffe zur Bezeichnung eines »Zustand[s] des geistigen Verfalls« gebraucht werden: »amathía, amentia, amneasia, anoía, fatuitas, memoridae debilitas, mentis stupor, morosis, oblivio, stultitia und stupiditas.«

morbus«[7], vermutete Cicero, dass Verwirrtheit und körperliche Beschwerden vom Alter an sich verschiedene Beeinträchtigungen seien. In der einzigen überlieferten Monographie der Antike über das Alter legt Cicero dem Redner Cato in den Mund:

»At memoria minuitur. credo, nisi eam exerceas aut etiam si sis natura tardior. [...] manent ingenia senius, modo permaneat studium et industria, neque ea solum in claris et honoratis viris, sed in vita etiam privata et quieta.« [8]

Trotz dieser genannten Differenz in der Bewertung des Alters als Krankheit oder als Beschwerden, die mit dem Alter einhergehen, scheint mindestens von der Antike an die Meinung vorherrschend, dass der Alternsprozess »mehr oder weniger zwingend von nachlassenden intellektuellen Kräften begleitet«[9] wird. Dass alte Menschen bisweilen senil, wunderlich, verwirrt und vergesslich wurden, scheint als ein mit dem Altern natürlich einhergehender Vorgang gedeutet worden zu sein.[10]

Entsprechend wird das Thema Alter und intellektuelle Einbußen auch in literarischen oder philosophischen Schriften behandelt. Da nach verbreiteter Meinung die kognitiven Beeinträchtigungen im Alter nicht dem pathologischen Bereich zuzurechnen waren, finden diese Phänomene auch kaum Eingang in medizinisches Schrifttum der Zeit. So beschäftigt sich zwar auch Galen im fünften seiner sechs Bücher zur Gesundheitslehre mit der »Lebensführung der Greise«.[11] Er nimmt dort ein mit dem Alter natürliches Nachlassen der Kräfte an und bezeichnet das Greisenalter als »Abwelken«.[12] Gedächtnisschwäche und Vergesslichkeit waren dabei für Galen ebenso wie für Seneca die wichtigsten Zeichen des Greisenalters.[13] In mehreren Kapiteln gibt Galen genaue

7 TERENTIUS, Phormio, v. 575 (ed. Dziatzko, 68), oft in der nicht gemessenen Form »senectus ipsa est morbus« zitiert. Diese bekannte Sentenz auch bei SENECA, Epistulae morales ad Lucilium, ep. 108, 28 (ed. Hense, 522): »senectus enim insanabilis morbus est.«

8 CICERO, De senectute, 7 21; 22. »Doch das Gedächtnis schwindet. Vermutlich, wenn man es nicht übt, oder auch, wenn man von Natur aus schwerfälliger ist. [...] Alten Menschen bleiben ihre Geistesgaben erhalten, wenn ihnen nur ihr Eifer und ihr Fleiß erhalten bleibt, und das gilt nicht nur bei berühmten Persönlichkeiten, sondern auch im ruhigen, privaten Leben.« (CICERO, De senectute [1998], 38–41).

9 A. KARENBERG/H. FÖRSTL, Geschichte (2003), 7, mit weiteren Belegen.

10 So greift auch Platon ein in der griechischen wie römischen Antike verbreitetes Sprichwort auf: »Es wird also, wie es scheint, [...] der Greis zum zweiten Mal zum Kinde [...].«, PLATON, Gesetze, 646a. Vgl. A. KARENBERG/H. FÖRSTL, Geschichte (2003), 10, und A. KARENBERG, Demenz (2004).

11 Der vollständige Titel des 5. Buches lautet: »Allgemeines über die Lebensführung der Greise und die Behandlung krankhafter Ermüdungszustände und schlechter Mischungen«, zit. in der Übersetzung von E. BEINTKER, Galenos (1941), Bd. 2, Buch 5, I.

12 Ebd., Buch 5, V-2.

13 Vgl. A. KARENBERG/H. FÖRSTL, Geschichte (2003), 11.

Anweisungen zu Lebensführung und Säfteausgleich, um die mit dem Alter einhergehenden Beschwerden zu lindern. Die Debatte um das Alter als Krankheit oder die Krankheiten als Begleiterscheinungen des Alters ist ihm zwar bekannt, scheint ihn aber nicht zu interessieren. Galen ordnet das Alter in eine Grauzone zwischen Gesundheit und Krankheit ein:[14]

»Ob man nun das Greisenalter als Krankheit oder krankhaften Zustand, als Mittelding zwischen Krankheit und Gesundheit oder als Gesundheit in labilem Zustand bezeichnen soll, ist nebensächlich und interessiert nur Leute, die sich um derartige Fragen kümmern, die nur den Ausdruck betreffen; wissen muß man aber, daß der Zustand des Greisenkörpers, da er aus geringen Ursachen in Krankheit verfällt, ebenso wie der des Rekonvaleszenten, der im Begriff ist, die frühere Gesundheit wieder zu erlangen, einer sorgfältigen Regelung der Lebensführung bedarf.«[15]

Galens Lehre der Humoralpathologie und damit verbunden das verbreitete Konzept der Vergesslichkeit und der körperlichen Beeinträchtigungen als natürliche, nicht aber pathologische Begleiterscheinungen des Alters, blieb viele Jahrhunderte in Variationen sowohl in der Medizin als auch in der abendländischen Kulturgeschichte als Konzept vorherrschend.[16]

Häufig begegnet bei Schriftstellern, Philosophen und Ärzten früherer Zeiten die Forderung, alten Menschen, auch oder gerade wenn sie unter alterstypischen Einbußen litten, mit Achtung und Ehre zu begegnen. Das Christentum verstärkte dabei seit den Anfängen die heute modern anmutende moralische Pflicht, alte Menschen bis an ihr Lebensende zu begleiten und zu pflegen sowie ihre Beschwerden zu lindern. Biblische Schriften belegen die Auffassung einer den alten Menschen geschuldeten Ehrfurcht (Lev 19,32; Ijob 32,4–7; Sir 32,9; 1 Clem 1,3), die besonders in der Ehrfurcht gegenüber den eigenen Eltern Ausdruck findet (Ex 21,15–17; Dtn 21,18–21; 1 Tim 5,1 f).[17] Die mit dem Alter einhergehenden Beschwerden werden hier formuliert als Verlöschen von Augen, Sinnen und Gliedern (Gen 27,1; 1 Sam 3,2; Koh 11,9–12,7). Innerhalb des Christentums steht mit dem Elterngebot des Dekalogs bereits der soziale Kontext des Alters im Vordergrund: Die Eltern zu ehren schließt auf der biblischen Grundlage die selbstverständliche Forderung ein, ihnen im Alter eine materielle Versorgung und einen sozialen Lebensraum zu gewährleisten und dies auch dann, wenn die geistigen und körperlichen Kräfte schwinden sollten.[18] Sollte der soziale Raum der Familie nicht ausreichen, um alte Menschen

14 Vgl. ebd., 7.

15 E. BEINTKER, Galenos (1941), Bd. 2, Buch 5, V 4–V 5.

16 Vgl. A. KARENBERG/H. FÖRSTL, Geschichte (2003), 11, und H. FÖRSTL/A. JABLENSKY, Organisch bedingte psychische Störungen (1999), 5.

17 Zu biblischen Hinweisen auf das Alter vgl. A. AUER, Geglücktes Altern (1995), 85–104.

18 Vgl. ebd., 91 f.

zu versorgen, so besteht nach der christlichen Forderung der Barmherzigkeit (Mt 25,31–46) die Verpflichtung der Gemeinschaft, sich den Armen und Elenden zuzuwenden.[19] In der Herausbildung von Hospizen zur Versorgung von Armen, Fremden und Kranken erlebte die Barmherzigkeitsforderung im christlichen Altertum und in seiner Folgezeit förmlich eine Institutionalisierung, in deren Genuss auch, in heutiger Terminologie gesprochen, pflegebedürftige alte Menschen kommen konnten.[20]

Unter Berücksichtigung zeitlich und soziokulturell jeweils unterschiedlicher Bedingungen und daraus folgend auch verschiedener Bewertungen erlaubt unser kurzes Schlaglicht auf die Konzepte dessen, was heute unter dem Begriff der Alzheimer-Demenz gefasst wird, zumindest erste Anhaltspunkte einer Tendenz innerhalb der abendländischen Geschichte. So wurde lange Zeit das allmähliche Verlöschen kognitiver Funktionen im Alter weithin als ein mit dem Alter an sich einhergehender Prozess angesehen. Wenn auch die Frage nach dem Alter als Krankheit nicht entschieden schien, so liegt doch eine eigene Pathologisierung geistiger Abbauprozesse im Alter nicht vor.

Indem das Alter schließlich als eine einheitliche Lebensstufe gewertet und mit dem christlichen Elterngebot verbunden wurde, erschien es als eine moralische Verpflichtung, auch kognitiv eingeschränkten alten Menschen bei der Linderung ihrer Symptome beizustehen und sie schließlich, falls notwendig, bis an ihr Lebensende zu pflegen. In seinem Kern unterscheidet sich ein solches, über viele Jahrhunderte maßgebliches Konzept eines kognitiv beeinträchtigten Alters wesentlich vom heute vorherrschenden Konzept der Alzheimer-Demenz.[21] Freilich vollzog sich Altern bis zum 19. Jahrhundert unter dramatisch anderen Rahmenbedingungen als heute. Eine deutlich geringere Lebenserwartung und eine höhere Mortalitätsrate hatte zur Konsequenz, dass Altern und die mit ihm einhergehenden Beeinträchtigungen kaum Themen einer eigenen gesellschaftlichen Reflexion darstellten.[22]

---

19 Vgl. M. SCHEUER, Selig (1993).

20 Vgl. A. HELLER, Krankenhaus (1997), 413. Selbstverständlich bargen Institutionen wie diejenigen der Hospize auch die Gefahr der Stigmatisierung. Die Studie verfolgt an dieser Stelle keineswegs das Ziel, den Blick auf das tatsächliche Altern in früherer Zeit zu verklären. Der Befund belegt lediglich, dass es über lange Zeit eine moralische Forderung war, beeinträchtigte alte Menschen zu begleiten.

21 Erst nach 1650 ist ein wachsendes Interesse an Altersvergesslichkeit zu verzeichnen, vgl. D. SCHÄFER, Alter (2004), 315–317. Der geistige Abbau wird zunehmend ähnlich erklärt wie andere Altersleiden: In einer »Somatisierung des geistigen Verfalls« emanzipiert sich die Heilkunde um 1700 von der Metaphysik der Antike (ebd.).

22 Nicht übersehen werden darf dabei, dass die Lebensführung der Greise innerhalb der medizinischen Literatur in der Diätetik, der Lehre des Maßhaltens, eine bedeutende Rolle spielte (so bereits bei Galen). So wurde in der Frühen Neuzeit alternden Menschen als wirksamstes Mittel das rechte Maß an Licht und Luft, Getränken und Speisen, Anstrengung und Ruhe

2.1.2 Pinel und die Anfänge der Psychiatrie

Erst der Abschied von der Humoralpathologie Galens ermöglichte die Integration von Geisteskrankheiten in die medizinische Wissenschaft.[23] Nach verbreiteter Ansicht war es der französische Psychiater Philippe Pinel (1745–1826), der zeitgleich mit der Befreiung des französischen Bürgertums von den Fesseln des Ancien Régime die bis dahin lediglich verwahrten Irren des Bicêtre und der Salpetrière aus ihren Ketten löste. Wenn auch an der Historizität dieser Schilderung berechtigte Zweifel geäußert wurden, so ist die Bedeutung Pinels für unser Thema in zweierlei Hinsicht kaum zu überschätzen. Zunächst kann Pinel mit vollem Recht als Gründer der modernen Psychiatrie gelten, da er die Integration psychischer Krankheiten in die medizinische Wissenschaft vollzog: Statt Verwahren war nun Heilen, statt Isolierung war wissenschaftliche Beschäftigung Gegenstand der neuen medizinischen Disziplin. Die damit vollzogene Pathologisierung abweichenden Verhaltens sollte allerdings erst in den 70er-Jahren des 20. Jahrhunderts kritisch reflektiert werden.

In rhetorischer Zuspitzung kann Pinel – und hierin besteht der in unserem Zusammenhang entscheidende zweite wichtige Beitrag des französischen Irrenarztes – als Pionier der Alzheimerforschung avant la lettre gelten. Pinel nämlich nennt in seinem berühmten, 1801 veröffentlichten »Traité médicophilosophique sur l'aliénation mentale ou la manie«[24] vier Formen psychischer Störungen: die manische, melancholische, idiotische und schließlich die demente. Bereits drei Jahre zuvor, in der 1798 publizierten »Nosographie Philosophique«, hatte Pinel die Demenz behandelt und hier eine Unterform, die »démence sénile«, aufgeführt.[25]

Noch zu Beginn des 17. Jahrhunderts aber musste für die Zeitgenossen Shakespeares offen bleiben, wie die Klage König Lears einzuordnen sei:

»Pray, do not mock me:
I am a very foolish fond old man,

---

empfohlen, um den physiologischen Alterungsprozess aufzuhalten oder zu lindern, vgl. D. SCHÄFER, Alter (2004), und K. BERGDOLT, Das Gewissen (2004).

23 Zur Frühgeschichte der Psychiatrie vgl. E. SHORTER, Geschichte (1999); G. E. BERRIOS, Dementia (1994); S. A. GAYLORD/M. E. WILLIAMS, Brief History (1994); F. HARTMANN, Philippe Pinel (1991); G. E. BERRIOS, Dementia (1987), und K. KOLLE, Kraepelin (1957).

24 P. PINEL, Traité (1801).

25 P. PINEL, Nosographie Philosophique ([6]1818), § 116. Ebenso widmete sich Pinels Schüler, Jean-Etienne Esquirol (1772–1840), einer ausführlichen Definition der senilen Demenz. Beide verstanden unter »Demenz« eine »cerebrale Erkrankung, die durch eine Herabsetzung der Vernunft, des Verstandes und des Willens gekennzeichnet war und bei der Gedächtnis, Urteilsvermögen und Aufmerksamkeit vermindert waren.« (M. ZAUDIG, Demenz und »leichte kognitive Beeinträchtigung« [1995], 40).

Fourscore and upward, not an hour more nor less;
And, to deal plainly,
I fear I am not in my perfect mind.
Methinks I should know you, and know this man;
Yet I am doubtful; for I am mainly ignorant
What place this is; and all the skills I have
Remembers not these garments; nor I know not
Where I did lodge last night. Do not laugh at me;
For, as I am a man, I think this lady
To be my child Cordelia.«[26]

Nun, zwei Jahrhunderte später, hätte dem Helden des Shakespeareschen Dramas sein Bekenntnis die Einweisung in eine der zahlreichen Irrenanstalten einbringen können. Die eigene Tochter nicht zu erkennen und das Eingeständnis König Lears, »not in my perfect mind« zu sein, hätten für den untersuchenden Arzt hinreichende Symptome zur Diagnose einer »démence sénile« dargestellt. Mit dem Beitrag Pinels zur Entwicklung der Psychiatrie war künftig nicht nur jede Form abweichenden Verhaltens einem grundsätzlichen Krankheitsverdacht ausgesetzt. Die Weichen einer freilich erst wesentlich später ins öffentliche Bewusstsein durchgedrungenen Pathologisierung des Alters schlechthin waren gestellt.

Auch in anderer Hinsicht bewegte sich die psychiatrische Forschung in den von Pinel vorgezeichneten Bahnen, die ihrerseits die prägende Anfangszeit naturwissenschaftlich-medizinischer Forschung erkennen lässt. Galt dem Arzt herkömmlicher Schule die Pathologie als das Mittel der Wahl für Ätiologie, Pathogenese, ja zur Klassifizierung aller auftretenden Krankheiten schlechthin, so wurde nun die Hypothese vom unmittelbaren Zusammenhang zwischen Symptom und histopathologischem Befund auf die noch junge Disziplin der Psychiatrie übertragen. Ähnlich einer Sektion, die im geöffneten Leichnam den Schlüssel zu jedem bislang ungeklärten Befund vermutete, wurde nun das Hirn psychisch Kranker als vermuteter Herd des Leidens mit dem ständig verfeinerten Instrumentarium histopathologischer Diagnostik untersucht. Von diesem aus der Aufklärung ererbten Modell, das die mechanistische Ausrichtung einer auf Vernunft fixierten Epoche widerspiegelt, sollte sich der Mainstream

26 W. Shakespeare, King Lear IV, 7 (1951), 1107. »Spottet meiner nicht! / Ich bin ein schwacher, kind'scher, alter Mann, / Achtzig und drüber, keine Stunde mehr / Noch weniger, und grad heraus, / Ich fürchte fast, ich bin nicht recht bei Sinnen. / Mich dünkt, ich kenn Euch, kenn auch diesen Mann, / Doch zweifl' ich noch, denn ich begreif es nicht, / An welchem Ort ich bin. All mein Verstand / Entsinnt sich dieser Kleider nicht, noch weiß ich, / Wo ich die Nacht schlief. / Lacht nicht über mich, / Denn so gewiß ich lebe, / Die Dame halt ich für mein Kind Cordelia.« (W. Shakespeare, König Lear [1986], 95).

psychiatrischer Forschung bis zum Beginn des 21. Jahrhunderts nicht emanzipieren.[27]

2.1.3 Alzheimer und das 20. Jahrhundert

Welch prägende Wirkung das Werk Pinels weit über seinen Tod hinaus entfaltete, ist für unsere Thematik deutlich daran erkennbar, dass nahezu ein Jahrhundert vergehen sollte, bis mit Emil Kraepelin im Jahre 1890 ein Irrenarzt den von Pinel verwendeten Terminus »démence sénile« in die deutschsprachige medizinische Literatur einführte und damit eine Phase intensiver Demenz-Forschung einleitete, die sich zunächst vor allem den kognitiven Defiziten und der Irreversibilität zuwandte.[28] Für eine fruchtbare Demenz-Forschung war der Boden in Deutschland durch einen hohen Standard mikroskopischer Forschung vor allem in den Zentren Frankfurt und München bereitet.

In einer der größten und angesehensten psychiatrischen Kliniken des Deutschen Reiches, der »Anstalt für Irre und Epileptische« in Frankfurt am Main, war in jenen dynamischen Jahrzehnten um die Jahrhundertwende der junge Oberarzt Alois Alzheimer tätig, dem im November 1901 Auguste D., eine 51-jährige Eisenbahnkanzlistenfrau, als Patientin zugewiesen wurde. Alzheimer trug den folgenden Auszug seines ersten Gespräches mit der Patientin in die Krankenakte ein:

> »Wie heißen Sie?«
> »Auguste.«
> »Familienname?«
> »Auguste.«
> »Wie heißt ihr Mann?«
> »Ich glaube Auguste.«
> »Ihr Mann?«
> »Ach so, mein Mann…«
> »Sind Sie verheiratet?«
> »Zu Auguste.«
> »Frau D.?«
> »Ja, zu Auguste D.«

---

27 Treffend stellt Shorter fest: »Die Irrenärzte des 19. Jahrhunderts bereiteten den modernen genetischen und biologischen Sichtweisen der Neurowissenschaften den Weg.« (E. SHORTER, Geschichte [1999], 148).

28 »Als Hauptmerkmal des Demenzsyndroms wurden nun zunehmend die kognitiven Defizite, v. a. des Gedächtnisses, herausgestellt. Ferner implizierte der Begriff gegen 1900 meist sekundäres Auftreten und Irreversibilität.« (H. FÖRSTL/A. JABLENSKY, Organisch bedingte psychische Störungen [1999], 7).

»Wie lange sind Sie schon verheiratet?«
»Drei Wochen.«
»Was habe ich hier in meiner Hand?«
»Eine Zigarre.«
»Richtig. Und was ist das?«
»Ein Bleistift.«
»Danke. Und das?«
»Eine Stahlfeder.«
»Auch richtig. Was ist das, Frau D.?«
»Ihr Portemonnaie, Herr Doktor. [...]«[29]

Während eine körperliche Untersuchung der Patientin keinen Befund ergab, stellte Alzheimer, der bereits 1898 eine Studie über die senile Demenz publiziert hatte, alle Symptome des zu seiner Zeit so genannten, nicht pathologischen Altersblödsinns fest.[30] Was sein Interesse fesselte, war allerdings das Lebensalter der Patientin, das in keiner Weise dazu passen wollte. Der Tod seiner ehemaligen Patientin am 9. April 1906 eröffnete Alzheimer die Möglichkeit einer umfassenden histologischen Untersuchung. Mittlerweile in München an der Klinik Kraepelins tätig, ließ sich Alzheimer die Krankenakte wie auch das Gehirn der Patientin unmittelbar nach deren Tod zuschicken. Nach Abschluss der histologischen Untersuchung blieb der Fall der Auguste D. für Alois Alzheimer ein »eigenartige[r] Krankheitsprozess«[31], der ihn leidenschaftlich feststellen ließ: »Es gibt ganz zweifellos viel mehr psychische Krankheiten, als sie unsere Lehrbücher aufführen.«[32]

---

29 Inzwischen wurden Auszüge aus Alzheimers Einträgen mehrfach abgedruckt. Ausführlich in: K. MAURER/U. MAURER, Alzheimer (1998), hier 9 (dort weitere ausführliche Angaben zur Biographie Alzheimers); vgl. auch T. THALMANN, Alois Alzheimer (1997).

30 Vgl. die verschiedenen Publikationen Alzheimers zu unserem Thema: A. ALZHEIMER, Neuere Arbeiten (1898); A. ALZHEIMER, Erkrankungsprozeß (1906); A. ALZHEIMER, Erkrankung (1907; Allgemeine Zeitschrift für Psychiatrie und Psychisch-Gerichtliche Medizin); A. ALZHEIMER, Erkrankung (1907; Centralblatt für Nervenheilkunde und Psychiatrie); A. ALZHEIMER, Krankheitsfälle (1911).

31 Dabei ist der Bedeutungsgehalt von ›eigenartig‹ zu beachten, denn das Wort hat zwischen der Zeit Alzheimers und heute einen tief greifenden Wandel vollzogen. Während heute zumeist ›sonderbar‹ gemeint ist, verwendete Alois Alzheimer den Begriff im Sinne von ›von eigener Art‹, ›eigentümlich‹, dem lateinischen ›proprius‹ entsprechend; vgl. J. GRIMM/W. GRIMM, Deutsches Wörterbuch (1859), Bd. 3, Lieferung 1, Sp. 96.

32 A. ALZHEIMER, Erkrankung (1907; Allgemeine Zeitschrift für Psychiatrie und Psychisch-Gerichtliche Medizin), 147 f, bzw. A. ALZHEIMER, Erkrankung (1907; Centralblatt für Nervenheilkunde und Psychiatrie), 178 f.

Alzheimers Mitarbeiter Gaetano Perusini (1879–1915) untersuchte im Auftrag Alzheimers die Akte und das Hirngewebe der Auguste D. In seiner 1910 erfolgten Veröffentlichung war Perusini (vgl. G. PERUSINI, Über klinisch und histologisch eigenartige psychische Erkrankungen [1910]) eifrig darum bemüht, den Namen Alzheimers mehrfach zu zitieren; in der heutigen Forschungsgeschichtsschreibung zur Alzheimer-Demenz wird Perusini aber zumeist ver-

Der Grund für die fortschreitende »allgemeine Verblödung« der Patientin schien Alzheimer in den von ihm beobachteten Veränderungen der Neurofibrillen und von Ablagerungen, die später als senile Plaques bezeichnet wurden, zu liegen. Damit wies die Patientin auf histopathologischer Ebene die bereits eingeführten Merkmale der senilen Demenz auf. Mit einem Todesalter von 56 Jahren war die Patientin für die Diagnose einer senilen Demenz allerdings zu jung; ihr klinischer Zustand wich von dem anderer Demenzen ab.[33] Hatte Alzheimer 1906 zunächst noch ein von der »Dementia senilis« verschiedenes Krankheitsgeschehen angenommen, ließ er 1911 diese Unterscheidung aufgrund umfangreicher histopathologischer Studien jedoch ausdrücklich fallen und stellte abschließend fest: »So scheint wirklich kein stichhaltiger Grund vorhanden zu sein, diese Fälle [der präsenilen Demenz; V. W.] als durch einen besonderen Krankheitsprozeß verursacht zu betrachten. [...] So hätte uns denn die anatomische Forschung gelehrt, daß die progressive Paralyse bis in die 70er Jahre hinauf, die senilen Erkrankungsprozesse bis in die 40er Jahre herunter vorkommen können.«[34] In der Folge sprach Alzheimer daher von »frühzeitigen Fälle[n] der senilen Demenz«[35]. Was das Interesse Alzheimers selbst fesselte, war also nicht die Frage, ob es sich bei den Fällen des so genannten Altersblödsinns um eine Krankheit handelte, sondern ob die vor dem Senium auftretenden Erscheinungen als eigene pathologische Phänomene oder als vorzeitig einsetzende Prozesse der senilen Demenz zu bezeichnen seien.

Noch heute beeindruckt die Exaktheit, mit der Alzheimer die klinischen und histologischen Eigentümlichkeiten der nach ihm benannten Demenz darstellte. Sowohl die klinische Schilderung als auch die Beschreibung der Neurofibrillenbündel und der senilen Plaques gelten noch heute als das morphologi-

---

nachlässigt; vgl. K. L. BICK, The Early Story (^{2}1999), 5 f, hier auch der Hinweis auf Veröffentlichungen aus den Jahren 1931 und 1940, in denen von der »Alzheimer-Perusini-Krankheit« die Rede ist.

33 Rückblickend schreibt Alzheimer: »Im Jahre 1906 habe ich einen Fall von Erkrankung des präsenilen Alters beschrieben, welcher während des Lebens ein von den bekannten Krankheiten abweichendes Bild bot und bei der mikroskopischen Untersuchung Veränderungen in der Hirnrinde aufwies, die damals noch unbekannt waren. Hinsichtlich der klinischen Erscheinung war eigenartig eine rasch sich entwickelnde und in kurzer Zeit zu den tiefsten Graden fortschreitende Verblödung, wobei sich von vornherein Andeutungen verschiedenartiger Herdsymptome, besonders aphasischer und asymbolischer Art bemerkbar machten. Da keine Krankheitssymptome vorhanden waren, welche an eine Herderkrankung denken ließen, keine Anhaltspunkte für eine paralytische, luetische oder arteriosklerotische Erkrankung sprachen und eine senile Demenz ausgeschlossen schien, da die Kranke erst 56 Jahre alt war und das klinische Bild sehr erheblich von dem der Dementia senilis abwich, war der Fall nicht unter die bekannten Krankheiten einzureihen.«, A. ALZHEIMER, Krankheitsfälle (1911), 356.

34 Ebd., 378.

35 Ebd., 379.

sche Korrelat der Alzheimer-Demenz. Die Analyse des vorgestellten ersten Falls zeigt in Verbindung mit einem weiteren die Vielfalt der Manifestationen von Alzheimer-Demenz. Bereits Alzheimer selbst beschrieb, dass im Gehirn der Auguste D. sowohl senile Plaques als auch Neurofibrillenbündel gefunden wurden. Bei Johann F., einem zweiten Patienten, waren hingegen nur senile Plaques nachweisbar. Dennoch fasste Alzheimer beide Formen unter dem gleichen Namen der präsenilen Demenz. Die gegenwärtige Demenz-Forschung bestätigt auf genetischer Ebene das breite Spektrum, das die Alzheimer-Demenz bereits in ihren ersten beiden Fällen vereint.[36]

Innerhalb kurzer Zeit fand die Beschreibung Alzheimers Eingang in das medizinische Lehrbuchwissen. In der achten Auflage seines einflussreichen Psychiatrie-Lehrbuches führte Kraepelin bereits 1910 das Eponym »Alzheimersche Krankheit« in die psychiatrische Krankheitslehre ein.[37] Im Kapitel über »Das Senile und Präsenile Irresein«, das er in dieser achten Auflage völlig neu organisiert und zusammengestellt hat, beschäftigt sich Kraepelin im Rahmen seiner Systematisierung von Krankheiten mit dem »Altersblödsinn«.[38] Im Rahmen dieses Kapitels fällt auch der Begriff der »Alzheimerschen Krankheit« als vor dem Senium einsetzende Sonderform des Altersblödsinns. Bei ihr handele es sich um die »langsame Entwicklung eines ungemein schweren geistigen Siechtums mit den verwaschenen Erscheinungen einer organischen Hirnerkrankung«, die aber in erster Linie durch junges Alter bei Symptombeginn charakterisiert sei, zu dem sich klinische Symptome (Gedächtnisstörungen, Apha-

36 »A comparison of the cortical histopathology of Auguste D. with that of Johann F. is interesting, since it represents an early illustration of the spectrum of Alzheimer disease as we understand it today.« (M. B. GRAEBER u. a., Histopathology [1998], 227). Auch K. L. BICK, The Early Story (^{2}1999), 6, wies mit Nachdruck auf die Modernität der von Alzheimer vorgenommenen Forschungen hin: »Many of these discussions in the early years of the century have a remarkably modern ring because the arguments about the cellular elements inolved in the plaque and their relation to the other changes, especially the neurofibrillary formations, seem not to be too dissimilar to those we hear today.« Bemerkenswert erscheint in diesem Zusammenhang auch der Hinweis von J. BAUER, Alzheimer-Krankheit (1994), 2 f, der nachweist, dass Alzheimer und seine Mitarbeiter des Münchner Labors (v. a. Perusini und Simchowicz) neben den Plaques und Neurofibrillen zahlreiche Besonderheiten der Gehirne dementer Patienten beschrieben haben, die – Ironie oder Geschichtsvergessenheit der medizinischen Forschung – im letzten Drittel des 20. Jahrhunderts als neue Forschungsentdeckungen gefeiert wurden.

37 Vgl. E. KRAEPELIN, Psychiatrie (^{8}1910), 624–628, bes. 627. Vgl. zur Kenntnis von Alzheimers Forschungen durch Kraepelin: K. MAURER u. a., Auguste D. (2000), 25 f. Dass Alzheimer mittlerweile selbst dazu übergangen war, den Terminus »Alzheimersche Krankheit« zu gebrauchen, belegt ein eigenhändiger Eintrag in den Autopsieberichten der Auguste D. von 1910, vgl. M. B. GRAEBER/P. MEHRAEIN, Reanalysis (1999), 11.

38 Vgl. zur Klassifizierung psychischer Krankheiten durch Kraepelin: G. E. BERRIOS/R. HAUSER, The Early Development (1988).

sie, Spastiken und Schwäche) auf der einen und histopathologische Charakteristika (senile Plaques und Neurofibrillenbündel) auf der anderen Seite hinzugesellten.[39] Während die präsenile Form der Demenz forthin als Krankheit definiert wurde, war die senile Form des so genannten Altersblödsinns davon ausgenommen.

Kraepelin schrieb die dualistische Klassifizierung der Alzheimer-Demenz als präsenile Sonderform einer senilen Demenz fest und legte damit die Grundlage für eine Forschungsdiskussion, die sich Jahrzehnte später mit der Frage auseinander setzten sollte, ob auch senile Demenz-Formen dem Typus der Alzheimer-Demenz zuzuordnen seien. Die von Kraepelin herausgestellten Kernsymptome der Alzheimer-Demenz im Präsenium stehen heute auch im Zentrum der wissenschaftlichen Auseinandersetzung mit der senilen Form: Fokussierung auf die kognitiven Einbußen, progredienter Prozess und Fixierung auf eine als Krankheit bezeichnete Störung. Es scheint lohnend, rückblickend mit Dillmann die Anfangsbedingungen der Demenz-Forschung zu Beginn des 20. Jahrhunderts aufzuführen: erstens die Tatsache, dass die Patienten in Anstalten untergebracht waren; zweitens die mikroskopischen Möglichkeiten der Histologie; drittens die Idee einer Systematisierbarkeit aller psychiatrischen Störungen[40] und schließlich viertens, wohl treffender als Prämisse zu bezeichnen, das kognitive Paradigma, unter dem die Erforschung der Demenzen an der Wende zum 20. Jahrhundert in Deutschland stand. Die kognitive Beeinträchtigung war zur »Essenz der Demenz«[41] geworden.

In den ersten beiden Jahrzehnten des 20. Jahrhunderts wandte sich die medizinische Forschung der Bestimmung und Differenzierung der Demenzen mit großer Aufmerksamkeit zu. Die Entdeckung neuer histopathologischer Methoden ermöglichte die immer genauere und exaktere Untersuchung der Hirnveränderungen bei Patienten mit präseniler bzw. seniler Alzheimer-Demenz. Die große Frage dieser Zeit lautete, ob die Schwere und der besondere Ablagerungsort der Hirnveränderungen vor dem Senium ausreichend sei, »[...]

39 E. KRAEPELIN, Psychiatrie (^{8}1910), 624. E. Bleuler notierte in seinem »Lehrbuch der Psychiatrie« 1916, indem er sich der Ansicht Kraepelins anschloss: »Vorläufig nicht zu trennen von Fischers Presbyophrenie ist die Alzheimersche Krankheit, bei der es sich um eine früh beginnende Verblödung im Sinne der verwirrten Presbyophrenie handelt, die aber in wenigen Jahren zu einer besonders hochgradigen Verblödung mit aphasischen, agnostischen und apraktischen Symptomen und schließlich zum Tode führt. Sie kann ausnahmsweise schon in den vierziger Jahren ausbrechen. Der anatomische Befund entspricht qualitativ ziemlich der Presbyophrenie, ist aber sehr intensiv: Allgemeine Hirndegeneration mit Fibrillenzerstörungen und zahlreichen Dreusen.« (Ebd., 267) Auch Bleuler handelt – wie Kraepelin – von der senilen Demenz im Kapitel über den »Altersblödsinn«, ebd., 260–271.

40 Vgl. R. J. M. DILLMANN, Alzheimer Disease. Epistemological Lessons (2000), 134.

41 G. E. BERRIOS, Dementia and Aging (1994), 15; vgl. auch W. A. LISHMAN, History (1994).

to warrant a new category or whether they were simply a precocious appearance of simple senile dementia«[42]. Ob es nun Alzheimers früher Tod im Jahre 1915 oder die Entdeckung Simchowicz', dass Plaques auch in den Hirnen normal alternder Menschen auftreten,[43] war, muss dahingestellt bleiben: Tatsächlich wurde die Erforschung der Alzheimer-Demenz in den darauf folgenden Jahren zurückhaltend betrieben.

Im Hintergrund der Fachdiskussion schwelte noch immer die unentschiedene Frage nach der Identität der präsenilen Alzheimer-Krankheit mit den senilen Demenz-Formen.

Als »herrschende Lehrmeinung« beschrieb die Düsseldorfer Ärztin Elfriede Albert Anfang der 1960-er Jahre die Unterscheidung der Alzheimer-Krankheit im Präsenium von der senilen Demenz. Aufgrund eigener Forschungen und Beobachtungen setzte sie sich davon ab und trat, da es sich »um das gleiche Leiden bzw. das gleiche klinische Syndrom handelt«, für die unitarische Form ein.[44] Daneben gaben vereinzelte Studien, die in den 1950er- und 1960er-Jahren auf die Schwere der präsenilen Form der Alzheimer-Demenz hinwiesen, der Debatte um ein breites Spektrum der Alzheimer-Demenz neue Nahrung.

In den 1960er- und 1970er-Jahren setzte sich allmählich die Auffassung durch, dass der Prozess der präsenilen Alzheimer-Krankheit von dem der senilen Demenz nicht zu unterscheiden sei.[45] Hinsichtlich einer Bewertung dieses unitarischen Prozesses entschieden sich die Forscher allerdings anders als noch Alzheimer wenige Jahrzehnte zuvor. Fortan wird nicht die präsenile Form als vorgezogener seniler Demenz-Prozess gewertet, sondern die senile Form als Krankheit angesehen, und in der Folge wurden beide Prozesse als

42 K. L. BICK, The Early Story ([2]1999), 7. In diesem freilich recht knappen Beitrag finden sich weitere Informationen zur Forschungsgeschichte der Alzheimer-Demenz im 20. Jahrhundert. Vgl. weiter dazu: W. A. LISHMAN, History (1994); H. FÖRSTL, Contributions (2000); H. LAUTER, Geschichtliche Wandlungen (1993). Den weiteren Zusammenhang mit der Psychiatrie-Geschichte beleuchten E. SHORTER, Geschichte (1999) und K. KOLLE, Kraepelin (1957).

43 Vgl. T. SIMCHOWICZ, Histologische Studien (1911), bes. 421 f.

44 Vgl. den Kongressbericht, bei dem E. Albert den Forschungsstand der Zeit referierte: E. ALBERT, Senile Demenz (1963), 264: »Die senile Demenz soll lediglich zu zunehmender Verblödung, Antriebsverarmung und hie und da zu amnestisch-aphasischen Störungen führen. Die Alzheimersche Krankheit ist davon unterschieden durch den präsenilen Beginn und neben der Demenz durch vielfältig verwaschene Herderscheinungen auch subcorticaler Art in Form von iterativer Bewegungsunruhe und Logoklonieren.« Ebd. ihr Eintreten für die unitarische Form, sowie ausführlich in E. ALBERT, Senile Demenz (1964).

45 Vgl. zur unitarischen Form v. a. E. ALBERT, Senile Demenz (1964); H. LAUTER/J. E. MAYER, Clinical and Nosological Concepts (1968); B. E. TOMLINSON u. a., Observations (1979), und R. KATZMAN, Prevalence (1976), 217: »We believe that it is time to drop the arbitrary age distinction and adopt the single designation, Alzheimer disease.« Früh bereits R. D. NEWTON, The identity (1948).

Krankheit der selben Form betrachtet. Die senile und die präsenile Form waren zugunsten einer Spektrumerweiterung in eins gefallen.[46] In der Frage nach der Benennung dieses einen, breiten Spektrums entschied man sich für den Begriff der Alzheimer-Krankheit: Diese Bezeichnung wird fortan für präsenile und senile Formen verwendet und hat sich ebenso wie die Pathologisierung der senilen Demenz bis heute gehalten.[47] Die zumeist alltagssprachliche Verwendung von Alzheimer-Demenz stellt die terminologischen Gegebenheiten der Zeit Kraepelins in einem weiteren Schritt auf den Kopf: Heute gilt Alzheimer-Demenz zumeist nur als Krankheit im hohen Lebensalter.

Die Ausweitung des Krankheitskonzeptes auf Fälle von Demenz im Alter brachte gleichzeitig eine pathologische Unterscheidung der senilen Demenz vom Alter selbst mit sich. Indem die präsenile und die senile Demenz-Form in eins gesetzt wurden, sind zwei Fragen mit einer Antwort gelöst worden: Das Konzept der Alzheimer-Demenz bezieht auch Demenz-Fälle des Alters mit ein. Und: Die Alzheimer-Demenz ist ein Krankheitsprozess, der vom allgemeinen Alterungsprozess zu unterscheiden ist. Dabei gerieten die Beobachtungen von Simchowicz (1911) und Gellerstedt (1933) in den Hintergrund. Sie hatten beschrieben, dass sowohl in den Hirnen von senilen Dementen als auch in den Hirnen klinisch unauffälliger alter Menschen senile Plaques und Neurofibrillenbündel gefunden wurden und damit, wenn überhaupt, nur ein feiner, gradueller Unterschied zwischen dem »normalen« Alter und der senilen (bzw. nun: Alzheimer-)Demenz gezogen werden kann.[48]

Die Entscheidung, die senile Demenz als einen Krankheitsprozess zu bezeichnen, hatte verschiedene Konsequenzen. Vor allem fiel damit die Altersdemenz in die ausschließliche Zuständigkeit der Medizin. So konnte sie zwar erforscht werden, die Medizin erscheint seitdem aber zunehmend als einzige für die Alzheimer-Demenz zuständige Disziplin. Die quantitative Zunahme

46 Während die Diagnosekriterien nach ICD-10 zur spezifischen Klassifizierung noch immer das Erkrankungsalter (vor bzw. nach dem 65. Lebensjahr) unterscheidet, verzichtet NINCDS-ADRDA bereits darauf. In den vergangenen Jahren mehren sich auch in Deutschland Stimmen, die aufgrund des neuropathologischen Befundes dafür eintreten, eine Unterscheidung nach Alter aufzugeben; vgl. R. SANDBRINK/K. BEYREUTHER, Molekulargenetik (1999), 121.

47 »Because senile dementia was an illogical choice of words, another label was needed. ›Alzheimer disease‹ may not sound like a real winner, but ›sphaerotrichis multiplex cerebri‹ was even less likely. And there was another reason to choose AD: it had to be made clear that this was a true and obvious disease and not just a normal aging process. This fact was much easier to demonstrate using the more severe form of degenerative dementia with early onset.« (H. FÖRSTL, Contributions [2000], 78).

48 Vgl. T. SIMCHOWICZ, Histologische Studien (1911), und N. GELLERSTEDT, Zur Kenntnis (1933); vgl. dazu H. FÖRSTL, Contributions (2000), 78 und 80.

der Diagnose Alzheimer-Demenz kann vor diesem Hintergrund angesichts einer zunehmenden Zahl alter Menschen kaum erstaunen.

Gegenwärtige Forschungsrichtungen innerhalb der Medizin beobachten vor allem unter dem Einfluss genetischer Forschung eine Heterogenität der Alzheimer-Demenz im Alter. So ist ebenso vom Alzheimer-Syndrom die Rede, das zahlreiche verschiedene Erkrankungen unter dem einen Namen vereint, wie auch versucht wird, verschiedene Subtypen innerhalb des einen, weiten Konzeptes zu klassifizieren.[49]

Während sich im Verlauf der Forschungsgeschichte das Konzept der Alzheimer-Demenz immer wieder geändert hatte, blieb seit der Namensgebung die kognitive Störung das Kernmoment. Um diesen Kern herum bewegte sich allerdings eine weiche Peripherie, die jeweils von den Forschungsfortschritten der biologisch-medizinischen Forschung und ihrer Ausdifferenzierung in verschiedene Disziplinen beeinflusst wurde und sich wandelnde Konzepte der Alzheimer-Demenz hervorbrachte.

Im Folgenden sollen weitere einzelne Blitzlichter auf verschiedene Stadien der Alzheimer-Forschung im 20. Jahrhundert bis heute geworfen werden.

Die bereits durch die Systematisierung psychiatrischer Erkrankungen durch Kraepelin festgelegte Definition der Alzheimer-Demenz als Krankheit brachte in der Folgezeit große Schwierigkeiten im Bereich der klinischen Diagnose mit sich.[50] Indem Ende der 1970er-Jahre die Alzheimer-Demenz in die US-amerikanische Klassifikation psychiatrischer Störungen, das DSM-III,[51] aufgenommen wurde, schien diese Frage zunächst als erledigt zu gelten: Die Alzheimer-Demenz war eine Krankheit geworden und ist klinisch zu diagnostizieren.[52]

Auch die bereits bei Alzheimer und Kraepelin angelegte Debatte um eine Unterscheidung bzw. Vereinbarkeit der präsenilen und der senilen Form der Alzheimer-Demenz wurde weitergeführt. Erst Ende der 1970er-Jahre wurde aufgrund der klinischen und pathologischen Identität der beiden Prozesse eine Unterscheidung fallen gelassen. Man nimmt seitdem an, dass sich die beiden Prozesse wohl hinsichtlich ihrer Ätiologie unterscheiden, was aber eine Unterscheidung der Krankheitsprozesse an sich nicht rechtfertige.[53]

---

49 Vgl. J. R. SHUA-HAIM/J. S. GROSS, Alzheimer's Syndrome (1996); H. FÖRSTL, The Lewy Body Variant (1999), und verschiedene Beiträge in S. G. POST/P. J. WHITEHOUSE (Hrsg.), Genetic Testing (1998).

50 Vgl. R. J. M. DILLMANN, Alzheimer Disease. Epistemological Lessons (2000), 141.

51 Vgl. AMERICAN PSYCHIATRIC ASSOCIATION, DSM-III (1980).

52 Trotz dieser über die Medizin hinausreichenden folgenschweren Entscheidung flammte zunächst in den darauf folgenden Jahren die Debatte über die Alzheimer-Demenz als eigenständigem, vom Prozess des normalen Alterns unterschiedenen Krankheitsprozess immer wieder auf.

53 Vgl. R. KATZMAN u. a., Recommendations (1978).

Im Zusammenhang mit der Bezeichnung als Krankheit und der Identifikation der Alzheimer-Demenz mit Hilfe diagnostischer Kriterien begannen Forscher in verschiedenen Ländern, groß angelegte epidemiologische Studien zur Alzheimer-Demenz durchzuführen.[54]

Auf der Suche nach eindeutigen diagnostischen Kriterien und therapeutischen Konsequenzen wurden seit Ende der 1970er-Jahre in der Demenz-Forschung spezifische pathogenetische und ätiologische Hypothesen zur Alzheimer-Demenz entwickelt. Seit Anfang der 1980er-Jahre nimmt die cholinerge Hypothese in der Pathogenese-Diskussion der Alzheimer-Demenz breiten Raum ein.[55] Der Fokus der cholinergen Hypothese lag auf der Neurochemie und der Neuropharmakologie, in deren Richtung sich zunächst die weitere Erforschung der Alzheimer-Demenz bewegte. Auf ihrer Grundlage wurden spezifische pharmakologische Behandlungsstrategien (Cholinesteraseinhibitoren) entwickelt, deren anfänglich erhoffter kausaler Therapieerfolg allerdings ausblieb.

Im Zuge der cholinergen Hypothese und einer Weiterentwicklung der allgemeinen medizinischen Forschung Ende des 20. Jahrhunderts hin zur Suche nach genetischen Störungen als Grundlage und Auslöser von Krankheiten wandte sich die Alzheimer-Demenz-Forschung der Identifikation von Genen zu, die die Entstehung einer Alzheimer-Demenz verantworten oder zumindest begünstigen sollten.[56] Die Suche nach einem pathogenetischen Mechanismus verwies neben den wenigen familiären[57] Fällen der Alzheimer-Demenz, für die

54 Die Lundby-Studie in Skandinavien ist dabei eine der ersten epidemiologischen Studien, bei der die Alzheimer-Demenz berücksichtigt wurde. Vgl. die Zusammenstellung bei A. F. JORM u. a., The Prevalence (1987).

55 Vgl. R. J. M. DILLMANN, Alzheimer Disease. Epistemological Lessons (2000), 146. Zu einer ausführlichen Beschreibung der cholinergen Hypothese vgl. weiter unten Kapitel 2.3.2.

56 Keimtragend waren dazu bereits die wesentlich früher durchgeführten Untersuchungen von T. Sjögren und Mitarbeitern; vgl. T. SJÖGREN u. a., Morbus Alzheimer (1952).

57 Der Begriff der »familiären Alzheimer-Demenz« wird hier und im Folgenden nur für genetisch identifizierte Fälle vererbbarer Alzheimer-Demenz-Formen verwandt. In der medizinischen Fachliteratur wird dieser Begriff mit einem deskriptiven Bedeutungsgehalt von »familiär« vermischt. Dann werden dort auch diejenigen Fälle von Alzheimer-Demenz als familiär beschrieben, bei denen ein Erstgradangehöriger in der Familie Symptome entwickelt, ohne dass ein Genort lokalisiert werden konnte, der auf Vererbung schließen lassen könnte. Nur so ist auch die große Spannweite zu erkären, die von 5–50 Prozent familiärer Formen der Alzheimer-Demenz sprechen, etwa H. HAMPEL u. a., Suche (1997), 506. Zum besseren Verständnis bzw. zur leichteren Unterscheidung könnte man wohl auch von einem engen und einem weiten Begriff von »familiär« sprechen. Bei aller verbalen Hilfestellung wäre es jedoch äußerst begrüßenswert, wenn sich die Autoren in der medizinischen Forschung auf zwei unterschiedliche Begriffe verständigen könnten. Vgl. ebenso kritisch zur Sprachregelung etwa: R. SANDBRINK/K. BEYREUTHER, Molekulargenetik (1999), 122, oder D. PLATT, Altersmedizin (1997), 524.

tatsächlich genetische Eigenarten verantwortlich gemacht werden konnten, auf das Amyloid A4 und seinen Bezug zu Apolipoprotein E.[58]

Im Rahmen der genetischen Forschung wird derzeit, und damit sind wir bei unserem Streifzug durch die Forschungsgeschichte in der Gegenwart angekommen, die Hypothese favorisiert, die Grundlage der Alzheimer-Demenz sei in einer genetischen Störung zu suchen, die, begünstigt durch Risikofaktoren und Umwelteinflüsse, den Krankheitsprozess präklinisch in Gang setzt, lange bevor sich die Alzheimer-Demenz klinisch manifestiert. Wenn auch zu erwarten ist, dass sich der Krankheitsbegriff im Zuge der genetischen Forschung in Zukunft modifizieren wird,[59] bleibt doch zu vermerken, dass die Alzheimer-Demenz bis heute auch unter der Prämisse der genetischen Hypothese weiterhin dem Krankheitskonzept verhaftet bleibt.

2.2 Definitionsangebote der Medizin

Wie der Überblick im vorangehenden Abschnitt gezeigt hat, wird die Alzheimer-Demenz heute als eine fest in der Krankheitslehre etablierte Erkrankung angesehen. Es scheint daher notwendig, sich dem Phänomen im Folgenden vermittels geeigneter Beschreibungen zu nähern. Dies bedeutet im vorliegenden Fall nicht mehr und nicht weniger, als die aufgrund historischer Gründe einzig zuständige Wissenschaftsdisziplin nach jenen Kriterien zu befragen, die für das Vorliegen einer solchen Erkrankung erfüllt sein müssen.

In unserem Zusammenhang sind dabei einige Besonderheiten zu beachten. Erstens: Die in ihrer Fülle mittlerweile kaum mehr zu überblickende Literatur hat offensichtlich auf die Erarbeitung einer abstrakten Definition der Alzheimer-Demenz verzichtet. Stattdessen finden sich, einer anwendungsorientierten Wissenschaft wie der Medizin entsprechend, ausschließlich Diagnosekriterien,

58 Vgl. den Sammelband A. D. ROSES u. a., Apolipoprotein E and Alzheimer's Disease (1996), und darin besonders A. D. ROSES u. a., Apolipoprotein E. State (1996); treffend spiegelt der Titel »The role of beta amyloid in Alzheimer's disease: still a cause of everything or the only one who got caught?« wider, welche Hoffnung derzeit auf dem Amyloid liegen, vgl. G. VERDILE u. a., The role (2004).

59 Vgl. U. WIESING, Gene (1998), 96 f, der prägnant die möglichen Veränderungen im Krankheitsbegriff aufzeigt: »Nicht die Selbstinterpretation eines Menschen wird [unter der Voraussetzung eines durch molekulargenetisches Wissen geprägten Krankheitsbegriffs; V. W.] zum ausschlaggebenden Moment für das ärztliche Handeln, sondern eine bestimmte Genkonstellation. Und da Selbstinterpretation und Genkonstellation keineswegs immer korrelieren, liegt hier eine Gefahr.« (Ebd., 97).

die auch dieser Studie zur Füllung der Definitionslücke subsidiär zugrunde zu legen sind.

Zweitens: Aus dem erstgenannten Punkt ergeben sich gewichtige Konsequenzen für die Festigkeit der Definitionskriterien. Wie besonders bei psychischen Erkrankungen häufig zu finden, erweist sich eine auf solcher Grundlage beruhende Definition in zweifacher Hinsicht als veränderlich. Zum einen prägen zwangsläufig gesellschaftliche Vorstellungen und Wertungen die Wahrnehmung psychischer Erkrankungen, so dass »Begriffsvorstellungen bei psychischen Erscheinungsbildern [...] als zeitgeschichtlich geprägte Phänomene offensichtlich niemals abgeschlossen«[60] sind. Zum anderen bringt der medizinische Fortschritt jeweils neue Diagnosemöglichkeiten mit sich, denen die Definition ständig anzupassen ist.

Drittens: Ihrem Selbstverständnis nach handelt es sich bei der Medizin um eine exakte Naturwissenschaft.[61] Als solche orientierte sie sich seit ihren Anfängen in besonderer Weise an der Biologie. Sie übernahm dabei die von Linné etwickelte Vorstellung, dass jedwedes Phänomen, das in ihren Zuständigkeitsbereich fiel, prinzipiell einem Klassifikationsschema zuzuordnen sei.[62] Als medizinische Teildisziplin ist auch die Psychiatrie dem ererbten Klassifikationszwang ausgesetzt. Insbesondere Kraepelin stellte sich mit seiner Nosologie dieser Forderung in einem Ausmaß, das noch heute die Klassifikation psychiatrischer Krankheiten beeinflusst.

Unter Zuhilfenahme dieser Vorüberlegungen werden im Folgenden die gegenwärtigen Definitions- bzw. Diagnosekriterien der Demenz und selbstverständlich im Besonderen der Alzheimer-Demenz dargestellt. Zwei Schemata wuchs in den vergangenen Jahrzehnten eine gewisse Monopolstellung bei der Klassifikation von Krankheiten, besonders auch psychischer Krankheiten, zu. Es sind dies das Diagnostic and Statistical Manual (DSM) der American Psychiatric Association (APA) und die International Classification of Diseases (ICD) der Weltgesundheitsorganisation (WHO).[63]

---

60 W. VOLLMOELLER, Was heißt psychisch krank (1998), 24.

61 Vgl. aber kritisch dazu: W. WIELAND, Diagnose (1975), und W. WIELAND, Strukturwandel (1986).

62 Vgl. dazu den historischen Überblick bei W. VOLLMOELLER, Was heißt psychisch krank (1998), 84–104.

63 Die immer wieder überarbeiteten und verfeinerten Diagnosesysteme liegen zurzeit in der vierten (DSM-IV, 1994) bzw. zehnten (ICD-10, 1991) Überarbeitung vor. Die Perspektive internationaler Anwendbarkeit, die der ICD-10 zugrunde liegt, erfordert eine interkulturelle Flexibilität in der Definition von Krankheiten, die die DSM-IV, deren grundsätzliche Ausrichtung die Anwendbarkeit in der Forschung ist, nicht zu erbringen gezwungen ist. Ein weiterer Unterschied: Während die ICD-10 eher eine streng deskriptive Methode in der Auswahl der

Sowohl ICD-10 als auch DSM-IV bestimmen die Demenz als ein Syndrom.[64] Diese Bestimmung fasst also eine Gruppe von Krankheitszeichen zusammen, die für das Zustandsbild unabhängig von Ätiologie oder Pathogenese charakteristisch sind. Der zugrunde liegende kausale Prozess muss im Einzelfall erst noch festgestellt werden. Beide Demenz-Definitionen stellen Kognitionsstörungen und darunter Störungen des Gedächtnisses an die erste Stelle ihres Kriterienkatalogs zur Bestimmung einer Demenz.[65] Beide beinhalten darüber hinaus ein Schweregradkriterium (die Beeinträchtigung muss so stark sein, dass sie Auswirkung auf die Lebensführung hat) sowie das Kriterium eines zunehmenden Verlustes der Merkfähigkeit. ICD-10 und DSM-IV betonen zudem übereinstimmend die Abgrenzung gegenüber deliranten Zuständen.

Unterschiede bestehen in verschiedener Hinsicht: Neben der oben bereits erwähnten Abweichung in der Bestimmung des allgemeinen Demenz-Syn-

---

Kriterien verfolgt, nimmt das DSM-IV daneben auch psychosoziale Elemente in die Bestimmung von Krankheiten mit auf.

64 Ich bin mir bewusst, dass das DSM-IV den Begriff des Syndroms bei der Demenz nicht mehr (gegenüber der DSM-III-R) explizit verwendet. Da implizit aber am Syndromkonzept festgehalten wurde, scheint mir diese Aussage durchaus gerechtfertigt; vgl. dazu auch H. SASS u. a., DSM-IV ([2]1998), XIII.

Vgl. die Definition der Demenz nach ICD-10: »Demenz (F00-F03) ist ein Syndrom als Folge einer meist chronischen oder fortschreitenden Krankheit des Gehirns mit Störung vieler höherer kortikaler Funktionen, einschließlich Gedächtnis, Denken, Orientierung, Auffassung, Rechnen, Lernfähigkeit, Sprache und Urteilsvermögen. Das Bewußtsein ist nicht getrübt. Die kognitiven Beeinträchtigungen werden gewöhnlich von Veränderungen der emotionalen Kontrolle, des Sozialverhaltens oder der Motivation begleitet, gelegentlich treten diese auch eher auf. Dieses Syndrom kommt bei Alzheimer-Krankheit, bei zerebrovaskulären Störungen und bei anderen Zustandsbildern vor, die primär oder sekundär das Gehirn betreffen.« (DIMDI, ICD-10, Bd. 1 [1994], 320); vgl. auch die klinisch-diagnostischen Leitlinien: H. DILLING u. a. (Hrsg.), ICD-10 Kapitel V (F). Klinisch-diagnostische Leitlinien (1993), 60 ff.

Vgl. die Definition der Demenz nach DSM-IV: »Das Hauptmerkmal einer Demenz ist die Entwicklung multipler kognitiver Defizite, wobei eine Gedächtnisstörung und mindestens eine der folgenden kognitiven Einbußen vorhanden sein müssen: Aphasie, Apraxie, Agnosie oder eine Beeinträchtigung der Exekutivfunktionen. Die kognitiven Defizite müssen schwer genug sein, um eine Beeinträchtigung des beruflichen oder sozialen Leistungsniveaus zu verursachen und müssen eine Verschlechterung gegenüber einem vormals höheren Leistungsniveau darstellen. Die Diagnose einer Demenz sollte nicht gestellt werden, wenn die kognitiven Defizite ausschließlich im Verlauf eines Delirs auftreten.« (H. SASS u. a., DSM-IV [[2]1998], 174 ff); vgl. auch die klinisch-diagnostischen Merkmale ebd. Im Unterschied zum Begriff Syndrom bezeichnet »Symptom« ein fassbares Krankheitszeichen. Vgl. dazu K. OESTERREICH, Gerontopsychiatrie (1993), 23. Hier und im Folgenden wird der Begriff »Demenz« immer im Sinn des deskriptiven dementiellen Syndroms benutzt. Ist von einem einzelnen, zugrunde liegenden Demenz-Prozess die Rede, so ist dieser immer explizit mitgenannt.

65 Unter Kognition wird dabei der Komplex von Wahrnehmung, Denken, Erkennen, Erinnern usw. verstanden.

droms enthält DSM-IV Aphasie, Agnosie und Apraxie als volles Demenz-Kriterium, während ICD-10 auf den Begriff »Kognition« verzichtet und die Beeinträchtigung des Denkens an die nächste Stelle hinter die Gedächtnisstörungen stellt, dem dann noch weitere Beeinträchtigungsfelder folgen. DSM-IV enthält, anders als ICD-10, die eine Symptomdauer von sechs Monaten voraussetzt, außerdem kein zeitliches Kriterium, bevor eine Demenz-Diagnose gestellt werden kann.[66] Dagegen ist das Kriterium der Beeinträchtigung der Tätigkeiten des sozialen Lebens grundlegend für DSM-IV, wohingegen in ICD-10 auf diese Konkretisierung verzichtet und stattdessen in den Diagnosekriterien von einer Einschränkung in den Alltagsaktivitäten gesprochen wird.[67]

Bereits auf der Ebene des allgemeinen Demenz-Syndroms weisen die amerikanischen DSM-IV- und die europäischen ICD-10-Kriterien bedeutsame Unterschiede auf. Von einer einheitlichen Demenz-Definition kann daher nicht die Rede sein. Die verschiedenen Zugänge zur Demenz haben eine divergierende Definition und somit uneinheitliche Diagnosekriterien zur Folge. Dem Syndrom-Konzept entsprechend verlangen die allgemein gehaltenen Demenz-Kriterien nach DSM-IV und ICD-10 in einem nächsten Definitions- und Diagnoseschritt nach einer Klärung des zugrunde liegenden Krankheitsprozesses.

Wie in den Diagnoseschlüsseln deutlich wird, sagt der Begriff Demenz noch nichts über die zugrunde liegende Pathogenese aus, da das Syndrom lediglich ein klinisches Zustandsbild beschreibt.[68] Das Demenz-Syndrom kann nämlich durch verschiedene Krankheiten und Störungen hervorgerufen werden. Der Ausdruck Demenz kennzeichnet somit in den vorgestellten Diagnosekriterien an sich lediglich eine ätiologisch unspezifische und semiologisch heterogene psychopathologische Symptomkonstellation.[69] Für eine gezielte Diagnose und die sich daraus ergebenden Behandlungsmöglichkeiten ist die Suche nach der jeweiligen Ursache der Demenz von nicht zu vernachlässigender Bedeutung. Die Möglichkeit einer exakten Klassifizierung der Ursachen dementieller Symptomatik wird in der Literatur allerdings kontrovers diskutiert. Als Einteilungskriterien werden genannt: klinische, ätiopathologische, klinisch-

---

66 Die Einführung dieses Zeitkriteriums ist nach C. LANG, Demenzen (1994), 15, widersprüchlich, weshalb er – wie viele andere Autoren – von der Ausrichtung an ICD-10 Abstand nimmt.

67 Dies rührt aus der grundlegend anderen Ausrichtung der ICD-10: Als global einsetzbares Diagnosemanual muss es gerade auf das Kriterium der sozialen Beeinträchtigungen verzichten, um weltweit vergleichbar bleiben zu können. Zum Begriff der Alltagskompetenz vgl. M. M. BALTES u. a., Alltagskompetenz ([2]1999).

68 J. L. CUMMINGS/D. F. BENSON, Dementia. A Clinical Approach (1992), gehen davon aus, dass Demenzen durch mehr als 50 zugrunde liegende Krankheiten ausgelöst werden können.

69 Vgl. H. LAUTER/A. KURZ, Klinische Diagnostik (1999), 16.

pathologische oder symptombezogene Kriterien.[70] Da es bei vielen Krankheitsmanifestationen zu Überschneidungen sowohl der klinischen Symptome als auch der neuropathologischen Veränderungen kommt, wird gegen jedes dieser Einteilungskriterien immer wieder Kritik vorgebracht. In der jüngeren Literatur wird unter Verweis auf die meist unbekannten ätiologischen Hintergründe der diversen Erkrankungen die Möglichkeit einer exakten Klassifikation der Demenzen sogar oft ganz verworfen.[71] Wenn sie erfolgt, wird zumindest meist ihr hypothetischer Charakter betont.[72] So werden vielfach die Demenzen lediglich nach der Häufigkeit der ihr zugrunde liegenden Erkrankung aufgelistet. Für das hier vorliegende Forschungsanliegen ist eine grobe Klassifikation der Demenzen nach den beiden häufigsten Demenz-Formen des Alters, der Alzheimer-Demenz und der vaskulären Demenz, sowie weiteren Demenz-Formen ausreichend.[73]

Wenden wir uns nach dieser Übersicht über die Definitions- bzw. Diagnosekriterien der Demenz im Allgemeinen nun den speziellen Kriterien für eine Definition bzw. Diagnose der Alzheimer-Demenz zu.[74] Ein Vergleich zeigt,

---

70 Das Beispiel einer klinischen Kriteriologie findet sich etwa bei J. L. CUMMINGS/D. F. BENSON, Dementia. A Clinical Approach (1992); ätiopathologische Kriterien legt J. C. MORRIS, Classification (1996), an; eine Ausrichtung an klinisch-pathologischen Merkmalen nehmen W. PRYSE-PHILLIPS/D. GALASKO, Non-Alzheimer Dementias (1996), vor, während L. FRATIGLIONI, Classification (1998), sich eine symptombezogene Betrachtung zu eigen gemacht hat.

71 S. WEIS, Neuropathologie (1997), 200; vgl. auch I. FÜSGEN, Patient (1995), 455.

72 Vgl. H. FÖRSTL/A. JABLENSKY, Organisch bedingte psychische Störungen (1999), 4.

73 Vgl. DIMDI, ICD-10, Bd. 1 (1994), 320 f. Die Alzheimer-Demenz wird nochmals unterschieden nach frühem Beginn, spätem Beginn und atypischen oder gemischten Formen. Die vaskulären Demenzen werden unterschieden in vaskuläre Demenz mit akutem Beginn, Multiinfarktdemenz, subkortikale vaskuläre Demenz, gemischte (kortikale und subkortikale) vaskuläre Demenz und sonstige vaskuläre Demenz. (In DSM-III-R wurden die Begriffe vaskuläre Demenz und Multiinfarkt-Demenz noch nebeneinander gebraucht. In DSM-IV wird nur noch Vaskuläre Demenz als Oberbegriff verwendet.) Zu den Demenzen bei andernorts klassifizierten Krankheiten zählen: Demenz bei Pick-Krankheit, bei Creutzfeldt-Jakob-Krankheit, bei Huntington-Krankheit, bei Parkinson-Krankheit, bei Krankheit durch das Humane Immundefizienz-Virus (HIV) sowie bei sonstigen, andernorts klassifizierten Krankheiten (Demenz als Folge einer Reihe von zerebralen oder anderen körperlichen Krankheitsbildern).

74 Neben der jeweils aktuellen Auflage der ICD bzw. des DSM ist für die Bestimmung einer Alzheimer-Demenz noch ein weiteres Schema in Gebrauch, das bereits 1984 von einer Arbeitsgruppe des National Institute of Neurological and Communicative Disorders and Stroke (NINCDS) und der Alzheimer's Disease and Related Dirsorders Association (ADRDA) erarbeitet wurde, vgl. G. MCKHANN u. a., Clinical Diagnosis (1984). Da in vielen Publikationen aus dem Forschungsbereich zur Alzheimer-Demenz nach diesem Schema diagnostiziert wird und sich einige Arbeitsgruppen der hier vorliegenden Definition der Alzheimer-Demenz bedienen, muss diese Leitlinie als drittes Definitionsschema in den hier vorgelegten Vergleich

dass in wesentlichen Bereichen Gemeinsamkeiten, bezüglich nicht weniger Kriterien allerdings auch beträchtliche Unterschiede bestehen. Sowohl ICD-10[75] als auch DSM-IV[76] als auch NINCDS-ADRDA[77] gehen davon aus, dass

---

der in der Medizin gebräuchlichen Definitionen der Alzheimer-Demenz mit aufgenommen werden.

75 »Die Alzheimer-Krankheit ist eine primär degenerative zerebrale Krankheit mit unbekannter Ätiologie und charakteristischen neuropathologischen und neurochemischen Merkmalen. Sie beginnt meist schleichend und entwickelt sich langsam aber stetig über einen Zeitraum von mehreren Jahren.«, DIMDI, ICD-10, Bd. 1 (1994) (systematisches Verzeichnis), 320. »[…] Für eine endgültige Diagnose sind folgende Merkmale notwendig: 1. Vorliegen einer Demenz, 2. Schleichender Beginn mit langsamer Verschlechterung. Während der Beginn gewöhnlich nur schwer genau festzustellen ist, kann die Erkenntnis, daß Defizite vorliegen, bei Dritten plötzlich auftreten. Im weiteren Verlauf kann ein Plateau erreicht werden, 3. Fehlen klinischer Hinweise oder spezieller Untersuchungsbefunde, die auf eine System- oder Hirnerkrankung hinweisen, welche eine Demenz verursachen kann (z. B. Hypothyreose, Hyperkalzämie, Vitamin-B-12-Mangel, Niazin-Mangel, Neurosyphilis, Normaldruck-Hydrozephalus, subdurales Hämatom), 4. Fehlen eines plötzlichen apoplektischen Beginns oder neurologischer Herdzeichen wie Hemiparese, Sensibilitätsverlust, Gesichtsfeldausfälle und Koordinationsstörungen in der Frühphase der Krankheit (solche Phänomene können jedoch später hinzukommen).« (H. DILLING u. a., ICD-10 Kapitel V [F]. Klinisch-diagnostische Leitlinien [1993], 63).

76 »[…] Eine Demenz vom Alzheimer Typ beginnt schleichend und ist durch eine stetige Verschlechterung kognitiver Funktionen gekennzeichnet (Kriterium C). Wegen der Schwierigkeit, die Alzheimersche Erkrankung direkt pathologisch nachzuweisen, kann die Diagnose erst nach Ausschluß anderer Demenzursachen gestellt werden. Das heißt vor allem: die kognitiven Defizite dürfen nicht durch eine andere Erkrankung des Zentralnervensystems erklärbar sein, die progrediente Defizite in Gedächtnis oder Kognition verursachen (z. B. cerebrovaskuläre Erkrankung, Parkinsonsche Erkrankung, Huntingtonsche Erkrankung), durch systemische, als Demenzursache bekannte Erkrankungen (z. B. Hypothyreodismus, Vitamin B12-Mangel, HIV-Infektion) oder durch die länger andauernde Wirkung einer Substanz (z. B. Alkohol) (Kriterium D). Wenn zusätzliche ätiologische Faktoren vorliegen (z. B. ein Schädel-Hirn-Trauma, das eine Demenz vom Alzheimer Typ aggraviert), sollten beide Demenz-Formen codiert werden (siehe Demenz aufgrund Multipler Ätiologien, S. 197). Treten die Symptome nur während des Delirs auf, sollte eine Demenz vom Alzheimer Typ nicht diagnostiziert werden (Kriterium E). Wenn jedoch eine bereits bestehende Demenz vom Alzheimer Typ durch ein Delir überlagert wird, sollte der Subtypus ›Mit Delir‹ vermerkt werden. Schließlich dürfen die kognitiven Einbußen nicht besser durch eine andere Störung auf Achse I erklärbar sein (z. B. Major Depression oder Schizophrenie) (Kriterium F).«, H. SASS u. a., DSM-IV (²1998), 182.

77 »Alzheimer's disease is a brain disorder characterized by a progressive dementia that occurs in middle or late life. The pathologic characteristics are degeneration of specific nerve cells, presence of neuritic plaques, and neurofibrillary tangles. Alterations in transmitter-specific markers include forebrain cholinergic systems, and, in some cases, noradrenergic an somatostatinergic systems that innervate the telencephalon.« (G. MCKHANN u. a., Clinical Diagnosis [1984], 939). Die klinischen Diagnosekriterien der »probable Alzheimer's disease« sind: »I: Dementia established by clinical examination and documented by the Mini-Mental Test, Blessed Dementia Scale, or some similar examination, and conformed by neuropsychological tests; deficits in two or more areas of cognition; progressive worsening of memory and other cognitive functions; no disturbance of consciousness; onset between ages 40 and 90, most often after age 65; and absence of systemic disorders or other brain diseases that in and of themselves

die Alzheimer-Demenz durch einen schleichenden Beginn und eine langsame Verschlechterung gekennzeichnet ist. In der jeweiligen Formulierung dieses Kriteriums herrscht in den drei Diagnoseschemata allerdings eine Differenz: So wird von »insidious onset«, »progressive deterioration« und »continuing intellectual decline« gesprochen.[78]

Zweitens gehen alle drei Definitionen davon aus, dass es möglicherweise Subtypen der Alzheimer-Demenz gibt, wobei Einigkeit bezüglich der Codierung der senilen und der präsenilen Alzheimer-Demenz herrscht. Das hierzu benötigte Alterskriterium wird bei 65 Jahren angesetzt.[79]

Drittens wird zur Bestimmung einer Alzheimer-Demenz in allen drei Kriterienkatalogen gefordert, dass andere Demenzen bzw. Krankheiten ausgeschlossen werden. In der Ausformulierung der auszuschließenden Krankheiten unterscheiden sich die drei Definitionen allerdings wieder erheblich.[80] Unterschiedlich betrachtet wird auch der Prozess der Alzheimer-Demenz als solcher: Während es nach ICD-10 und NINCDS-ADRDA zu Plateauphasen im Verlauf der Alzheimer-Demenz und dem progressiven Abbau des Gedächtnisses kommen kann, verzichtet DSM-IV auf eine solche Krankheitsphase. ICD-10 nimmt darüber hinaus zumindest in Ansätzen das Umfeld der Betroffenen in den Blick, wenn es in die Definition der Alzheimer-Demenz mitaufnimmt, dass in der Regel von Dritten die Aufmerksamkeit hinsichtlich der zunehmenden Gedächtnisstörungen der Betroffenen ausgeht. ICD-10 und NINCDS-ADRDA unterscheiden sich von DSM-IV durch allgemeine Definitionen der Alzheimer-Demenz, die den Diagnosekriterien vorangestellt werden, während DSM-IV auf eine solche separate Nennung verzichtet und die Definitionskriterien mit den Diagnosekriterien vollständig in eins fallen lässt. Herausgehoben ist die Definition der NINCDS-ADRDA gegenüber den anderen beiden Definitionsansätzen durch die ausdrückliche Einschränkung der Definitions- und Diagnosemöglichkeit der Alzheimer-Demenz zu Lebzeiten einer Person: Erst nach einer Autopsie könne von einer sicheren (definite) Alzheimer-Demenz,

---

could account for the progressive deficits in memory and cognition. […]«, G. MCKHANN u. a., Clinical Diagnosis (1984), 940, Tabel 1: Criteria for Clinical Diagnosis of Alzheimer's Disease, I.

78 ICD-10: »insidious onset«; DSM-IV: »progressive deterioration«; NINCDS-ADRDA: »continuing intellectual decline«; vgl. auch die Anmerkungen bei J. L. CUMMINGS/Z. S. KHACHATURIAN, Definitions (1996), 7.

79 DSM-IV nennt allerdings in der Codierung keine genaue Altersangabe, sondern unterscheidet bei der »Demenz vom Alzheimer Typ« zwischen »frühem Beginn« und »spätem Beginn«; vgl. H. SASS u. a., DSM-IV (^{2}1998), 182. Eine andere Beurteilung bei J. L. CUMMINGS/Z. S. KHACHATURIAN, Definitions (1996), 7.

80 Vgl. daneben die Anmerkungen bei J. L. CUMMINGS/Z. S. KHACHATURIAN, Definitions (1996), 7.

vor dem Tod nur von einer wahrscheinlichen (probable) oder möglichen (possible) Alzheimer-Demenz gesprochen werden.

Uneinheitlich ist bei allen drei Definitionen ebenfalls die Benennung dessen, was wir hier als Alzheimer-Demenz bezeichnen: Während ICD-10 in der deutschen Übersetzung von »Demenz bei Alzheimer-Krankheit« spricht und dabei sowohl das Kriterium der Demenz als auch das Krankheitskriterium in den Namen aufnimmt, wurde in der deutschen Übersetzung der DSM-IV in Anlehnung an die Originalausgabe die Bezeichnung »Demenz vom Alzheimer Typ« gewählt; NINCDS-ADRDA spricht von »Alzheimer's Disease«, was wohl am besten mit »Alzheimer-Krankheit« wiedergegeben werden kann und ebenfalls das Krankheitskriterium im Namen trägt.

2.3 Stand der Forschung

Wie die historische Genese und die Definition nach medizinischen Diagnoseschemata gezeigt hat, ist das Phänomen Alzheimer-Demenz heute fest in der Medizin verankert. Um die Kernpunkte des Konzeptes herauszuarbeiten, ist im Folgenden der gegenwärtige Stand der Forschung der einzelnen, mit dem Phänomen befassten medizinischen Disziplinen wiederzugeben. Erst auf der Grundlage des gegenwärtigen Kenntnisstandes wird es möglich sein, die mit dem Konzept verbundenen Implikationen und Konsequenzen zu diskutieren. Der vorliegende Abschnitt geht dazu rein deskriptiv vor.

2.3.1 Deskriptive Epidemiologie

In Abgrenzung vom Untersuchungsobjekt der analytischen Epidemiologie beschäftigt sich die deskriptive Epidemiologie mit der Untersuchung und Darstellung der Häufigkeit und des Vorkommens von Erkrankungen. Ihr Ziel ist es, die Verteilung bestimmter Erkrankungen zu beschreiben. Bereiche wie die Erforschung von Risikofaktoren oder Prognosen der Kostenentwicklungen für das Gesundheitswesen werden hingegen der analytischen Epidemiologie zugeordnet, die an dieser Stelle jedoch ausgeklammert wird. Die Darstellung und Diskussion in diesem Kapitel orientiert sich an den bislang durchgeführten epidemiologischen Studien und deren Ergebnissen. Die meisten Studien zur Demenz-Prävalenz wurden zur Alzheimer-Demenz und zur vaskulären Demenz, den beiden häufigsten Demenz-Formen, durchgeführt. Folglich wird sich der vorliegende Abschnitt auf diese beiden Demenz-Formen beschränken.[81] Dabei ist zu berücksichtigen, was Epidemiologen im Bereich der Demenz-Epidemiologie selbst anmahnen: Die aufgeführten Werte und internationalen Vergleiche bezüglich epidemiologischer Aussagen zur Demenz stellen dadurch, dass keine exakten – und vor allem international vergleichbaren – Diagnosekriterien vorliegen, und durch eventuelle Messfehler aufgrund falscher oder nicht gestellter Demenz-Diagnosen nur ungefähre Werte dar.

Aufgrund des demographischen Wandels hat in den vergangenen Jahren die absolute Zahl der Personen über 60 Lebensjahre in der Bundesrepublik Deutschland, wie auch in den meisten Industriestaaten, deutlich zugenommen. Am Beginn des 21. Jahrhunderts sind in Deutschland ca. 18 Millionen Menschen über 60 Jahre alt.[82] Durch abnehmende Geburtenzahlen bedingt ist damit der prozentuale Anteil alter und hochaltriger Menschen in der Bevölkerung auf ca. 23 Prozent gestiegen.[83] Bevölkerungsstatistische Datenanalysen gehen davon aus, dass dieser Prozess der demographischen Alterung in den kommenden Jahren weiter zunehmen wird, so dass für das Jahr 2020 bzw. 2050 der prozentuale Anteil der über 60-Jährigen deutlich über dem der 1990er-Jahre liegen wird. Das Bundesministerium für Familie, Senioren, Frauen und Jugend erwartete 2002 für das Jahr 2020 einen Anstieg des Anteils

81 Die Darstellung folgt, falls nicht anders angegeben, den umfangreichen Studien Bickels zu unserem Thema. Für den deutschsprachigen Raum hat sich Bickel in besonderer Weise durch zahlreiche Studien und Veröffentlichungen zur Epidemiologie der Demenz und der Frage nach der Häufigkeit dementieller Erkrankungen im Alter zugewandt und im öffentlichen Bewusstsein auf die Dringlichkeit der Problematik hingewiesen. Vgl. bes. H. BICKEL, Epidemiologie der Demenz (1992); H. BICKEL, Demenzkranke (1995); H. BICKEL, Epidemiologie psychischer Erkrankungen (1997); H. BICKEL, Epidemiologie (1999); H. BICKEL, Deskriptive Epidemiologie ([4]1999); H. BICKEL, Demenzsyndrom (2000); H. BICKEL, Demenzen (2001), und H. BICKEL, Epidemiologie der Demenz (2002). Für den englischsprachigen Raum sei auf die wertvollen darstellenden Arbeiten von Fratiglioni hingewiesen, vgl. L. FRATIGLIONI, Epidemiology of Alzheimer's Disease (1996), und L. FRATIGLIONI, Epidemiology (1998). Die durch die nationalsozialistische Vergangenheit belasteten, aber dennoch innovativen Anfänge der deutschsprachigen Epidemiologie wurden jüngst durch einige Arbeiten gründlich aufgearbeitet, vgl. dazu R. N. PROCTOR, The Nazi War (1999), der das Thema am Beispiel der Rauchforschung untersucht.

82 Vgl. BUNDESMINISTERIUM FÜR FAMILIE, SENIOREN, FRAUEN UND JUGEND, Vierter Bericht (2002), 55, Tab. 1-1. Zum Vergleich der Lebenserwartungen in Deutschland zwischen 1900 und 1990 siehe H. FÖRSTL, Alzheimer's Disease. The Size (1998), 3, Tab.; einen Vergleich demographischer Veränderungen in Deutschland von 1901 und 1992 liefert H. BICKEL, Epidemiologie psychischer Erkrankungen (1997), 2, Tab. 1.1.1.

83 Vgl. BUNDESMINISTERIUM FÜR FAMILIE, SENIOREN, FRAUEN UND JUGEND, Vierter Bericht (2002), 55, Tab. 1-1; vgl. auch BUNDESMINISTERIUM FÜR FAMILIE, SENIOREN, FRAUEN UND JUGEND, Erster Altenbericht (1993), 79 und 80.

der über 60-Jährigen auf 28,5 Prozent der Gesamtbevölkerung und für 2050 einen Anstieg auf 35,8 Prozent.[84]

Bei der Bewertung dieser statistischen Angaben sollte jedoch nicht außer Acht gelassen werden, dass die Bezugsgrößen selbst keineswegs – wie dies eigentlich zu erwarten wäre – unveränderbare Parameter darstellen. So setzt etwa das Bundesministerium für Familie, Senioren, Frauen und Jugend im Unterschied zu neuen epidemiologischen Studien den Beginn der Altersphase nicht etwa bei 65, sondern bereits bei 60 Jahren an. Dies dürfte auch für die folgenden Angaben gelten: Nicht nur der Anteil der alten (zwischen 65 und 84 Jahren), sondern auch der der hochbetagten (über 85 Jahre) bzw. sogar der der höchstaltrigen (über 95 Jahre) Menschen hat deutlich zugenommen und wird Bevölkerungsanalysen zufolge weiterhin zunehmen.[85] Eine Bevölkerungsvorausschätzung des Bundesministeriums für Familie, Senioren, Frauen und Jugend geht zu Beginn des 21. Jahrhunderts davon aus, dass sich der Anteil der 80-Jährigen und Älteren in Deutschland von 3,6 Prozent (ca. 3 Millionen Menschen) im Jahr 2000 auf 6,3 Prozent (ca. 5 Millionen Menschen) im Jahr 2020 erhöhen wird.[86] Bei allen Vorbehalten, unter denen die hier skizzierten Szenarien stehen, wird kaum ernsthaft zu bestreiten sein, dass der Anteil betagter und hochbetagter Menschen in Deutschland wie auch in zahlreichen weiteren Industriestaaten dramatisch ansteigen wird.

Werfen wir nun einen Blick auf Häufigkeit und Verteilung von Demenzen. Hier ist zu unterscheiden zwischen den Kategorien der Prävalenz und der Inzidenz. Die Prävalenz ist ein »Häufigkeitsmaß, das den Krankenbestand in der Bevölkerung ausdrückt [...].«[87] Im Unterschied dazu drückt die Inzidenz die

---

84 Vgl. BUNDESMINISTERIUM FÜR FAMILIE, SENIOREN, FRAUEN UND JUGEND, Vierter Bericht (2002), 55, Tab. 1-1. Hier und im Folgenden wurden die Zahlenangaben kaufmännisch gerundet. Nach einer UN-Bevölkerungsvorausberechnung wären dies ca. 23,5 Millionen Menschen; vgl. BUNDESMINISTERIUM FÜR FAMILIE, SENIOREN, FRAUEN UND JUGEND, Die Alten (²1997), 214 (Tabelle 15). Berechnungen weltweit führen an: R. KATZMAN/P. J. FOX, The World-Wide Impact (1999).

85 Zum Sprachgebrauch: Zur Unterscheidung von alten und hochbetagten Menschen (bzw. alten und sehr alten Menschen) vgl. K. U. MAYER/P. B. BALTES, Vorwort (²1999), 13, und P. B. BALTES u. a., Die Berliner Altersstudie (BASE): Überblick (²1999), 23. Des Weiteren wird bisweilen in der Literatur die Bezeichnung Höchstaltrige für Menschen über 95 Jahren verwendet; die WHO spricht von den 100-Jährigen und Älteren als von Langlebigen. – Auf die unterschiedlich wahrzunehmende und zu bewertende Situation der Hoch- und Höchstaltrigen hat in Deutschland jüngst die interdisziplinär angelegte Berliner Altersstudie (BASE) hingewiesen; vgl. K. U. MAYER/P. B. BALTES (Hrsg.), Die Berliner Altersstudie (²1999).

86 Vgl. BUNDESMINISTERIUM FÜR FAMILIE, SENIOREN, FRAUEN UND JUGEND, Vierter Bericht (2002), 55, Tab. 1-1.

87 H. BICKEL, Epidemiologie (1999), 9. Durch Querschnittstudien der Bevölkerung lässt sich die Prävalenz recht einfach abschätzen.

»Rate der Neuerkrankungen innerhalb eines bestimmten Zeitraums (gewöhnlich ein Jahr) aus. Im Gegensatz zur Prävalenz ist die Inzidenz nicht von der Krankheitsdauer beeinflußt und kann deshalb ein von Variationen in der verbleibenden Überlebenszeit nach Krankheitsbeginn unverfälschtes Bild von der Verteilung des Erkrankungsrisikos in der Bevölkerung zeichnen.«[88] Die Darstellung der Prävalenz von Demenzen im Alter, der wir uns zunächst zuwenden werden, wird erleichtert durch eine Reihe epidemiologischer Studien, die sich in jüngster Zeit der Häufigkeit psychischer Erkrankungen im Alter unter besonderer Berücksichtigung der Demenzen zugewandt haben.[89]

Feldstudien zur Prävalenz der Demenz wurden in verschiedenen Ländern durchgeführt. Berücksichtigt man, dass die verschiedenen Studien aus methodischen Gründen nur eingeschränkt miteinander vergleichbar sind,[90] ergibt sich derzeit folgendes Bild der Demenz-Prävalenz bei über 65-jährigen Personen: Wenn die Gesamtraten auch beträchtlich streuen, bewegen sie sich dennoch zumeist um einen Wert zwischen 8 und 10 Prozent.[91] Weitgehendes Forschungsdesiderat ist eine genaue Unterscheidung und Beschreibung der Häufigkeit von leichten, mittleren und schweren Demenz-Formen. Damit sind bislang kaum valide Aussagen zur Prävalenz der einzelnen Schweregrade möglich.

Eine Aufgliederung nach Altersgruppen ergibt bei allen berücksichtigten Studien dasselbe Bild: Ab dem 65. Lebensjahr ist alle fünf Jahre eine Verdoppelung der Demenz-Raten zu verzeichnen.[92] Erst mit dem 90. Lebensjahr

---

88 Ebd., 13. Bestimmungen der Inzidenz setzen relativ aufwändige Längsschnittstudien voraus.

89 Vgl. dazu die Bemerkung bei B. WERNER, Demenz (1997), 35. Jüngst legten Kern/Beske eine gründliche Studie zur Entwicklung von Demenz-Patienten in Deutschland bis 2030 vor; vgl. A. O. KERN/F. BESKE, Entwicklung (1999). Auch der Vierte Altenbericht der Bundesregierung schenkt den Höchstaltrigen und darunter vor allem den dementen Menschen besondere Aufmerksamkeit; vgl. BUNDESMINISTERIUM FÜR FAMILIE, SENIOREN, FRAUEN UND JUGEND, Vierter Bericht (2002), 136–164.

90 Methodische Schwierigkeiten ergeben sich dabei aus den unterschiedlichen zugrunde gelegten Diagnosekriterien der Demenz, einer unterschiedlichen (oder bisweilen fehlenden) Schweregradbestimmung, dem teilweise geringen Umfang der Stichproben oder unterschiedlichen Forschungsdesigns.

91 Bezieht man subklinische kognitive Defizite, die nicht das Kriterium für eine Demenz erfüllen, in die Prävalenzbestimmungen mit ein, so ergeben sich Raten von 16–34 Prozent.

92 Unter den Demenz-Prävalenz-Studien ist dabei besonders die Meta-Analyse von Jorm u. a. zu nennen: A. F. JORM u. a., The Prevalence (1987), die von 47 Studien, die zwischen 1945 und 1985 publiziert wurden, 28 zu einer vergleichenden Untersuchung auswählten. Daneben: A. HOFMAN u. a., Prevalence (1991); W. A. ROCCA u. a., Frequency (1991), und K. RITCHIE/D. KILDEA, Is Senile Dementia (1995). Für Kanada: CANADIAN STUDY OF HEALTH AND AGING WORKING GROUP, Canadian Study (1994), und die Niederlande: A. OTT e. a, Prevalence (1995), liegen spezielle Studien vor. Für Deutschland sind besonders die kleinräumigen Studien aus Mannheim zu erwähnen; vgl. B. COOPER/U. SOSNA, Psychische Erkrankungen

scheint eine Plateauphase erreicht, die keinen weiteren exponentiellen Anstieg der Demenz-Prävalenzen erkennen lässt.[93] Sollte sich diese Plateau-Theorie bewahrheiten, wären Demenzen als ein eindeutiges Krankheitsgeschehen zu betrachten. Setzte sich der exponentielle Anstieg der Demenz-Prävalenz dagegen bis ins höchste Alter hinein fort, könnte das als ein Indiz für einen normalen Alterungsprozess gewertet werden.[94] Diese Debatte ist allerdings auf der Grundlage der jetzigen epidemiologischen Kenntnisse nicht zu entscheiden, so dass eine aussagekräftige Datenlage als ein dringendes Forschungsdesiderat anzumahnen ist.

In Vorausschätzungen wurden die Ergebnisse demographischer Analysen mit Prävalenzstudien zur Demenz im Alter kombiniert. Die Resultate dieser Untersuchungen scheinen alarmierend. Während am Ende des 20. Jahrhunderts in Deutschland ca. 900.000 Menschen als dement diagnostiziert wurden, wird sich diese Zahl je nach Studie bis 2030 voraussichtlich auf geschätzte 1,8 bzw. 2,5 Millionen erhöhen.[95] Prognosen zur globalen Entwicklung gehen für die westlichen Industrienationen von ähnlichen Zahlen aus.[96]

(1983), und B. COOPER/H. BICKEL, Prävalenz (1989), sowie H. BICKEL, Pflegebedürftigkeit (1996). Die Studien von Jorm u. a. und neuere Studien wurden wieder zusammengestellt und analysiert bei B. WERNER, Demenz (1997), bes. 35–72.

Eine anschauliche Tabelle zur aktuellen altersmäßigen Verteilung der Prävalenzraten mit Schätzungen der Zahlen Betroffener in Deutschland findet sich unter: http://www.deutsche-alzheimer.de/fileadmin/alz/pdf/FactSheet01.pdf, zusammengestellt von H. BICKEL, zusammengestellt 2002. Kritisch vermerkt werden muss, dass in der vorliegenden Tabelle nicht nach leichten, mittleren und schweren Graden der Demenzen unterschieden wird. Die Zahlen können daher nur grobe Schätzungen wiedergeben. Zu ähnlichen Zahlen gelangt auch die Untersuchung A. O. KERN/F. BESKE, Entwicklung (1999), 14 f.

93 Aufgrund der geringen Datenlage zur Prävalenz der 90-Jährigen und Älteren ist die Frage nach verlangsamtem Anstieg oder Plateauphase der Demenz-Prävalenz in dieser Altersgruppe noch nicht endgültig entscheidbar. Die Zahlen sprechen aber zumindest für einen verlangsamten Anstieg. In diesem Sinne: K. RITCHIE u. a., The Relationship (1992); K. RITCHIE/ D. KILDEA, Is Senile Dementia (1995); B. WERNER, Demenz (1997), bes. 64, und H. HELMCHEN u. a., Psychische Erkrankungen (²1999), 199.

94 Kritisch zu dieser Diskussion H. BICKEL, Epidemiologie (1999), 11: »Für die daraus [aus einem Stillstand der Prävalenz im Alter oberhalb von 95 Jahren; V. W.] abgeleitete Schlußfolgerung indessen, Demenzen seien altersbezogene und nicht alterungsbezogene Erkrankungen, sind Prävalenzraten aufgrund ihrer Abhängigkeit von der Krankheitsdauer ein ungeeigneter Beleg.«

95 Die vorsichtigen Prognosen finden sich auf der Grundlage der EURODEM-Studie: A. O. KERN/F. BESKE, Entwicklung (1999), 22, sowie nach H. BICKEL, http://www.deutsche-alzheimer.de/fileadmin/alz/pdf/FactSheet01.pdf, zusammengestellt 2002. Das Statistische Bundesamt geht dagegen auch auf eine obere Grenze der erwarteten Zahl von Demenz-Patienten ein; vgl. A. O. KERN/F. BESKE, Entwicklung (1999), 23.

96 Vgl. besonders C. H. KAWAS/R. KATZMAN, Epidemiology (²1999), 96: »[…] the number of persons with dementia in developed countries will increase from 13.5 million in the year 2000

Es sei an dieser Stelle nicht verschwiegen, dass sich in diesen Zahlen eine eigentlich sinnvolle Unterscheidung verschiedener Demenz-Typen nicht widerspiegelt. Alle Studien stimmen jedoch trotz erheblicher Schwankungen im Detail darin überein, dass die Alzheimer-Demenz mit ungefähr zwei Dritteln den größten Anteil der Demenzen im Alter ausmacht, während vaskuläre Demenzen mit weniger als einem Drittel vertreten sind.[97] Bestimmungen zu Geschlechtsunterschieden der einzelnen Demenz-Formen wurden nicht in allen epidemiologischen Studien durchgeführt. Sofern Daten zu dieser Frage vorliegen, wird vermutet, dass Männer häufiger unter vaskulären Demenz-Formen leiden, während der Anteil der an Alzheimer-Demenz leidenden Frauen dagegen höher ist.[98]

Im Gegensatz zur Prävalenz ist die Inzidenz, d. h. die Rate der jährlichen neuen Diagnosen aufgrund der aufwändigen Längsschnittstudien bislang wesentlich schlechter untersucht. Die wenigen durchgeführten Feldstudien gehen davon aus, dass in Deutschland jährlich ca. 1,5 bis 1,6 Prozent der Menschen über 65 Jahre neu als dement diagnostiziert werden.[99] Auch die Inzidenzraten bestätigen den bereits bei der Prävalenz vorgefundenen Befund eines exponentiellen Anstiegs der Demenzen bei zunehmendem Alter, wobei die Inzi-

---

to 36.7 million in the year 2050, with more than 9 million cases of AD in the United States.« Vgl. auch WORLD HEALTH ORGANIZATION, The World Health Report (1998), 110.

97 Die europäischen epidemiologischen Studien beschreiben den Anteil der Alzheimer-Demenz an der Demenz-Prävalenz mit Zahlen zwischen 58 Prozent (in älteren Studien) und zwischen 64 bzw. 72 Prozent (in jüngeren Studien); vgl. H. BICKEL, Epidemiologie (1999), 13. Unter »älteren Studien« werden Studien der 1980er-Jahre verstanden; vgl. A. HOFMAN u. a., Prevalence (1991); der Begriff der »jüngeren Studien« meint Studien der 1990er-Jahre, wie bspw. die Rotterdam-Studie, vgl. A. OTT u. a., Prevalence (1995). Die Prävalenz-Zahl der vaskulären Demenzen bewegt sich – als zweithäufigste Demenz-Erkrankung – zwischen 31,5 Prozent (ältere Studien) und 16 Prozent (in jüngeren Studien); Mischformen und andere Demenzen kommen laut diesen Studien in einer Häufigkeit von ca. 10 Prozent vor. Aktuelle Forschungen legen heute nahe, dass Mischformen von Demenzen allerdings weit häufiger vorkommen, vgl. z. B. J. DIEHL u. a., Alzheimer-Krankheit (2005), 4 f, und F. HENTSCHEL u. a., Alzheimer Demenz (2005). Studien besonders aus Japan legten nahe, dass dort der Anteil der vaskulären Demenzen höher ausfällt als der der Alzheimer-Demenz; jüngere Studien konnten diesen Befund allerdings nicht bestätigen.

98 Vgl. H. BICKEL, Epidemiologie (1999), 13; C. H. KAWAS/R. KATZMAN, Epidemiology ([2]1999), 103, und R. MAYEUX/S. GANDY, Alzheimer's Disease (2000), 1229: »Several studies have suggested that the prevalence of Alzheimer's disease may be higher in women than in men, although data are conflicting.«

99 So z. B. O. HAGNELL u. a., Current Trends (1983); B. COOPER/H. BICKEL, Prävalenz (1989); L. J. LAUNER, European Studies (1992); J. GUSSEKLOO u. a., A Community Based Study (1995), und A. OTT u. a., Incidence (1998). Vgl. zu konkreten Zahlen etwa: Vgl. S. GAO u. a., The Relationships (1998), zit. nach H. BICKEL, Epidemiologie (1999), 14. – Für Deutschland ergibt sich nach Bickel bei einer Gesamtzahl jährlicher Neuerkrankungen von knapp 200.000 dadurch eine Zahl von jährlich etwa 135.000 Neuerkrankungen an der Alzheimer-Demenz.

denz der Alzheimer-Demenz mit steigendem Alter die anderen Demenz-Formen übertrifft.

Bezüglich der Mortalität der Alzheimer-Demenz behauptete Katzman 1976 in einem weithin bekannten Aufsatz, die Demenz sei als vierthäufigste Todesursache ein »major killer«.[100] Eine derartige These würde mit solcher Vehemenz heute wohl kaum mehr vertreten werden. Epidemiologen mahnen nicht nur hinsichtlich der Mortalität sondern ebenso bezüglich des zeitlichen Verlaufs der Alzheimer-Demenz zu äußerster Vorsicht. Verschiedene Gründe sind hierfür verantwortlich zu machen. Die Bestimmung einer Gesamtprozessdauer ist statistisch kaum erfassbar. Die Alzheimer-Demenz setzt nicht nur schleichend ein, sie wird in der Regel auch erst dann diagnostiziert, wenn sich die Symptome bereits aufgrund eines fortgeschrittenen Stadiums deutlich manifestiert haben.

Ähnlich leicht entzieht sich die Alzheimer-Demenz einer Erfassung durch die Mortalitätsstatistik. In offiziellen Todesursachenstatistiken sucht man die Alzheimer-Demenz nicht ohne Grund bislang vergebens, da eine unmittelbare kausale Beziehung zwischen Demenz und Tod nicht nachweisbar ist. Als Todesursache erscheinen vielmehr Begleiterkrankungen wie Pneumonie oder andere infauste Erkrankungen.

Die bislang erkennbaren Tendenzen seien dennoch knapp aufgeführt: Nach einer Diagnosestellung beläuft sich die Verlaufs- und damit die mittlere Überlebensdauer auf 5–8 Jahre und verkürzt sich bei einer Diagnose nach dem 80. Lebensjahr auf 3–5 Jahre.[101] Neueren Studien zufolge hat sich die Lebenserwartung von Demenz-Patienten allerdings in den vergangenen Jahren um ca. 7–11 Monate erhöht. Ursache dieses Trends scheint allerdings weniger eine Verzögerung oder Verlängerung des Verlaufs zu sein als vielmehr ein verbesserter Allgemeinzustand der Patienten aufgrund gezielter Behandlung von Begleiterkrankungen. Das Mortalitätsrisiko ist bei Demenz-Patienten etwa doppelt so hoch wie das der gesunden altersgleichen Bevölkerung.

---

100 Vgl. R. KATZMAN, Prevalence (1976), 217.

101 Vgl. neben den zitierten Arbeiten Bickels besonders: C. LANG, Demenzen (1994), 63. Da der Gesundheitszustand von Demenz-Patienten im höheren Lebensalter meist schlechter ist als der jüngerer Patienten sowie Zahl und Schwere der Begleiterkrankungen im höheren Lebensalter zunehmen, sind die verminderten mittleren Überlebenszeitraten wohl auf diese Umstände zurückzuführen.

2.3.2 Ätiologie und Pathogenese

Trotz intensiver Forschungen zur Ätiologie der Alzheimer-Demenz wurde eine eindeutige Ursache bis heute noch nicht gefunden.[102] Aus guten Gründen soll auf eine Skizzierung der bislang und aktuell diskutierten Ursachenfaktoren an dieser Stelle nicht verzichtet werden. Sinnvoll erscheint eine solche Darstellung zunächst, weil die Ätiologie zu den derzeit am intensivsten beforschten Bereichen der Alzheimer-Demenz gehört. Der Grund dürfte darin zu suchen sein, dass eine angestrebte kausale Therapie eine detaillierte Kenntnis der Ätiologie und Pathogenese voraussetzt. Die Erforschung der Ätiologie der Alzheimer-Demenz musste allerdings lange Zeit hinter der Diagnoseforschung zurückstehen[103] und setzte vor allem mit den Erfolgen molekulargenetischer Forschung der jüngsten Zeit lebhaft ein.

Ein Abriss der diskutierten Ursachen scheint weiter nicht zuletzt deshalb unerlässlich, weil dadurch eine der Hauptthesen dieser Studie eine wesentliche Stütze erhält. Medizinische Forschung ist wie wohl jeder Bereich wissenschaftlicher Tätigkeit keineswegs unabhängig von den Wellenbewegungen gesellschaftlichen Interesses. So wurde, wie zu zeigen sein wird, auch das Forschungsinteresse zur Ätiologie der Alzheimer-Demenz nicht unwesentlich von gesellschaftlichen Strömungen wie der Umweltbewegung oder dem »genetic turn«, den die so genannten Lebenswissenschaften in den vergangenen Jahrzehnten vollzogen haben, gelenkt.[104] Zum dritten hat insbesondere die genetische Orientierung der jüngsten Ätiologieforschung ein Feld eröffnet, das die Gesellschaft und insbesondere die Ethik besonders betrifft. So wird sich die Ethik etwa der Frage zu stellen haben, wie die Feststellung bestimmter geneti-

---

102 Vgl. S. WEIS, Pathogenese (1997), 529: »Viele Daten werden jährlich publiziert; viele ergeben sehr kontroverse und oft konträre Ansichten wieder [sic!]«, und O. ALMKVIST/B. WINBLAD, Early Diagnosis (1999), 8: »To conclude, the etiology is far from known in AD.«

103 Vgl. Z. S. KHACHATURIAN, Diagnosis (1985), 1098, der das Forschungsziel »Diagnose« Mitte der 1980er-Jahre über das der Ätiologie stellte.

104 Ein Desiderat der Forschung scheint das Wechselspiel von gesellschaftlichen Trends und dem Hauptgebiet der medizinischen Ursachenforschung zu sein. Es ist zu vermuten, dass stets diejenigen ätiologischen Prozesse in den Vordergrund der Forschung rücken, die in der gesellschaftlichen Diskussion »en vogue« sind. So schnellte in den 1980er-Jahren, in denen die Ökologiebewegung auf ihrem Höhepunkt angelangt war, die Publikationszahl zu umweltbedingten Faktoren der Alzheimer-Demenz in die Höhe. In einer anders ausgerichteten gesellschaftlichen Allgemeinstimmung Anfang der 1990er-Jahre wurde nach psychosozialen Ursachen gesucht. Seit Mitte der 1990er-Jahre rückt im Zuge der öffentlichen Begeisterung für genetische Prozesse die molekularbiologische Forschung als Hoffnungsträger in den Fokus der medizinischen Forschung. In eine ähnliche Richtung argumentiert S. WEIS, Pathogenese (1997), 529.

scher Marker vor dem Auftreten klinischer Symptome ethisch zu bewerten ist.[105]

Wenn weiter oben bereits darauf hingewiesen wurde, mit welchen Schwierigkeiten eine epidemiologische Erfassung der Alzheimer-Demenz behaftet ist, so setzen sich die dort skizzierten Probleme in den nun zu behandelnden Bereichen der Ätiologie und der Pathogenese fort. Aufgrund der Heterogenität des Phänomens Alzheimer-Demenz wurde bereits angezweifelt, ob von einer einheitlichen Ätiologie und Pathogenese der Alzheimer-Demenz zu sprechen sei, oder ob nicht vielmehr die pathophysiologischen Gegebenheiten allein den Ausdruck Alzheimer-Syndrom rechtfertigten.[106] Einige der Hypothesen zur Ätiologie der Alzheimer-Demenz, die während der mittlerweile mehrere Jahrzehnte umfassenden Forschungsgeschichte erwogen wurden, seien im Folgenden kurz dargestellt, um ein Bild der Vielfalt bislang diskutierter Möglichkeiten zu vermitteln. Um Vollständigkeit kann es dabei freilich nicht gehen.[107]

So stützte sich eine der bereits früh diskutierten Thesen zur Ätiologie auf die Annahme, Umweltgifte könnten als auslösende Faktoren für den Ausbruch einer Alzheimer-Demenz verantwortlich gemacht werden. Dieser Theorie der toxischen Faktoren lag die bereits Mitte der 1960er-Jahre gemachte Beobachtung zugrunde, dass in Gehirnen von Alzheimer-Patienten, besonders in den Tangles und Plaques, erhöhte Aluminiumkonzentrationen nachweisbar waren. Man untersuchte dabei unter anderem einen möglichen Zusammenhang von hohem Aluminiumtrinkwassergehalt und der Inzidenz der Alzheimer-Demenz. Ein ursächlicher Zusammenhang konnte dabei jedoch nicht nachgewiesen werden.[108] Auch andere Neurotoxine, Metalle, Spurenelemente, Analgetica und der Einfluss von Nikotin wurden untersucht.[109] Eine Erklärung der

---

105 Soll z. B. eine verfügbare genetische Diagnostik durchgeführt werden dürfen, wenn keine therapeutischen Möglichkeiten zur Verfügung stehen? Wem darf oder muss die Diagnose mitgeteilt werden – bei vererbbaren Anomalien auch den Angehörigen? Dürfen oder müssen Daten an die Versicherungswirtschaft weitergegeben werden?

106 L. FRÖLICH, Neurochemie (1997), 412; vgl. auch J. P. BLASS, Pathophysiology (1993), 33, und J. R. SHUA-HAIM/J. S. GROSS, Alzheimer's Syndrome (1996), bes. 96, die aufgrund der genetischen Heterogenität davon ausgehen, dass es sich bei der Alzheimer-Demenz um ein Syndrom und nicht um eine einzelne Krankheit handelt. Vgl. auch L. FRÖLICH/S. HOYER, Zur ätiologischen und pathogenetischen Heterogenität (2002).

107 Eine tabellarische Übersicht bei O. ALMKVIST/B. WINBLAD, Early Diagnosis (1999), 4; Oesterreich diskutiert neun Kausalitätstheorien, vgl. K. OESTERREICH, Gerontopsychiatrie (1993), 31.

108 Vgl. K. MAURER u. a., Alzheimer. Grundlagen (1993), 71 f.

109 Bisweilen wird dem Nikotin ein protektiver Faktor zugeschrieben. Dieser Hypothese wurde allerdings ebenso oft widersprochen, wie sie postuliert wurde; vgl. L. S. THAL, Clinical Trials (^{2}1999), 431 f, und weiter unten, Kap. 2, Fn. 119.

neuropathologischen Veränderungen bei der Alzheimer-Demenz liefert aber keine der daran geknüpften Hypothesen.

In eine andere Richtung ging die Vermutung, die Alzheimer-Demenz könne durch eine Slow-Virus-Infektion erklärt werden. Sie stützte sich auf die klinische und neuropathologische Ähnlichkeit mit Erkrankungen wie der Creutzfeldt-Jakob-Krankheit. Besonders die lange Inkubationszeit und die fehlende Immunantwort des Körpers legten diese Theorie nahe. Bislang hat sich aber auch diese Hypothese nicht bewahrheitet.[110]

Eine immunologische Hypothese nahm die Amyloidablagerungen in Gehirnen von Alzheimer-Patienten zum Anlass, über eine Parallele zu anderen Krankheiten nachzudenken, bei denen ebenfalls Amyloidablagerungen im Gewebe nachweisbar sind, die durch immunologische Mechanismen verursacht werden. Allerdings konnten die spezifischen biochemischen Veränderungen bei der Alzheimer-Demenz nicht erklärt werden.[111]

Auch die bislang diskutierten Stoffwechseltheorien haben noch keine Anerkennung gefunden. Ihnen liegt die Beobachtung zugrunde, dass sich am dopaminergen und cholinergen System die wichtigste biochemische Anomalie im Zusammenhang mit der Alzheimer-Demenz findet. In eine ähnliche Richtung geht die Glukosetheorie, die unterstellt, dass eine Schädigung auf der Ebene der Glukoseregulation im Gehirn eine Ursache für die Alzheimer-Demenz sein kann.

Nachdem auch Krankheiten wie Chorea Huntington auf einen einheitlichen genetischen Defekt zurückgeführt werden konnten und damit als hereditäre Krankheiten identifiziert worden waren, richtete sich die Aufmerksamkeit der Forschung auf eine familiäre Häufung der Alzheimer-Demenz. Diese genetische Hypothese wurde vor allem in den vergangenen Jahren intensiv untersucht. Durch die rasante Entwicklung der Molekulargenetik erfuhr diese Forschungsrichtung besonderen Auftrieb. Sie wird weiter unten in einem gesonderten Abschnitt dargestellt.

Da weder die Ursachen für die Neurodegeneration der Alzheimer-Demenz bekannt sind noch ein biologischer Marker der Krankheit gesichert ist, konzentriert sich ein Teil der medizinischen Forschung darauf, Faktoren zu identifizieren, die die Entstehung der Krankheit möglicherweise beeinflussen.[112] Un-

---

110 Vgl. K. Maurer u. a., Alzheimer. Grundlagen (1993), 70.

111 Vgl. ebd., 70.

112 Die Darstellung der Risiko- und Schutzfaktoren orientiert sich an: C. Hock/F. Müller-Spahn, Risikofaktoren (1999); F. Müller-Spahn/C. Hock, Risk Factors (1999); M. Spiegl, Risikofaktoren (1998); S. Weis, Pathogenese (1997); K. Maurer u. a., Alzheimer. Grundlagen (1993); D. Gautrin/S. Gauthier, Alzheimer's Disease. Environmental Factors (1989); H. B. Stähelin, Epidemiologie (1997), und G. Krämer, Alzheimer-Krankheit (³1996).

ter derlei Risikofaktoren werden dabei epidemiologische Bedingungen gefasst, die in Bevölkerungsstudien als krankheitsfördernde Umstände statistisch erhoben wurden. Die Möglichkeit bzw. Gefahr falscher statistischer Korrelationen muss daher beachtet werden.[113] Der Aussagewert so genannter Risikofaktoren ist daher bei der Alzheimer-Demenz grundsätzlich umstritten. Seit der Vermutung einer langen präklinischen Phase der Alzheimer-Demenz hat sich die Erforschung der Risikofaktoren intensiviert. Sie lassen sich in medizinische und psychosoziale Faktoren unterteilen. Man erhofft sich dadurch Möglichkeiten der Frühdiagnose, Faktoren zur Abschätzung der individuellen Prognose und Hinweise für eine eventuelle, multifaktoriell orientierte Therapie.[114]

Es erstaunt nicht, dass die in der Bevölkerung weit verbreitete Ansicht, Alzheimer-Demenz sei eine Krankheit alter Menschen, ihre Entsprechung in der Bestimmung des Alters als wichtigstem Risikofaktor der Alzheimer-Demenz findet. Alzheimer-Demenz wird, darüber besteht kein Zweifel, jenseits des 65. Lebensjahres gehäuft diagnostiziert. Eine statistische Korrelation ist somit nicht zu bestreiten. Das Fehlen einer solchen Entwicklung entsprechenden Erkrankungshäufigkeit bei Höchstaltrigen (über 95 Jahre) scheint allerdings bemerkenswert und lässt Epidemiologen vermuten, dass es sich bei Alzheimer-Demenz um eine Krankheit und nicht um einen beschleunigten Alterungsprozess handelt.[115]

Eine familiäre Belastung wird heute als zweiter bedeutender Risikofaktor diskutiert.[116] In einer Metaanalyse von Fall-Kontroll-Studien wurde gezeigt, dass »[...] sich bei Auftreten einer Demenz-Erkrankung bei mindestens einem Verwandten ersten Grades das Krankheitsrisiko mehr als verdreifachte.«[117] In

---

113 Vgl. C. HOCK/F. MÜLLER-SPAHN, Risikofaktoren (1999), 107: »Zu betonen ist, daß der Terminus Risikofaktor ausschließlich im Sinne einer statistischen Assoziation zwischen dem Erkrankungsrisiko an Alzheimer-Demenz und einem definierbaren Faktor gemeint ist und daß dieser Assoziation sehr unterschiedliche krankheitsbeeinflussende Faktoren zugrunde liegen können.« Hock/Müller-Spahn haben in jüngster Zeit auf der Grundlage von Metaanalysen epidemiologischer Studien die derzeit diskutierten Risikofaktoren zusammengestellt; vgl. auch F. MÜLLER-SPAHN/C. HOCK, Risk Factors (1999), und, ähnlich auf der Grundlage einer Familienanalyse, die Dissertation: M. SPIEGL, Risikofaktoren (1998).

114 Vgl. C. HOCK/F. MÜLLER-SPAHN, Risikofaktoren (1999), 106.

115 J. BAUER, Alzheimer-Krankheit (1994), 51. Vgl. auch die Untersuchungen im Rahmen der Berliner Altersstudie: F. M. REISCHIES/U. LINDENBERGER, Diskontinuität (1996), und F. M. REISCHIES/U. LINDENBERGER, Grenzen (²1999).

116 Zur bereits früh geäußerten These einer Vererbbarkeit der Alzheimer-Demenz vgl. G. KRÄMER, Alzheimer-Krankheit (³1996).

117 C. HOCK/F. MÜLLER-SPAHN, Risikofaktoren (1999), 107. Die Sprachregelung dieses Beitrages scheint verwirrend: Mit »Demenz« ist bei den Autoren die Alzheimer-Demenz gemeint. Andere Autoren (vgl. J. BAUER, Alzheimer-Krankheit [1994], 52) gehen davon aus, dass das Risiko, an einer Alzheimer-Demenz zu erkranken, bereits erhöht ist, wenn Erstgradangehörige an einer anderen neurologischen Erkrankung leiden. In der Folge einer genaueren Unter-

verschiedenen Untersuchungen konnte weiterhin nachgewiesen werden, dass bei einem frühen Symptombeginn (im vierten oder fünften Lebensjahrzehnt) eine familiäre Häufung öfter diagnostiziert wurde als bei einem späteren Einsetzen der Symptome. Ein Einfluss von Umweltnoxen, denen Angehörige derselben Familie aufgrund eines ähnlichen Lebensstils in gleicher Weise ausgesetzt sein können, wird dabei weiter diskutiert.

Neben diesen beiden hauptsächlichen Risikofaktoren wird eine Reihe weiterer diskutiert: Alter der Mutter bei der Geburt, weibliches Geschlecht, Schädel-Hirn-Traumen, Depression, niedriges Bildungsniveau, vaskuläre Risiken, Schilddrüsenunterfunktion, Exposition mit toxischen Substanzen, Alkoholmissbrauch, Unselbständigkeit, psychosoziale Inaktivität und niedriges Aktivitätsniveau.[118] Entsprechend der Vermutung von Risikofaktoren werden im Übrigen auch Schutzfaktoren angenommen. Dazu gehören etwa: psychosoziale Aktivität, der Einfluss von Östrogenen, der protektive Effekt antiinflammatorischer Substanzen oder gar das Rauchen.[119] Bilanzierend lässt sich jedoch nicht leugnen, dass bislang als einziger gesicherter Riskofaktor das Alter anerkannt ist.[120]

Aus zwei Gründen soll hier die genetische Hypothese zur Ätiologie der Alzheimer-Demenz ausführlicher betrachtet werden: Zum einen werden auf diesen Forschungsansatz, der erst seit etwas mehr als zehn Jahren in der Alzheimer-Forschung intensiv verfolgt wird,[121] die meisten Hoffnungen bei der Suche nach den Ursachen der Alzheimer-Demenz gesetzt. So hofft man, mit Hilfe der Identifikation eines genetischen Defekts, der für den Ausbruch einer Alzheimer-Demenz verantwortlich gemacht werden könnte, die Möglichkeit einer bislang nicht vorhandenen kausalen Therapie zu eröffnen.[122] Genetische

---

suchung der familiären Belastung wurden die Formen der sporadischen und der familiären Alzheimer-Demenz entdeckt.

118 Vgl. C. HOCK/F. MÜLLER-SPAHN, Risikofaktoren (1999), 109–113; F. MÜLLER-SPAHN/C. HOCK, Risk factors (1999); R. KATZMAN, Education (1993); J. BAUER, Alzheimer-Krankheit (1994), 52, und T. EHRHARDT/A. PLATTNER, Verhaltenstherapie (1999), 65 ff.

119 Vgl. D. PLATT, Altersmedizin (1997), 530 ff. Zur Rolle des Rauchens vgl. J. BAUER, Alzheimer-Krankheit (1994), 52, kritisch dazu die Ergebnisse der Canadian Study of Health and Aging, vgl. C. HOCK/F. MÜLLER-SPAHN, Risikofaktoren (1999), 112, und L. S. THAL, Clinical Trials (^{2}1999), 431 f.

120 Vgl. Z. S. KHACHATURIAN, Natur (1995), 120.

121 Wenn die Grundlagen dazu bereits in Einzelfallbeobachtungen der 1920er Jahren liegen, so kann von einer intensiven Erforschung erst seit Kurzem gesprochen werden.

122 Zu einem allgemeinen Überblick über die genetischen Grundlagen der Alzheimer-Demenz sowie die Explikation hierfür relevanter Abläufe vgl. A. BAUMER u. a., Genetische Aspekte (1997); L. FRÖLICH u. a., Molekulare Pathologie (2002); T. HARTMANN/K. BEYREUTHER, Molekulare Pathologie Teil 2 (2002), und R. E. TANZI/A. B. PARSON, Decoding Darkness (2000).

Tests könnten gar nach der Diagnose einer genetischen Disposition die Chance bieten, den Verlauf durch die Gabe entsprechender Medikamente positiv im Sinne einer Verzögerung der klinischen Phase zu beeinflussen. Nicht zuletzt hier wird der Grund zu suchen sein, warum die pharmazeutische Industrie die Forschung in diesem Bereich in besonderer Weise fördert.[123] Auf die damit verbundene besondere Problematik aktueller Forschungstrends wurde bereits weiter oben hingewiesen.[124]

In Kenntnis der auf molekularbiologischer Grundlage gewonnenen Ergebnisse unterscheidet die gegenwärtige Alzheimerforschung eine familiäre und eine sporadische Form der Alzheimer-Demenz. Zunächst einige Worte zur familiären Form:[125] Sie stellt mit ca. 3–10 Prozent der Fälle[126] einen recht geringen Anteil an der Zahl der Alzheimer-Patienten dar und unterscheidet sich in doppelter Hinsicht von den sporadischen Formen. Zum einen liegt das Alter der Patienten bei Manifestation der Symptome in diesen Fällen wesentlich niedriger;[127] zum anderen ist bei diesen autosomal-dominant vererbbaren frühen Formen die zweifelsfreie Identifikation einzelner Gendefekte gelungen. Bislang konnten drei Gene als Verursacher dieser familiären Form der Alzheimer-Demenz identifiziert werden: Erstens das auf Chromosom 21 lokalisierte Amyloid Precursor Protein (APP), das sich allerdings nur bei weniger als 0,5 Prozent (gemessen an der Gesamtzahl) der Alzheimer-Patienten nachweisen ließ.[128] Zweitens das Präsenilin-1-Gen (PS 1) auf Chromosom 14, das mit

123 Vgl. zur Forschungsförderung in den USA etwa R. M. COOK-DEEGAN, Some Questions (1998), 85.

124 Vgl. oben, Kapitel 2, Fn. 104.

125 »Familiäre« Form heißt hier, dass in diesen Fällen weitere erstgradig Verwandte eine Alzheimer-Demenz entwickeln; mit dieser Bezeichnung ist allerdings keine Aussage über die genetische Vererbbarkeit getroffen. Ob für die übrigen Fälle der familiären Alzheimer-Demenz eine andere genetische Störung oder eine erworbene Störung vorliegt, ist damit noch nicht geklärt. Im angelsächsischen Sprachraum wird die familiäre Form der Alzheimer-Demenz oft durch FAD (Familial Alzheimer's Disease) abgekürzt.

126 Vgl. R. SANDBRINK/K. BEYREUTHER, Molekulargenetik (1999), 118, und S. G. POST u. a., Introduction (1998), 1.

127 So gehen etwa H. HAMPEL u. a., Suche (1997), 507, und R. HEUN/A. PAPASSOTIROPOULUS, Genetik (1999), 40, davon aus, dass beide Mutationen das Alter bei Erkrankungsbeginn heruntersetzen. Dagegen vertritt T. D. BIRD, The Chromosome 1 Type (1998), 19, dass sich die PS 2-Form durch ein späteres Erkrankungsalter und einen längeren klinischen Verlauf von der PS 1-Form unterscheidet. Insgesamt wird vermutet, dass die autosomal dominant vererbten Formen der Alzheimer-Demenz das Alter bei Erkrankungsbeginn heruntersetzen; vgl. S. G. POST u. a., Clinical Introduction (1997), 833, und R. HEUN/A. PAPASSOTIROPOULUS, Genetik (1999), 40.

128 Vgl. R. SANDBRINK/K. BEYREUTHER, Molekulargenetik (1999), 123; C. L. LENDON u. a., Exploring the Etiology (1997), bes. 826; R. HEUN/A. PAPASSOTIROPOULUS, Genetik (1999),

1–2 Prozent aller Alzheimer-Fälle ebenfalls eine seltene genetische Mutation darstellt, innerhalb der familiären Form mit 70 Prozent aber eine bedeutsame Stellung einzunehmen scheint.[129] Drittens das Präsenilin-2-Gen (PS 2) auf Chromosom 1, das zwar als genetischer Marker betrachtet wird, aber wiederum nur 0,5 Prozent der Gesamtzahl umfasst.[130]

Gegenüber diesen genetisch sicher lokalisierten Formen umfasst die überwiegende Zahl der Alzheimer-Demenzen mit ca. 90 Prozent jedoch sporadische Ausprägungen, d. h. Fälle ohne eine evidente familiäre Häufung, die sich typischerweise erst im höheren Lebensalter, d. h. jenseits des 60. bzw. 65. Lebensjahres, manifestieren.[131] Auch hier führte eine intensiv betriebene molekulargenetische Forschung zu ersten, allerdings wenig eindeutigen Hinweisen auf bestimmte genetische Varianten, die mit diesen Formen der Alzheimer-Demenz in Verbindung gebracht werden. Dabei konzentrierten sich die Bemühungen in erster Linie auf das Apolipoprotein E (ApoE) auf Chromosom 19. Allen D. Roses und seine Mitarbeiter entdeckten im Jahr 1992, dass eine bestimmte Variante des ApoE-Gens (ApoEε4-Allel) bei sporadischen Fällen von Alzheimer-Demenz statistisch überrepräsentiert ist.[132] Von der Hoffnung beflügelt, nun die Ursache für die Mehrzahl der Alzheimer-Demenzen identifiziert zu haben, setzte ein regelrechter Boom von Studien ein, die die Rolle des ApoEε4-Allels genauer zu bestimmen suchten. Mehr als ein Jahrzehnt später hat die Forschung gegenüber dem ApoEε4-Allel wieder zu einer nüchtern-zurückhaltenderen Position zurückgefunden.

---

sowie ausführlicher P. H. ST. GEORGE-HYSLOP, Molecular Genetics (1998), und P. H. ST. GEORGE-HYSLOP e. a, Genetic Defect (1987).

129 Vgl. H. HAMPEL u. a., Suche (1997), 507; R. SANDBRINK/K. BEYREUTHER, Molekulargenetik (1999), 123; R. HEUN/A. PAPASSOTIROPOULUS, Genetik (1999), 40, und P. H. ST. GEORGE-HYSLOP, Molecular Genetics (1998), bes. 31 ff.

130 Vgl. R. SANDBRINK/K. BEYREUTHER, Molekulargenetik (1999), 125; H. HAMPEL u. a., Suche (1997), 507, und ausführlich dazu: T. D. BIRD, The Chromosome 1 Type (1998). Nach Bird wurde die Chromosom-1 Form der Alzheimer-Demenz zuerst 1988 bei einer Gruppe von Wolgadeutschen gefunden. 1995, d. h. gleichzeitig mit der Entdeckung des PS-1, entdeckte man den genetischen Defekt als Ursache. Bis heute sind weltweit sieben Familien mit diesem Gendefekt bekannt; vgl. T. D. BIRD, The Chromosome 1 Type (1998), 18 f.

131 Vgl. H. HAMPEL u. a., Suche (1997), 507. Heun/Papassotiropoulus koppeln die sporadischen Formen der Alzheimer-Demenz mit einem späten Erkrankungsbeginn; vgl. R. HEUN/A. PAPASSOTIROPOULUS, Genetik (1999), 40. Mit einer familiären Belastung auch bei spätem Einsetzen der Symptome rechnen H. HAMPEL u. a., Suche (1997), 507; R. HEUN/A. PAPASSOTIROPOULUS, Genetik (1999), 40 f, und F. MÜLLER-SPAHN/C. HOCK, Risk Factors (1999), 41.

132 Vgl. A. D. ROSES u. a., Apolipoprotein E. State (1996), bes. 1; A. D. ROSES, New Paradigm (1998), sowie den Tagungsband A. D. ROSES u. a., Apolipoprotein E and Alzheimer's Disease (1996). Erstmals beschrieben wurde das ApoE bereits 1973; vgl. S. WEIS, Pathogenese (1997), 546.

Von der These, dass Träger des ApoEε4-Allels mit Sicherheit an der Alzheimer-Demenz leiden werden, hat sich die Medizin heute verabschiedet. Diese genetische Variante hat sich weder als sicherer genetischer Marker noch als ursächliche Erklärung der sporadischen Form der Alzheimer-Demenz nachweisen lassen.[133] Allenfalls kann das ApoEε4-Allel als einer unter zahlreichen weiteren genetischen Risikofaktoren gelten, die heute vermutet werden.[134] Roses selbst musste bereits wenige Jahre nach seiner Entdeckung feststellen: »There are approximately as many hypotheses as there are scientists thinking about the problem.«[135]

In den vergangenen Jahren erregten zahlreiche weitere genetische Varianten die Aufmerksamkeit der Alzheimer-Forschung. Dies im Einzelnen nachzuzeichnen, scheint an dieser Stelle nicht notwendig. Bei ihrer Entdeckung nicht selten euphorisch als wissenschaftlicher Durchbruch gefeiert, hat sich bislang keines der identifizierten Gene als Verursacher der Alzheimer-Demenz erwiesen. Stattdessen spricht die Forschung derzeit von spezifischen genetischen Varianten allenfalls als prädispositiven Risikofaktoren und schreibt Umweltfaktoren eine entscheidende Rolle als krankheitsaktivierende Momente zu.[136]

Von der genetischen Forschung gehen jedoch Impulse für die ätiologische Forschung und die Klassifikation der Demenzen vom Alzheimer-Typus aus. Vermittelt die Alzheimer-Demenz auf der Ebene der Symptomatik ein weitge-

---

133 Vgl. R. SANDBRINK/K. BEYREUTHER, Molekulargenetik (1999), 129: »Es soll ausdrücklich betont werden, daß das APOE-ε4-Allel ›nur‹ eine Risikoerhöhung für die Erkrankung bewirkt: Mehr als die Hälfte aller Alzheimer-Patienten besitzt kein APOE-ε4-Allel, und nur ein Teil der ε4-Gen-Träger ist tatsächlich von der Erkrankung betroffen.« Kritisch bereits L. FRÖLICH, Neurochemie (1997), 424 f; H. HAMPEL u. a., Suche (1997), 507, und J. BAUER, Alzheimer-Krankheit (1994), 53. US-amerikanische Autopsiestudien haben gezeigt, dass in nur 34–65 Prozent der Fälle von Alzheimer-Demenz (abhängig von der jeweiligen Studie) das ApoEε4-Allel nachgewiesen werden konnte. Es war allerdings auch bei 24–31 Prozent der gesunden Menschen vorhanden; vgl. AMERICAN COLLEGE OF MEDICAL GENETICS, Statement (1995), 1627, und S. WEIS, Pathogenese (1997), 547. Vgl. daneben auch die kritische Diskussion um eine mögliche protektive Funktion des ApoEε2-Allels auf das Risiko, eine Alzheimer-Demenz zu entwickeln, bei R. SANDBRINK/K. BEYREUTHER, Molekulargenetik (1999), 128.

134 Beyreuther und Förstl vermuten, »[...] daß etwa 40 Gene als Risikofaktoren darüber entscheiden könnten, wer an der Alzheimer Krankheit erkrankt und wer verschont bleibt.«, K. BEYREUTHER/H. FÖRSTL, Zukunft (1999), 232.

135 A. D. ROSES u. a., Apolipoprotein E. State (1996), 4.

136 Khachaturian propagierte bereits 1985, dass jede Krankheit durch eine Kombination aus genetischen Faktoren und Umwelteinflüssen hervorgerufen werde: Z. S. KHACHATURIAN, Diagnosis (1985), 1099, der dabei damals allerdings noch eine Ätiologie der Alzheimer-Demenz nach dem Modell der Schizophrenie vermutete. Zur derzeitigen Forschungssituation vgl. etwa T. D. BIRD, Genetic factors (2005), 864, und noch immer J. TOL/A. J. C. SLOOTER/C. M. VAN DUIJN, Genetic Factors (1999), 38.

hend homogenes Bild, so stellt sich die Krankheit aus molekularbiologischer Perspektive weitgehend heterogen in dem Sinne dar, dass einer immer wieder beobachteten Phänomenologie offensichtlich unterschiedliche genetische Varianten zugrunde liegen. Dies nährte die Vermutung, es handele sich bei der Alzheimer-Demenz um ein Syndrom und weniger um eine fest umschriebene Krankheit.[137]

Von großer und bleibender Bedeutung sind die insgesamt freilich eher ernüchternden Ergebnisse der genetischen Forschung allerdings auch in den Bereichen Diagnose- und Therapieforschung.[138] So sollen diagnostische Tests zur Sicherung einer Diagnose dienen, wenn bereits Symptome der Demenz erkennbar sind. Prädiktive Tests können durchgeführt werden, wenn zwar noch keine klinischen Symptome erkennbar sind, aber eine gewisse Sicherheit in der Vorhersage des Auftretens der Demenz gegeben werden soll. Genetische Risikotests könnten vor allem für die Gesundheitsvorsorge und die Versicherungswirtschaft von Nutzen sein, da mit ihrer Hilfe ebenfalls vor dem Auftreten klinischer Symptome die Bestimmung des Erkrankungsrisikos erhofft wird. Der Einsatz therapeutischer Tests wird angestrebt, um zu klären, ob bei der einen Genstörung ein Medikament besser wirkt als bei einer anderen.[139]

War es Alois Alzheimer bereits vor einem knappen Jahrhundert gelungen, auf der Grundlage der pathologischen Befunde erste Hinweise auf die Mechanismen der nach ihm benannten Demenz-Form zu liefern, so mag erstaunen, dass auch heute die Pathogenese der Alzheimer-Demenz weit mehr ein Bündel ungelöster Fragen als den Bestand gesicherter Erkenntnisse darstellt.[140] Es

137 Vgl. etwa J. R. SHUA-HAIM/J. S. GROSS, Alzheimer's Syndrome (1996), 96; R. SANDBRINK/K. BEYREUTHER, Molekulargenetik (1999), 122; L. FRÖLICH, Neurochemie (1997), 412; A. WALLIN/K. BLENNOW, Clinical Subgroups (1996), bes. 51 f, und J. P. BLASS, Pathophysiology (1993). – Als Beispiel für eine vielversprechende Identifikation verschiedenen Subtypen der Alzheimer-Demenz wird meist die Entdeckung der Lewy-Body-Krankheit aus der Alzheimer-Demenz genannt, die noch vor wenigen Jahren unter sie subsumiert wurde; vgl. R. G. MORRIS, Cognitive Neuropsychology (1996), 5, und H. FÖRSTL, Lewy Body Variant (1999), III/64. Insgesamt wird mit der Identifikation verschiedener Subtypen die Hoffnung auf Klärung von Ätiologie und Pathogenese verbunden; vgl. etwa A. BURNS/R. LEVY, Clinical Diversity (1992), 81; kritisch dazu aber A. KURZ/H. LAUTER, Klinische Aspekte ([4]1999), 86.

138 Vgl. etwa die in diese Richtung gehende kritische Anmerkung von R. M. COOK-DEEGAN, Some Questions (1998), 84: »Genetic discoveries are only some among many relevant research advances, but they have been especially important in the quest for diagnostics and in focusing research efforts to discover drugs.«

139 Vgl. die Zusammenstellung derzeit denkbarer Testmöglichkeiten etwa bei S. G. POST u. a., Introduction (1998), 4; S. G. POST/P. J. WHITEHOUSE, Genetic Testing (1998), und S. G. POST, Genetics (1994), bes. 783 f.

140 Zum derzeitigen Stand und den Diskussionen um die Pathogenese der Alzheimer-Demenz vgl. die zahlreichen Veröffentlichungen von Beyreuther zu unserem Thema. An dieser Stelle

steht nach wie vor außer Frage, dass der Verlauf einer Alzheimer-Demenz mit morphologischen Veränderungen im Hirn einhergeht. Nach wie vor bilden die histopathologischen Merkmale den Ausgangspunkt aller Überlegungen zur Pathogenese. Die von Alois Alzheimer beobachteten Eiweißablagerungen seniler Plaques und Neurofibrillenbündel stellen auch heute noch den »Schlüssel zum Verständnis« der Alzheimer-Demenz dar.[141] Die Eiweißablagerungen bewirken einen fortschreitenden Verlust von Nervenzellen und Synapsen, der zu den für die Alzheimer-Demenz charakteristischen Gedächtnisproblemen führt. Die Zahl der senilen Plaques korreliert dabei mit dem Schweregrad der Demenz. Senile Plaques und Neurofibrillenbündel (Tangles) können als das morphologische Korrelat der Alzheimer-Demenz angesehen werden, bilden aber nicht die Ursache der Nervenzellverluste.[142] In der Literatur wird beschrieben, dass weder das in Plaques abgelagerte Amyloid, ein Spaltprodukt des Amyloid-Precursor-Protein (APP), noch das in den Neurofibrillenbündeln enthaltene Tau-Protein die Ursache für die Alzheimer-Demenz sind, sondern jene Prozesse, die zu diesen Ablagerungen führen.[143]

Nach dem derzeitigen Stand der Forschung nimmt man eine komplexe pathologische Kaskade zur Neurodegeneration an, an deren Ende das klini-

---

sei nur besonders verwiesen auf: K. BEYREUTHER/H. FÖRSTL, Zukunft (1999); T. HARTMANN/K. BEYREUTHER, Molekulare Pathologie Teil 2 (2002); R. SANDBRINK/K. BEYREUTHER, Molekulargenetik (1999), und daneben F. PADBERG/T. FUCHSBERGER/J. UNGER, Ätiologie (2003).

141 Diese Bewertung etwa bei: K. BEYREUTHER, Alzheimersche Krankheit. Molekulares Verständnis (1995), 31. Senile Plaques und Neurofibrillenbündel bilden den Ausgangspunkt der molekularbiologischen Forschung zur Pathogenese der Alzheimer-Demenz, vgl. R. SANDBRINK/K. BEYREUTHER, Molekulargenetik (1999), bes. 118–121; J. H. MORRIS, Alzheimer's Disease (1997), 80–85; K. MAURER u. a., Alzheimer. Grundlagen (1993), 51–57, und E. BRAAK u. a., Neuropathology (1999). Der Sprachgebrauch »senile Plaques« erscheint in der medizinischen Literatur bisweilen uneinheitlich: Je nach dem Ort der Ablagerung (zwischen oder in Neuronen) wird in der Literatur eine andere Bezeichnung verwendet. Sandbrink/Beyreuther sprechen nur allgemein von »Amyloidablagerungen«; Alzheimer beschrieb das Phänomen als »Drusen«. In ähnlicher Weise werden »Neurofibrillenbündel« auch »neurofibrilläre Bündel« oder im Englischen »neurofibrillary tangles« bzw. kurz »NFT« genannt.

142 Zu den so genannten »klassischen histopathologischen Markern« der Alzheimer-Demenz werden gezählt: diffuse und neuritische Plaques, neurofibrilläre Degeneration, veränderte Neuriten, Amyloidablagerungen in den Gefäßwänden, Schrumpfung großer Nervenzellen sowie immunologische Aspekte, vgl. D. PLATT, Altersmedizin (1997), bes. 527 ff. Anschauliches Bildmaterial neuropathologischer Vorgänge im Gehirn etwa bei E. BRAAK u. a., Neuropathology (1999), III/15; III/17 und III/20.

143 Vgl. K. BEYREUTHER/H. FÖRSTL, Zukunft (1999), 231, und H. HAMPEL u. a., Suche (1997), 508. Zur Rolle des Tau-Proteins bei der Alzheimer-Demenz besonders H. BRAAK/E. BRAAK, Neuropathological Staging (1991), aber auch H. BRAAK/E. BRAAK, Aspects (1997), und E. BRAAK u. a., Neuropathology (1999).

sche Bild einer Demenz steht. Die genauen Abläufe sind allerdings noch nicht bekannt.[144] Lediglich verschiedene Hypothesen bestimmen das Bild der Forschung. Auf der Klärung dieses Prozesses liegen heute vor allem therapeutische Hoffnungen: Wenn man in der Lage wäre, zu beschreiben, welche Mechanismen an der Entstehung der Plaques beteiligt sind, könnte möglicherweise durch gezielten medikamentösen Einsatz oder eine Impfung das Auftreten der klinischen Symptome verzögert oder verhindert werden. Die enge Verwobenheit von Ursachen- und Therapieforschung wird hier deutlich sichtbar: Während die inflammatorische Hypothese noch als Vermutung bei der Entstehung von Plaques in der Grundlagenforschung gilt, werden bereits in Therapiestudien die Mechanismen antiinflammatorischer Substanzen eingesetzt, um das Voranschreiten der klinischen Alzheimer-Symptome zu verzögern.[145]

Die Tatsache, dass Plaques und Neurofibrillenbündel auch bei klinisch gesunden Personen zu finden sind, führte in der Pathogenese-Forschung zu der Annahme einer langen präklinischen Phase der Alzheimer-Demenz. Neben dieser Annahme einer langen präklinischen Phase ist bis heute allerdings auch die zweite Möglichkeit noch nicht ausreichend geklärt: Die Tatsache, dass Plaques und Neurofibrillenbündel auch bei klinisch gesunden Personen vorkommen, beinhaltet wenigstens die Möglichkeit, dass diese Eiweißablagerungen in keinem Zusammenhang mit der Alzheimer-Demenz stehen, sondern eine Folge des normalen Alterungsprozesses sind, der bei dem einen früher, beim anderen später einsetzt. Entscheidend wird die Beantwortung der Frage, wo die Grenze zwischen einem normalen und einem pathologischen Vorkommen der Proteine verläuft, für die Diagnostik. Eine klare Abgrenzung zwischen den mit der Alzheimer-Demenz assoziierten Veränderungen und den Degenerationsprozessen des normalen Alterns ist allein auf dieser Grundlage bis heute nicht möglich.

Eine genetisch orientierte Ätiologie- und Pathogeneseforschung scheint heute zur Speerspitze medizinischer Forschung avanciert zu sein. Dies dürfte ohne Abstriche auch für die Alzheimer-Forschung gelten.[146] Doch trotz aller

144 Vgl. die skeptischen Bemerkungen etwa bei S. WEIS, Pathogenese (1997). Bezeichnend bereits der Titelzusatz: »Hypothesen – Trends – Spekulationen«. Eine große Schwierigkeit bei der Erforschung der zugrunde liegenden Mechanismen stellt dabei das Fehlen von Tiermodellen dar; vgl. etwa die Ausführungen bei A. BÜTTNER u. a., Vergleichende Neuropathologie (1997).

145 Vgl. H. HAMPEL u. a., Suche (1997), 509, und L. S. THAL, Clinical Trials (^{2}1999), bes. 432 f.

146 Im Unterschied noch zu den 1980er-Jahren, in denen die Diagnoseforschung der Alzheimer-Demenz über der Suche nach ihrer Ätiologie stand; vgl. Gründe und Ausführungen bei Z. S. KHACHATURIAN, Diagnosis (1985), 1098: »Another general issue, perhaps more philosophical than strategic, concerned the priority of diagnosis over etiology as a primary goal of research.

intensiven Suche nach der Ätiologie im genetischen Bereich wurde eine Ursache der Alzheimer-Demenz bis heute noch nicht gefunden. Für die familiäre Form wurden zwar beeinflussende Gene entdeckt; auch für die häufigen Fälle der sporadischen, spät einsetzenden Form der Krankheit haben sich Hinweise auf eine zumindest teilweise genetische Disposition ergeben, ein sicherer Krankheitsmarker konnte jedoch noch nicht identifiziert werden.

2.3.3 Diagnostik

Entwerfen wir zur Illustration der Schwierigkeiten, die sich mit der Diagnose einer Alzheimer-Demenz verbinden, die typisierte Situation, in welcher Patient, Angehörige und Arzt vor der Notwendigkeit stehen, eine manifeste Symptomatik durch Diagnosestellung zu benennen:[147]

Seit mittlerweile einem Jahr bemerkt die 40-jährige Tochter zunehmende Auffälligkeiten im Verhalten ihrer 70-jährigen allein lebenden Mutter. Die nachlassende Gedächtnisleistung hat es der Mutter inzwischen unmöglich gemacht, ihren Alltag weiterhin selbständig zu bewältigen. Nachdem sie von einem ihrer seit Jahren üblichen Spaziergänge den Heimweg nicht mehr finden konnte und nach Stunden orientierungslosem Umherirrens schließlich von der Polizei aufgegriffen wurde, sucht die Tochter gemeinsam mit ihrer Mutter den Hausarzt auf.

Eine Diagnosestellung erweist sich für alle Beteiligten als wichtig: Die Patientin selbst hat bei aller Manifestation kognitiver Einbußen die Veränderungen in ihrem Leben zwar bemerkt, fürchtet aber durch die Diagnose einer Krankheit, von der sie in Darstellungen in Illustrierten und im Fernsehen eine Vorstellung hat, eine Stigmatisierung. Die Tochter erhofft sich als betroffene Angehörige durch die mit einer Diagnosestellung gewonnene Klarheit die Perspektive gezielter Therapiemöglichkeiten. Der Arzt sieht sich vor die Forderung gestellt, seinem beruflichen Ethos gemäß Leiden zu lindern und Krankheiten zu heilen. Für ihn ist die Diagnosestellung die Grundlage seiner gesamten therapeutischen Bemühungen: Ziel einer Diagnosestellung ist nämlich die

A disease may be diagnosed without its causes, pathogenesis, or natural history being understood and, has been commonly demonstrated in the history of medicine, therapy and relief from symptoms can be provided to patients without curing or eliminating the disease.« Als hoffnungsverheißendes Beispiel stand den Forschern die Parkinson-Krankheit vor Augen. Diese Hoffnungen haben sich bezüglich der Alzheimer-Demenz allerdings nicht erfüllt.

147 Eine detaillierte Beschreibung der mit der Alzheimer-Demenz verbundenen Symptomatik erfolgt weiter unten. An dieser Stelle seien die Symptome lediglich genannt, um die diagnostische Problematik zu schildern.

zweifelsfreie Zuordnung einer Störung zu einem Krankheitsbegriff, die es ermöglichen soll, die Richtung der Therapie zu bestimmen.

Der behandelnde Arzt steht im vorliegenden Fall allerdings vor folgender Herausforderung: Zwar weiß er, dass eine kausale Therapie der Alzheimer-Demenz zum jetzigen Stand der Wissenschaft nicht verfügbar ist. Ihm ist ebenfalls bewusst, dass eine definitive diagnostische Sicherheit über das tatsächliche Vorliegen einer Alzheimer-Demenz erst post mortem auf der Grundlage des histopathologischen Befundes möglich ist.[148] Gleichzeitig sind ihm jedoch Demenzen bekannt, die eine ähnliche Symptomatik aufweisen, aber mit Hilfe medikamentöser Therapie durchaus reversibel sind.[149] Eine aufwändige Differentialdiagnostik ist daher unverzichtbar, zumal die Diagnose einer Alzheimer-Demenz zu Lebzeiten des Patienten nur in Form einer Ausschlussdiagnose gestellt werden kann.[150] Im Gegensatz zum statistischen Befund legt dem Arzt die Anamnese unseres Falles zwar den Verdacht einer Demenz nahe, doch überweist er die Patientin aufgrund der dort zur Verfügung stehenden Spezialisten in die Gedächtnissprechstunde einer nahe gelegenen Universitätsklinik.[151] Hier kann ein interdisziplinär zusammengesetztes Team die weitere Diagnostik durchführen.

---

148 Ein umfassender Sammelband zur Neuropathologie bei Demenzen liegt vor unter M. M. ESIRI/J. H. MORRIS (Hrsg.), Neuropathology (1997); zur Alzheimer-Demenz vgl. darin J. H. MORRIS, Alzheimer's Disease (1997), bes. 95 ff.

149 Bauer rechnet zu den reversiblen und gut behandelbaren Demenzen v. a. »[…] die depressive Pseudodemenz, den Normaldruck-Hydrozephalus, die Hypothyreose, Störungen der Nebenschilddrüse, einen Vitamin B12- oder Folsäuremangel sowie zerebrale Raumforderungen.« (J. BAUER, Alzheimer-Krankheit [1994], 75).

150 Vgl. J. L. CUMMINGS/Z. S. KHACHATURIAN, Definitions (1996), 3; A. BURNS u. a., Alzheimer-Demenz (1997), 265; R. IHL, Klinische Diagnosekriterien (1999), 113; C. HOCK, Demenz (2000), 303; H. HAMPEL/S. TEIPEL u. a., Diagnose (2003); R. MAHLBERG/H. GUTZMANN, Diagnostik (2005), bes. A 2037, und R. SANDBRINK/K. BEYREUTHER, Molekulargenetik (1999), 118: »Entsprechend den üblicherweise verwendeten diagnostischen Kriterien […] erfolgt die definitive Diagnose der Alzheimer-Krankheit erst post mortem durch den zusätzlichen Nachweis bestimmter neurohistopathologischer Merkmale.« Andere Autoren vertreten dagegen die Ansicht, dass inzwischen die verschiedenen Untersuchungsmethoden durchaus eindeutige Krankheitszeichen der AD zu identifizieren in der Lage sind; vgl. z. B. A. KURZ, Alzheimer. Mut (1997), 50: »Als reine Ausschlußdiagnose jedenfalls wird die Alzheimer-Krankheit nicht mehr angesehen, da sich die Lokalisation des Nervenzelluntergangs durch Messungen der Hirndurchblutung oder des Hirnstoffwechsels nachweisen lassen.« Wenn bei einer genügenden Anzahl von Untersuchungselementen Hinweise auf die Alzheimer-Demenz entdeckt wurden, wird davon ausgegangen, dass diese vorliegt. Vgl. die detaillierte Zusammenstellung der einzelnen Untersuchungsmethoden und deren jeweiligen spezifischen Hinweisen zur Alzheimer-Demenz bei O. ALMKVIST/B. WINBLAD, Early Diagnosis (1999), 4 ff.

151 Vgl. dazu auch die (nicht-repräsentative) Untersuchung von Demenz-Diagnosen in Hausarztpraxen bei S. G. RIEDEL-HELLER u. a., Demenzkranke (2000). Die Autoren stellen dabei besonders Probleme in der Differentialdiagnostik heraus. So werden in Hausarztpraxen um ein

Mit Rücksicht auf eine adäquate Darstellung von Ablauf und Schwierigkeiten der Diagnose verlassen wir an dieser Stelle den eingangs geschilderten typisierten Fall einer Alzheimer-Demenz und wenden uns zunächst dem zweistufigen Diagnoseverfahren zu.[152]

Ein erstes diagnostisches Ziel besteht nach allgemeiner Auffassung bei einem Verdacht auf Alzheimer-Demenz zunächst in der diagnostischen Absicherung des Demenzbefundes. Erst in einem zweiten Schritt wird anhand differentialdiagnostischer Untersuchungen die genauere Spezifizität des Demenz-Typus, etwa Alzheimer-Demenz, ermittelt.

Bei aller Vielfalt der verschiedenen, in den internationalen Klassifikationssystemen DSM-IV und ICD-10 enthaltenen Kriterienkatalogen, auf denen die klinische Diagnostik einer Demenz beruht, weisen sie nach Kurz und Lauter ein zufriedenstellendes Maß an Verlässlichkeit und Vergleichbarkeit auf.[153]

Der Vorgang der Diagnostik einer Alzheimer-Demenz setzt sich aus verschiedenen Elementen zusammen. Im Folgenden wird die derzeit im deutsch-

---

vielfaches mehr vaskuläre Demenzen diagnostiziert als Alzheimer-Demenzen, was allerdings dem epidemiologischen Befund widerspricht. Hausärzte nehmen jedoch bei der Versorgung von Demenz-Patienten in Deutschland eine Schlüsselstellung ein. Auch Kurz betont in verschiedenen Veröffentlichungen, dass die Testverfahren zur Diagnose der Alzheimer-Demenz nur in den Händen von Spezialisten eine große Treffsicherheit aufweisen; ebenso bereits H. GUTZMANN u. a., Demenz-Diagnostik (1992), bes. 165. Die erste Gedächtnissprechstunde in Deutschland wurde bereits 1985 an der TU München eingerichtet. Vgl. zu Gedächtnissprechstunden auch H. G. NEHEN, Das geriatrische Team (1995), und M. PREITER, Die Arbeit (2005).

152 Es handelt sich bei der Zweistufigkeit der Diagnose um eine epistemologische Hilfskonstruktion, die auch in der medizinischen Fachliteratur in dieser Form zur Darstellung kommt. In der ärztlichen Praxis freilich werden häufig beide Stufen fließend ineinander übergehen, so dass etwa Hinweise, die bereits im ersten Schritt das Vorliegen eines bestimmten Demenz-Typus nahe legen, selbstverständlich in das eigentlich dem zweiten Schritt vorbehaltene differentialdiagnostische Vorgehen eingehen.

Seit Mitte der 1980er-Jahre wird die Diagnostik der Alzheimer-Demenz intensiv erforscht, obwohl weder der ätiopathogenetische Prozess geklärt ist noch eine kausale Therapiemöglichkeit zur Verfügung steht; vgl. Z. S. KHACHATURIAN, Diagnosis (1985), 1098. Seitdem bringt die Forschung eine Fülle an Literatur zu diesem Thema hervor. In jüngeren medizinischen Handbüchern zur Alzheimer-Demenz nehmen heute die Kapitel zur Demenz-Diagnostik neben denen zur Therapie den weitaus größten Umfang ein.

153 Vgl. A. KURZ/H. LAUTER, Klinische Aspekte ([4]1999), 76. Einen Mangel internationaler Vergleichbarkeit der Diagnosekriterien konstatieren dagegen L. AMADUCCI/A. LIPPI, Diagnosis (1990), 7, und F. BOLLER/J. SAXTON, Comparison (1990), 3: »At the present time direct comparison of research findings across countries is confounded by the lack of agreed diagnostic criteria.«

sprachigen Raum übliche Vorgehensweise beschrieben, wobei auch auf die einzelnen Elemente und Untersuchungsschritte eingegangen wird.[154]

Nach Bauer besteht eine Diagnose der Alzheimer-Demenz aus folgenden Elementen:

1. der Erhebung der Anamnese (mit Fremdanamnese von möglichst zwei Angehörigen),
2. der klinischen Erhebung des internistischen, neurologischen und psychiatrischen Status,
3. einer neuropsychologischen Untersuchung einschließlich der Anwendung von Testinventaren,
4. laborchemischen Untersuchungen, eventuell mit Liquordiagnostik,
5. einer begrenzten apparativen Zusatzdiagnostik (EKG, Röntgen-Thorax, EEG, CCT oder NMR und MRT).[155]

Das Erkennen der Symptome der Alzheimer-Demenz spielt in Anamnese und Fremdanamnese die entscheidende Rolle. Der zunehmende Verlust kognitiver Leistungsfähigkeit stellt dabei derzeit das Kernsymptom der Alzheimer-Demenz dar.[156] Aufgrund der Symptome steht die Anamneseerhebung der Alzheimer-Demenz vor einer besonderen Situation: Die Rat- und Hilfesuche zur Ursachenklärung der Beeinträchtigungen des Patienten geht in der Regel von Angehörigen aus. Dann sind die Einbußen im kognitiven Bereich allerdings bereits so stark, dass es bei der Anamneseerhebung zumeist nicht mehr möglich ist, die Betroffenen selbst nach Symptomen und Veränderungen der Symptomatik zu befragen. Die zentrale Rolle der Angehörigen in der Anamnese, die von den meisten Autoren im Zusammenhang mit der Diagnose einer Demenz hervorgehoben wird, ergibt sich aus deren über einen langen Zeitraum gewachsenen Vertrautheit mit dem Patienten.[157] Den kognitiven Abbau sowie die Leistungseinbußen in der Verrichtung der Alltagsaktivitäten nehmen Angehörige meist sehr sensibel wahr. Sie sind daher die einzigen Personen,

---

154 Im Wesentlichen folgt diese Darstellung den Schilderungen von J. Bauer, Alzheimer-Krankheit (1994), 66–76, und R. Ihl, Klinische Diagnosekriterien (1999). Eine Schaubild-Übersicht zum Vorgehen bei der Diagnostik der Demenz liefert R. Ihl, Klinische Diagnosekriterien (1999), 113: Abb. 7.1: Schema »Diagnostik der Demenz«.

155 Vgl. J. Bauer, Alzheimer-Krankheit (1994), 66; die Reihe wurde um MRT ergänzt.

156 Vgl. kritisch dazu die Beiträge in: P. J. Whitehouse u. a. (Hrsg.), Concepts (2000).

157 G. J. M. Walstra/W. A. van Gool, Letter (1995), 1176. Die Autoren weisen gleichzeitig auf die Gefahren hin, die mit einer Fremdanamnese durch Angehörige verbunden sind. Vgl. auch R. Ihl, Klinische Diagnosekriterien (1999), 112: »Die fremdanamnestische Absicherung der Daten ist wegen der bestehenden Gedächtnis- und Orientierungsstörungen unbedingt erforderlich.«

denen es möglich ist, dem Arzt ein Bild des Patienten, seiner Persönlichkeit und seiner Fähigkeiten vor Auftreten der ersten Symptome zu beschreiben.

Eine sich an die Anamnese anschließende psychiatrische, neurologische und internistische Untersuchung hat zum Ziel, nicht-dementielle Ursachen der vorliegenden Symptomatik auszuschließen. In einer psychiatrischen Untersuchung soll geklärt werden, ob eine Depression oder Bewusstseinsstörung vorliegt. Neurologisch ist zu untersuchen, ob z. B. Hirnnervenausfälle oder motorische Störungen gegen eine Demenz sprechen. Die internistische Untersuchung wiederum dient der Erkennung kardiovaskulärer Erkrankungen.

Neben den erwähnten klinischen gelten neuropsychologische Untersuchungen heute nahezu in der gesamten Literatur als unverzichtbarer Bestandteil der Demenz-Diagnostik.[158] Ziel der psychologischen Diagnostik ist es, neben Gedächtnisdefiziten Leistungseinbußen in anderen kognitiven Bereichen zu ermitteln. Heute steht eine beinahe unüberschaubare Zahl von Demenz-Tests zur Verfügung, ohne dass ein spezieller Test als Standard gebraucht wird.[159] Am häufigsten wird der Mini-Mental-Status-Test (MMS) verwendet,

158 Möglicherweise ist es auf den bislang ausgebliebenen Durchbruch der medizinischen Forschung in der sicheren Demenz-Diagnostik zusammen mit einer Begeisterung für psychologische Bemühungen in den letzten beiden Jahrzehnten des 20. Jahrhunderts zurückzuführen, dass in der psychologischen Forschung eine beinahe unüberschaubare Fülle an Testinventaren und -skalen zur Erfassung der Demenz hervorgebracht wurde. Eine Nennung aller vorliegenden Testinventare ist aufgrund des Profils der vorliegenden Studie nicht notwendig. Eine umfassende Zusammenschau und Erläuterung dieser Inventare wurde 1999 vorgelegt von T. EHRHARDT/A. PLATTNER, Verhaltenstherapie (1999), 43–49. Vgl. auch die Übersicht bei J. E. OVERALL, Guide (1989). Gatterer beschreibt die psychometrischen Untersuchungsverfahren als »integrale[n] Bestandteil einer ausführlichen Demenzdiagnostik«: G. GATTERER, Psychodiagnostische Verfahren (1997), 648.

159 Auf die Defizite, die mit der hohen Vielseitigkeit der Testinventare einhergehen, wurde bereits an verschiedenen Stellen hingewiesen. In der Situation der Alzheimer-Demenz, bei der noch viele Bereiche unerkannt und unerforscht sind, ist es besonders misslich, dass durch die uneinheitliche Diagnostik wissenschaftliche Studien nur bedingt miteinander vergleichbar sind. Eine Übersicht über psychometrische Tests sowie deren Validität, Sensitivität, Spezifität etc. belegt R. IHL, Klinische Diagnosekriterien (1999), 115: Tab. 7.3., sowie R. IHL u. a., Neuropsychologische Befunde (1997), 230, Tab. 2. Zu jedem der Tests bieten sich in der Literatur eine, wenn nicht mehrere Alternativen an; vgl. J. BAUER, Alzheimer-Krankheit (1994), 69. Darüber hinaus müssen aufgrund jeweils neuer Erkenntnisse der Forschung die Kriterien der Diagnose und die dazugehörigen Testinventare aktualisiert werden. Ein Beispiel dafür bietet die Untersuchung von Kalbe, die nachzuweisen versucht, dass Akalkulien als ein Frühsymptom der Alzheimer-Demenz innerhalb der Diagnostik verwendbar sein könnten; vgl. E. KALBE, Zahlenverarbeitung (1999), bes. 186: »Akalkulien gehören nach den vorliegenden Ergebnissen – neben den in den klinisch und wissenschaftlich üblichen Kriterien für Demenzen (z. B. DSM-IV) genannten Defiziten wie Gedächtnisstörungen, Aphasien, Apraxien oder Störungen der Handlungsplanung – zum Erscheinungsbild der Demenz dazu. Es erscheint daher sinnvoll, diese Defizite in die Kriterien zur Diagnosestellung einer Demenz aufzunehmen und entsprechende Testverfahren in die Demenzdiagnostik zu integrieren.«

der zusammen mit der Hachinski-Skala in SIDAM enthalten ist.[160] Daneben finden die Reisberg-Skalen,[161] CAMDEX[162] oder ADAS[163] Anwendung. Aufgrund ihrer jeweiligen Orientierung an Stufenmodellen und Phasen der Demenz können die Symptome früheren und späteren Stadien zugeordnet werden. Daher eignen sie sich besonders zur Verlaufsbeobachtung der Demenz. Zur Zuordnung der Demenz zu einem bestimmten Stadium empfehlen Bauer und andere die GDS.[164] Da nach ICD-10 die Beeinträchtigung der Alltagskompetenz ein wichtiges Kriterium in der Diagnose der Demenz darstellt, wurden

160 Vgl. M. F. FOLSTEIN u. a., Mini-Mental-State (1975). Der MMS nimmt das 3-Stufen-Modell von Sjögren & Sjögren: T. SJÖGREN u. a., Morbus Alzheimer (1952), wieder auf. Der MMS wird bisweilen als »Vorläufer neuerer Tests« bezeichnet; vgl. R. IHL, Klinische Diagnosekriterien (1999), 114. Zur Hachinski Skala vgl. V. C. HACHINSKI u. a., Cerebral Blood Flow (1975). Das strukturierte Interview (SIDAM) liegt vor unter M. ZAUDIG/W. HILLER, SIDAM (1996). Es wird in der Literatur empfohlen, das SIDAM vor allem dann anzuwenden, wenn die »diagnostische Zuordnung von Patienten zum ICD-Schlüssel im Vordergrund« steht; vgl. R. IHL, Klinische Diagnosekriterien (1999), 117.

Von verschiedener Seite wurde im Rahmen der Suche nach einer sicheren Frühdiagnose der Alzheimer-Demenz der MMSE sowohl kritisiert als auch Vorschläge zu dessen Ergänzung gemacht wurden. Diese Ansätze befinden sich noch im Stadium der Erforschung und Erprobung, versprechen aber für die Zukunft möglicherweise eine größere Exaktheit in der (Früh-)Diagnose; vgl. K. M. NEHER, Frühdiagnostik (1996), sowie den Ansatz des Freiburger Neurolinguistischen Labors, das mit dem PMA® einen linguistischen Testansatz zur Ergänzung des MMSE erforscht; vgl. M. FAUPEL u. a., Kontextverarbeitung (2000), und M. SCHECKER, Sprachverarbeitung (2000).

161 Vgl. die deutsche Bearbeitung bei R. IHL/L. FRÖLICH, Reisberg-Skalen (1991), sowie die dort aufgewiesenen bibliographischen Nachweise. Im Unterschied zum 3-Stufen-Modell der MMS gehen die Reisberg-Skalen von einem 7-Phasen-Modell aus. Die Global Deterioration Rating Scale (GDS), die Brief Cognitive Rating Scale (BCRS) sowie das Functional Assessment Staging (FAST, das besonders bei schwerstdementen Patienten eingesetzt werden sollte) sind wieder abgedruckt in: K. MAURER u. a., Alzheimer. Grundlagen (1993), 113–136. Vgl. zu diesen Skalen auch R. IHL, Klinische Diagnosekriterien (1999), 114.

162 Vgl. M. ROTH u. a., CAMDEX (1994). 1989 bezeichnen Lauter und Kurz CAMDEX als den Test, auf den man sich in Deutschland um einer Vergleichbarkeit der Testergebnisse willen geeinigt hat; vgl. H. LAUTER/A. KURZ, German View (1989), 38.

163 Vgl. W. G. ROSEN u. a., ADAS (1984). Die ADAS vermag auch den Schweregrad der Demenz zu bestimmen. Sie wurde primär als Forschungsinstrument für klinische Studien entwickelt und misst kognitive und nichtkognitive Symptome; vgl. dazu auch R. IHL, Klinische Diagnosekriterien (1999), 116. Mit SADAS liegt eine Neuauflage der ADAS vor; vgl. T. I. M. STANDISH u. a., Improved Reliability (1996).

164 Vgl. J. BAUER, Alzheimer-Krankheit (1994), 69. Die GDS (eine der Reisberg-Skalen) findet sich in der deutschen Übersetzung bei R. IHL/L. FRÖLICH, Reisberg-Skalen (1991), das engl. Original unter B. REISBERG u. a., GDS (1982). Mit Hilfe der Skalen lässt sich auch der Schweregrad feststellen. Kurz bestimmt den Schweregrad anhand des Kriteriums »Fähigkeit zur selbständigen Lebensführung«, A. KURZ, Klinische Diagnose (1997), 619.

auch zur Messung der Alltagskompetenz Testinventare bereitgestellt.[165] Grundsätzlich werden die genannten Testverfahren bei Verdacht auf Demenz nicht einmal, sondern im Verlauf des Demenz-Prozesses mehrmals angewendet. Ein ungünstiger Verlauf und entsprechend sich verschlechternde Testergebnisse verstärken den Verdacht einer progredienten Demenz.

Ein weiterer Schritt im multimodalen Verfahren der Demenz-Diagnostik stellen die laborchemischen Untersuchungen dar. Sie dienen dem Ziel, differentialdiagnostisch andere Erkrankungen als Ursache der Symptomatik auszuschließen.[166]

Als nächster Schritt der Demenz-Diagnose wird die Anwendung apparativer Untersuchungen empfohlen. Dabei kommen in Frage EKG, Röntgen-Thorax und EEG[167] sowie die bildgebenden Verfahren CT oder MR, die die Struktur des Gehirns abbilden; eventuell auch die bildgebenden Verfahren SPECT oder PET, die zwar zusätzliche Hinweise liefern können, indem sie Untersuchungen des cerebralen Stoffwechsels und des Blutflusses ermöglichen, aber »[…] derzeit nicht zu den Standardmaßnahmen [zählen].«[168]

Die fünf geschilderten Bestandteile bilden in ihrer Gesamtheit das derzeit übliche Vorgehen bei der Diagnostik der Demenz. Es steht zu erwarten, dass im Rahmen der Demenz-Diagnostik molekulargenetische Verfahren an Be-

---

165 Vgl. die Zusammenstellung bei T. EHRHARDT/A. PLATTNER, Verhaltenstherapie (1999), 47–49. Besonders hervorzuheben ist sicherlich die deutsche Angleichung im Nürnberger Altersinventar, vgl. W. D. OSWALD/U. M. FLEISCHMANN, NAI (1995).

166 Beispielsweise sollen reversible Demenz-Formen aufgrund internistischer Erkrankungen erkannt werden. Vgl. J. BAUER, Alzheimer-Krankheit (1994), 70, mit Beispielen; ausführlicher H. HAMPEL/H. U. KÖTTER, Liquordiagnostik (1997). Biologische Marker zur Unterstützung der Alzheimer-Diagnose diskutieren C. BANCHER u. a., Biological markers (1998); die Autoren weisen darauf hin, dass zurzeit noch unklar ist, ob diese biologischen Marker auch je für eine subklinische Diagnose herangezogen werden können. Ähnlich wie Gusella (1983) ein Durchbruch in der Diagnostik des Morbus Huntington gelang, hofft man auch heute für die Alzheimer-Demenz auf die Identifikation eines eindeutigen biologischen Markers, der eine, möglicherweise sogar präklinische, eindeutige Diagnose ermöglichen würde. Aufgrund der Heterogenität der Alzheimer-Demenz scheint fraglich, ob ein solcher Marker jemals wird gefunden werden können. Zur Diskussion vgl. exemplarisch O. ALMKVIST/B. WINBLAD, Early Diagnosis (1999), 6; und C.-G. GOTTFRIES u. a., Diagnosis (1995), bes. 9, und jetzt E. E. NESTEROV, In Vivo Optical Imaging (2005).

167 Während das EKG Hinweise auf kardiale Erkrankungen erbringen kann, die Ursache vaskulärer Hirnläsionen sein können, stellt beim EEG eine »Verlangsamung […] den klassischen Befund bei der Demenz« dar; vgl. R. IHL, Klinische Diagnosekriterien (1999), 118.

168 Eine Überblicksdarstellung der bildgebenden Verfahren mit Abbildungen und Beispielen geben z. B. K. MAURER u. a., Alzheimer. Grundlagen (1993), 27–40; S. FONTAINE/A. NORDBERG, Brain (1996), und J. SCHRÖDER/J. PANTEL, Morphologische und funktionelle Bildgebung (1999). Speziell zu SPECT vgl. T. HAGEN, Funktionelles Neuroimaging (SPECT) (1997); zu PET vgl. B. SZELIES/W.-D. HEISS, Funktionelles Neuroimaging (PET) (1997).

deutung gewinnen werden.[169] Derzeit sind jedoch nur äußerst wenige Fälle eines familiär vererbten Typs der Alzheimer-Demenz, die sich durch eine genetische Zusatzuntersuchung eindeutig bestimmen ließen, bekannt.[170] Eine Diagnostik von genetischen Risikofaktoren, z. B. Apolipoprotein E (Chromosom 19) oder α_2-Makroglobulin (Chromosom 12), wird diskutiert, scheint aber aus heutiger Sicht aufgrund nicht ausreichender Daten nicht befürwortet zu werden.[171]

---

169 Vgl. H. FÖRSTL, Alzheimer's Disease. The size (1998), 7: »Results from molecular biological research will revolutionize our understanding of dementing conditions and the integration of these findings with our traditional clinico-pathological concepts may prove a difficult exercise.« Vgl. A. D. ROSES, New Paradigm (1998) sowie R. SANDBRINK/K. BEYREUTHER, Molekulargenetik (1999), bes. 154 f. So lange jedoch nur für einen minimalen Prozentsatz der Alzheimer-Demenzen ein sicherer genetischer Marker bekannt ist und für manche weitere Fälle lediglich genetische Risikofaktoren benannt werden können, scheint eine genetische Analyse für das diagnostische Verfahren kaum eine Rolle spielen zu können; vgl. R. SANDBRINK/K. BEYREUTHER, Molekulargenetik (1999), bes. 155, und C. HOCK, Demenz (2000), 306: Diese Allelvarianten oder Mutationen »[...] können das Erkrankungsrisiko erhöhen, sind aber an sich nicht diagnostisch wegweisend.« Sandbrink/Beyreuther lehnen in diesen Fällen die prädiktive Testung verwandter Personen strikt ab: »Auch für die Abschätzung des individuellen Risikos für eine Alzheimer-Krankheit anhand einer APOE-Genotypisierung sind z. Zt. keine ausreichenden Daten vorhanden, die vor dem Hintergrund der fehlenden therapeutischen Konsequenzen und der vielfältigen sozialrechtlichen und ethischen Implikationen eine Empfehlung für die Genotypisierung rechtfertigen.« (R. SANDBRINK/K. BEYREUTHER, Molekulargenetik [1999], 155). In den USA liegen bereits patentgeschützte Gentests zur Diagnostik der Alzheimer-Demenz vor; vgl. R. M. COOK-DEEGAN, Some Questions (1998).

Zur ethischen Diskussion genetischer Diagnosetests bei der Alzheimer-Demenz vgl. S. G. POST/P. J. WHITEHOUSE, Genetic Testing (1998); D. SADOVNICK/S. LOVESTONE, Genetic Counsellling (1996); T. NIKOLAUS, Alzheimer-Gentests (1997); J. KAHN, Ethical issues (1997), und R. M. COOK-DEEGAN, Some Questions (1998). Grundlegende Aspekte genetischer Tests und den Zusammenhang mit einem sich verändernden Krankheitsbegriff behandelt G. WOLFF, Ethische Aspekte (1997).

Zu Vorschlägen ethischer Richtlinien zur genetischen Diagnostik der Alzheimer-Demenz vgl. AMERICAN COLLEGE OF MEDICAL GENETICS, STATEMENT (1995), und S. G. POST u. a., Clinical Introduction (1997); vgl. auch die Diskussion bei J. KAHN, Ethical issues (1997).

170 In diesem Fall wären auch Angehörige auf die Möglichkeit einer humangenetischen Beratung bzw. prädiktiven Testung hinzuweisen, da diese selbst von einer Alzheimer-Demenz betroffen sein könnten. Ethische Richtlinien werden diskutiert und orientieren sich grundsätzlich dabei an den Richtlinien der humangenetischen Beratung für Morbus Huntington; vgl. R. SANDBRINK/K. BEYREUTHER, Molekulargenetik (1999), 154: »Diese [die Richtlinien für die Diagnose des Morbus Huntington; V. W.] sehen für die prädiktive Diagnostik eine neurologische Untersuchung und eine begleitende psychotherapeutische Betreuung sowie eine ausreichende Bedenkzeit vor der Blutabnahme für die molekulargenetische Diagnostik vor.«

171 Befürwortend: A. D. ROSES, New Paradigm (1998), bes. 37 ff; ablehnend C. HOCK, Demenz (2000), 306, und R. SANDBRINK/K. BEYREUTHER, Molekulargenetik (1999), 155.

Nach diesem kurzen Überblick über formale Aspekte der ersten Stufe der Demenz-Diagnostik kann aufgrund der Thematik unserer Untersuchung ein Blick auf die inhaltliche Problematik an dieser Stelle nicht unterbleiben.

Eine besondere Schwierigkeit der Abgrenzung ergibt sich aus der symptomatischen Nähe von als pathologisch geltenden Demenzen zu anderen, einem normalen Altersprozess zugeschriebenen Beeinträchtigungen. Für den Kliniker stellt diese Abgrenzung ein nicht unerhebliches diagnostisches Problem dar: »Despite the wealth of material that is available on the cognitive change of normal aging, there is still no sharp distinction between the changes of normal aging and incipient dementia.«[172] So ist etwa differentialdiagnostisch zu klären, ob die Symptome, die ein betreffender Patient aufweist, tatsächlich einer Demenz zuzuordnen sind, oder ob es sich um Symptome einer medikamentös meist gut therapierbaren Depression handelt. Gerade in der Frühdiagnose bestehen Verwechslungsmöglichkeiten, denn ebenso wie demente Patienten weisen auch depressive Personen Merkfähigkeitsstörungen, Orientierungsprobleme und Retardierungen auf,[173] so dass bis vor wenigen Jahren in der Literatur von »depressiver Pseudodemenz« gesprochen wurde.[174] Schwierig gestaltet sich die Diagnose darüber hinaus dadurch, dass Demenzen im weiteren Verlauf oftmals mit Depressionen oder depressiven Beeinträchtigungen einhergehen. Besonders zu Beginn beider Prozesse fällt somit eine klare Abgrenzung schwer.[175]

In der Frühphase einer Demenz erweist sich eine weitere Abgrenzung als äußerst schwierig: In einer Grauzone zwischen normalem Altern, Depression und beginnender Demenz werden zum jetzigen Stand der Forschung Veränderungen angesiedelt, die in der Literatur mit »gutartiger Altersvergesslichkeit« oder »leichter kognitiver Beeinträchtigung (LKB)« bezeichnet werden.[176] Ein in

---

172 M. F. WEINER, Diagnosis (²1996), 14. In diesem Sinne ebenfalls: G. WEBER, Differentialdiagnose (1997), 977: »Eine klare Trennung zwischen jenen kognitiven Veränderungen, die mit dem ›normalen‹ Altern verbunden sind, und solchen, die in dem frühesten Stadium der Alzheimer Krankheit auftreten, bleibt schwierig.« Vgl. auch G. DESROSIERS u. a., The Neuropsychological Differentiation (1995).

173 F. M. REISCHIES, Normales Altern (1997), 375, und M. HAUPT, Depressive Störungen (2004).

174 Vgl. F. M. REISCHIES, Normales Altern (1997), 375, der in diesem Zusammenhang besonders auf Veröffentlichungen von H. LAUTER verweist.

175 Vgl. zur Depression: G. DESROSIERS u. a., The Neuropsychological Differentiation (1995), und G. WEBER, Differentialdiagnose (1997).

176 Vgl. bes. F. M. REISCHIES, Normales Altern (1997); F. M. REISCHIES, Leichte kognitive Störungen (⁴1999); M. ZAUDIG, Demenz und »leichte kognitive Beeinträchtigung« (1995), und A. KURZ u. a., Leichte kognitive Störung (2004). Die Forschungssituation wird von Zaudig folgendermaßen charakterisiert: »Die Erforschung der leichtergradigen kognitiven Beeinträchtigung in epidemiologischen Feldstudien muß als Stiefkind der Forschung bezeichnet werden.« (M. ZAUDIG, Demenz und »leichte kognitive Beeinträchtigung« [1995], 166).

der Literatur immer wieder beklagter desolater Forschungsstand und eklatante Definitionsmängel, ja, Unsicherheit, ob es sich bei diesen Phänomenen überhaupt um krankhafte Zustände handelt, spiegeln sich in einer Vielfalt unterschiedlichster Bezeichnungen.[177] Erst langfristige Verlaufsmessungen ermöglichen post festum die erwünschte Abgrenzung zwischen kontinuierlichen Altersvorgängen und diskontinuierlich einsetzenden pathogenen Prozessen. Über die hierbei zu beachtenden Intervalle erneuter Untersuchungen besteht in der Forschung keineswegs Einigkeit.[178]

Die hier exemplarisch herausgegriffenen Symptombilder überschneiden sich, wie gesehen, mit denen einer beginnenden Demenz. Die heute von der Demenz-Diagnostik geforderte Frühdiagnose erweist sich in der Differentialdiagnose als schwierig: Kognitive Störungen, die als das Leit- und Anfangssymptom der Demenz gelten, sind auch für andere altersbedingte Erscheinungen spezifisch. Eine sichere Unterscheidung ist problematisch und heute nur durch eine Verlaufsbeobachtung möglich. Die Frühphase der Demenz erscheint diesbezüglich als eine Grauzone, in der kaum eine eindeutige Diagnose möglich ist. Als weitgehend gesichert wird eine Diagnose erst dann beschrieben, wenn die kognitive Symptomatik stark ausgeprägt ist. So werden als mittlerer Zeitraum zwischen dem Auftreten erster klinischer Symptome und der Diagnosestellung einer Alzheimer-Demenz im Durchschnitt 32,1 Monate beschrieben.[179]

Die bei Verdacht auf Alzheimer-Demenz übliche zweistufige Diagnostik hat zunächst das Vorliegen einer Demenz zu bestätigen. In einem zweiten Schritt erfolgt die Zuweisung der Symptomatik zu einem spezifischen Demenz-Typus mit Hilfe differentialdiagnostischer Methoden. Im Falle der Alzheimer-Demenz kommt der Differentialdiagnose aus mehreren Gründen herausragende Bedeutung zu. Aufgrund fehlender eindeutiger biologischer Marker stellt die Diagnose der Alzheimer-Demenz eine Ausschlussdiagnose dar. Dies bedeutet, dass all jene Demenzen dem Typus Alzheimer-Demenz zuge-

177 So werden vorgeschlagen: »Vorzeitige Versagenszustände im Alter«, »Gutartige Altersvergesslichkeit«, »Limited Dementia«, »Questionable Dementia«, »Mild Cognitive Decline«, »Mild Dementia«, »Mild Cognitive Impairment«, »Age Associated Memory Impairment«, »Minimal Dementia« oder andere; vgl. eine ausführliche Zusammenstellung der Bezeichnungsvorschläge mit den jeweiligen Belegstellen bei M. ZAUDIG, Demenz und »leichte kognitive Beeinträchtigung« (1995), 138. Auch Reischies beklagt die »Heterogenität der diagnostischen Kategorien und Konzepte für leichte kognitive Beeinträchtigungen im Alter«, F. M. REISCHIES, Leichte kognitive Störungen ([4]1999), 235.

178 Bickel und Cooper schlagen eine erneute Untersuchung nach 30 Monaten vor; vgl. B. COOPER/H. BICKEL, Prävalenz (1989), 472. Reischies schlägt einen Beobachtungszeitraum von einem Jahr vor; vgl. F. M. REISCHIES, Leichte kognitive Störungen ([4]1999), 242.

179 Vgl. B. C. JOST/G. T. GROSSBERG, The Natural History (1995), 1251.

schlagen werden, die aufgrund ihres Erscheinungsbildes keinem anderen Demenz-Typus zugeordnet werden konnten. Aus therapeutischer Sicht ergibt sich die Notwendigkeit einer möglichst genauen differentialdiagnostischen Abklärung aus dem Umstand, dass, wie bereits in der eingangs typisierten Situation geschildert, gut behandelbare Demenzen für eine Therapie rechtzeitig erkannt werden müssen.

In diesem Zusammenhang sind vor allem vaskuläre Demenz-Formen zu nennen, denen aufgrund ihrer Therapierbarkeit und ihrer Häufigkeit in der differentialdiagnostischen Abklärung ein besonderer Stellenwert zukommt.[180] Daneben sind weitere, eindeutige Demenz-Formen bekannt, deren Diagnose aufgrund zur Verfügung stehender kausaler Therapiemöglichkeiten von Bedeutung ist. Nach Weber sind bei der Differentialdiagnostik besonders abzuklären: Morbus Huntington, Morbus Parkinson, Creutzfeldt-Jakob-Krankheit, Picksche Erkrankung, Lewy-Körper-Krankheit, Demenz bei HIV und andere.[181] Über die Schwierigkeiten einer eindeutigen Abgrenzung der Alzheimer-Demenz von anderen Demenzen hinaus steht die Differentialdiagnostik vor dem besonderen Problem der Mischformen. So treten die beiden häufigsten Demenz-Formen des Alters (vaskuläre Demenz und Alzheimer-Demenz) in 10–23 Prozent der Fälle gemischt auf.[182] Aber auch die Parkinson-Erkrankung, die Lewy-Körper-Demenz und andere Demenzen können in einer Mischform mit der Alzheimer-Demenz vorliegen. In der medizinischen Praxis erwies sich die Diagnose von Mischformen bislang als wenig verlässlich.[183]

Die knappe Skizzierung der Schwierigkeiten, vor denen die Differentialdiagnostik der Alzheimer-Demenz steht, sollte vor dem Hintergrund des Zwecks einer Diagnosestellung erneut betrachtet werden. Nach Aussage des verbreitetsten klinischen Wörterbuchs ist das Ziel der Diagnostik die zweifelsfreie Zuordnung einer gesundheitlichen Störung zum entsprechenden Krankheitsbegriff.[184] Im vorliegenden Fall legt die Anwendung einer Ausschlussdiagnose den Verdacht nahe, dass der zur Diagnose erforderliche Krankheitsbegriff nicht ausreichend definiert ist, und dass damit eine Bezeichnung eines Phänomens als Alzheimer-Demenz einzig aus dem Grunde vorgenommen wird, weil die Zuordnung zu besser definierten Demenzen nicht möglich ist. Unbefriedi-

180 Unter dem Terminus der vaskulären Demenz werden verschiedene Demenz-Formen zusammengefasst; dazu gehören die Multi-Infarkt-Demenz, einzelne fokale Läsionen, die Binswanger-Erkrankung und die zerebrale Amyloidose. Eine weitere Subklassifizierung ist derzeit Gegenstand der Forschung; vgl. C. HOCK, Demenz (2000), 307.

181 Vgl. G. WEBER, Differentialdiagnose (1997), 977 ff; zur Lewy-Körper-Demenz vgl. bes. H. FÖRSTL, The Lewy Body Variant (1999).

182 Vgl. A. KURZ/H. LAUTER, Klinische Aspekte ([4]1999), 93.

183 Vgl. ebd., 93.

184 Pschyrembel ([260]2004), 394.

gend ist ein solches Vorgehen vor allem deshalb, weil der epidemiologische Befund deutlich zeigt, dass die Gruppe eindeutig diagnostizierter Demenzen weitaus geringer ist als die unter den Begriff der Alzheimer-Demenz zusammengefassten durch Ausschlussverfahren diagnostizierten Demenzen. Vor diesem Hintergrund ist es eine Zwangsläufigkeit, dass Alzheimer-Demenz als eine heterogene Demenz erscheint,[185] aus der mit jeder Identifizierung eindeutiger Merkmale eindeutig diagnostizierbare Subtypen ausgegliedert werden. Ein jüngstes Beispiel für einen derartigen Vorgang stellt die Lewy-Körper-Demenz dar. Die Demenz-Form, die Friedrich Lewy bereits 1923 beschrieben hat, wurde erst vor kurzem wieder entdeckt. Dabei wurde sie als eine Subklasse der Alzheimer-Demenz bestimmt.[186]

Therapeutische Bemühungen drohen überdies, eines der wenigen bislang unumstrittenen diagnostischen Kriterien zu unterlaufen. Die zunehmende Möglichkeit, durch Medikamentengabe den Verlauf einer Alzheimer-Demenz im frühen Stadium zu verzögern, setzt die Diagnostik dem verstärkten Druck einer möglichst frühen Identifikation der Symptomatik aus. Damit soll die Diagnostik zu einem Zeitpunkt erfolgen, zu dem sich das Leitsymptom der Alzheimer-Demenz, die Kognitionseinbußen, noch in einem gering ausgeprägten Grad befindet. Durch diese Bemühungen einer Frühdiagnose wird die Diagnostik in einen Teufelskreis geführt: Immanenter Bestandteil ist das Schwellenkriterium,[187] das erfordert, dass bereits manifeste kognitive Störungen vorliegen müssen, bevor eine Demenz-Diagnose überhaupt gestellt werden kann.

Die von Seiten der medizinischen Ethik geforderte Einwilligung des Patienten in Behandlung und fremdnützige Forschung unterstützt diese von therapeutischen Strategien geleitete Forderung nach einer Verschiebung von einer möglichst sicheren späten Diagnostik hin zu einer Frühdiganostik: Nur wenn der Patient noch über ein ausreichendes Maß an Urteilsfähigkeit verfügt, ist er in der Lage, die Aufklärung des Arztes zu verstehen und seine Einwilligung zu geben.[188] Das derzeit geltende Schweregradkriterium der Diagnostik stellt je-

---

185 »Recent consensus recommendations of the NIA- and Reagan Institute Working Group for the morphological diagnosis of AD consider AD as a heterogenous clinicopathological entity.« (K. A. JELLINGER, The Neuropathological Diagnosis [1998], 97). Vgl. auch H. FÖRSTL, Alzheimer's Disease. The size (1998).

186 Vgl. H. FÖRSTL, Lewy Body Variant (1999), bes. 66, und daneben R. IHL, Klinische Diagnosekriterien (1999), 119.

187 Vgl. die Diagnosekriterien nach ICD-10 und DSM-IV und dazu A. KURZ, Klinische Diagnose (1997), 617, und A. KURZ, Verlauf (1997), 991.

188 Vgl. die Debatte um die Forschung mit Nichteinwilligungsfähigen bezüglich einer Ratifizierung der Menschenrechtskonvention des Europarates zur Biomedizin bei A. ESER (Hrsg.), Biomedizin (1999); grundlegend zur medizinethischen Diskussion jetzt G. MAIO, Ethik

doch die Einwilligungsfähigkeit des Patienten und damit den geforderten Informed Consent in Frage. Nach der derzeit innerhalb der Medizin gängigen Definition der Alzheimer-Demenz nach Diagnosekriterien münden die Bemühungen um eine möglichst frühe, das Schweregradkriterium missachtende Diagnose in eine ausweglose Situation: Entweder wird mit der Akzeptanz der Frühdiagnostik die Definition der Demenz unterlaufen, oder Frühdiagnosen sind nicht mit der Definition der Alzheimer-Demenz zu vereinbaren.

2.3.4 Symptomatik und Verlauf

Das Erkennen von Symptomen und ihre Zuordnung zu einem Krankheitsbild stellt im Rahmen der ärztlichen Tätigkeit die diagnostische Voraussetzung für therapeutische Maßnahmen dar. Erst wenn eine Diagnose aufgrund klinischer Symptome gestellt ist, kann eine entsprechende Therapie einsetzen. Die Zuordnung von Symptomen zur Krankheitsbezeichnung Alzheimer-Demenz steht besonders in den ersten Phasen des Demenz-Prozesses vor dem bereits weiter oben beschriebenen Problem der Abgrenzung zu anderen Demenz-Formen oder Krankheiten. Das Kriterium der Verlaufsbeobachtung innerhalb der Diagnoseschemata soll daher verhindern, dass früh eine möglicherweise falsche Diagnose gestellt wird. Darüber hinaus verändern sich die Symptome bei Demenz in ihrem Verlauf. Symptomatik und Verlauf der Alzheimer-Demenz sollen daher hier zusammen dargestellt werden.

Wenn die Symptomatik der Alzheimer-Demenz für eine Operationalisierung innerhalb der Diagnostik auch immer weiter ausdifferenziert wurde, so deckt die klinische Beschreibung, die Alois Alzheimer selbst 1911 vorlegte, »[...] auch heute noch den größten Teil der Symptome der AD [Alzheimer-Demenz; V. W.] ab«[189]. Von Anfang an und bis heute stehen kognitive Symptome im Mittelpunkt der Beschreibungen. Wenn diese Fixierung auf die Kognition auch seit Beginn der 1980er-Jahre durch die dort eingeführte Unter-

(2002); zur ethischen Diskussion um die Einwilligungsfähigkeit bei psychiatrischen Erkrankungen richtungsweisend J. VOLLMANN, Aufklärung (2000), daneben H. HELMCHEN/ H. LAUTER (Hrsg.), Dürfen Ärzte (1995); J. FISCHER, Fremdnützige Forschung (1999); C. WOOPEN, Ethische Aspekte (1999), und RALF J. JOX, Bewusstlos (2004). Nicht zuletzt im Rahmen von Diskussionen über die Anfertigung und Geltung von Patientenverfügungen bei dementen Personen wird auf eine Diagnostik gedrängt, die zu einem so frühen Zeitpunkt stattfinden soll, dass die Betroffenen in der Lage sind, den weiteren wahrscheinlichen Verlauf abzuschätzen und entsprechende Behandlungswünsche festzulegen. Vgl. exemplarisch J. VOLLMANN, Chancen (2000).

189 Vgl. A. ALZHEIMER, Krankheitsfälle (1911), und dazu R. IHL, Klinische Diagnosekriterien (1999), 111.

scheidung von kognitiven und nicht-kognitiven Symptomen der Alzheimer-Demenz relativiert zu werden scheint, so stellt die kognitive Symptomatik doch nach wie vor die Kernsymptomatik der Alzheimer-Demenz dar,[190] wie sie sich auch in den Diagnosemanualen widerspiegelt. Daneben werden als Symptombereiche genannt: nicht-kognitive Symptome, körperliche Symptome und Alltagskompetenz.

Die Kernsymptomatik einer progredienten Verminderung kognitiver Funktionen, wie Gedächtnis, Sprache und problemlösendes Denken, kennzeichnet den klinischen Verlauf der Alzheimer-Demenz.[191] Diese Leistungseinbußen im Bereich der Kognition rufen besonders beim allmählichen Auftreten zu Beginn bei Betroffenen und Angehörigen Irritationen und Ängste hervor. Die bereits sprichwörtlich gebrauchte Wendung von »Alzheimer« für Gedächtnisstörungen und eingeschränkter Merkfähigkeit im Alter legt davon Zeugnis ab. Das Alltagswissen über die Alzheimer-Demenz verbindet den schleichenden Beginn der Symptomatik mit einer diffusen Ahnung über sich kontinuierlich verschlechternde Kognitionsleistungen, einem Abbau von einem vorherigen Niveau, und knüpft an den damit verbundenen Verlust des Wissens um die eigene Identität die eigentliche Tragödie für die Betroffenen.

Klinisch gesehen stellen die kognitiven Symptome eine Folge der Degeneration von Nervenzellen und des Verlustes von synaptischen Verbindungen im Gehirn dar. Sobald eine bestimmte Schwelle überschritten ist, werden die Beeinträchtigungen klinisch manifest.[192] Die medizinische Forschung hat sich intensiv mit der kognitiven Symptomatik zu Beginn der Alzheimer-Demenz befasst. Während hierfür die Beeinträchtigungen ausführlich beschrieben sind, liegen deutlich weniger Aussagen über die kognitive wie auch nicht-kognitive Symptomatik der späteren Phasen des dementiellen Prozesses vor.

Häufig erst nachträglich bei Verschlechterung der Leistungsfähigkeit werden Störungen des Kurzzeitgedächtnisses sowie der Merkfähigkeit als Symp-

---

190 Vgl. bes. A. KURZ/H. LAUTER, Klinische Aspekte ([4]1999), 79; zur Ergänzung der kognitiven durch nicht-kognitive Symptome vgl. R. C. MOHS/K. L. DAVIS, A Signal Detectability (1982), und R. IHL, Klinische Diagnosekriterien (1999), 111.

191 Zu Symptomatik und Verlauf der Alzheimer-Demenz vgl. im Wesentlichen: A. KURZ/H. LAUTER, Klinische Aspekte ([4]1999); A. KURZ, Verlauf und Bestätigung (1999); T. BOETSCH u. a., Klinisches Bild (2003); A. KURZ, Klinik (2002); R. IHL, Klinische Diagnosekriterien (1999); C. HOCK, Demenz (2000); G. WEBER/J. LEHRNER, Veränderungen der Kognition (1997); A. BURNS u. a., Alzheimer-Demenz (1997); H. FÖRSTL u. a., Alzheimers' Disease. Clinical Features (1993); M. HAUPT, Behandlung (1999), und H. BRODATY/D. LIE, Symptomatology (1998).

192 Die medizinische Forschung geht heute davon aus, dass der Prozess, der schließlich zur Manifestation klinischer Symptome einer Alzheimer-Demenz führt, bereits jahrzehntelang vor deren erstem Auftreten stumm im Gehirn der Betroffenen abläuft.

tome einer beginnenden Alzheimer-Demenz identifiziert. Charakteristisch erscheint das häufige Verleugnen dieser Symptomatik von den Betroffenen oder die Verwechslung mit einer Depression durch Ärzte. So wie im weiteren Verlauf des Demenz-Prozesses zunehmend auch das Langzeitgedächtnis der Patienten von Leistungseinbußen und -verlust betroffen ist, geht den Betroffenen immer mehr der Zugriff auf ihre eigene Lebensgeschichte, auf ihr eigenes »Selbst« verloren. In späteren Phasen der Demenz wissen die Betroffenen nicht mehr, wer sie sind, wann sie geboren sind, ob sie verheiratet sind oder Kinder haben.[193]

Neben den Einbußen im Bereich des Gedächtnisses bilden Auffälligkeiten der Sprachverarbeitung und des Kommunikationsverhaltens einen in jüngster Zeit intensiver untersuchten Bereich kognitiver Beeinträchtigungen bei Demenz.[194] Die für die Alzheimer-Demenz typischen schleichend einsetzenden Störungen der Sprache werden bei Beginn nur selten wahrgenommen, da zunächst sowohl die Aussprache der Patienten korrekt als auch das Sprachverhalten flüssig bleibt. Im weiteren Verlauf der Demenz nehmen die sprachlichen Fehlleistungen zu, bis die Patienten über Phasen von Echolalie schließlich nur noch Floskeln und Laute äußern können und oft nahezu oder ganz verstummen.

Im zeitlichen Verlauf des dementiellen Prozesses manifestieren sich Störungen im Bereich der Praxie zumeist erst nach den Beeinträchtigungen des Gedächtnisses, wobei auch hier die individuellen Unterschiede groß sind. Als Beeinträchtigungen in Bereichen und Handlungen des täglichen Lebens, wie z. B. dem Ankleiden, dem Öffnen von Türen und anderem, schränken Störungen in der Praxie massiv die Alltagsbewältigung der Patienten ein.

Daneben treten Leistungseinbußen in weiteren kognitiven Bereichen auf wie die Visuokonstruktion, die im Verlauf des dementiellen Prozesses zu Orientierungsstörungen in Räumen führt, und optisch-räumliche Störungen, wie das Nicht-Erkennen vertrauter Personen. Das Denkvermögen der Patienten, d. h. die Fähigkeit zu planen, Probleme zu lösen und Urteile zu fällen, wird als bereits in frühen Phasen der Demenz beeinträchtigt beschrieben.[195] In mittleren Phasen der Alzheimer-Demenz vermischen sich diese eingeschränkten Möglichkeiten des Denkens mit zunehmenden Störungen des Gedächtnisses

193 Vgl. A. KURZ, Verlauf (1997), 991.

194 Vgl. bes. M. SCHECKER, Sprachverarbeitung (2000); G. KOCHENDÖRFER, Sprachverarbeitung (1998); A. KURZ, Verlauf (1997), und H. EHERNBERGER HAMILTON, Conversations (1994).

195 Dieses Symptom scheint besonders für die ethische Frage nach der Möglichkeit informierter Einwilligung in medizinische Behandlung und Forschung bedeutsam.

und des Sprachverständnisses.[196] Die Leistung der Patienten nimmt kontinuierlich in allen kognitiven Bereichen ab, weist aber oftmals einen nichtlinearen, schwankenden Verlauf auf.[197]

Im Unterschied zur kognitiven Symptomatik stellen nicht-kognitive Symptome der Alzheimer-Demenz diskontinuierliche Beeinträchtigungen dar, die in unterschiedlichen Phasen auftreten und häufig nicht von Bestand sind.[198] Ein grobes Schema kann dies verdeutlichen: So treten zu Beginn der klinischen Demenz-Phase häufig Unruhezustände auf, die im Verlauf des dementiellen Prozesses eher zunehmen; dann depressive Verstimmungen und Rückzugstendenzen, die im Verlauf eher wieder abnehmen; aggressives Verhalten, das am Anfang selten auftritt und eher zunimmt, sowie Wahnphänomene, Halluzinationen und bisweilen auch Sinnestäuschungen.[199] Antriebsstörungen und Aggressivität sowie Störungen des Tag-Nacht-Rhythmus scheinen die am längsten persistierenden und häufigsten nicht-kognitiven Symptome zu sein und nahezu bei jedem Patienten vorzukommen.

Die Bedeutung der nicht-kognitiven Symptomatik für Patienten und Angehörige wird erst seit kurzer Zeit von der Medizin berücksichtigt. Da nicht-kognitive Symptome in besonderer Weise den alltäglichen Umgang mit den Betroffenen erschweren und zu einer Überlastung der Angehörigen führen, stellen sie ebenso wie die körperlichen Symptome oftmals den Auslöser für eine Einweisung der Patienten in eine Pflegeeinrichtung dar.[200] Obwohl sie für den täglichen Umgang von großer Bedeutung sind, kommen nicht-kognitive Symptome innerhalb der Diagnoseschemata und damit wie gezeigt auch in einer medizinischen Definition der Alzheimer-Demenz durch die Zentralstellung der Kognition bislang allerdings noch nicht vor.

---

196 Vgl. dazu ausführlich A. KURZ, Verlauf (1997).

197 Vgl. bes. die Auswertung der Ergebnisse einer Longitudinalstudie, wonach der kognitive Leistungsverlust als eine triphasische Kurve beschrieben werden kann, A. KURZ, Verlauf und Bestätigung (1999), 171: »Im sehr leichtgradigen Stadium folgt sie einer flachen Kurve. Im mittleren klinischen Stadium fällt die kognitive Leistung steiler ab, danach nimmt die Steilheit der Verlaufskurve wieder ab.«

198 Zur nicht-kognitiven Symptomatik vgl. M. HAUPT, Nicht-kognitive Veränderungen (1997); M. HAUPT, Behandlung (1999), bes. 203–206; H. FÖRSTL u. a., Demenz und internistische Erkrankungen (1991); H. FÖRSTL u. a., Alzheimer's Disease. Clinical Features (1993); A. KURZ/H. LAUTER, Klinische Aspekte ([4]1999), und A. KURZ, Verlauf und Bestätigung (1999).

199 Vgl. A. KURZ, Verlauf und Bestätigung (1999), 172, und M. HAUPT, Behandlung (1999), 204–206. Besonders im Bereich der nicht-kognitiven Störungen ist dabei die individuelle Heterogenität zu beachten.

200 Vgl. H. BRODATY/D. LIE, Symptomatology (1998), 37 f, und P. J. WHITEHOUSE, Measurements (1998). Seit etwa Mitte der 1990er-Jahre wird im Rahmen der ins Zentrum medizinethischer Debatten gerückten »Lebensqualität« zunehmend auch den nicht-kognitiven Symptomen sowie der Alltagskompetenz dementer Menschen Aufmerksamkeit entgegengebracht.

Da die Medizin inzwischen zeigen konnte, dass nicht-kognitive Symptome durchaus nicht nur als eine Sekundärfolge kognitiver Symptomatik auftreten oder durch situative Umgebungsbedingungen ausgelöst, sondern mit neurobiologischen Korrelaten verknüpft sind, wurde vorgeschlagen, den bislang verwendeten Terminus »Begleitsymptomatik« durch »nicht-kognitive Symptome« zu ersetzen. So soll deren Bedeutung auch sprachlich hervorgehoben werden.[201] Terminologisch wurde damit allerdings die Zentralstellung der Kognition nur noch verstärkt, denn das Präfix erlangt nur in einer, wenn auch negativen, Beziehung zur Kognition Bedeutung.[202]

Die mit dem Prozess der Alzheimer-Demenz einhergehende körperliche Symptomatik scheint innerhalb der Medizin nur wenig Berücksichtigung zu finden. Ein möglicher Grund für die geringe Beachtung dieser Symptome ist möglicherweise in der allgemeinen Vernachlässigung später Demenz-Phasen innerhalb der Medizin zu suchen. Während die Symptome der frühen Phasen der Alzheimer-Demenz gut erforscht und bekannt sind, treten körperliche Symptome wie Primitivreflexe, Rigor, Harn- und Stuhlinkontinenz sowie Schluckstörungen erst in fortgeschritteneren Phasen auf. Ebenso wie komorbide medizinische Erkrankungen, die vor allem im späten Stadium der klinischen Demenz-Phase auftreten, werden sie in der medizinischen Literatur zu Demenzen mit Zurückhaltung behandelt.[203]

In den Diagnosemanualen wird die beeinträchtigte Alltagskompetenz als weiteres Symptom der Alzheimer-Demenz genannt.[204] Von einem systematischen Gesichtspunkt her gesehen liegt dieses Kriterium allerdings auf einer anderen Ebene als kognitive, nicht-kognitive oder körperliche Symptome. Die Abnahme der Alltagskompetenz stellt eine Folge- bzw. Sekundärerscheinung der Beeinträchtigung kognitiver und nicht-kognitiver Fähigkeiten dar. Symptomatisch steht die Alltagskompetenz dagegen in den Diagnosemanualen auf einer Stufe mit den kognitiven Beeinträchtigungen. Eine allgemeinverbindliche

---

201 Vgl. M. HAUPT, Behandlung (1999), bes. 203. Zur Wechselwirkung und gegenseitigen Bedingung kognitiver und nicht-kognitiver Symptome vgl. auch L. S. THAL, Clinical Trials (²1999), 424.

202 Die internationale Gesellschaft der Gerontopsychiater, die sich in den vergangenen Jahren besonders intensiv mit den nicht-kognitiven Symptomen der Demenz befasste, hat den Terminus »Behavioural and Psychological Symptoms of Dementia (BPSD)« vorgeschlagen – ein Begriff, der allerdings nur schwer ins Deutsche übersetzbar ist. Vgl. H. BRODATY/D. LIE, Symptomatology (1998), 37 ff, und M. HAUPT, Behandlung (1999), 203.

203 Eine der wenigen Ausnahmen: W. HEWER, Komorbide medizinische Erkrankungen (1999).

204 ICD-10 und DSM-IV weisen dabei hinsichtlich des Schweregrades der beeinträchtigten Alltagskompetenz Unterschiede auf. Während das DSM-IV zur Diagnose der Demenz voraussetzt, dass die kognitiven Defizite in bedeutsamer Weise zu Beeinträchtigungen im sozialen oder beruflichen Leben führen, geht ICD-10 davon aus, dass die Leistungsfähigkeit im Alltag nur leicht in Mitleidenschaft gezogen sein muss.

Definition dessen, was Alltagskompetenz umfasst und wie sie messbar sein kann, existiert nicht. Für den praktischen Gebrauch scheint sich die Medizin auf das diffuse Kriterium der »Hilflosigkeit« geeinigt zu haben.[205] Es steht in jedem Fall außer Zweifel, dass im Verlauf der Alzheimer-Demenz die Fähigkeit, den Alltag selbständig zu bewältigen, stetig abnimmt.

Der Verlauf der Alzheimer-Demenz stellt sich in seiner klinischen Phase als ein über mehrere Jahre andauernder, schleichend einsetzender und langsam progredienter Prozess dar.[206] Im Mittel wird für die klinische Phase der Alzheimer-Demenz eine Dauer von acht Jahren angegeben.[207] Aufgrund dieses zeitlich langen Verlaufs und der sich verändernden Symptomatik sind Ärzte seit der Zeit Kraepelins darum bemüht, den Prozess der Alzheimer-Demenz in Phasen und Stadien zu unterteilen. Bislang konnten sich allerdings weder eine einheitliche Terminologie noch eine mit den einzelnen Phasen korrelierende und damit vergleichbare Symptomatik durchsetzen. Die Vorschläge bewegen sich in einem Spektrum zwischen drei und sieben klinischen Stadien.[208] Während in der klinischen Forschung eher eine Einteilung der klinischen Phase in drei Stadien vorherrschend zu sein scheint, wird in der Praxis vereinfacht oft von einer ersten und einer zweiten Hälfte der Alzheimer-Demenz gesprochen. Aufgrund dieser Uneinheitlichkeit orientiert sich die folgende Darstellung des

---

205 Vgl. etwa J. BAUER, Alzheimer-Krankheit (1994), 13: »Hilflosigkeit wurde von Alexander Kurz zurecht als das zentrale ›Alltagssymptom‹ der beginnenden Alzheimer-Krankheit bezeichnet.« Eine Longitudinalstudie hat jüngst die Abnahme der Alltagskompetenz dementer Menschen untersucht. Dabei wurden sieben Alltagsaktivitäten erfasst; vgl. A. KURZ, Verlauf und Bestätigung (1999), bes. 171–175, hier: 171: »[...] sich innerhalb der Wohnung zu orientieren, sich außerhalb des Hauses zurechtfinden, Haushaltstätigkeiten auszuführen, mit kleinen Geldsummen umzugehen, sich selbständig anzukleiden und ohne fremde Hilfe Mahlzeiten einzunehmen. Erfaßt wurde ferner die Kontrolle über Blase und Darm.«

206 Nach jüngeren neuropathologischen Untersuchungen muss davon ausgegangen werden, dass sich der gesamte Verlauf der Alzheimer-Demenz über mehrere Jahrzehnte erstreckt und von einer 15–30 jährigen subklinischen Prädemenz-Phase auszugehen ist. Diese Hypothese eines langen stummen Prozesses hat Einfluss auf die weitere Erforschung von Risikofaktoren, die die Progredienz der Demenz beschleunigen bzw. verzögern könnten; vgl. H. BRAAK/E. BRAAK, Neuropathological Staging (1991); H. BRAAK/E. BRAAK, Evolution (1996), und E. BRAAK u. a., Neuropathology (1999); A. KURZ, Verlauf und Bestätigung (1999), 167; A. KURZ/H. LAUTER, Klinische Aspekte ([4]1999), 82, und F. MÜLLER-SPAHN/C. HOCK, Risk Factors (1999), 39.

207 Vgl. F. MÜLLER-SPAHN/C. HOCK, Risk Factors (1999), 39: 5–10 Jahre; R. IHL, Klinische Diagnosekriterien (1999), 112: durchschnittlich 4–8 Jahre, mit einer Spannweite von 1–15 Jahren; A. KURZ/H. LAUTER, Klinische Aspekte ([4]1999), 85: im Mittel 8 Jahre; A. KURZ, Verlauf und Bestätigung (1999), 173: von der Diagnose bis zum Tod des Patienten vergehen »[...] zwischen 5 und 6 Jahre[n]«.

208 Vgl. etwa T. SJÖGREN u. a., Morbus Alzheimer (1952): drei Stadien; H. BRAAK/E. BRAAK, Neuropathological Staging (1991): sechs Stadien; B. REISBERG, Hirnleistungsstörungen ([2]1987): sieben Stufen.

Verlaufs der Alzheimer-Demenz an der Beschreibung von Kurz und Lauter, die von einer präklinischen, einer prädementiellen und einer klinischen Demenz-Phase sprechen und letztere noch einmal in ein leichtes, mittleres und schweres Stadium unterteilen.[209]

In einer ersten klinisch stummen Phase, der so genannten präklinischen Phase, scheint ein neurodegenerativer Prozess äußerlich unbemerkbar in der entorhinalen Rinde abzulaufen. Diese Phase, so wird heute angenommen, erstreckt sich über mehrere Jahrzehnte.[210]

Von einer zweiten Phase, der prädementiellen Phase, wird gesprochen, wenn der neurodegenerative Prozess auf den Hippocampus übergreift. Ab diesem Zeitpunkt sind erste Symptome einer leichten kognitiven Beeinträchtigung fassbar, wie etwa eine Störung im Kurzzeitgedächtnis.[211] Eine Beeinträchtigung der Alltagsfunktionen ist hier noch nicht zu beobachten. Erst mit Hilfe einer rückblickenden Verlaufsbeobachtung ist derzeit die Entscheidung ex post möglich, ob es sich bei den Symptomen um Vorstufen eines klinischen Demenz-Prozesses oder um alterskorrelierte Einbußen gehandelt hat.[212]

Treten zur verminderten Gedächtnisleistung zusätzlich Störungen des Objekterkennens, des räumlichen Orientierungsvermögens oder Wortfindungsstörungen auf, so wird innerhalb einer Stadieneinteilung meist vom ersten, dem leichten Stadium der klinischen Demenz-Phase gesprochen. Da die Betroffenen nach außen meist noch eine Fassade aufrecht erhalten können und Angehörige noch keinen auffälligen Befund feststellen, wird eine Diagnose meist erst ein bis zwei Jahre nach dem Auftreten erster Symptome gestellt.

Im mittleren Stadium der klinischen Demenz-Phase nehmen die kognitiven Störungen kontinuierlich zu und erstrecken sich auf alle Leistungsbereiche. Ebenso werden die Fähigkeiten zur Bewältigung von Alltagsaufgaben sowie die verbale kommunikative Kompetenz immer weiter eingeschränkt.

---

209 Vgl. v. a. A. KURZ, Verlauf und Bestätigung (1999), und A. KURZ/H. LAUTER, Klinische Aspekte (^{4}1999).

210 Die Annahme einer langen präklinischen Phase erhält besonders im Rahmen der Frühdiagnostik sowie der Suche nach Möglichkeiten der Prävention oder Impfung Bedeutung.

211 Dabei ist zum heutigen Kenntnisstand nicht klar, ob die leichten kognitiven Beeinträchtigungen (LKB) in jedem Fall eine Vorstufe zu einer Demenz darstellen, oder ob diese auch als normale, alterskorrelierte Einbußen auftreten. Zu den LKB, deren Diagnose, Symptome und Verlauf, vgl. M. ZAUDIG, Demenz und »leichte kognitive Beeinträchtigung« (1995), der einen eigenständigen Krankheitsprozess LKB annimmt und diese von den Demenzen trennt. Dagegen scheint A. Kurz die LKB in jedem Fall als Vorstufe einer Demenz zuzurechnen: A. KURZ, Verlauf und Bestätigung (1999), 167.

212 Zahlreiche Forschungen bemühen sich zur Zeit darum, in diesem Stadium bereits die Alzheimer-Demenz zu diagnostizieren, um sie in der Zukunft möglicherweise kausal behandeln zu können.

Für das schwere Stadium der Demenz werden in der Literatur die Symptome Bettlägerigkeit, Inkontinenz, Verlust der Sprache, Schluckstörungen und Beugekontrakturen beschrieben.[213] Aufgrund des schlechten Allgemeinzustandes und hinzukommender Schluck- und Essstörungen, die zumeist eine künstliche Ernährung schwerst dementer Menschen angezeigt erscheinen lassen, sterben ca. 70 Prozent der Patienten an einer Pneumonie.[214]

Verlaufsbeobachtungen und Messungen anhand von Skalen sowie die Zuordnung von Symptomen zu verschiedenen Stadien der Alzheimer-Demenz sollen es ermöglichen, das Fortschreiten des Prozesses mittels, bei aller Individualität des jeweiligen Verlaufs, vergleichbarer Daten zu erheben und Prognosen über die weitere Entwicklung zu geben.

Für Angehörige und Betroffene werden solche Prognosen als hilfreich beschrieben, da eine frühzeitige Orientierung an einem »typischen« Verlauf es ermöglicht, sich auf das wahrscheinlich Kommende einzustellen. Darüber hinaus lassen sich anhand der erhobenen Daten gesamtgesellschaftlich relevante Angaben machen wie etwa diejenige, dass spätestens im mittleren oder schweren Stadium der klinischen Demenz viele Angehörige und Pflegende an die Grenzen ihrer Belastbarkeit stoßen und nicht nur professionelle Pflege zur Ergänzung benötigen, sondern die Patienten in Pflegeheimen unterbringen.[215] Für sozialwissenschaftliche Forschungen und den politischen Rahmen zur Planung von aufzubringender Pflegeleistung und bereitzustellender Pflegeplätze sind diese Daten von außerordentlich hohem Wert.

Bei einem Gesamtüberblick über die Datenlage der Medizin zu Symptomatik und Verlauf der Alzheimer-Demenz zeigt sich deutlich, dass zum einen die Beschreibung der Symptome sich vor allem auf die kognitive Symptomatik am Beginn der klinischen Phase konzentriert. Zum anderen berücksichtigt die

213 Uneinigkeit besteht darüber, ob die Betroffenen am Ende dieses Stadiums ein persistierendes vegetativ-appallisches Syndrom (PVS) aufweisen. Während US-amerikanische Ärzte in der Regel davon ausgehen, findet man solche Beschreibungen in Deutschland bislang noch kaum; vgl. einen der wenigen deutschsprachigen Beiträge, die ein PV-Syndrom in der schwersten Demenz annehmen: A. KURZ/H. LAUTER, Klinische Aspekte ([4]1999), 84. Patienten mit PVS haben ihre bewusste Wahrnehmungs- und Empfindungsfähigkeit verloren, wobei der Schlaf-Wach-Rhythmus ebenso wie manche Funktionen des Hirnstamms noch erhalten ist. Im Deutschen wird meist von Wachkoma gesprochen. Da der Begriff jedoch terminologisch unscharf gebraucht wird, wird er hier vermieden.

214 Ob damit definiert werden kann, der Tod trete als Sekundärfolge einer mit der Demenz verbundenen Reduktion des Allgemeinzustandes ein, oder ob die Demenzen als Todesursache in Todesursachenstatistiken aufgenommen werden sollten, ist Gegenstand einer zurzeit andauernden Debatte; vgl. z. B. C. HOCK, Demenz (2000), 309.

215 Vgl. A. KURZ, Verlauf und Bestätigung (1999), 174: »Insgesamt werden 85 % als Patienten mit AD zu irgendeinem Zeitpunkt während ihrer Krankheit in einem Heim aufgenommen.«

Medizin in wesentlich größerem Maß die ersten Stadien bzw. die erste Hälfte der klinischen Demenz-Phase.

2.3.5 Therapie

In den vergangenen Jahren trat zunehmend die Suche nach Strategien zur Behandlung der Alzheimer-Demenz in den Vordergrund der medizinischen Forschung.[216] Wenn sich Medizin und Ärzte auch gegen das weit verbreitete Diktum eines »therapeutischen Nihilismus« verwahren, so ist doch der Befund bedeutsam, dass bislang keine Möglichkeit einer kausalen Therapie der Alzheimer-Demenz bekannt ist.[217] Zum gegenwärtigen Zeitpunkt beschränken sich die Behandlungsansätze zur Alzheimer-Demenz auf die Linderung der Symptomatik und damit praktisch auf eine Reduktion der Symptome bzw. auf eine Verlangsamung ihres Fortschreitens.

Mehrheitlich zielen sowohl medikamentöse als auch psychologische Strategien angewandter Therapien auf eine Verminderung des Schweregrades kognitiver Symptomatik. Innerhalb der psychologischen und verhaltenstherapeutischen Praxis mehren sich allerdings Ansätze, gerade auch nicht-kognitive Symptome im schweren Stadium der Demenz zu behandeln. Dieser Befund scheint eine Zweiteilung innerhalb der Therapie des Demenz-Prozesses widerzuspiegeln: Während sich die medizinische und pharmakologische Therapieforschung und -praxis auf die vor allem kognitive Symptomatik der ersten Hälfte des Demenz-Prozesses konzentriert, treten bei der Behandlung der Symptome schwerer Demenzen bzw. der Betreuung[218] schwer dementer Menschen psychologische Therapieformen in den Vordergrund. Eine qualitative

---

216 Die Debatte über die dringlichsten Forschungsfelder ist nicht neu, vgl. bereits das Plädoyer Katzmans Mitte der 1970er-Jahre, sich bezüglich der Erforschung der Alzheimer-Demenz nicht mit der Verzögerung des Verlaufs (Therapie), sondern vielmehr mit der Suche nach den Ursachen (Ätiologie) zu beschäftigen: R. KATZMAN, Prevalence (1976), bes. 218.

217 Zur Rede vom »therapeutischen Nihilismus« vgl. T. GUNZELMANN/J. SCHUMACHER, Psychologische Betreuungs- und Behandlungskonzepte (1997), 1147, und O. ALMKVIST/ B. WINBLAD, Early Diagnosis (1999), 4.

218 Wenn der Befund richtig ist, dass für psychologische Behandlungsansätze »[...] zu vermuten [ist], daß soziale Kontakte die Anhebung von Aktivitätsniveaus und Stimmung im Rahmen dieser Maßnahmen wichtige unspezifische Faktoren darstellen, die möglicherweise erheblichen Anteil an ihrer Wirksamkeit haben« (W. E. MÜLLER/H. FÖRSTL, Pharmakologische und nichtmedikamentöse Behandlungsansätze [^{4}1999], 65), so wäre eine Korrektur dahingehend vorzunehmen, die psychologischen Verfahren nicht zu den Behandlungsansätzen der Demenz, sondern vielmehr zu Betreuungs- oder Begleitungsmaßnahmen zu rechnen. Da eine ausführliche Diskussion an dieser Stelle nicht angezeigt erscheint, hält die vorliegende Studie an der hergebrachten Zuordnung fest.

Bewertung der verschiedenen therapeutischen Maßnahmen scheint nur schwer möglich, da valide Vergleichsstudien kaum vorliegen.[219]

Medikamentöse Therapiestrategien verfolgen zur Zeit das Ziel, vor allem die kognitive aber auch die nicht-kognitive Symptomatik zu lindern. Darüber hinaus wird intensiv daran geforscht, den Verlauf des klinischen Demenz-Prozesses zu verzögern, indem ein Stillstand der Symptome für einen gewissen Zeitraum angestrebt wird.[220] Langfristig wird intendiert, durch frühzeitig begonnene Präventivmaßnahmen den Eintritt in die klinische Phase zu verzögern oder gar zu verhinden.[221]

Diese Forschungsstrategie wird nicht zuletzt aufgrund eines ökonomischen Argumentes unterstützt, denn nur in einer Verzögerung des Auftretens klinischer Symptome oder des Fortschreitens der Alzheimer-Demenz lassen sich kostenintensive Pflegemaßnahmen und Heimeinweisungen verringern.[222]

Das Kostenargument wird erst seit Kurzem im Rahmen von Diskussionen um Rationierung im Gesundheitswesen in die Debatte um therapeutische Strategien eingebracht. Berechnungen, wonach die Verzögerung des Krankheitseintritts um fünf Jahre bereits in einer Generation zu einer Halbierung der Zahl von Patienten mit Demenz führen könnte, bestärken die pharmakologische Forschung, weiter nach Strategien zur Demenz-Verzögerung zu suchen, um so die Behandlungs- und Pflegekosten um ein deutliches Maß zu senken.[223]

Entsprechend der jeweils vorherrschenden ätiologischen Hypothesen wandelte sich in den letzten Jahren jeweils auch die Strategie medikamentöser The-

219 Vgl. T. EHRHARDT u. a., Psychologische Therapieansätze (1997), 95: »Aufgrund der geringen Anzahl und methodischen Einschränkungen der wissenschaftlichen Erfolgsstudien sind Schlüsse auf Überlegenheit der einen oder anderen Therapieform kaum möglich.« Vgl. auch V. GÜNTHER u. a., Kognitive Therapieansätze (1997), 1138.

220 Ein Stillstand der Symptome für etwa ein Jahr wird dabei als Behandlungserfolg gewertet; vgl. A. Kurz, Alzheimer. Mut (1997), 50.

221 Wenn auch an dieser Strategie intensiv geforscht wird, so sind bislang noch keine anwendbaren Erfolge zu verzeichnen. Vgl. R. SANDBRINK/K. BEYREUTHER, Molekulargenetik (^{4}1999), 156; K. BEYREUTHER, Alzheimersche Krankheit. Molekulares Verständnis (1995), 44, und K. BEYREUTHER/H. FÖRSTL, Zukunft (1999), 232 f.

222 Vgl. O. ALMKVIST/B. WINBLAD, Early Diagnosis (1999), 4, und L. S. THAL, Clinical Trials (^{2}1999).

223 Vgl. bes. L. S. THAL, Clinical Trials (^{2}1999), 425: »Numerous studies have indicated that AD is uncommon before the age of 65. However, after the age of 65, the prevalence doubles approximately every 5 years reaching an average prevalence of 32 % by 90 years of age. Given that the prevalence doubles every 5 years, delaying the onset of appearence of the disease by 5 years would result in a 50 % reduction in prevalence in one generation. Delaying onset by 10 years would halve the prevalence again, reducing it by 75 %. Thus, primary prevention would yield the greatest cost benefit.« Daneben auch R. J. HARVEY u. a. (Hrsg.), Dementia Handbook (1999), 92., und bereits S. KANOWSKI, Gegenwärtiger Stand (1993), bes. 29.

rapien.[224] Da ein der Alzheimer-Demenz zugrundeliegender ätiologischer Prozess noch immer nicht bekannt ist, können die Medikamente auch nicht an einer eigentlichen Ursache einsetzen. In der letzten Zeit hat sich die Forschung besonders dem Einsatz von Antidementiva zugewandt. Die Substanzklasse der Nootropika[225] zielt darauf, höhere zerebrale Funktionen zu aktivieren, um damit eine Verbesserung kognitiver Funktionen wie Gedächtnis, Lernleistung und Konzentrationsfähigkeit zu erreichen und die Geschwindigkeit der kognitiven Verluste zu bremsen. Während im Rahmen einer so genannten ersten Generation der Antidementiva etwa Gingko-biloba-Extrakte eingesetzt wurden, kamen in einer zweiten Generation Acetylcholinesterasehemmer bzw. cholinerge Substanzen zur Anwendung. Unter die Antidementiva der dritten Generation werden Muskarinrezeptorantagonisten gezählt, die in die Kaskade des pathogenetischen Prozesses eingreifen sollen.

Inwieweit sich der neurodegenerative Prozess der Alzheimer-Demenz durch Antidementiva aufhalten lässt, scheint aufgrund des noch unklaren ätiopathogenetischen Prozesses aus heutiger Sicht noch nicht bestimmbar.[226] Derzeitige Verlaufsbeobachtungen gehen davon aus, dass bei manchen Patienten ein Stillstand der Symptomprogredienz für ein Jahr erreicht werden kann, wenn die Medikamente zu einem frühen Zeitpunkt des klinischen Prozesses verabreicht werden und die Patienten nicht zu sehr unter den Nebenwirkungen leiden. Da bislang nur wenige kontrollierte Wirksamkeitsprüfungen oder Studien über Langzeitwirkungen vorliegen[227] und zudem das ehrgeizige Ziel,

---

224 Zur medikamentösen Therapie vgl. C. CUMMINGS, Drug therapy (2004); H. FÖRSTL/H. BICKEL (Hrsg.), Antidementiva (2003); F. PADBERG u. a., Therapie (2003); A. KURZ/K. JENDROSKA, Therapie und Prävention (2002); K. BEYREUTHER/H. FÖRSTL, Zukunft (1999); W. E. MÜLLER, Nootropika (1999); W. E. MÜLLER/H. FÖRSTL, Pharmakologische und nichtmedikamentöse Behandlungsansätze ([4]1999); F. FORETTE/F. BOLLER, Trends (1999); M. HAUPT, Behandlung (1999); L. FRÖLICH u. a., Cholinerge Behandlungsstrategien (1999); P. J. WHITEHOUSE, Therapeutic Interventions (1998); H.-J. MÖLLER, Neue medikamentöse Ansätze (1997); H.-J. MÖLLER, Medikamentöse Therapie (1997); R. E. BECKER/E. GIACOBINI (Hrsg.), Alzheimer Disease. From Molecular Biology (1997); S. WEIS, Molekularbiologische Therapieansätze (1997); A. KURZ, Alzheimer. Mut (1997); J. D. TURNER u. a. (Hrsg.), Alzheimer's Disease. Etiological (1996), und grundsätzlich zu den Zielen von Therapie H. LAUTER/A. KURZ (Hrsg.), Allgemeine Grundsätze (1987), 5–7, und K. BERGDOLT, Therapieformen (1998), bes. 529.

225 Die Begriffe Antidementiva und Nootropika werden in diesem Kapitel synonym verwendet; vgl. so auch W. E. MÜLLER/H. FÖRSTL, Pharmakologische und nichtmedikamentöse Behandlungsansätze ([4]1999); definitorisch streng getrennt noch bei S. KANOWSKI, Gegenwärtiger Stand (1993), 24.

226 Vgl. W. E. MÜLLER/H. FÖRSTL, Pharmakologische und nichtmedikamentöse Behandlungsansätze ([4]1999), 59.

227 Für Schlagzeilen sorgte eine Studie zur Behandlung mit Donepezil an 565 Patienten: Die Studie kommt zu dem Ergebnis, dass der Wirkstoff bei den Patienten kaum zu Verbesserungen

bereits vorhandene Schädigungen im Gehirn zu reparieren, bislang noch nicht verwirklicht werden konnte, werden die derzeit zur Verfügung stehenden Möglichkeiten zur medikamentösen Therapie kognitiver Symptome auch von Ärzten als »bescheiden«[228] beurteilt. Die bedeutsame Frage, zu welchem Zeitpunkt eine einmal begonnene Medikamentengabe zur Verlaufsverzögerung der Alzheimer-Demenz beendet werden sollte, wird innerhalb der medizinischen Literatur erstaunlich selten diskutiert.[229]

Vielfach wird heute beklagt, dass eine medikamentöse Behandlung nichtkognitiver Symptome der Alzheimer-Demenz bislang vernachlässigt wurde.[230] Die Autoren plädieren dafür, mit Hilfe von Psychopharmaka Symptome wie Depression, Unruhezustände, Wahn, Halluzinationen, Antriebsstörung, Aggressivität und Störungen des Tag-Nacht-Rhythmus zu lindern. Aufgrund der allgemeinen Anfälligkeit älterer Patienten für Nebenwirkungen psychotroper Medikamente kommen zur Behandlung allerdings nur niedrig dosierte Psychopharmaka in Betracht.[231] Langzeitstudien, die die Wirksamkeit von Neuroleptika und Antidepressiva bei Patienten mit Alzheimer-Demenz bestätigen könnten, liegen bis jetzt noch nicht vor. Beobachtungen scheinen aber zu bestätigen, dass durch diese Medikamente in Verbindung mit psychologischen Interventionen ein positiver Effekt bei den Betroffenen erzielt werden kann.[232]

Durch das Fehlen von kausalen Therapien konzentriert sich die medikamentöse Therapie der Alzheimer-Demenz auf die Linderung der Symptome.

---

in der Symptomatik führte. Aufgrund der dazu kommenden hohen Kosten des Medikamentes tendieren die Autoren dazu, das Medikament nicht zu empfehlen, vgl. C. COURTNEY u. a., Long-term Donepezil Treatment (2004).

228 W. E. MÜLLER/H. FÖRSTL, Pharmakologische und nichtmedikamentöse Behandlungsansätze ([4]1999), 63. Die Autoren betonen aber die Hoffnung, dass »auf der Basis der erheblichen Fortschritte, die wir in den letzten Jahren in Hinblick auf die Pathogenese der Alzheimer-Demenz gemacht haben, mit Substanzentwicklungen zu rechnen ist, die spezifischer in die Mechanismen der Neurodegeneration eingreifen.« (Ebd.). Andere Untersuchungen berichten von nur einem Drittel der Patienten als Responder, vgl. L. FRÖLICH u. a., Cholinerge Behandlungsstrategien (1999), bes. 183.

229 Vgl. nun aber S. GAUTHIER, Drugs (2005), der Regeln für die Beendigung der Medikation fordert.

230 Vgl. etwa P. J. WHITEHOUSE, Therapeutic Interventions (1998), 70; J. T. LAKE/G. T. GROSSBERG, Diagnosis (1998); M. HAUPT, Behandlung (1999), 203, und T. EHRHARDT/A. PLATTNER, Verhaltenstherapie (1999), 90 f.

Ebenso findet erst seit Kurzem eine systematische Erforschung derjenigen Krankheiten Berücksichtigung, die im höheren Lebensalter bei der Alzheimer-Demenz öfter auftreten, aber ätiopathogenetisch nicht mit ihr in Zusammenhang zu stehen scheinen; vgl. W. HEWER, Komorbide medizinische Erkrankungen (1999).

231 Vgl. M. HAUPT, Behandlung (1999), 210, und C.-G. GOTTFRIES, Depression (1996).

232 Vgl. M. HAUPT, Behandlung (1999), 213; T. EHRHARDT/A. PLATTNER, Verhaltenstherapie (1999), 91, und H. GUTZMANN/S. ZANK, Demenzielle Erkrankungen (2005).

Indem sich die Medizin dabei auf die kognitive Symptomatik konzentriert, ist ihr Blick notwendig auf die ersten Stadien bzw. die erste Hälfte des klinischen Demenz-Prozesses eingeengt. Die Tendenz der Forschung tendiert zurzeit eher dahin, die Phasen vor Auftreten der Symptome zu berücksichtigen, als Stadien der schweren Demenz bezüglich therapeutischer Maßnahmen in den Blick zu nehmen: Die Therapiestrategien sind auf Prävention und Impfung ausgerichtet.[233] Wenn die Erforschung schwerer Demenzen sowie die Wirksamkeitsprüfungen von Medikamenten in den schweren Demenz-Stadien auch vor dem methodischen Dilemma stehen, dass die medizinethisch geforderte Einwilligung aufgrund des stark eingeschränkten kognitiven Leistungsvermögens des Patienten nicht mehr eingeholt werden kann, so stellt die Vernachlässigung der schweren Stadien bzw. der zweiten Hälfte des Demenz-Prozesses durch die Medizin doch einen bedeutsamen Punkt dar.

Aufgrund fehlender kausaler Therapiemöglichkeiten und der begrenzten Wirksamkeit medikamentöser Behandlungen finden zunehmend psychologische Ansätze zur symptomatischen Therapie der Alzheimer-Demenz Berücksichtigung.[234]

Die Bandbreite der psychologischen Behandlungsansätze erscheint entsprechend dem jeweils unterschiedlichen angestrebten Therapieziel sehr weit. Es reicht von der Maximierung kognitiver Fähigkeiten über eine Verbesserung von Orientierung und Selbständigkeit sowie der möglichst langen Erhaltung personaler Identität der Patienten bis hin zu einer Reduktion von Verhaltensproblemen.[235] Damit richten die verschiedenen Behandlungsansätze ihren Blick zwar jeweils nur auf eine Phase des dementiellen Prozesses, insgesamt gesehen liegen aber für jede Phase Behandlungsvorschläge vor. Ihr Spektrum vereint darüber hinaus kognitiv orientierte wie auch nicht-kognitiv ausgerichtete Strategien.

---

233 Vgl. A. KURZ/K. JENDROSKA, Therapie (2002); C. LASKE u. a., Präventive Maßnahmen (2005); zur 2002 abgebrochenen Phase-IIa-Studie zu Impfungen vgl. M. SIMM, Impfung (2003), und zur gegenwärtigen Forschungssituation M. T. JENSEN u. a., Lifelong immunization (2005).

234 Vgl. H. GUTZMANN/S. ZANK, Demenzielle Erkrankungen (2005). Kaum einer der psychologischen Behandlungsansätze unterscheidet Patienten mit Alzheimer-Demenz von Patienten mit anderen Demenzen. Der jeweilige symptomatische Therapieansatz verzichtet qua Methode auf die Kenntnis der Ätiopathogenese der Demenz.

235 Es erscheint nicht möglich, an dieser Stelle alle Strategien ausführlich zu diskutieren. Vielmehr sollen einige exemplarische Beispiele dazu dienen, das Spektrum psychologischer Therapien aufzuzeigen, um daraus Tendenzen ablesen zu können. Vgl. einen ausführlichen Überblick bei T. EHRHARDT/A. PLATTNER, Verhaltenstherapie (1999), und daneben T. GUNZELMANN/J. SCHUMACHER, Psychologische Betreuungs- und Behandlungskonzepte (1997); V. GÜNTHER u. a., Kognitive Therapieansätze (1997), und R. D. HIRSCH (Hrsg.), Psychotherapie (1994).

Noch in der präklinischen Phase sollen neuropsychologische Interventionen, wie sie mit Gedächtnistraining und Hirnjogging vorgeschlagen werden, durch ein spezifisches Training die kognitive Leistung aktivieren.[236] Während diese Methoden bei älteren Menschen allgemein gute Ergebnisse zu erzielen scheinen, profitieren Patienten mit klinischen Symptomen einer Demenz offensichtlich deutlich weniger davon. Studien, die belegen könnten, dass Gedächtnistraining überhaupt einen kognitiven Abbau verhindern oder verlangsamen und damit präventiv wirken kann, fehlen allerdings. Sind klinische Symptome kognitiver Beeinträchtigungen aufgetreten, wird empfohlen, diese Methoden nicht mehr anzuwenden, da das Fehlen kognitiver Reserven bei dementen Patienten Frustrationen und Enttäuschungen hervorrufen kann, die das Befinden der Betroffenen wiederum negativ beeinträchtigen.

Eine »bunte Palette von Interventionsstrategien«[237] ist unter den Verfahren zur kognitiven Aktivierung zu finden. So beinhaltet das multimodale Gedächtnistraining das Üben kognitiver Fertigkeiten ebenso wie Elemente zur sozialen Unterstützung von Patienten und Angehörigen.[238] Das Realitäts-Orientierungs-Training (ROT) wiederum lehnt sich an lerntheoretischen und milieutherapeutischen Grundsätzen an und zielt auf eine Verbesserung der Orientierung in Raum und Zeit.[239] Für keine der beiden Maßnahmen liegen bislang kontrollierte Studien vor, so dass bezüglich ihrer Effektivität kaum gesicherte Aussagen möglich sind. Allgemein wird aber bestätigt, dass diese Verfahren in den ersten Stadien der Demenz zumindest zu einer Verbesserung in der Stimmung der Patienten führen können.[240] In weiter fortgeschrittenen Stadien der Alzheimer-Demenz ist ihre Anwendung aufgrund der zu stark eingeschränkten kognitiven Leistungsmöglichkeiten nicht möglich.

Anhand der Kritik am ROT, das bis Ende der 1980er-Jahre das vorherrschende psychologische Behandlungsinstrumentarium für Alzheimer-Demenz darstellte, entwickelte Naomi Feil das Verfahren der Validation zur Behand-

---

236 Vgl. W. E. MÜLLER/H. FÖRSTL, Pharmakologische und nichtmedikamentöse Behandlungsansätze ([4]1999), 64–66; J. BAUER, Alzheimer-Krankheit (1994), 89, und E. GÉRARD, Alzheimer Disease (2004).

237 V. GÜNTHER u. a., Kognitive Therapieansätze (1997), 1138.

238 Vgl. D. ERMINI-FÜNFSCHILLING, Gedächtnistraining (1997), und D. ERMINI-FÜNFSCHILLING/D. MEIER, Gedächtnistraining (1995).

239 Vgl. J. FOLSOM, Reality (1986).

240 Vgl. W. E. MÜLLER/H. FÖRSTL, Pharmakologische und nichtmedikamentöse Behandlungsansätze ([4]1999), 65. Fraglich ist, ob kognitive Aktivierung auch erreichen kann, den Verlauf des Demenz-Prozesses zu verzögern, vgl. W. D. OSWALD, Kognitive und körperliche Aktivität (2004).

lung dementer Menschen im fortgeschrittenen Stadium.[241] Validation meint dabei, den Zustand des dementen Menschen als wertvoll (valid) zu erachten und durch Wertschätzung und Einfühlung in seine Situation sein Selbstwertgefühl zu stärken oder gar wiederherzustellen. Im Unterschied zu anderen Maßnahmen der kognitiven Aktivierung verfolgt die auf Grundprinzipien Carl Rogers' zurückgehende Validation nicht das Ziel, den Patienten in der Gegenwart zu orientieren, sondern ihm die Angst vor dem zunehmenden Realitätsverlust zu nehmen. Dabei wendet die Validationsmethode verbale wie nonverbale Kommunikationstechniken an. So empfiehlt sie z. B., sich den Vorwurf des Stehlens gefallen zu lassen und nicht dagegen anzugehen, wenn dies dem Patienten Wohlbefinden bereitet. Wenn erste Studien auch keine signifikanten Verbesserungen von kognitiven Parametern, Stimmung oder sozialem Verhalten feststellen konnten, so scheint die Validation doch zumindest eine positive Wirkung auf das Verhalten der Betroffenen zu haben.

Für die Selbst-Erhaltungs-Therapie (SET) steht die Biographie des Patienten ebenso im Mittelpunkt wie für die Techniken der Validation.[242] Ziel der SET ist das längere Erhalten der Persönlichkeit der dementen Patienten. Methodisch werden durch den Einsatz von verbaler Kommunikation, Bildern und Musik die biographischen Erinnerungen gestärkt. Valide Wirksamkeitsstudien liegen auch hier bislang noch nicht vor.

Vornehmlich späteren Stadien der Demenz wenden sich verhaltenstherapeutische Ansätze wie Musik- oder Kunsttherapie zu.[243] Auch bei sehr stark eingeschränkten kognitiven Funktionen können beide Methoden die Betroffenen über Gehör oder bildlichen Ausdruck erreichen. Während beide methodisch nonverbal vorgehen und biographieorientiert ausgerichtet sind, besteht ihr Ziel in der Erhaltung des Identitätsgefühls der Patienten. Durch ihr gruppentherapeutisches Element scheinen beide Ansätze eine Aktivierung der Patienten zu unterstützen, wenn auch aufgrund der Schwierigkeit, in den künstleri-

---

241 Vgl. N. FEIL, Validation. Ein neuer Weg (^{2}1992); N. FEIL, Ausbruch (1993); N. FEIL, Validation in Anwendung (^{2}2000), und dazu S. POULAKI/B. WIEGELE, Validation (1997). Anfang der 1990er-Jahre in den USA von Naomi Feil entwickelt, nimmt die Methode der Validation inzwischen auch in Deutschland in der Betreuung von Alzheimer-Patienten einen immer bedeutenderen Stellenwert ein.

242 Vgl. B. ROMERO, Selbsterhaltungstherapie (2004); B. ROMERO, Selbst-Erhaltungs-Therapie (1997); B. ROMERO/G. EDER, Selbst-Erhaltungs-Therapie (1992), und I. BERGHOFF, Förderpflege (1999).

243 Zur Musiktherapie vgl. jetzt umfassend R. GRÜMME, Situation (1998); daneben auch A. MÜLLER-SCHWARTZ, Möglichkeiten (1994), und D. MUTHESIUS, Gefühle (2000), und A. C. DREWS, Musiktherapie (2003). Zur Kunsttherapie vgl. D. DUNKER, Möglichkeiten (1994); D. MARR, Kunsttherapie (1995), und S. URBAS, Kunsttherapie (2000).

schen Therapien einen therapeutischen Effekt nachzuweisen, noch keine genauen Studien über die spezifische Wirksamkeit vorliegen.[244]

Aufgrund der geringen Anzahl therapeutischer Studien zu den genannten psychologischen Verfahren scheinen verallgemeinerbare Schlüsse auf Wirksamkeit oder Erfolg nicht möglich, wenn auch im Einzelfall jeweils Verbesserungen der Patienten in Bezug auf bestimmte Bereiche berichtet werden. Es wird vermutet, dass mit den Therapien einhergehende vermehrte soziale Kontakte sowie die Aktivierung der Betroffenen Faktoren darstellen, die zu einer Stimmungsaufhellung der Patienten führen.[245]

Indem einige der psychologischen Therapieverfahren biographieorientiert vorgehen, wird zunehmend den Angehörigen der Patienten Aufmerksamkeit entgegengebracht. Gerade in späteren Stadien der Demenz kommt ihnen eine wichtige Rolle zu: Sie sind in der Regel die einzigen Personen, die Auskunft über Persönlichkeit, Vorlieben und Werthaltungen der Betroffenen geben können. Deren Kenntnis stellt eine Voraussetzung für ein Gelingen der Betreuung dar. Inwiefern Angehörige durch die hohen Belastungen, die mit der Begleitung und Pflege dementer Patienten über Jahre verbunden sind, selbst zu Patienten werden können, wird dabei zunehmend als Problem erkannt und diskutiert.

Wenn auch insgesamt nur eine äußerst geringe Zahl von Wirksamkeitsstudien der unterschiedlichen medikamentösen wie psychologischen Therapiestrategien zur Verfügung steht, so wird doch sowohl von Ärzten als auch von Vertretern nicht-medikamentöser Behandlungen die Vermutung gewagt, dass in einer Vernetzung der Therapien der größtmögliche Erfolg im Sinne einer Steigerung des Wohlbefindens der Patienten liegen könnte.

Eine Kombination der Therapieformen erscheint darüber hinaus deshalb angezeigt, weil nur so gewährleistet werden kann, dass den Patienten in jeder Phase der Demenz Behandlung und Betreuung zur Verfügung stehen. Die derzeitigen Behandlungsmethoden nehmen zumeist nur ein bestimmtes Symptom eines bestimmten Stadiums in den Blick, nicht aber den Gesamtprozess der Alzheimer-Demenz.

Insgesamt scheint aber die Fixierung auf die kognitive Symptomatik der Demenz auch im Bereich der Therapien so stark zu sein, dass die Stadien fort-

---

244 Vgl. zur Problematik P. PETERSEN, Künstlerische Therapien (2000); Studien z. B. bei A. C. DREWS, Musiktherapie (2003); M. BROTONS/P. K. PICKETT-COOPER, The effects (1996), und L. A. GERDNER/E. A. SWANSON, Effects (1993).

245 Vgl. W. E. MÜLLER/H. FÖRSTL, Pharmakologische und nichtmedikamentöse Behandlungsansätze ([4]1999), 65. Der selbe Effekt lässt sich bei Patienten feststellen, bei denen innerhalb der Placebo-Gruppe medikamentöser Studien ebenfalls leichte Besserungen in der Stimmung oder des Verhaltens auftraten; vgl. B. WINBLAD/N. PORITIS, Memantine (1999).

geschrittener Demenz, in denen nicht-kognitive und körperliche Symptome in den Vordergrund treten, vernachlässigt werden. So gewinnt die Palliative Medizin, wie sie durch den allgemeinen Wandel im Krankheitsgefüge von Akutkrankheiten zu chronischen Erkrankungen heute immer populärer wird, im Bereich der Alzheimer-Demenz, für die weiter das Paradigma der kurativen Medizin Geltung zu haben scheint, erst langsam an Bedeutung. Der Prozess, die bislang v. a. auf die körperlichen Leiden bezogene Palliativmedizin auf die anders gelagerten Bedürfnisse von dementen Personen zu transformieren, erfordert vielfältiges Engagement und wird nur in der Vernetzung pflegerischer und ärztlicher Kompetenzen gelingen können.[246]

246 Erste Annäherungen und Projekte, unter Beteiligung von Hospizgruppen und Angehörigen-Initiativen, sind bereits zu verzeichnen, z. B. BUNDESARBEITSGEMEINSCHAFT HOSPIZ (Hrsg.), Mit-gefühlt (2004).

3. Kernpunkte des Konzeptes: Implikationen und Konsequenzen

Nahezu selbstverständlich wurde, wie im vorangehenden Teil gezeigt, der Medizin die alleinige Forschungs- und Handlungskompetenz für die Alzheimer-Demenz übertragen. Sie nimmt damit die Rolle einer Leitwissenschaft ein. Dass Alzheimer-Demenz aber in zunehmendem Maße als ein gesellschaftliches Phänomen zu betrachten ist, lässt sich an öffentlichen Debatten über Rationalisierungsmaßnahmen im Gesundheitswesen und über die Einschränkung von Leistungen für alte Menschen ablesen. Die gesellschaftliche Diskussion steht damit vor einem Dilemma. Durch die Monopolisierung der Demenz-Debatte durch die Medizin stehen ausschließlich medizinisch dominierte Anhaltspunkte für die Bestimmung dessen, was Alzheimer-Demenz ist und bedeutet, zur Verfügung. Grundlage des gesellschaftlichen Diskurses ist ein Demenz-Konzept, das seine Inhalte aus der Übernahme und Verallgemeinerung medizinischer Aussagen bezieht.

Die Medizin unterliegt jedoch als Anwendungswissenschaft einem methodisch notwendig bedingten Reduktionismus: Ihr Aufgabenbereich ist auf die Diagnostik von Erkrankungen und deren Therapie sowie auf Linderung von Leiden fokussiert.

Wird das unter diesen Vorzeichen generierte medizinische Konzept der Alzheimer-Demenz ohne Ergänzungen oder Korrekturen in die Öffentlichkeit übertragen, wird damit auch automatisch sein immanenter Reduktionismus mittransportiert. Es stellt sich daher die Frage, ob das medizinische Konzept der Alzheimer-Demenz für den gesellschaftlichen Diskurs tauglich ist: Inwiefern bildet es die für die Demenz gesellschaftlich relevanten Themen ab? In welcher Hinsicht ergeben sich Verzerrungen?

Untersucht man das gegenwärtig vorherrschende Demenz-Konzept auf strukturelle Merkmale hin, stechen drei Kernkriterien ins Auge, die es dominieren: Pathologisierung, kognitives Paradigma und die Vernachlässigung der zweiten Hälfte des Demenz-Prozesses. Eine gründliche Untersuchung des medizinischen Konzeptes konnte die Pathologisierung wie auch das kognitive Paradigma aufgrund ihrer Frequenz als zentrale Punkte identifizieren. Das dritte Kriterium, die Vernachlässigung der zweiten Hälfte des Demenz-Prozesses, erschließt sich aus einer Leerstelle: Fortgeschrittene Phasen der Demenz werden von der Medizin innerhalb ihres Konzeptes nicht berücksichtigt.

Im Folgenden werden daher die Kernkriterien des gegenwärtigen Demenz-Konzeptes untersucht. Dies geschieht, indem die mit den Kernkriterien transportierten und jeweils adaptierbaren ethisch relevanten Implikationen und Konsequenzen diskutiert werden. Der Gang des folgenden Abschnittes orientiert sich jeweils zunächst an der Diskussion der mit dem jeweiligen Kernkriterium des Demenz-Konzeptes verbundenen Implikationen. Daran anschließend werden jeweils die daraus resultierenden Konsequenzen diskutiert.

Intendiert wird mit dieser Diskussion eine Überprüfung der Eignung des gegenwärtigen Demenz-Konzeptes für den gesellschaftlichen Umgang mit den Betroffenen. Die Frage, welche Implikationen und Konsequenzen mit dem gegenwärtigen Demenz-Konzept für demente Menschen verbunden sind, ist eine moralische Frage. Sie betrifft ebenso den moralischen Status dementer Menschen wie auch das Problem eines angemessenen Umgangs mit dem Phänomen Demenz im Allgemeinen und den Betroffenen im Besonderen.

3.1 Pathologisierung

Es gilt heute als nahezu selbstverständlich, dass es sich bei der Alzheimer-Demenz um eine Krankheit handelt.[1] So ist in der Regel auch von der Alzheimer-Krankheit, Morbus Alzheimer oder der Alzheimerschen Krankheit die Rede. Die Bestimmung eines Phänomens als Krankheit stellt allerdings keine reine

---

1 Zur Diskussion um eine Anwendung des Krankheitsbegriffs auf die Alzheimer-Demenz vgl. die Beiträge in F. A. HUPPERT u. a. (Hrsg.), Dementia and Normal Aging (1994). Bemerkenswert erscheint die Berücksichtigung der Frage Alzheimer-Demenz und Krankheit aus psychiatrischer Sicht im Beitrag von H.-U. KÖTTER/H. HAMPEL, Mythos Alzheimer-Demenz (2003): Leider schließen die Autoren an die Feststellung, die Alzheimer-Demenz sei eine Krankheit, keine Diskussion an. Im Unterschied zu medizinischen Sammelbänden der vergangenen Jahre erscheint die Alzheimer-Demenz in wenigen jüngeren Publikationen nicht unter der Rubrik »geriatrische Krankheiten«, sondern »geriatrische Problemfelder und Syndrome«, so z. B. C. HOCK, Demenz (2000), 303–317. Vgl. zur Frage, ob es sich bei psychischen Störungen um Krankheiten handelt, die skeptischen Argumente der Antipsychiatrie-Bewegung; grundlegend: T. SZASZ, The Myth (1960); M. FOUCAULT, Wahnsinn (1969); R. D. LAING, Das geteilte Selbst (1973), und E. GOFFMAN, Asyle (1973). Aktuelle Auseinandersetzungen mit der Frage nach dem Krankheitsbegriff der Psychiatrie bei W. VOLLMOELLER, Was heißt psychisch krank (1998); T. SCHRAMME, Patienten und Personen (2000); K. DÖRNER, Bürger (^{3}1995), und J. D. PRESSMAN, Concepts of Mental Illness (1993). Vgl. hier und im Folgenden zum Krankheitsbegriff im Zusammenhang mit den Fortschritten der Molekularen Genetik auch U. WIESING, Gene (1998), 95 f.

Tatsachenbeschreibung dar, sondern ist mit Implikationen verbunden. Es ist Aufgabe der Ärzte, kranke Menschen zu heilen oder deren Leiden zu lindern. Naturwissenschaftliches Wissen über die jeweiligen biologischen Vorgänge dient dazu, Ursachen des kranken Zustandes zu finden und Methoden zu entwickeln, den vormaligen Gesundheitszustand wiederherzustellen. Dieses naturwissenschaftliche Wissen hat also zunächst eine funktionale Aufgabe für Ärzte.

Die Medizin stellt jedoch keine rein beschreibende Naturwissenschaft dar, sondern es liegt in ihrer Struktur, eine handlungsleitende Wissenschaft zu sein.[2] Die Alzheimer-Demenz als Krankheit zu bezeichnen, ist damit mitnichten reine Deskription, sondern eine normative Begriffsbestimmung, die ärztliches Handeln präformiert, spezifiziert und limitiert. Da kranke Menschen auf medizinisches Wissen und ärztliche Hilfe angewiesen sind, verweist eine allgemeine Pathologisierung der Alzheimer-Demenz das Phänomen und die Betroffenen an die Medizin. Menschen als krank zu bezeichnen, hat darüber hinaus gesellschaftliche Ursachen, Bedeutungen und Konsequenzen. Praktisch werden etwa für Kranke Leistungen der Krankenversicherung zur Verfügung gestellt. Neben diesen unmittelbar einsichtigen Konsequenzen, die sich aus der Bezeichnung der Alzheimer-Demenz als Krankheit ergeben und den dementiellen Prozess nicht nur beschreiben, sondern zu weiteren Handlungen auffordern und diese legitimieren, stellt die Pathologisierung der Alzheimer-Demenz einen Vorgang dar, der in der Tat mit beträchtlichen moralischen Konsequenzen verbunden ist.[3]

Die Bestimmung der Demenz als Krankheit unterliegt damit der Frage nach den mit ihr verbundenen Implikationen und Konsequenzen. Im Folgenden soll dem nachgegangen werden, indem zunächst der Krankheitsbegriff bezüglich der Alzheimer-Demenz hinterfragt und anschließend anhand der aus der heute üblichen Pathologisierung erfolgenden Konsequenzen seine Tauglichkeit diskutiert wird.

3.1.1 Implikationen

Der Krankheitsbegriff zählt – wie der Begriff der Gesundheit – zu den meist gebrauchten und gleichzeitig unschärfsten Begriffen der Sprache. So alt die Frage nach Abgrenzungen von Krankheit, Beeinträchtigungen, Behinderungen und Gesundheit auch ist, so unterschiedlich wurden die Grenzen in jeder Epoche gezogen: Krankheitsbegriff und Krankheitskonzeption unterliegen einem

2 Vgl. W. WIELAND, Strukturwandel (1986).
3 Vgl. hierzu auch U. WIESING, Gene (1998), 96.

historischen Wandel und sind gebunden an den medizinischen Kenntnisstand und gesellschaftliche Werthaltungen der jeweiligen Zeit.[4] Auf den ersten Blick scheint sich die Alzheimer-Demenz exakt in das veränderte Krankheitsbild heute einzufügen: So haben aufgrund einer Verschiebung der Morbidität im Krankheitssystem die klassischen Infektionskrankheiten an Bedeutung verloren, während neuartige, vorwiegend chronische Erkrankungen dominieren.[5]

Betrachtet man die »Karriere«[6] der Alzheimer-Demenz durch das 20. Jahrhundert hindurch, so zeigt sich deutlich, dass die Pathologisierung altersdementer Menschen in den ersten Jahrzehnten bei weitem nicht so klar war, wie sie es heute zu sein scheint. Während der ersten Jahrzehnte nach der Beschreibung des nach Alois Alzheimer benannten Phänomens wurde die Frage, ob es sich bei der senilen Form der Demenz um eine Krankheit handelt, nicht diskutiert. Erst seit Beginn der 1970er-Jahre hat sich innerhalb der Medizin die Ansicht durchgesetzt, dass nicht nur die präsenile Alzheimer-Krankheit, sondern auch die Formen der senilen Demenz als pathologisch anzusehen sind.[7] Fortan wurde der Begriff Alzheimer-Demenz auf Demenz-Formen des höheren Lebensalters ausgeweitet und nach dem Krankheitskonzept der präsenilen Form als Krankheit gewertet. Die Alzheimer-Demenz wurde in Diagnoseschemata aufgenommen. Damit wurde die Zuständigkeit auch für die senile Demenz an Ärzte delegiert.

Ein Krankheitsbegriff entsteht aber nicht allein aus naturwissenschaftlichen Befunden oder gar aus innermedizinischen Setzungen. Erst aus einem Wechselspiel von naturwissenschaftlichen Beschreibungen und gesellschaftlichen Wertungen werden Zustände oder Phänomene als Krankheit bezeichnet.[8] Einen Zustand als krank zu bezeichnen, birgt jedoch stets die Gefahr in sich, entweder eine naturalistische oder normativistische Reduktion mit sich zu bringen, indem entweder das Element gesellschaftlicher Werthaltungen oder das biologische Element überbetont wird.[9] Dabei spielt für einen modernen

---

4 Im Rahmen der hier vorliegenden Studie muss auf eine ausführliche Erörterung der umfassenden Diskussion zu Krankheitskonzepten allgemein verzichtet werden. Vgl. zu grundsätzlichen Überlegungen: H. SCHIPPERGES, Krankheit (1999), 20; V. BECKER, Der heutige Krankheitsbegriff (1995); W. WIELAND, Philosophische Aspekte (1995); U. KOSTKA, Mensch (2000); E. SCHOCKENHOFF, Krankheit (2001), und besonders D. LANZERATH, Krankheit (2000).

5 Vgl. H. SCHIPPERGES, Krankheit (1999), 178.

6 Vgl. den Untertitel des Bandes K. MAURER/U. MAURER, Alzheimer (1998).

7 Vgl. oben, Kapitel 2, Fn. 53.

8 Vgl. S. G. POST, The Concept (2000), 249: »There ist no definition of either health or disease that does not inculde some quiet background of cultural values.«

9 Ein Krankheitsverständnis, wonach Krankheiten unabhängig von kulturellen Wertungen existierten, vertritt u. a. C. BOORSE, On the Distinction (1975); C. BOORSE, Health (1977); vgl. dazu D. LANZERATH, Krankheit (2000), 117–125. Ein für die Alzheimer-Demenz in den ver-

Krankheitsbegriff noch ein weiteres Element eine Rolle: die subjektive Selbstzuschreibung eines Menschen als krank und hilfsbedürftig.[10] Dieser Faktor, der aus dem Krankheitsbegriff erst einen normativen Begriff macht, indem er Ärzte im Zusammenspiel des Arzt-Patienten-Verhältnisses zu Handlungen auffordert, soll davor bewahren, gesellschaftlichen Wertungsprozessen einen zu weiten Spielraum einzuräumen. Es stellt sich jedoch bei der Frage nach einem Krankheitsbegriff der Alzheimer-Demenz, wie weiter unten zu zeigen sein wird, wie auch bei anderen psychischen Erkrankungen, ein Problem: Wie sollen bei psychisch beeinträchtigten Menschen verlässliche Selbstaussagen gewonnen werden?

Die drei eben genannten Eckpunkte des Krankheitsbegriffs – naturwissenschaftliche Grundlagen, gesellschaftliche Wertungen und subjektive Selbstzuschreibung – werden im Folgenden eingehend untersucht, bevor nach den Konsequenzen des Begriffs Krankheit für das Phänomen Alzheimer-Demenz gefragt werden kann.

3.1.1.1 Naturwissenschaftliche Aspekte

In Kapitel zwei dieser Studie wurde ausführlich auf den gegenwärtigen Kenntnisstand naturwissenschaftlicher Befunde zur Alzheimer-Demenz eingegangen. Die dort gewonnenen Ergebnisse müssen an dieser Stelle nicht wiederholt werden. Es soll aber noch einmal betont werden, dass zu Lebzeiten des Patienten kein biologischer Marker erkennbar ist, der eine eindeutige Identifikation zulassen würde, das klinische Phänomen sicher als Alzheimer-Demenz zu klassifizieren.

Diese Ergebnisse sind zu vergegenwärtigen, wenn wir im Folgenden nach den medizinischen Implikationen der Pathologisierung der Alzheimer-Demenz fragen. Dies geschieht in drei Schritten, indem zunächst die medizinisch-technische Konzeption der Demenz analysiert, sodann die Besonderheit ihrer psychiatrischen Krankheitskonzeption reflektiert und in einem letzten Punkt die Abgrenzung von Altern und Demenz hinterfragt wird.

Ein erster Blick richtet sich auf die medizinisch-technische Konzeption des Krankheitskonzeptes der Alzheimer-Demenz. Wie gezeigt, speist sich das gegenwärtige Demenz-Konzept aus einer längeren Tradition. Bis zur Zeit der

---

gangenen Jahren immer wieder vorgebrachtes streng konstruktivistisches Konzept vertreten z. B. N. RIGAUX, Raison (1992); N. RIGAUX, Le pari (1998); N. RIGAUX, Humanité (1999), und S. R. SABAT/R. HARRÉ, The Construction (1992).

10 Vgl. D. LANZERATH, Krankheit (2000); D. LANZERATH, Krankheit (1997); D. LANZERATH, Krankheit (1998); V. BECKER, Der heutige Krankheitsbegriff (1995); U. WIESING, Gene (1998); U. KOSTKA, Mensch (2000); E. SCHOCKENHOFF, Krankheit (2001).

Aufklärung spielte die Frage nach Krankheiten im Alter nur eine marginale Rolle.[11] Allgemein war anerkannt, dass körperliche und geistige Leistungen von Menschen im Alter abnehmen: Im Alter wurden Menschen senil, für schwere Formen gebrauchte man den Begriff des Altersblödsinns. Erst Pinel und Esquirol klassifizierten einen Teil alter Menschen, bei denen die geistige Leistungsfähigkeit besonders stark eingeschränkt war, als krank.[12] Die Medizin nahm sich zu dieser Zeit und besonders zur Wende des 19./20. Jahrhunderts diesen innerhalb ihrer Disziplin fortan als pathologisch bezeichneten Altersformen an. Es scheint kein Zufall, sondern vielmehr in der Bedingtheit aller Forschung durch das gesellschaftliche Umfeld begründet zu sein, dass die Fixierung auf geistige Leistungsfähigkeit mit dem Zeitalter der Aufklärung einsetzte. Worauf es nun ankam, war gesunder Menschenverstand. Dass bei alten Menschen die geistige Leistungsfähigkeit im Alter nachlässt, wurde fortan in schweren Fällen als krankhafter Zustand bezeichnet. Seitdem gilt die kognitive Störung als das Kernmoment der Demenzen.

Wie der Medizinhistoriker Heinrich Schipperges in seiner instruktiven Abhandlung über »Krankheit und Kranksein im Spiegel der Geschichte«[13] formuliert, hat mit dem 19. Jahrhundert eine radikale Umgestaltung der Lehre von den Krankheiten eingesetzt. In der Folge, d. h. ab der Mitte des 19. Jahrhunderts bis zu ihrem Höhepunkt zur Wende vom 19. zum 20. Jahrhundert, begann die naturwissenschaftliche Forschung die Medizin zu beherrschen und die Medizin war zu einer Naturwissenschaft geworden.[14] Nun wurden krankhafte Veränderungen mit den Methoden der exakten Naturforschung beschrieben. Im Zuge dieser Wandlungen in der Geschichte der Medizin war auch der Krankheitsbegriff konzeptionellen Veränderungen unterworfen und erschien als naturwissenschaftlich induzierter Krankheitsbegriff. Genau in diese Zeit der naturwissenschaftlichen Erforschung von Störungen fällt die erste Beschreibung und Klassifikation der Alzheimer-Demenz als Krankheit, die als ein Organdefekt im Rahmen der psychiatrischen Krankheitslehre behandelt wurde.

Es erscheint in diesem Zusammenhang als bedeutsam, dass in der Folgezeit die Weiterentwicklung des Krankheitskonzeptes im Allgemeinen und die

---

11 Vgl. D. SCHÄFER, Alter (2004), bes. 365–385.

12 S. R. SABAT, Voices (1998), 39, geht sogar so weit: »For Esquirol, the dementia sufferer is hardly a person at all.« Sabat schließt aufgrund seiner Darstellung der Demenzen heute, dass die Verobjektivierung der Demenz und die Nichtbeachtung des Menschen in der Demenz nichts anderes als eine »self-fulfilling prophesy« (ebd.) sei.

13 Vgl. H. SCHIPPERGES, Krankheit (1999).

14 Vgl. ebd., 152. In den vergangenen Jahren hat sich dieses Selbstverständnis der Medizin weithin zu dem einer »angewandten Wissenschaft« bzw. einer »angewandten Humanwissenschaft« verändert; vgl. W. WIELAND, Strukturwandel (1986), bes. 7–55.

medizinische Beschäftigung mit der Alzheimer-Demenz im Besonderen auseinander fallen. In den ersten Jahrzehnten bis zur Mitte des 20. Jahrhunderts ist die moderne, naturwissenschaftlich begründete Krankheitslehre zunehmend von einer Bewegung begleitet worden, die sich neben den biologischen Aspekten auch die psychischen und sozialen Momente des erkrankten Menschen zum Gegenstand machte.[15] An dieser Hinwendung zum Subjekt, die sowohl den Bereich der Medizin und ihre Forschungszweige als auch die Konzeption von Krankheiten erfasste und bis heute einer Wandlung unterwarf, hatte die Alzheimer-Demenz nicht teil.[16] Wie bereits in Kapitel zwei dieser Studie beschrieben, konnte sich eine weitere intensive Erforschung der Alzheimer-Demenz nach der Beschreibung durch Alzheimer und der Namensgebung durch Kraepelin zunächst nicht durchsetzen. Noch einmal soll daran erinnert werden, dass Alois Alzheimer selbst dazu tendierte, die altersdementen Formen nicht zu der von ihm erstmals diagnostizierten Krankheit zu zählen, sondern nur jene Formen, die ihren Beginn vor dem Senium haben. Nach einer Phase der Zurückhaltung in der Forschung zwischen ca. 1920 und 1960 verständigte man sich erst im Zeitraum der späten 1960er- bis zu den beginnenden 1980er-Jahren in der Medizin und den gebräuchlichen Diagnoseschemata darauf, die altersdementen Formen als pathologisch zu klassifizieren und die Unterscheidung seniler und präseniler Formen der Alzheimer-Demenz fallen zu lassen.[17] Erst durch diese Setzung war die senile Form der Alzheimer-Demenz auch in der breiten Öffentlichkeit zur Krankheit geworden. Fortan sollten es damit ausschließlich Ärzte sein, die für das Phänomen zuständig waren.[18]

In der eben beschriebenen besonderen Klassifizierung – der Weiterentwicklung des Krankheitsbegriffs im Allgemeinen und der mangelnden Teilhabe der Alzheimer-Demenz an dieser Entwicklung – sind die Gründe dafür zu suchen, dass die Konzeption der Alzheimer-Demenz noch immer einem naturwissenschaftlich-induzierten Krankheitsbegriff anhaftet. Der Krankheitsbe-

15 Vgl. H. SCHIPPERGES, Krankheit (1999), 157.

16 Selbstverständlich gab und gibt es Ärzte, die genau diese Entwicklung mitvollzogen haben und deren praktische Tätigkeit sich aus dieser Hinwendung zum Subjekt speist. Das will die vorliegende Studie nicht in Abrede stellen. An dieser Stelle wird jedoch ausschließlich nach der öffentlichen Wirkung gefragt.

17 Vorschläge, eine unitarische Form der senilen und der präsenilen Alzheimer-Demenz anzunehmen, u. a. bei: E. ALBERT, Senile Demenz (1964); H. LAUTER/J. E. MAYER, Clinical and Nosological Concepts (1968); R. KATZMAN, Prevalence (1976), und B. E. TOMLINSON u. a., Observations (1979), sowie dazu H. FÖRSTL, Alzheimer Demenz – ein Problem mit Zukunft (1999), 4. Insgesamt scheint H.-U. KÖTTER/H. HAMPEL, Mythos Alzheimer-Demenz (2003), 22 und 25, in der Annahme Recht zu geben zu sein, dass sich zu Beginn der 1980er-Jahre die unitarische Form durchgesetzt hat.

18 Vgl. H. FÖRSTL, Contributions (2000), der die Bedeutung der Ausweitung des Konzeptes für die Erforschung der senilen Form betont.

griff, der der Alzheimer-Demenz von medizinischer Seite zugrunde liegt, hat nicht nur seine Wurzeln, sondern auch seine Äste in der Konzeption von Krankheiten, wie sie im 19. Jahrhundert grundgelegt wurde.[19] Aber erst nachdem sich verschiedene medizinische Disziplinen im letzten Drittel des 20. Jahrhunderts aufgrund gesellschaftlicher Entwicklungen intensiv dem Phänomen zuwandten, wird die Alzheimer-Demenz wieder intensiv erforscht.[20]

Seitdem die Alzheimer-Demenz im letzten Drittel des 20. Jahrhunderts im der medizinischen Forschung angesiedelt war, entwickelte sie sich nicht außerhalb der Forschungsschwerpunkte der jeweiligen Zeit. Da Ursachen und Auslöser des Demenz-Prozesses bislang noch ein Desiderat blieben, wurden immer neue, die Forschung leitende Hypothesen gebildet. Die These Paul Unschulds, dass medizinische Konzepte ihre Wurzeln im jeweiligen gesellschaftlichen Umfeld haben,[21] lässt sich am Beispiel der Demenz-Forschung eindrücklich belegen. Bedeutsam erscheint, dass die Erforschung der Demenzen mit zwei Entwicklungen untrennbar verwoben ist, die das heutige Demenz-Konzept entscheidend mitgeprägt haben: zum einen mit der Entwicklung medizinischer Forschung im Allgemeinen und zum anderen mit der psychiatrischen Forschung im Besonderen.

Lagen die Anfänge der Alzheimer-Demenz-Forschung in der »neuropathologischen Aufbruchzeit« am Beginn des 20. Jahrhunderts, so prägen diese das wissenschaftliche Beschäftigungsfeld mit Demenzen bis heute. Waren es im 20. Jahrhundert, ganz entsprechend der Gebundenheit von Forschungsschwerpunkten an die jeweilige Zeit, zunächst zahlreiche Ansätze innerhalb der Neuropathologie, so wird heute, entsprechend dem Trend bei bislang noch nicht geklärten Ätiologien, nach Anhaltspunkten in Molekularbiologie und Genetik gesucht. Wegen mangelnder kausaler Behandlungsmöglichkeiten der Alzheimer-Demenz und bedingt durch die aufgrund demographischer Gegebenheiten ständig wachsende Zahl alter Menschen in Deutschland bewegt sich das Feld medizinischer Forschung um demente Menschen neben der Ätiologie vor allem im Bereich der Diagnostik und Therapie. Die Krankheit selbst steht dabei im Zentrum des Interesses. Der kranke Mensch gelangt erst in zweiter Linie in den Fokus der Betrachtungen.

---

19 Vgl. U. DRERUP, Biologisch orientierte Demenzforschung (1993), 585.

20 Vgl. die seit den 1970er-Jahren exponentiell angestiegenen Veröffentlichungszahlen zum Thema Alzheimer-Demenz; Darstellung bei W. A. LISHMAN, History (1994), 47 f.

21 Vgl. P. U. UNSCHULD, Was ist Medizin? (2003). Unschuld nennt zahlreiche Belege für seine These und führt sie vor allem hinsichtlich vormoderner medizinischer Systeme aus. Diesen Gedanken inter- und intrakulturell für die moderne Psychiatrie weiterzuführen, steht noch aus.

Ergänzt wird diese naturwissenschaftliche Betrachtungsweise der Demenzen durch die frühe Einordnung in das Fachgebiet der psychiatrischen Forschung. Ein zweiter Blick auf das Krankheitskonzept der Alzheimer-Demenz richtet sich daher auf die Besonderheit der psychiatrischen Krankheitskonzeption. Auch diese ist im 20. Jahrhundert in weiten Teilen zunächst naturwissenschaftlich ausgerichtet.[22] Die Alzheimer-Demenz wurde hier von Anfang an als Hirnleistungsstörung begriffen und mit dem entsprechenden Instrumentarium erforscht und behandelt. Nachdem in der psychiatrischen Forschung allgemein akzeptiert war, dass die Alzheimer-Demenz auch im Alter eine Krankheit, genauer: eine Krankheit des Gehirns, ist, wurde vor allem weiter gefragt, wie diese entsteht. Die Alzheimer-Demenz wurde als eine somatische Krankheit betrachtet, ihre Ursachen, ihre Diagnostik und ihre Therapie wurden von Anfang an nahezu ausschließlich auf dem gleichen Weg erforscht und behandelt wie auch andere somatische Krankheiten.

Bedingt durch die erwähnte Zurückhaltung der Alzheimer-Forschung zwischen ca. 1920 und 1960 haben die Demenzen zahlreiche Entwicklungen auf dem Gebiet der modernen Psychiatrie nicht durchlaufen.[23] Von Diskussionen um den Begriff der psychischen Krankheit, mit denen sich die psychiatrische Forschung im vergangenen Jahrhundert auseinandersetzen musste, waren die Demenzen nicht erfasst worden. Wo über viele Jahrzehnte die Meinungen auseinander gingen,[24] schien der Fall bezüglich der Demenzen einfach, denn anders als bei zahlreichen anderen psychiatrischen Störungen sind bei der Alzheimer-Demenz Vorgänge im Gehirn der Patienten post mortem identifizier-

---

22 Zur Geschichte der Psychiatrie im 20. Jahrhundert vgl. bes. E. SHORTER, Geschichte der Psychiatrie (1999), der allerdings einen rein somatischen Ansatz in der Medizin verfolgt und wenig Interesse an kulturellen Aspekten erkennen lässt. Speziell mit der deutschen Nachkriegsgeschichte befasst sich nun S. HANRATH, »Euthanasie« und Psychiatriereform (2002), in Teilen auch T. SCHRAMME, Patienten und Personen (2000). Zur Geschichte der Demenz-Forschung speziell, jedoch verbunden mit der These einer Negierung eines eigenen Krankheitsbegriffs der Demenz: W. A. LISHMAN, History (1994). Insgesamt muss heute ein weiterer Forschungsbedarf bezüglich einer Geschichte der Psychiatrie und ihrer Konzepte konstatiert werden. Besondere Berücksichtigung sollte dabei eine bislang noch ausstehende Geschichte der Alzheimer-Demenz finden.

23 Noch einmal sei betont, dass es hierbei nicht darum geht, eine disziplinimmanente, medizinhistorische Aussage zu treffen. Relevant ist einzig der Aspekt, ob bzw. wann aus der Medizin heraus Impulse für die öffentliche Diskussion ausgingen, bzw. wann einer medizinischen Aussage eine besondere öffentliche Aufmerksamkeit zuteil wurde.

24 Vgl. P. SEDGWICK, Illness (1973), 127, zit. nach T. SCHRAMME, Patienten und Personen (2000), 69: »Die Psychiatrie ist mit zwei scheinbaren Alternativen konfrontiert: Entweder zu behaupten, daß personale, psychologische und emotionale Störungen in Wirklichkeit Zustände des Körpers, objektive Merkmale des Hirngewebes, des Organismus-unter-Streß, der Gene oder was auch immer sind; oder zu bestreiten, daß solche Störungen überhaupt Krankheiten sind.«

bar. Damit war die Demenz zum einen der Diskussion um klassische psychiatrische Krankheiten, wie z. B. der Schizophrenie, nicht ausgesetzt, zum anderen hatte die dort stattfindende Diskussion um einen psychiatrischen Krankheitsbegriff gleichzeitig einen Reflex auf die Sichtweise und den Begriff der Demenz in der Psychiatrie. Zahlreiche Psychiater konzentrierten sich auch bei der Demenz-Forschung und -behandlung auf die eine der beiden von Sedgwick genannten Alternativen und vollzogen eine Somatisierung psychischer Krankheit. Wenn aber die Demenz, so die Folgerung aus dieser Sicht, ebenso auf physiologischen Störungen basiert wie somatische Krankheiten, dann spricht augenscheinlich nichts dagegen, die naturwissenschaftlich-medizinische Terminologie und Vorgehensweise auch für Demenzen aufrechtzuerhalten.[25]

Durch den langen Zeitraum, innerhalb dessen die Alzheimer-Demenz weniger von der psychiatrischen Forschung berücksichtigt wurde, scheint die Beschäftigung mit der Alzheimer-Demenz einem Paradigma verhaftet geblieben zu sein, das noch aus der Zeit Alzheimers selbst stammt.[26] So kann es kaum überraschen, dass die Untersuchung und Erforschung von Hirnprozessen auch heute im Vordergrund der Forschung steht.[27] Durch die Somatisierung der Alzheimer-Demenz trat ihre Besonderheit als psychische Krankheit kaum in das Blickfeld der Untersuchungen. Folglich wurde nicht nur das (naturwissenschaftlich-)medizinische Begriffsinstrumentarium an die Demenzen angelegt, sondern es wurden auch deren Prämissen übernommen: »Die heutigen Forschungsstrategien gründen auf einer psychiatrischen Krankheitslehre, die wesentlich von W. Griesinger, E. Bleuler und K. Schneider geprägt ist, deren Wurzeln nach von Uexküll aber bis in die Anfänge des letzten Jahrhunderts zurückreichen, als mit der Übertragung des Maschinenmodells auf den menschlichen Organismus sich eine biotechnische Medizin durchsetzte.«[28] Für unseren Untersuchungsgegenstand der Demenz bedeutete dies konkret, dass fortan objektive Merkmale eine große Rolle spielten. Der Patient als Träger von Symptomen fiel in dem Maß aus der Betrachtung heraus, in dem die Krankheit verobjektiviert wurde.

25 Vgl. ähnlich bei T. SCHRAMME, Patienten und Personen (2000), 69, dort allerdings nicht im Zusammenhang mit Demenzen, sondern in Bezug auf psychische Krankheiten im Allgemeinen.

26 Es wäre zu wünschen, dass die Medizingeschichte eine Aufarbeitung der Demenz-Forschung im 20. Jahrhundert zum Thema erhebt. Es erscheint für das heutige Konzept der Demenzen erkenntnisversprechend, sich den historischen Bedingungen der Demenz-Forschung zuzuwenden. Vgl. knapp dazu E. K. ROLOFF, Mehr Ethik (2003), 22.

27 Das Aufkommen der Neurowissenschaften Ende des 20. Jahrhunderts tat ihr Übriges dazu, dass die Demenz diesem Paradigma verhaftet blieb.

28 U. DRERUP, Biologisch orientierte Demenzforschung (1993), 585.

Nun soll weder bestritten werden, dass der Demenz ein neurodegenerativer Prozess zugrunde liegt, der sich im Gehirn der Patienten abspielt, noch dass durch die Intensität, mit der die Grundlagenforschung der Alzheimer-Demenz betrieben wurde und wird, Fortschritte zum Verständnis der neuropathologischen Abläufe erzielt worden sind und auch heute erzielt werden. Die Medizin verdankt ihre großen Erfolge eben diesem Vorgehen, den Menschen als Träger der Krankheitssymptome außer Acht zu lassen und die Krankheiten als selbständige Entitäten zu betrachten. Es stellt sich aber nicht nur die Frage, ob dieser Forscherblick das komplexe Phänomen der Demenz verkürzt, sondern auch, ob die Demenz allein durch die erfolgte Konzentration auf das Gehirn der Patienten hinreichend erklärt werden kann und zu einem aus anthropologischer Sicht adäquaten Umgang mit dementen Menschen führt. Diese Frage stellt sich umso stärker, als das Demenz-Konzept der Grundlagenforschung in die ärztlichen Praxen und in die Öffentlichkeit übertragen wrden ist, ohne dass das Vorherrschen unterschiedlicher Bedeutungen und Notwendigkeiten Berücksichtigung gefunden hätte.[29]

Ein dritter Aspekt, der sich auf die medizinische Konzeption des Krankheitskonzeptes der Alzheimer-Demenz bezieht, muss ebenfalls in Betracht gezogen werden. Inwiefern handelt es sich bei der Alzheimer-Demenz um einen vom normalen Altern unterscheidbaren Krankheitsprozess? Wie bereits beschrieben, wurde zwischen den späten 1960er- und den frühen 1980er-Jahren eine bedeutungsreiche Entscheidung getroffen, indem ein unitarischer Prozess der senilen und präsenilen Alzheimer-Demenz angenommen und die Alzheimer-Demenz in die Diagnoseschemata aufgenommen wurde.[30] Seit diesem Zeitraum gilt die senile Form der Alzheimer-Demenz auch im öffentlichen Bewusstsein als Krankheit und nicht mehr als besondere Form des Alterns. Auf welcher medizinischen Grundlage ist diese Entscheidung getroffen worden, und wie wird eine Abgrenzung zwischen normalem Altern und Alzheimer-Demenz gezogen?

Altern stellt zunächst einen »normalen« physiologischen Prozess dar:[31] Jeder Mensch altert, wobei bis heute das Grundprinzip des Alternsprozesses

29 Es steht außer Frage, dass einzelne Ärzte und Forschungsabteilungen anders handeln. Von Interesse ist für diese Studie jedoch das in der Öffentlichkeit transportierte Muster.

30 Diskutiert wurde zu jener Zeit, »[...] ob psychische Erkrankungen im Alter nur eine quantitative Steigerung ›normaler‹ Alterung mit Zunahme von Vergeßlichkeit und körperlichen Beschwerden ist, oder ob Demenz bzw. Depression davon als qualitativ andersartige Phänomene abzugrenzen sind.« (H. HELMCHEN u. a., Psychische Erkrankungen [²1999], 213).

31 Der Begriff des Alterns meint den dynamischen Prozess des Alt-Werdens, das Alter bezeichnet den Lebensabschnitt an sich. Grundlegend für die Gerontologie: H. THOMAE, Alternsstile (1983).

noch nicht bekannt ist.[32] Per Konvention wird in den meisten Gesellschaften der Beginn des Alters traditionell mit dem Beginn der Berentung gleichgesetzt, zumeist bei 65 Jahren.[33] Diese Setzung, die den Beginn des Alters mit der Beendigung der beruflichen Tätigkeit identifiziert, zeigt deutlich, dass eine Bestimmung von »Alter« nicht allein aus biologischen, sondern auch aus sozialen Faktoren herrührt. Durch die Zunahme der Lebenserwartung wird heute zunehmend von mindestens zwei Stadien des Alters gesprochen: den jungen Alten und den Hochbetagten. Gleichzeitig mit der absoluten Zunahme der alten Menschen in der Bevölkerung hat sich die Forschung in den verschiedensten Zweigen zunehmend der Frage nach dem Altern zugewandt und so Differenzierungen innerhalb des Alters ermöglicht.[34]

In den 1980er-Jahren, als sich Gerontologie und Geriatrie in Deutschland als eigene Forschungszweige etablierten, wurde in Medizin und Psychologie die Frage, ob es sich beim Alternsprozess selbst um einen krankhaften Prozess handelt, intensiv diskutiert.[35] Da bislang über die Abläufe des Alternsprozesses an sich nur wenig bekannt ist, wird diese Frage auch 1996 noch als »[...] eine der schwierigsten Fragen, mit denen sich die Gerontologie auseinander zu setzen hat«[36] bezeichnet. Wenn auch verschiedene biologische Prozesse auf noch nicht geklärte Weise an der Zunahme gesundheitlicher Störungen im Alter beteiligt sind, gilt es heute doch als allgemeiner Konsens, dass »[...] der überwiegende Teil von Organfunktionsstörungen im Alter nicht durch die morphologischen Alternsvorgänge an sich, auch nicht durch die alterstypischen Regelmechanismen und die verminderte Adaptationsfähigkeit des alten Organismus

---

32 S. KANOWKSI, Alter/Altern (1998), 121.

33 Mit dieser bewusst vereinfachenden Darstellung, die um einer Kommunizierbarkeit der Thematik willen gewählt wurde, soll nicht vernachlässigt werden, dass eine chronologische Festlegung des Altersbeginns in dieser Weise interindividuell nicht möglich ist: »Aus der Perspektive sowohl der Entwicklungspsychologie der Lebensspanne als auch der Soziologie des Lebensverlaufs sind Altern und Entwicklung zwei Prozesse, die von der Zeugung des Menschen an wirksam sind und sich nicht zu einem bestimmten Zeitpunkt ablösen.«, I. MAAS/U. M. STAUDINGER, Lebensverlauf und Altern (^{2}1999), 543. So könnte sich streng genommen der Beginn des Alters nur individuell bestimmen und nicht aus sozialen oder gesellschaftlichen Faktoren wie der Beendigung der Berufstätigkeit ableiten lassen; vgl. E. LUNGERSHAUSEN, Anthropologische Aspekte (1992), bes. 133.

34 Vgl. bes. das interdisziplinäre Projekt der Berliner Altersstudie, die sich umfassend der Erforschung des höheren Alters zugewendet hat: K. U. MAYER/P. B. BALTES, Die Berliner Altersstudie (^{2}1999).

35 Wenn auch die Frage nach dem Alter als Krankheit schon lange erwogen wurde (vgl. CICERO, De senectute [1998], und oben, Kapitel 2, Fn. 8); vgl. zur jüngeren Diskussion bes. W. DOERR, Ist Altern (1981), und W. DOERR, Altern (1983).

36 A. SCHRAMM, Altern (1996), 11; vgl. auch M. BERGENER, Geriatrie (1998), und A. KRUSE, Gerontologie (1998).

verursacht sind, sondern vor allem durch krankhafte Prozesse.«[37] Gegenwärtig hat sich mehrheitlich die Meinung durchgesetzt, dass Alter und Krankheit zwei unterschiedliche und unterscheidbare Phänomene sind. Wenn das Altern also auch nicht einfach mit Krankheit gleichgesetzt werden kann, so ist das Altern doch ein gefahrgeneigter Prozess, auf den sich leicht Krankheiten »aufsetzen«[38].

Inzwischen liegen zahlreiche Untersuchungen zu medizinischen, psychologischen und sozialen Veränderungen vor, die den Prozess des Alterns bzw. das Alter begleiten. Welches sind, der Fragerichtung dieses Kapitels entsprechend, die besonderen Merkmale eines biologisch »normalen« Alterungsprozesses?

In naturwissenschaftlichen Beschreibungen ist das Alter charakterisiert durch Leistungsminderungen einzelner Organe, Funktionsminderungen in systemischer Sicht, Abnahme der Reservekapazitäten u. a.[39] Kognitive Leistungseinbußen gehören dabei wesentlich zur allgemeinen Leistungsminderung. Sowohl Längsschnitt- als auch Querschnittstudien ergaben, dass die Leistungen im Bereich kognitiver Tests im höheren Alter nachlassen.[40] Diese Beeinträchtigung im Alter scheint alle kognitiven Leistungsbereiche zu betreffen, vor allem aber Gedächtnis, sprachliche Leistungen und visuell-räumliche Fähigkeiten. Dieser Alterseffekt der kognitiven Einbußen verläuft wahrscheinlich linear vom etwa 70. Lebensjahr ab bis ins hohe Alter. Jeder Mensch zeigt also in fortgeschrittenem Alter kognitive Beeinträchtigungen.

Wenn aber auch das normale Alter mit Leistungseinbußen im kognitiven Bereich einhergeht, stellt sich die Frage, ob ein kategorialer Unterschied zwischen den altersbedingten und den durch die Demenz bedingten kognitiven Störungen existiert. Ist die Alzheimer-Demenz eine besonders ausgeprägte Form des Alterns oder ein eigener Prozess? Besteht ein grundlegender oder nur ein gradueller Unterschied zwischen Altern und Alzheimer-Demenz? Unter den beiden Stichworten der Kontinuität (das Altern geht nicht ohne dementielle Prozesse einher) und der Diskontinuität (Demenz und Alter sind

---

37 E. LANG/T. DIEPGEN, Altern und Krankheit (1988), 78; zit. nach U. LEHR, Psychologie (⁸1996), 335. Damit wird eingeräumt, dass die Prozesse Altern und Krankheit nicht immer deutlich und scharf voneinander getrennt werden können; vgl. S. KANOWSKI, Alter/Altern (1998), 123.

38 Vgl. A. SCHRAMM, Altern (1996), 14. Die Multimorbidität im Alter erfordert besonders in der praktischen ärztlichen Tätigkeit besondere Berücksichtigung.

39 Vgl. S. KANOWKSI, Alter/Altern (1998), 121, und ausführlicher D. B. DANNER/H. C. SCHRÖDER, Biologie (1992). Die in den 1980er-Jahren bisweilen vertretene These, Altern an sich sei bereits eine Krankheit, wird heute kaum mehr ernsthaft erwogen; vgl. C. L. ESTES/E. A. BINNEY, Biomedicalization (1989), hier: 588.

40 Vgl. F. M. REISCHIES, Leichte kognitive Störungen (⁴1999), 235.

zwei unterschiedene Prozesse) wird diese Frage innerhalb von Psychiatrie und Psychologie intensiv diskutiert.[41]

Der Beobachtung, dass sowohl das Alter als auch die Demenz mit kognitiven Einbußen einhergehen, folgte Mitte des 20. Jahrhunderts die – heute als widerlegt geltende – Hypothese, dass alle Menschen eine Form der Alzheimer-Demenz entwickeln würden, wenn sie nur lange genug lebten. Die kognitiven Einbußen der Menschen seien lediglich individuell in einem unterschiedlichen Ausmaß vorhanden. Dieses Kontinuitätsargument wurde durch weitere Beobachtungen gestützt: Eine exakt quantitative Abgrenzung einer Demenz bezüglich der kognitiven Leistungen ist, zumindest bei einer schwach ausgeprägten Demenz-Form, nicht möglich. Ebenso wenig sind zwischen leichten Formen der Demenz und normalem Altern neurobiologische Unterschiede feststellbar.[42] Der neuropathologische Befund, dass die für die Alzheimer-Demenz typischen senilen Plaques bei einer Gehirnautopsie post mortem auch in den Hirnen »alzheimer-unauffälliger« Patienten gefunden werden,[43] wurde zur Stützung der Kontinuitätsthese herangezogen. Alzheimer-Demenz erscheint nach dieser Hypothese als eine besonders stark ausgeprägte Form des Alterns.

In verschiedener Hinsicht wird besonders seit Mitte der 1980er-Jahre dieser These widersprochen. Die Hypothese einer Diskontinuität von Alter und Demenz trat seitdem in den Vordergrund. Hier erscheint die Demenz als ein eigener, vom Alter unterscheidbarer Krankheitsprozess. In zahlreichen verschiedenen Bereichen wurde versucht, einen biologischen Marker zu identifizieren, der die Alzheimer-Demenz eindeutig als vom Alter unterscheidbaren Vorgang abgrenzen könnte. Ohne Anspruch auf Vollständigkeit seien hier Beispiele genannt: Mit der Entdeckung der herabgesetzten Aktivität neokortikaler cholinerger Enzyme (Cholinazetyltransferase, Acetylcholinesterase) schien dieser Beweis zunächst erbracht.[44] Doch stellte sich bald heraus, dass dies kein eindeutige Indikator war. Wiederum auf biologischer Ebene sollten Untersu-

41 Vgl. die umfassende Zusammenstellung von Diskussionsbeiträgen zum Thema Kontinuität – Diskontinuität in dem Sammelband: F. A. HUPPERT u. a. (Hrsg.), Dementia and Normal Aging (1994).

42 Vgl. F. A. HUPPERT/C. BRAYNE, What is the Relationship (1994), 6. In der Grauzone zwischen Alter und leichter Demenz werden seit wenigen Jahren als drittes Phänomen die so genannten leichten kognitiven Beeinträchtigungen diskutiert. Auch sie können ohne eine Verlaufsbeobachtung nicht von normalem Alter und leichten Demenzen unterschieden werden. Vgl. M. ZAUDIG, Demenz und »leichte kognitive Beeinträchtigung« (1995); F. M. REISCHIES, Normales Altern (1997); F. M. REISCHIES, Leichte kognitive Störungen (^{4}1999), und weiter oben, Kapitel 2, Fn. 176 und 211.

43 Vgl. M. J. WEST u. a., Is Alzheimer's Disease Accelerated Aging (1997), 141.

44 Vgl. besonders Z. S. KHACHATURIAN/J. P. BLASS (Hrsg.), Alzheimer's Disease. New Treatment (1992), V.

chungen des unterschiedlichen neuronalen Zellverlustes bei »normalem« Alter und Demenz die Diskontinuitätsthese stützen:[45] »The conclusion that there are qualitative differences in the neurodegenerative process associated with normal aging and AD has several implications. Perhaps the most important of these is that AD is not an inevitable consequence of aging. It should be considered to be a true disease characterized by a unique neurodegenerative process [...].«[46] Dieser These des eindeutigen neurodegenerativen Unterschieds zwischen normalem Altern und Demenz stimmen allerdings nicht alle Neurobiologen zu.

Psychiater und Psychologen wiederum befragen die kognitiven Beeinträchtigungen zwischen normalem Altern und leichter Demenz auf Unterschiede. Dabei wird zu zeigen versucht, dass das Muster der kognitiven Beeinträchtigungen verschieden ist: Während das »normale« Altern durch die Abnahme psychomotorischer Geschwindigkeit charakterisiert sei, zeichneten sich die Demenzen in den frühen Phasen besonders durch Störungen des Gedächtnisses und der Wortflüssigkeit aus.[47] Auf der gleichen Argumentationsebene ist der Befund von Reischies/Lindenberger angesiedelt, die den Erhalt der Lernfähigkeit als ein qualitatives Merkmal demenz-freien Alterns herausgestellt haben.[48]

Einen ebenfalls die Diskontinuitätsthese stützenden Befund sollten epidemiologische Untersuchungen leisten, die zeigen konnten, dass jenseits eines Lebensalters von 95 Jahren die Demenz-Prävalenz nicht mehr weiter zunimmt.[49] Diese These, die einen Ausschlag für die Bestimmung des Demenz-Prozesses als vom Alter unterschieden stützen könnte, wird heute ebenso oft vorgebracht wie ihr widersprochen wird. S. G. Post erkennt dieses epidemiologische Argument als das derzeit einzige zur qualitativen Unterscheidung eines Demenz-Prozesses von normalem Altern an und beurteilt damit die Krankheitsthese der Demenz als auf »dünnem Eis« stehend.[50] Der

---

45 Vgl. M. J. WEST u. a., Is Alzheimer's Disease Accelerated Aging (1997), 145: »The regional patterns of neuronal loss in the hippocampus related to normal aging and AD are qualitatively different.« In ähnlicher Weise Mackenzie, der mit der These, die Ausbreitung seniler Plaques sei in Gehirnen normal alternder Menschen von qualitativ anderer Art als bei Menschen mit Demenz-Symptomen, bis zu ihrer Widerlegung für einen eigenständigen Krankheitsprozess der Alzheimer-Demenz eintrat: I. R. A. MACKENZIE, Senile Plaques (1994).

46 M. J. WEST u. a., Is Alzheimer's Disease Accelerated Aging (1997), 146.

47 Vgl. dazu in der Berliner Altersstudie: F. M. REISCHIES/U. LINDENBERGER, Grenzen (^{2}1999), bes. 370; daneben auch F. M. REISCHIES, Normales Altern (1997), 370.

48 Vgl. F. M. REISCHIES/U. LINDENBERGER, Grenzen (^{2}1999), 368, und F. M. REISCHIES/ U. LINDENBERGER, Diskontinuität (1996).

49 Vgl. K. RITCHIE u. a., The Relationship (1992), und H. B. STÄHELIN, Epidemiologie (1997), 69.

50 Vgl. S. G. POST, The Concept (2000), 250.

epidemiologischen These widerspricht ebenso der Münchner Epidemiologe H. Bickel, der diese Daten als einen »ungeeigneten Beleg« der Krankheitsthese bezeichnet.[51] Wenn auch immer weitere Kriterien zur Unterscheidung von normalem Altern und Demenz vorgebracht werden, so bleibt doch festzuhalten, dass es bislang nicht möglich ist, in der Anfangsphase einer Demenz zwischen einem dementiellen Prozess, leichten kognitiven Beeinträchtigungen und normalem Altern zu unterscheiden.

Der Überblick über den Diskussionsstand von Kontinuitäts- und Diskontinuitätshypothese der Alzheimer-Demenz führt zu einem schillernden Ergebnis. Es steht nicht in der Kompetenz der Ethik, zu beurteilen, ob es unterscheidende biologische oder andere Marker gibt, die einen eindeutigen Unterschied zwischen Alter und Alzheimer-Demenz kennzeichnen. Aber es steht ihr der Hinweis zu, dass die fachwissenschaftliche Stellungnahme unter Experten weitaus weniger eindeutig ausfällt, als es zunächst den Anschein haben mag. Es ist festgestellt worden, dass keine eindeutige Bestimmung ersichtlich ist. Dieser Befund stützt die These, dass sich Ärzte, Biologen und Psychologen heute per Konvention darauf geeinigt haben, die Alzheimer-Demenz sei ein vom Alter unterscheidbarer Prozess.[52] Mit der Festlegung, dass der Prozess der senilen Form der Alzheimer-Demenz identisch sei mit dem bereits seit Längerem als Krankheit bezeichneten Prozess der präsenilen Demenz, wurde so in einem zweiten Schritt die Übereinkunft verknüpft, dass es sich bei der Alzheimer-Demenz im Alter um einen vom normalen Alter unterscheidbaren Krankheitsprozess handele.

3.1.1.2 Soziokulturelle Wertungen

Die Bestimmung der Alzheimer-Demenz als Krankheit wird erst aus einem Wechselspiel von medizinischen Kenntnissen und gesellschaftlichen Wertungen beschreibbar. Als zweite Komponente der Pathologisierung der Alzheimer-Demenz sind jene gesellschaftlichen Wertungen daher zu untersuchen. Die Erfahrung von Krankheit wie auch die Bezeichnung von Phänomenen als Krankheiten wird in vielfacher Hinsicht durch soziale Faktoren bestimmt.

---

51 Vgl. H. BICKEL, Epidemiologie (1999), 11.

52 Ob diese Konvention interessegeleitet war, muss dahin gestellt bleiben. Nachweisbar ist, dass seit der Klassifikation der Demenz als krankhaftem Prozess die Publikationszahlen vor allem zur Alzheimer-Demenz sprungartig angestiegen und die Forschung erheblich intensiviert worden ist. Der Diskontinuitätsthese wird heute nur selten aber dennoch immer wieder widersprochen, z. B. W. A. LISHMAN, History (1994), 52: »In the last analysis, of course, the distinction between ›aging process‹ and ›disease‹ may melt away – an artificial dichotomy drawn from older concepts.«

Viele Soziologen stimmen mit dieser Grundansicht überein, unterscheiden sich aber hinsichtlich der Komponenten, wonach die Bewertung von Zuständen als Krankheiten geprägt ist durch »Werte und (Glaubens-)Überzeugungen, die implizit, stillschweigend, ununtersucht und sehr variabel innerhalb verschiedener kultureller Gruppen auftreten«[53]. Entsprechend ihrer Variabilität und Unbestimmtheit können an dieser Stelle nur Hinweise auf gesellschaftliche Wertungen gegeben werden. Die nachfolgenden Beschreibungen erheben keinen Anspruch auf Vollständigkeit.

Im Zusammenhang mit psychischen Erkrankungen wird der Einfluss gesellschaftlicher Wertungen auf die Etikettierung[54] als Krankheit als besonders intensiv beschrieben. Die Einflüsse der Gesellschaft auf die Bewertung eines Zustandes als Krankheit sind sehr ernst zu nehmen. Bereits Szasz argumentiert dafür, dass psychische Erkrankungen einem »essentially moral rather than medical concept«[55] unterlägen. Das Entstehen psychischer Krankheiten allein auf soziale Kommunikationsprozesse zurückzuführen, wie sie Vertreter der Etikettentheorie Anfang der 1960er-Jahre vorgeschlagen haben, kann heute zu Recht als überholt gelten. Als richtig anerkannt wird im Rahmen des heute vertretenen multidimensionalen Konzeptes zur Krankheitsentstehung jedoch noch immer, dass soziale Komponenten dabei eine wichtige Rolle spielen. Dabei haftet dem Krankheitsbegriff in der Öffentlichkeit immer eine negative Konnotation an.

Um einen ersten Begriff von gesellschaftlichen Wertungen zu erhalten, lohnt ein Blick auf die Alltagssprache. Noch vor wenigen Jahren wurde das, was heute als Alzheimer-Demenz beschrieben wird, als »Verkalkung« bezeichnet. Der Prozess, dass im Alter Gliedmaße »einrosten« und sich gleichsam verhärten, schien sich auch im Gehirn alter Menschen zu vollziehen. Einbußen im kognitiven Bereich wurden als ein mit dem Altern natürlich einhergehender Prozess gewertet, der bei den einen Menschen stärker, bei den anderen schwä-

---

53 D. LANZERATH, Krankheit (2000), 178. Gewinnbringend könnte eine medizinsoziologische Untersuchung sein, die die interkulturellen Unterschiede bei der Bewertung der Alzheimer-Demenz als Krankheit erfasst. Bislang ist dies noch ein Desiderat. Bemerkt wurden kulturelle Unterschiede bereits von epidemiologischer Seite. Eine mögliche Ursache der zahlenmäßig großen Unterschiede in der Diagnose von vaskulärer Demenz (in Asien häufiger) und Alzheimer-Demenz (in der westlichen Welt mit Abstand am häufigsten) scheint nach epidemiologischen Untersuchungen nicht in der tatsächlich verschiedenen Verteilung sondern vielmehr in unterschiedlichen Diagnosestellungen zu liegen.

54 Mit der Verwendung des Begriffs »Etikettierung« will diese Studie sich nicht in die Reihe der Vertreter einer reinen Etikettierungstheorie stellen, wie sie z. B. Szasz vertreten hat. Als richtig wird aber der Einfluss gesellschaftlicher Werthaltungen und Strömungen auf die Benennung – Etikettierung – von Phänomenen als Krankheiten anerkannt.

55 T. SZASZ, The Myth (1960), 114.

cher ausgeprägt zu sein schien. Es schien selbstverständlich, dass das Alter mit einer Form des »Altersblödsinns« einhergehen kann. Als pathologisch wurde dieser Vorgang jedoch kaum bezeichnet.

Heute dominiert der Begriff der Krankheit bereits in der allgemeinen Bezeichnung, wenn, wie zumeist, von der Alzheimer-Krankheit die Rede ist. Auffällig scheint, dass in der gesellschaftlichen Bezeichnung und Bewertung meist nur die späteren, mittleren und schweren Phasen der Demenz eine Rolle spielen. So lange es sich lediglich um leichte kognitive Beeinträchtigungen handelt, wird die Bezeichnung Krankheit noch nicht verwendet, es sei denn, es liegt eine klinische Diagnose vor, die dem Patienten dann das Etikett »krank« verleiht. Eine Bewertung der schweren Formen der Demenz wird in Bildern deutlich, wie sie bereits am Anfang dieser Studie genannt wurden: »Tod bei lebendigem Leib«, »entsetzliche Plage«, »menschenunwürdiges Siechtum«, »lebendiges Begräbnis«, »Angriff auf die Menschenwürde«[56] und andere. Der schleichende Abbau der kognitiven Leistungsfähigkeit, die unaufhaltsamen Veränderungen in der Persönlichkeit bis hin zum Verlust der verbalen Kommunikationsfähigkeit sind die Momente, die der Demenz ihren dämonischen Charakter verleihen. In einer Umwelt, die die Leistungsfähigkeit des Menschen bis ins Alter hinein als »normal« voraussetzt, müssen demente Menschen als krank erscheinen. Die große Zahl dementer Menschen sowie die Unaufhaltsamkeit und Unheilbarkeit der Alzheimer-Demenz haben ihr das Etikett der Volkskrankheit verliehen.[57] Was Lanzerath für psychische Krankheiten allgemein beschreibt, gilt in besonderem Maße für die Demenzen im Alter: »Lösen Infektionskrankheiten, Krebs und Diabetes eher Bedauern aus, führen die als ›psychiatrisch‹ bezeichneten Krankheiten zu einem Ausstoßungsprozeß seitens der Gesellschaft, primär wohl aus Unsicherheit im Umgang mit den Betroffenen. Gerade die Gesellschaft, die Gesundheit (wellness), Schönheit, Freiheit (von) propagiert, unterliegt der Gefahr, die Kranken nicht mehr als ihren Teil zu begreifen.«[58]

Die Hochschätzung des gesunden Alterns, die auch in der Öffentlichkeit durchgesetzte Sicht des »dritten Lebensalters«, in dem rüstige Rentner bei körperlicher Unversehrtheit auf Kreuzfahrtschiffen ihren Lebensabend genießen, taten ihr Übriges dazu, Demenzen im Alter als krank abzuwerten. Dieser Umwertungsprozess vollzog sich schleichend innerhalb weniger Jahrzehnte.

---

56 Vgl. S. G. POST, The Concept (2000), 245: »Yet AD is also much more than *deep forgetfulness* [...]; it is human development in reverse, an ›outliving of the brain‹, and an assault on human dignity.« Zu den weiteren Nennungen vgl. oben, Kapitel 1, Fnn. 6 bis 17.

57 Vgl. die frühe Bezeichnung der Demenz durch Lewis Thomas als »disease-of-the-century«: L. THOMAS, Problem (1983), 121.

58 D. LANZERATH, Krankheit (2000), 181 f.

Die psychologisch-gerontologische Forschung hat sich in den vergangenen Jahren besonders darum bemüht, der seit Langem vorherrschenden Defizittheorie des Alterns ein Kompetenzmodell des gesunden und rüstigen Alterns gegenüberzustellen.

Bis in die 1960er-Jahre hinein dominierte ein Defizitmodell, nach dem der alte Mensch allgemein in seiner Funktionstüchtigkeit und kognitiven Leistungsfähigkeit im Alter nachlassen und immer mehr Defekte aufweisen würde. Mit ihren Forschungen zur Psychologie des Alterns, in denen sie sorgfältig das Kompetenzmodell des Alterns entwickelte und vehement für einen Abschied vom bis dahin vorherrschenden Defizitmodell eintrat, läutete die Gerontologin Ursula Lehr zunächst einen Paradigmenwechsel innerhalb der Gerontologie ein.[59] Die Kritik am Defizitmodell des Alterns war so umfassend, und die Ergebnisse der Intelligenzforschung zum Kompetenzmodell erschienen so überzeugend, dass sie eine neue Sicht auf das Alter motivierten. Besondere Bedeutung kam dabei einer differenzierten Sichtweise der Intelligenzleistung im höheren Alter zu. Insbesondere die Ansicht, Gedächtnisleistungen würden im Alter einfach nachlassen, wird seitdem nicht mehr vertreten. Die Altersvariable erscheint nur als eine unter vielen anderen Determinanten der geistigen Leistungsfähigkeit im höheren Alter.[60] In der Folge hat das Kompetenzmodell des Alterns, das davon ausgeht, dass »[...] eine Person ihre verfügbaren Möglichkeiten einsetzt, um die Anforderungen ihrer jeweiligen Lebenssituation so zu gestalten, daß sie sich wohlfühlt und effektiv handelt«[61], die Defizittheorie nahezu abgelöst. Immer mehr wurde dadurch die Ansicht, das Altern habe ohne kognitiven Abbau zu erfolgen, zum Allgemeingut. Die Chiffre eines erfolgreichen/geglückten Alterns wurde schnell an die Stelle des kompetenten Alterns gesetzt.[62]

---

59 Vgl. U. LEHR, Psychologie ([8]1996), bes. 85–162. Zahlreiche Veröffentlichungen zum Thema des kompetenten Alterns verweisen auf die große Wirkung, die diese These in der Forschung, aber vor allem in der Öffentlichkeit hatte und hat; vgl. z. B. S. DE BEAUVOIR, Das Alter (1977); B. FRIEDAN, Mythos (1997), und E. JAEGGI, Viel zu jung, um alt zu sein (1998).

60 Vgl. U. LEHR, Psychologie ([8]1996), 110. Betont wurden: die Beziehung zwischen Ausgangsleistung der Intelligenz und dem Grad der Veränderung, der Einfluss der Schulbildung, die Art der Berufstätigkeit, die Stimulation durch die Umgebung, der Zusammenhang von Gesundheitszustand und intellektueller Leistung sowie der Zusammenhang biographischer Situationen mit geistiger Leistungsfähigkeit.

61 H. WALTER, Das Alter (1995), 48.

62 Nicht nur in der Öffentlichkeit sondern auch in der Wissenschaft ist das »erfolgreiche Altern« zu einer festen Redewendung geworden. Unter den zahlreichen Veröffentlichungen vgl. bes. die frühen Arbeiten von Margret und Paul Baltes, v. a. M. M. BALTES u. a., Erfolgreiches Altern ([8]1989), und den Sammelband P. B. BALTES/M. M. BALTES, Successful Aging (1990), darin besonders J. F. FRIES, Medical Perspectives (1990), und aus der theologischen Ethik A. AUER, Geglücktes Altern (1995).

Die Janusköpfigkeit der allgemeinen Hochschätzung des kompetenten Alters zeigt sich deutlich in der damit einhergehenden Abwertung des körperlich und kognitiv eingeschränkten Alters. Im gleichen Maße wie das kompetente Altern eine Aufwertung erfuhr, wurde das eingeschränkte Alter mit einem »gescheiterten« Alternsvorgang gleichgesetzt. Kognitiv eingeschränktes Alter und Demenz-Prozesse im Alter wurden konsequent in den pathologischen Bereich gedrängt.[63] Gerade zu der Zeit, in der die psychologische Alternsforschung begann, die Kompetenzen im Alter zu betonen, setzte eine Bewegung ein, die innerhalb der Medizin zu einer Erweiterung ihres Aufgabenbereiches führte: die Pathologisierung verschiedener Phänomene im Alter. In diese Zeit fällt auch die Entscheidung, den senilen Prozess der Alzheimer-Demenz mit dem präsenilen in eins zu setzen, sie in die Krankheitsklassifikationen aufzunehmen und damit die Alzheimer-Demenz im Alter auch im öffentlichen Bewusstsein als einen Krankheitsprozess erscheinen zu lassen.

In der jüngsten Zeit wurde die wissenschaftliche Vorrangstellung eines kompetenten und kognitiv intakten Alterns-Paradigmas wiederum relativiert. Es ist das Verdienst der Berliner Altersstudie unter der Leitung von P. B. Baltes, aufgezeigt zu haben, dass der vormals dem Defizitmodell zugeordnete Alternsprozess, der mit einem Abbau kognitiver und anderer Leistungsfähigkeiten sowie einem Abbau der Alltagskompetenz einhergeht, durch die Zunahme der Zeitspanne des Lebens lediglich nach hinten verlagert wurde. Wenn in der gesellschaftlichen Wahrnehmung zwar das aktive, jüngere Alter dominiert, so wurde dadurch das eingeschränkte Alter an sich nicht ersetzt, sondern auf einem Zeitstrahl nach hinten gedrängt. Die Berliner Altersstudie zeichnet »[...] eine viel weniger positive und optimistische Sicht des sehr hohen Alters.«[64] Gerade das hohe Alter ist durch die besondere Situation der zunehmenden Einschränkungen in nahezu allen Bereichen des Lebens gekennzeichnet. Besonders die geistige Leistungsfähigkeit nimmt im hohen Alter deutlich ab. Als Folge davon scheint sich eine Zweiteilung des Alters herauszubilden, die das Alter nochmals unterteilt in das kompetente und gesunde jüngere Alter und das vulnerable Alter der Hochbetagten. Es wird zu beobachten sein, ob diese Forschungsergebnisse Auswirkungen auf die Bewertung der Alzheimer-Demenz haben werden.

---

63 Die Einseitigkeiten des Kompetenzmodells des Alterns erinnern dabei an die WHO-Definition von Gesundheit und Krankheit sowie die vielfache Diskussion um die Unzulänglichkeit dieser Definition; vgl. D. Yach, Health (1998); V. Becker, Der heutige Krankheitsbegriff (1995), 2; D. Lanzerath, Krankheit (2000), 168.

64 K. U. Mayer u. a., Wissen (^{2}1999), 630; vgl. dazu auch J. Smith/P. B. Baltes, Altern (^{2}1999).

Mit S. G. Post[65] ist ein weiterer, wenn nicht gar der vornehmliche Grund einer Abwertung dementer Menschen in der »hypercognitive culture« der Gegenwart zu sehen. Seit der Aufklärung, so Post, wird die Kognition im Menschenbild überbetont. Das Ausüben kognitiver Fähigkeiten scheint heute eine unabdingbare Voraussetzung dafür zu sein, an gesellschaftlichen Prozessen vollgültig teilhaben zu können. Das moderne Menschenbild ist von der Auffassung geprägt, der Gebrauch der Hirnfunktionen mache den Menschen erst zum Menschen. Dem Bild des vollkommenen Menschseins als selbstbestimmtes, in jedem Augenblick vernunftausübendes Wesen können Alzheimer-Demente ab einem bestimmten Zeitpunkt im dementiellen Prozess nicht mehr entsprechen. Die Einbußen der kognitiven Leistungsfähigkeit, die als Kernmoment der Demenz gelten, lassen die Demenz damit in einer kognitionsbestimmten Lebenswelt als pathologisch erscheinen.

Die moderne Hirnforschung wie auch die molekulare Medizin werden das Verständnis von gesund und krank weiter verändern.[66] Indem die Medizin bei Demenzen sowohl am Gehirn wie auch an genetischen Veränderungen nach Ursachen und Behandlungsmöglichkeiten forscht, wird sich die Etikettierung der Demenz als Krankheit voraussichtlich weiter verfestigen. Mit Hilfe genetischer Tests bereits vor der Geburt könnten schon jetzt Embryonen selektiert werden, die eine kleine Zahl erblicher, genetisch bedingter und eindeutig diagnostizierbarer Alzheimer-Demenzen tragen.[67] Wenn dies auch gegenwärtig nur Formen der Alzheimer-Demenz vor dem Senium betrifft, so liegt doch durch den als unitarisch aufgefassten Prozess der präsenilen und senilen Alzheimer-Demenz die Befürchtung nahe, dass damit die Trennung von eindeutig diagnostizierbaren und familiär vererbten präsenilen Formen einerseits und der Alzheimer-Demenz im Alter andererseits verwischt wird. Damit könnte die in öffentlichen Diskussionen anklingende Vermutung, Demenzen seien Krankheiten, die aufgrund genetischer Tests und nachfolgendem Schwangerschaftsabbruch unter Umständen vermeidbar (gewesen) wären, weitere Kreise ziehen.[68]

Der Einfluss gesellschaftlicher Wertungen auf die Bestimmung von Beeinträchtigungen als Krankheiten stellt heute eine wesentliche Komponente des Krankheitsbegriffs dar. Welch bedeutsame Rolle er spielt, wird z. B. an den

---

65 Vgl. v. a. S. G. POST, The Concept (2000); P. J. WHITEHOUSE u. a. (Hrsg.), Concepts (2000), und D. O'NEILL, Cogito ergo sum (1997).

66 Vgl. U. WIESING, Gene (1998), 95.

67 Vgl. S. G. POST/P. J. WHITEHOUSE, Genetic Testing (1998).

68 Eine ethische Auseinandersetzung mit in den USA bereits angebotenen pränatalen und präimplantativen genetischen Tests und Risikotests zur Alzheimer-Demenz findet bedauerlicherweise noch kaum statt.

langwierigen, schließlich aber erfolgten Umwertungen von Behinderung, Legasthenie oder Homosexualität deutlich. Waren diese Phänomene noch vor wenigen Jahrzehnten in medizinischen Diagnoseschemata zu finden und gesellschaftlich geächtete Zustände des Menschseins, fand durch einen öffentlichen Reflexionsprozess eine positiv konnotierte Umwertung statt. Zunehmend erscheinen Prägungen wie diese allenfalls als Beeinträchtigungen, kaum aber noch als Krankheiten.[69] Grundsätzlich ist also nicht nur die hohe Bedeutung hervorzuheben, die gesellschaftliche Wertungen auf die Bestimmung von Krankheiten haben, sondern auch die Bewegungsrichtungen, die dabei möglich sind. Es muss daher als eine Möglichkeit betrachtet werden, dass der Umwertungsprozess, der aus der Verkalkung im Alter eine Krankheit werden ließ, unter bestimmten Bedingungen auch wieder umgekehrt werden könnte.

3.1.1.3 Individuelle Selbstauslegung

Moderne Bestimmungen des Krankheitsbegriffs gehen davon aus, dass Krankheiten nicht nur durch medizinische Grundlagen und soziokulturelle Aspekte bestimmt sind, sondern wesentlich durch die Bewertung des betroffenen Subjekts konstituiert werden:[70] Bezeichnet sich der Betroffene selbst als krank? Seit der »Einführung des Subjekts« (Viktor von Weizsäcker) durch die Anthropologische Medizin werden Krankheiten als objektive und subjektive Phänomene begriffen.[71] Auch die Alltagssprache kennt diese Sichtweise, indem Formulierungen wie: »Man ist so krank, wie man sich fühlt«, verwendet werden.

Ebenso wie bei psychischen Krankheiten allgemein steht die Frage, ob demente Menschen sich selbst als krank und damit hilfsbedürftig beschreiben, vor einem epistemologischen Problem. Durch die bereits zu Beginn des Prozesses einsetzenden kognitiven Beeinträchtigungen sind Selbstzuschreibungen im Verlauf eines dementiellen Prozesses nicht zuverlässig zu gewinnen. Während zu Beginn der klinischen Symptomatik bisweilen noch den eigenen Zustand reflektierende Aussagen von den Betroffenen gemacht werden können, geht diese Fähigkeit rasch im Verlauf des Prozesses verloren. Wesentlich zur

69 Ausführlich diskutiert Vollmoeller diesen Befund, bezieht allerdings die gesellschaftlichen Wertungsprozesse nicht deutlich genug mit ein, sondern reduziert seine Überlegungen auf innerpsychiatrische Probleme von Krankheitsbezeichnungen; vgl. W. VOLLMOELLER, Was heißt psychisch krank (1998), bes. 12 und 191, sowie P. J. WHITEHOUSE u. a., Anthropological contributions (2005), 321.

70 Vgl. D. LANZERATH, Krankheit (2000), 195–226.

71 Vgl. D. V. ENGELHARDT, Krankheit (1989), 646 f, und E. SCHOCKENHOFF, Krankheit (2001), 18–25.

Alzheimer-Demenz gehört darüber hinaus das Verharmlosen und Leugnen der initialen Symptome, das differentialdiagnostisch als Unterscheidungskriterium gegenüber der Depression gilt.[72] Typischerweise bemühen sich Betroffene zu Beginn der klinischen Symptomatik der Alzheimer-Demenz darum, die Symptome durch eine Fassade des Normalen für andere nicht erkennbar werden zu lassen.[73] Im weiteren Verlauf der Demenz, wenn der schleichende Abbau der kognitiven Fähigkeiten weiter fortgeschritten ist, sind die Betroffenen hingegen zu einer Selbstinterpretation ihres Zustandes nicht mehr in der Lage. Wenn es auch einfühlsamen Begleitern in einem fortgeschrittenen Stadium unter Umständen noch möglich ist, Stimmungen der Betroffenen zu interpretieren,[74] so können diese ab einem fortgeschrittenen Stadium des Demenz-Prozesses keine Selbstinterpretationen mehr treffen. Dabei sind nonverbale Äußerungen zu Stimmungslagen und Wohlbefindensäußerungen nicht zu verwechseln mit Krankheitsinterpretationen oder Selbstbezeichnungen des eigenen Zustandes als krank oder hilfsbedürftig. Kann das Moment der Selbstauslegung bei Alzheimer-Demenz also nicht gewonnen werden?

Die einzige Möglichkeit, nach der das Kriterium der Selbstinterpretation auch für schwer demente Menschen Geltung erlangen könnte, wäre der Weg über eine »stellvertretende Selbstinterpretation«. In der Regel sind es Angehörige, die unter den initialen klinischen Symptomen des dementen Menschen leiden. Sie stellen die Veränderungen und Leistungseinbußen am Patienten fest und überreden ihn in den meisten Fällen zu einem Besuch beim Arzt. Angehörige, so die These, würden die Demenz durchaus als krankhaften und Hilfe erfordernden Prozess bezeichnen. Das Moment einer stellvertretenden Selbstinterpretation wäre allerdings zahlreichen Gefahren ausgesetzt, wie z. B. der möglichen Beeinflussung durch Außenstehende. Eine subjektive Einschätzung der Patienten als krank, beeinträchtigt o. Ä. scheint bei Alzheimer-Demenz in fortgeschrittenen Phasen verlässlich nicht zu gewinnen zu sein.

Auf die Auswirkungen und Konsequenzen, die das Fehlen dieses dritten Elements auf den Krankheitsbegriff der Alzheimer-Demenz hat, wird weiter unten noch zurückzukommen sein.

---

72 Offen bleiben muss an dieser Stelle, weshalb Demente die Symptome kognitiver Einbußen so vehement leugnen. Es wird vermutet, dass die soziokulturelle Bedingung, nach der nur derjenige ernst genommen wird, der seiner Sinne mächtig ist, eine bedeutsame Rolle spielt.

73 Damit ist nicht gesagt, dass nicht auch durch den Panzer der äußeren Fassade immer wieder Selbstschilderungen dringen können, in denen sich eine tiefe Verstörung der Betroffenen manifestieren kann. Wo diese Fähigkeit zu Beginn der Alzheimer-Demenz immer wieder beobachtet wird, verliert sie sich aber zunehmend im weiteren Verlauf; vgl. zu Selbstschilderungen A. KURZ u. a., Leben (1988).

74 Vgl. den Projektbericht bei S. BECKER, Heidelberger Instrument (2005).

3.1.2 Konsequenzen

Die Bestimmung der Alzheimer-Demenz als Krankheit ist, wie gesehen, ein recht junges Phänomen. Mit der Definition als Krankheit und ihrer Aufnahme in Diagnoseschemata ging eine Intensivierung der medizinischen Forschung[75] ebenso einher wie eine Zunahme der Zahl als alzheimer-dement diagnostizierter Menschen.[76]

Alzheimer-Demenz gilt heute in Medizin und Öffentlichkeit nahezu fraglos als Krankheit. Die Diskussion anhand der drei Komponenten eines umfassenden Krankheitsbegriffs konnte zeigen, dass diese Definition jedoch keineswegs so selbstverständlich ist, wie sie zu sein scheint. Anhand naturwissenschaftlicher Grundlagen ist diese Bestimmung zumindest unsicher, das Element individueller Selbstauslegung fällt im Verlauf des Prozesses immer mehr aus und lediglich die soziokulturelle Etikettierung als Krankheit scheint somit eindeutig. Es war das Anliegen der hier vorgelegten Diskussion der einzelnen Komponenten des Krankheitsbegriffs, die verschiedenen Aspekte mit ihren jeweiligen Implikationen zu analysieren. Für die Untersuchung der aus der Pathologisierung der Alzheimer-Demenz folgenden Konsequenzen ist die Wechselwirkung der drei eben getrennt dargestellten Aspekte zu berücksichtigen.

Angesichts der Unklarheiten im medizinischen Bereich und der gleichzeitigen Pathologisierung des eingeschränkten Alterns im soziokulturellen Umfeld scheint sich bei der Alzheimer-Demenz wie bei kaum einer anderen als Krankheit bezeichneten Beeinträchtigung die These belegen zu lassen, dass auch medizinische Konzepte wesentlich ihre Wurzeln im gesellschaftlichen Umfeld haben. Aus der Wechselwirkung gesellschaftlicher Werthaltungen und medizinischer Hypothesen wurde das heute vorherrschende Konzept der Alzheimer-Demenz generiert. Das Element soziokultureller Wertung tritt, so konnte die Analyse zeigen, bei der Alzheimer-Demenz wesentlich in den Vordergrund. Erst aus einer gesellschaftlichen Dämonisierung und der negativen Konnotation schwerer kognitiver Einschränkungen im Alter folgte die Pathologisierung der Alzheimer-Demenz. Mit dieser gesellschaftlichen Pathologisierung ging eine Übertragung der Zuständigkeit auf die Medizin einher, da Krankheiten und deren Erforschung und Heilung in den Aufgabenbereich der

75 Erst die Krankheitshypothese ermöglichte dabei freilich die Intensivierung von Forschungsbemühungen ebenso wie deren Finanzierung.

76 Es kann an dieser Stelle nur Vermutung bleiben, dass die hohe Zahl von jährlich diagnostizierten Neuerkrankungen durch die zunehmende Verbreitung der Diagnoseschemata in Hausarztpraxen mitbedingt ist.

Medizin fallen.[77] Indem die Medizin als Leitwissenschaft der Alzheimer-Demenz fungiert, nimmt sie einerseits die ihr übertragene Aufgabe wahr, diese Demenz zu erforschen. Andererseits erscheint sie auch als die einzige Wissenschaft, die verlässliche Aussagen über diese Demenz-Form treffen kann. Diese Äußerungen werden in der Öffentlichkeit als Komponenten des Demenz-Konzeptes herangezogen. In der Form von Übertragung und Rückübertragung hat sich so das pathologische Konzept der Alzheimer-Demenz immer weiter verfestigt.

Angesichts der Unsicherheiten der einzelnen Komponenten des Krankheitsbegriffs der Alzheimer-Demenz stellen sich unterschiedliche Fragen, wie etwa diejenige, ob aufgrund der Dominanz soziokultureller Wertungen die Alzheimer-Demenz nicht voreilig dem Bereich des Pathologischen zugeordnet wurde.[78] Dies impliziert die Frage danach, ob durch die Übertragung der wissenschaftlichen Kompetenzen bezüglich Demenzen auf die Medizin möglicherweise bedeutsame Bereiche aus dem Konzept herausgefallen sind. Das Fehlen individueller Selbstzuschreibungen im Krankheitskonzept der mittleren und schweren Alzheimer-Demenz wiederum verdeutlicht Gefahren, die heute mindestens in zwei Richtungen bestehen: zum einen in einer normativistischen Verkürzung, die allein die gesellschaftlichen Wertungen in den Vordergrund rückt; zum anderen in einer reduktionistischen Verkürzung, indem nur naturalistisch die medizinischen Aspekte in den Blick genommen werden. Im Folgenden sind diese beiden mit der Pathologisierung der Alzheimer-Demenz verbundenen Konsequenzen näher zu diskutieren.

Zunächst richtet sich der Blick auf normativistische Verkürzungen: Mit dem Befund, dass eine Selbstinterpretation des Zustandes in mittleren und späten Phasen der Alzheimer-Demenz ausfällt, fehlt ein wesentliches Moment zur Bestimmung der Demenz als Gesundheit oder Krankheit.[79] Die Trias von medizinischen Grundlagen, soziokulturellen Aspekten und individueller

---

77 Dieser Vorgang der Übertragung an die Medizin wiederum scheint der Ausweitung des medizinischen Spektrums in der Moderne durchaus entgegenzukommen. Vgl. U. H. J. KÖRTNER, Freiheit (2001), 165: »Die Definitionsmacht der modernen Medizin äußert sich in einer zunehmenden Pathologisierung von physiologischen und psychischen Zuständen, von Einzelpersonen und ganzen Bevölkerungsgruppen. Dadurch weitet die Medizin ihren Zuständigkeitsbereich fortwährend aus.«

78 Wenn auch, wie weiter oben bereits bemerkt, erst durch die Krankheitsdefinition Investitionen in Forschung ermöglicht wurden.

79 Die Bedeutung der Selbstinterpretation bezüglich des Krankheitsbegriffs hat Lanzerath besonders anhand der Interpretation des Behinderungsbegriffs herausgearbeitet: »Der Blick auf Behinderungen macht für den Krankheitsbegriff deutlich, dass ihm erst die subjektive und soziale Dimension seine wesentlichen Konturen verleiht, die nicht in naturwissenschaftlich greifbaren Parametern aufgehen und die ihn vom Behinderungsbegriff abheben.« (D. LANZERATH, Krankheit [2000], 251).

Selbstinterpretation reduziert sich bei der Alzheimer-Demenz wie bei den meisten psychischen Erkrankungen aufgrund ihrer Symptomatik zu einer Dyade. Für eine Bestimmung von Demenz als Krankheit bleibt nur der Rückgriff auf die beiden Elemente medizinische Grundlagen und gesellschaftliche Bestimmung. Im Wechselspiel dieser beiden Elemente fehlt das ausgleichende Element der regulierenden Selbstinterpretation. Die Theorie eines dreigliedrigen Krankheitsbegriffs stößt damit bei ihrer Anwendung auf alzheimer-demente Menschen an ihre Grenzen. Es besteht die Gefahr, dass eines der beiden Elemente reduktionistisch überbewertet wird.

Die eine Richtung der Reduktion stellt die bereits zu beobachtende Überbewertung naturwissenschaftlicher Beschreibungen dar. Die andere Richtung der Reduktion liegt in einer möglichen Übertragung der Krankheitsbestimmung an die Gesellschaft. Aufgrund soziokultureller Bedingungen und eines bestimmten vorherrschenden Menschenbildes könnten Eigenschaften definiert werden, die einen gesunden von einem kranken Menschen unterscheiden sollen. In letzter Konsequenz führte dies dazu, dass der Kranke und sein Selbstverständnis dem Druck der Gesellschaft geopfert werden würden, oder der Betroffene erst durch die sozialen Intentionen zu einem Kranken wird. »Je stärker der Krankheitsbegriff vom subjektiven Leiden des Betroffenen und seiner Krankheitsbewältigung abgelöst wird und das Individualurteil einem Außenurteil weicht, desto eher gelten Krankheit oder auch Behinderung als das objektiv ›Vermeidbare‹ und deshalb zu ›Verhindernde‹.«[80]

Tritt das Moment der gesellschaftlichen Wertung zu stark in den Vordergrund, dann kann ein sozialer Druck auf demente Menschen entstehen. Wenn es allein die Öffentlichkeit ist, die darüber entscheidet, wem das Prädikat krank zugeschrieben wird, kann dies eine Haltung zur Folge haben, die in die Nähe eugenischer Modelle zu rücken ist. Wird das Individualurteil sowie die damit verbundene Kompetenz zur Krankheitsbewältigung durch ein Außenurteil ersetzt, so besteht die Gefahr, das Kriterium der Lebensqualität in den Diskurs einzuführen und diese als gemindert einzustufen, bis hin zu dem Urteil, dass das betroffene Leben als nicht mehr lebenswert erscheint. Durch die mangelnde Möglichkeit individueller Selbstzuschreibung muss diese Gefahr bei der Alzheimer-Demenz als gegeben angesehen werden. Das damit verbundene mögliche Negativurteil über das Leben alter dementer Menschen sowie die daraus resultierenden Folgen sind heute noch kaum abzusehen. Die öffentlich nur wenig widersprochene Praxis von Sterbehilfegesellschaften in der Schweiz sowie von Ärzten in den Niederlanden, auch alzheimer-dementen Menschen Beihilfe zur Selbsttötung zu leisten, scheint ein erstes Indiz für gesellschaftliche

80 Ebd., 188.

Konsequenzen aus der Überbetonung soziokultureller Wertungen bezüglich Alzheimer-Demenz zu sein.[81]

Damit verbunden sind weitere stigmatisierende Konsequenzen, die sich aus der mangelnden kausalen Therapiemöglichkeit für die Alzheimer-Demenz ergeben können. Nahezu selbstverständlich wird in der Öffentlichkeit davon ausgegangen, dass die Medizin für Krankheiten Heilungsmöglichkeiten zur Verfügung stellt. Die Verschiebung im Morbiditätssystem von akuten zu chronischen Krankheiten konnte sich im öffentlichen Bewusstsein bislang noch nicht durchsetzen: Krankheit und Heilung gelten als wesentlich miteinander verknüpft. Im allgemeinen Bewusstsein ist zurzeit verankert, dass für die Alzheimer-Demenz noch keine kausale Therapie zur Verfügung steht. Von den Forschungsfortschritten der Medizin wird aber gleichsam in naher Zukunft ein größtmöglicher Erfolg erwartet. Die immer wiederkehrende Argumentation, etwa mit Hilfe der Stammzellenforschung könnten demnächst Heilungsmöglichkeiten für Alzheimer-Demenz entwickelt werden, wird allerdings von ärztlicher Seite als politische Strategie zur Durchsetzung der Forschung mit embryonalen Stammzellen demaskiert. Eine Anwendung der dort gewonnenen Ergebnisse auf die Therapieforschung der Alzheimer-Demenz scheint in absehbarer Zeit nicht erreichbar. In der Öffentlichkeit schüren solche Argumente jedoch die Hoffnung auf einen baldigen Durchbruch in der therapeutischen Forschung. Die Konsequenzen für die öffentliche Meinung und die Bereitschaft zum Erbringen von Pflegeleistungen sind noch nicht absehbar, falls es der Medizin auch in den nächsten Jahren nicht gelingen sollte, kausale Therapien zu entwickeln. Eine weitere Stigmatisierung dementer Menschen scheint in dieser Verkürzung im gesellschaftlichen Urteil jedoch angelegt.

Neben der eben ausgeführten Reduktion auf gesellschaftliche Wertungen besteht eine weitere Konsequenz des Krankheitskonzeptes der Alzheimer-Demenz in einer naturalistischen Reduktion: in Form einer Überbewertung naturwissenschaftlicher Aspekte. Wie im Folgenden zu zeigen sein wird, läuft diese Reduktion Gefahr, in einer Entpersonalisierung dementer Menschen zu münden.

Wie gesehen fügt sich die Alzheimer-Demenz mit ihren Charakteristika der wohl multifaktoriellen Genese, des polyvalenten Verlaufs und des chronischen Momentes in das Bild moderner Krankheiten, die vorwiegend neuartige chronische und weniger akute Krankheiten umfassen.[82] Bedingt durch die erstmalige Beschreibung und Krankheitsdefinition der Alzheimer-Demenz im 20. Jahrhundert sowie die mangelnde Kenntnis der Ätiologie, passte die De-

81 Vgl. O. TOLMEIN, Zürich (2003), 44, und T. SHELDON, Dutch approve Euthanasia (2005).
82 Vgl. H. SCHIPPERGES, Krankheit (1999), 178.

menz-Forschung ihre jeweiligen Hypothesen der jeweils dominierenden Forschungsströmung der Zeit an. Grundlegend ist dabei das gegenwärtige Demenz-Konzept, wie gesehen, von einer naturwissenschaftlich ausgerichteten Medizin bestimmt. Sie bildet das Fundament, auf dem das heute vorherrschende Konzept der Alzheimer-Demenz steht.

Neuere Studien,[83] die sich mit der modernen Medizin und den ihr zugrunde liegenden anthropologischen Voraussetzungen auseinandergesetzt haben, kommen zu dem Ergebnis, dass die heutige Medizin und ihr Bild des Menschen durch naturwissenschaftlich-technische Charakteristika bestimmt sind: »Das naturwissenschaftliche Paradigma prägt die Theorie und Praxis der Medizin.«[84] Die Orientierung an naturwissenschaftlichen Faktoren führte gleichzeitig zu einer immer stärkeren Abwendung von der Person des Patienten. Diese Entwicklung kritisierte von Weizsäcker bereits in den 1920er-Jahren: »Sie [die naturwissenschaftlich ausgerichtete Medizin seiner Zeit; V. W.] lehrt Erscheinungen des Krankseins, Unterscheidungen von Ursachen, Folgen, Heilmitteln der Krankheit – aber sie lehrt nicht den kranken Menschen.«[85] Von Weizsäcker weist damit auf Einseitigkeiten in der Entwicklung der naturwissenschaftlich ausgerichteten Medizin hin, die zu beachten sind, wenn die Entwicklung der Medizin im Allgemeinen und ihre Bedeutung für die Erforschung der Alzheimer-Demenz im Besonderen im 20. Jahrhundert verstanden werden sollen.

Der Ausfall einer nach der Biographie und der gegenwärtigen Lebenssituation oder dem persönlichen Umfeld des Patienten fragenden Perspektive führte zu einem verobjektivierenden Krankheitsbegriff. Indem das subjektive Erleben des Patienten kaum berücksichtigt wurde, verstellte sich die Medizin selbst den Weg zu einer ganzheitlicheren Sicht der von ihr untersuchten und erforschten Krankheitsphänomene.[86] Zwar konnte die Medizin gerade durch diese Reduktion innerhalb der Ursachen- und Therapieforschung im 20. Jahrhundert zahlreicher Erkrankungen wesentliche Fortschritte erlangen, doch ist dabei nicht zu vergessen, dass die moderne Medizin, der auch die Demenz-Forschung verhaftet ist, Krankheiten auf organische Störungen und

83 Vgl. v. a. U. KOSTKA, Mensch (2000); E. SCHOCKENHOFF, Krankheit (2001), und M. BECK, Seele (2000).

84 U. KOSTKA, Mensch (2000), 359. Selbstverständlich mag es in einzelnen Praxen und Kliniken andere Ausrichtungen geben, wie es ja auch das Vordrängen der alternativen Medizin, der heute zumeist so bezeichneten Komplementärmedizin, widerspiegelt. In der großen Linie gilt aber nach wie vor die naturwissenschaftliche Prägung der Medizin.

85 V. VON WEIZSÄCKER, Gesammelte Schriften V (1987), 12; vgl. auch E. SCHOCKENHOFF, Krankheit (2001), 12, der zu Recht auch auf die Gefahren einer Verkürzung der Sichtweise von Weizsäckers in der derzeitigen Medizinkritik hinweist.

86 Vgl. dazu auch die Ausführungen bei E. SCHOCKENHOFF, Krankheit (2001), 12 ff.

Fehlfunktionen reduziert. Sie folgt damit einer allgemeinen naturwissenschaftlichen Vorgehensweise, die Phänomene in jeweils zu erforschende und zu erklärende Einzelstücke zerlegt, und der dabei oftmals der Blick auf das Ganze und den betroffenen Patienten als Person abhanden kommt.

Dieses naturwissenschaftliche Modell scheint aber, so wird heute von verschiedenen Seiten vorgebracht, nicht einfach auf komplexe Entitäten wie kranke oder beeinträchtigte Menschen übertragbar zu sein. Die methodische Abstraktion vom kranken Menschen und seinem individuellen Krankheitserleben stößt trotz aller unbestreitbaren Erfolge auch an Grenzen.[87] Besonders bei der Behandlung altersdementer Menschen offenbaren sich die Mängel dieses naturwissenschaftlichen Konzeptes: Aufgrund der fehlenden kausalen Heilungsmöglichkeit der Alzheimer-Demenz fallen innerhalb eines naturwissenschaftlich orientierten medizinischen Konzeptes alle mit der Demenz einhergehenden komplexeren Bereiche des Menschseins aus dem Konzept heraus. Innerhalb einer medizinisch-technischen Krankheitskonzeption stehen zwangsläufig auch nur medizinisch-technische »Lösungen« bereit. Für darüber hinausgehende Maßnahmen wie die Begleitung und Pflege dementer Menschen und ihrer Angehörigen ist in einem naturwissenschaftlich orientierten Konzept kein Platz.

Alzheimer-Demenz kann aufgrund der Komplexität des Prozesses aber gerade nicht als eine Fehlleistung der Maschine Mensch gesehen werden. Eine angezielte Behandlung kann nicht gelingen, wenn darunter nur die Reparatur eines Defektes verstanden wird. Umweltbedingungen, soziale Einflüsse, biographische Besonderheiten dürfen nicht von vornherein ausgeblendet werden, wenn man versuchen will, der Komplexität des Phänomens gerecht zu werden. Da die Ätiologie noch immer nicht sicher bekannt, die Pathogenese unklar, eine Diagnose nur aufwändig als Ausschlussdiagnose möglich und eine kausale Therapie nicht vorliegt, hat sich die naturwissenschaftlich ausgerichtete Medizin bis heute auf die Erforschung dieser Bereiche, in der ihr eigenen naturwissenschaftlich-biologischen Ausrichtung,[88] verlegt. Diese einzelnen Forschungsschwerpunkte wurden in das vorherrschende Konzept der Demenz übertragen. Was beachtet wurde und wird, ist in weiten Fällen allein eine biologische

87 Vgl. ebd., 16.

88 Vgl. dazu auch U. DRERUP, Biologisch orientierte Demenzforschung (1993), bes. 585, und C. L. ESTES/E. A. BINNEY, Biomedicalization (1989), 588: »[...] the dominance of the biomedical model has not only placed the emphasis on more sophisticated diagnosis, pursuit of underlying mechanisms, therapeutic intervention or prevention and identification of modifiable biological markers, but also has influenced everything else – other research, policymaking, and the way we think about aging and even science, as it is defined and evaluated in terms of a biomedical structure of thought.«

Seite des Menschen. Eine Gefahr besteht hier nicht nur in Richtung einer Übersteigerung der Medizin, sondern auch in einer unreflektierten Subtraktion der Person des dementen Menschen.

Neben den beiden eben aufgeführten Konsequenzen – den Gefahren einer normativistischen und einer naturalistischen Reduktion – aus der Anwendung des Krankheitsbegriffs auf die Alzheimer-Demenz sind weitere allgemeine Aspekte zu nennen, die sich aus der Pathologisierung der Alzheimer-Demenz ergeben. So ermöglichte erst die öffentliche Pathologisierung der Demenz, der Medizin die Funktion einer Leitwissenschaft zu übertragen. Die Tätigkeit von Ärzten und die Forschungsleistungen der Medizin sind jedoch stets auf einen Ausschnitt des Menschseins beschränkt: Ihre Aufgabe besteht wesentlich in der Diagnose von Krankheiten und der Heilung bzw. Linderung von Leiden. In der unadaptierten Rückübertragung ausschließlich medizinischer Hypothesen in das öffentliche Bild der Alzheimer-Demenz liegt ihre Konzeptbildung erst begründet. Dabei erscheint wesentlich, dass die Kriterien für das gegenwärtig vorherrschende Konzept der Demenz auch nur solche erfasst, die von der Medizin selbst beschrieben werden.

Im Wesentlichen betrifft das die Bereiche der Diagnostik und Therapie der frühen Phasen der Alzheimer-Demenz. Diese beiden Bereiche am Beginn der klinischen Phase prägen zurzeit das öffentliche Bild der Alzheimer-Demenz. Späte Phasen fallen aus der medizinischen Betrachtung ebenso wie Pflege oder Begleitung und Betreuung aus dem derzeit vorherrschenden Konzept der Demenz heraus. Diese Leerstellen wurden durch die Pathologisierung der Alzheimer-Demenz in der Öffentlichkeit kaum erfasst. An deren Stelle trat eine Dämonisierung der späten Phasen des Demenz-Prozesses, wie sie oben bereits beschrieben wurde. Weiter unten wird darauf einzugehen sein, inwiefern die Reduktion der Demenz auf die ersten Phasen des Prozesses einen Anknüpfungspunkt für reduktionistische Personkonzeptionen darstellen.

Eine allgemeine Definition der Alzheimer-Demenz, wie sie heute in Handbüchern und Abhandlungen zu finden ist, entspricht in weiten Teilen dem, was in medizinischen Wörterbüchern zu finden ist.[89] Die klinischen Faktoren beschreiben allerdings nur einen Ausschnitt dessen, was Alzheimer-Demenz insgesamt umfasst. Mit aus Diagnosekriterien abgeleiteten Definitionskriterien wird nur die biomedizinische Seite der Demenz beschrieben.[90] Das gegenwärtige naturwissenschaftlich-technisch ausgerichtete Demenz-Konzept birgt damit die Gefahr, dass eine Demenz nicht mehr auch als individuelle Tragödie,

---

89 Vgl. etwa BROCKHAUS, Bd. 1 ([20]1996), 478 f; PSCHYREMBEL ([260]2004), 56, und oben, Kapitel 1, Fn. 19.

90 Vgl. E. HERSKOVITS, Struggling over Subjectivity (1995), 147.

sondern ausschließlich als biomedizinischer Befund aufgefasst wird. Alzheimer-Demenz als Gesamtphänomen ist jedoch gerade nicht naturwissenschaftlich objektivierbar, sondern auch ein soziales Phänomen aus objektiven Befunden, persönlicher Erfahrung und sozialen Wertungen. Als eine weitere Konsequenz aus der Pathologisierung der Alzheimer-Demenz kann daher eine Reduktion auf objektive medizinische Fakten in der Öffentlichkeit genannt werden.

In der Psychiatrie im Allgemeinen und der Demenz-Forschung im Besonderen erhoben sich in den letzten Jahren Stimmen, die auf das Defizit in der hier skizzierten naturwissenschaftlich orientierten Ausrichtung der Demenz-Forschung und dem daraus resultierenden praktischen Umgang mit dementen Menschen hinweisen. Allmählich scheint sich eine Ansicht Bahn zu brechen, die erkennt, dass jahrzehntelang die Demenz in ein neuropathologisches Schema gepresst wurde, darin aber nicht aufgeht. Die kritischen Stimmen innerhalb der gegenwärtigen Medizin regen eine Relativierung und Erweiterung des gängigen biomedizinischen Konzeptes an, indem gefordert wird, psychosoziale Faktoren mit in das Demenz-Konzept aufzunehmen.[91] Überträgt man diese Forderung auf anthropologische Aspekte, so lässt sich feststellen, dass der Anspruch formuliert wird, auch die relationalen Aspekte des Menschseins und seine Umweltbedingungen mit in das Demenz-Konzept und in die Demenz-Forschung aufzunehmen. Aus der Einsicht, »an emphasis on treating a disease rather than treating the individual can result in dehumanization of the client in psychiatric practice«[92], resultiert zunehmend auch in deutschen Kliniken und Praxen die Bemühung, die Person des Alzheimer-Patienten in den Mittelpunkt der Untersuchungen zu stellen. Psychiater beklagen vermehrt, dass die naturwissenschaftlichen Grundlagen heute zu sehr ins Zentrum der Aufmerksamkeit gerückt sind und sehen die Verantwortung dafür in den eigenen

91 Hinweise finden sich z. B. bei U. Drerup, Biologisch orientierte Demenzforschung (1993), und v. a. bei den allerdings z. T. umstrittenen Untersuchungen Kitwoods, bes. T. Kitwood, Demenz (2000).

92 R. J. Castillo, Culture (1997), 3. Castillo bindet die psychiatrische Forschung an die Trends der Medizin im Allgemeinen: »Rigorous biological determinism has long been the cultural fashion in general medical practice. However, a holistic view of pathology and treatment is now becoming more widely accepted. This same trend can be found in the treatment of mental disorders. The traditional biomedical paradigm is being replaced by a more holistic view that includes social and cultural factors in both diagnosis and treatment of mental illness. The focus has shifted from treating the disease to treating the patient.« (Ebd., XV).

Reihen: »Betriebsblind sind wir geworden im Umgang mit dementen Patienten.«[93]

Die Pathologisierung der Alzheimer-Demenz birgt aber nicht nur eine Reihe negativer Konsequenzen, auf die eben ausführlich hingewiesen wurde. Die Definition der Alzheimer-Demenz bringt für Betroffene und Angehörige auch Vorteile mit sich.

Auf der individuellen Ebene kann eine Diagnose, die einem bis dahin als beängstigend wahrgenommenen Phänomen einen Namen gibt, für Angehörige und je nach Ausprägung der Symptome auch für Betroffene, eine große Erleichterung darstellen.[94] Veränderungen im Verhalten des Patienten werden erklärbar. Viele Angehörige beschreiben die Diagnosestellung und damit auch die Krankheitsklassifikation als Entlastung. Je nach dem Zeitpunkt, zu dem die Diagnose im Demenz-Prozess gestellt wurde, kann der Betroffene Wünsche bezüglich der von ihm im weiteren Verlauf gewünschten Betreuung und Behandlung äußern. Darüber hinaus ließ es erst die Krankheitsdefinition zu, die medizinische Erforschung der Alzheimer-Demenz finanziell und personell zu intensivieren, um Behandlungsstrategien für Betroffene zu erschließen.[95]

Schließlich ermöglicht es erst der Schutzbereich des »Krankseins«, dass Angehörige und – nach dem Subsidiaritätsprinzip – die Gesellschaft insgesamt die Rolle des Kranken als eines Hilfsbedürftigen ernst nehmen. Dies impliziert auch die Verpflichtung zur Fürsorge. Nicht nur der Arzt tritt dann als Behandelnder an die Stelle des Patienten-Begleiters, auch der Staat hat seine Schutzpflicht auszuüben. Ein solidarfinanziertes Gesundheitssystem stellt dem dementen Kranken Leistungen zur Verfügung, die seine Angehörigen nicht aufzubringen in der Lage sind. Dieser soziale Schutzbereich des Krankheitsbegriffs zieht idealerweise einen imaginären Kreis um die Patienten, die als schwache Mitglieder der Gesellschaft einen besonderen Schutz und eine besondere Fürsorge genießen können.[96]

---

93 P. CALABRESE/H. FÖRSTL, Psychopathologie (2000), 9. Ähnlich, jedoch fundierter und ausführlicher H. LAUTER, Die auf Widerruf (2005). Allgemeiner J. BRUDER, Versorgungsstruktur (2000), 317.

94 Vgl. ausführlich zu Chancen und Risiken der Mitteilung einer Demenz-Diagnose P. J. WHITEHOUSE u. a., Breaking the diagnosis (2004), die besonders auch die Rolle des Arztes reflektieren, daneben M.-P. PANCRAZI, Annonce du diagnostic (2004), und C. OLLIVETT, Vérité (2004).

95 Vgl. weiter oben, Kapitel 2, Fn. 78.

96 An dieser Stelle gilt es, sich an die Fragerichtung dieses Kapitels zu halten und Konsequenzen aus der Pathologisierung der Alzheimer-Demenz zu diskutieren. Eingehender zum Fürsorgegedanken weiter unten, Kapitel 4.2.3.

3.2 Kognitives Paradigma

Im Mittelpunkt der klinischen Symptomatik der Alzheimer-Demenz stehen die Beeinträchtigungen in der Kognition.[97] Die im Verlauf des dementiellen Prozesses zunehmenden kognitiven Verluste werden in der medizinischen Literatur als das Kernmoment der Demenz beschrieben und, entsprechend der dieser Studie zugrunde liegenden These der Übertragung medizinischer Hypothesen in ein öffentliches Demenz-Konzept, als zentraler Punkt in das gegenwärtig vorherrschende Demenz-Konzept übernommen.

Ausgehend von den Beschreibungen Alois Alzheimers konzentrierte sich die medizinische Forschung allein auf die kognitive Symptomatik der Demenz.[98] Während Kraepelin allerdings noch das »geistige Siechtum« als das Kernmoment der Demenz bestimmte, wurde dieses im Laufe der 1970er-Jahre durch »memory deficits« ersetzt.[99] Erst in jüngster Zeit scheint auch die nichtkognitive Symptomatik im medizinischen Konzept der Demenz Beachtung zu finden. Für das gegenwärtig vorherrschende Demenz-Konzept hat dieser Wandel innerhalb der Medizin allerdings bislang kaum eine Bedeutung. Hier steht nach wie vor der zunehmende Verlust des Gedächtnisses und der damit verbundene allmähliche Verlust des Zugriffs auf die eigene Lebensgeschichte im Mittelpunkt.[100]

---

97 Vgl. oben, Kapitel 2, Fn. 65.

98 Vgl. M. HAUPT, Der Verlauf (2001), 11.

99 Vgl. R. J. M. DILLMANN, Alzheimer Disease (2000), 149 f.

100 Auf einen mit der Fixierung auf die kognitive Leistungsfähigkeit einhergehenden Aspekt kann an dieser Stelle aus Gründen der Konzentration des Themas nur hingewiesen werden. Seine Erörterung würde eine andere Fragestellung als die hier vorliegende betreffen und den Rahmen dieser Studie sprengen. Unter der Hand scheint durch den Fortschritt der Neurowissenschaften heute in neuem Gewand und neuer Terminologie wieder eine Spaltung des Menschen in Leib und Seele in die Debatte eingeführt zu werden und ihre längst überwunden geglaubte Trennung wieder aufzuheben. Vgl. T. FUCHS, Leib (2000), 17: »Gerade in den allgemein als Avantgarde des Fortschritts angesehenen Neurowissenschaften dominiert eine den Körper rein physiologisch thematisierende Forschung, die durch immer differenziertere Abbildung spezifischer Arbeitsprozesse des Gehirns oder durch kognitions- und systemtheoretische *neural-network*-Modelle das alte Leib-Seele-Problem endgültig aufzulösen und den Geist im Netz ihres Paradigmas einfangen zu können glaubt.« Im Unterschied zur hier vorgelegten Terminologie spricht Fuchs von einem »neurowissenschaftlichen Paradigma« (ebd.). Für weitere Hinweise sei verwiesen auf: T. SCHRAMME, Patienten und Personen (2000), 67–94; G. BRÜNTRUP, Das Leib-Seele-Problem (³2005); C. SÖLING, Das Gehirn-Seele-Problem (1995); T. ZOGLAUER, Geist (1998); R. GUGUTZER, Leib (2002); W. BEINERT, Die Leib-Seele-Problematik (2002); A. LOHNER, Personalität (2000); M. BECK, Seele (2000); T. CRANE (Hrsg.), History (2000), sowie die Beiträge in G. RAGER (Hrsg.), Ich und mein Gehirn (2000), besonders E. SCHOCKENHOFF, Wer oder was handelt (2000).

Im Rahmen der Untersuchung der drei Kernpunkte des gegenwärtigen Demenz-Konzeptes – Pathologisierung, kognitives Paradigma, Leerstelle der zweiten Hälfte des Demenz-Prozesses – nimmt die Analyse der Implikationen und der mit dem kognitiven Paradigma verbundenen Konsequenzen eine zentrale Stellung ein. Dieses Kernmoment ist mit der Pathologisierung ebenso verbunden wie mit dem Ausfall der zweiten Hälfte des Demenz-Prozesses. So scheint die Aufmerksamkeit der Kognition dem Krankheitskonzept und seiner naturwissenschaftlichen Zugangsweise entsprechend vornehmlich in einer die Physiologie und Somatisierung beachtenden Weise stattzufinden. Die aus dem medizinischen Konzept der Alzheimer-Demenz herrührende Konzentration auf eine verobjektivierende Sichtweise lässt den betroffenen Menschen und seine Lebensgeschichte in den Hintergrund treten.

Bedingt durch die Wechselwirkungen dieses medizinischen Konzeptes mit Werthaltungen in der Öffentlichkeit wird die von der Medizin nicht erklärte Seite der zunehmenden kognitiven Verluste durch eine Dämonisierung der Alzheimer-Demenz und der von ihr Betroffenen ergänzt. Mit der medizinischen Sicht auf die Kognitionsverluste im dementiellen Prozess geht gleichzeitig eine Konzentration auf die erste Hälfte des Demenz-Prozesses einher. Die zunehmenden Einschränkungen in der kognitiven Leistungsfähigkeit sind bezüglich des Beginns der Demenz innerhalb der medizinischen Literatur ausführlich beschrieben. So stehen Aufmerksamkeitsstörungen am Anfang der klinischen Symptomatik und bilden oftmals das ausschlaggebende Moment für Angehörige, die Betroffenen zum Arzt und damit zu einer Diagnosestellung zu führen. Im Verlauf des Demenz-Prozesses nehmen die kognitiven Fähigkeiten immer weiter ab. Es ist allerdings kaum bekannt, welche kognitiven Leistungen ein schwer dementer Mensch noch erbringen kann. Von der Medizin nicht erforscht, bleibt in Bezug auf die zweite Hälfte des Demenz-Prozesses eine Leerstelle, auf deren Bedeutung in einem eigenen Abschnitt weiter unten zurückzukommen sein wird.

Während in der Praxis des gegenwärtigen Demenz-Konzeptes zwischen seinen drei Kernpunkten Interdependenzen vorliegen, so ist für eine Analyse der mit ihnen einhergehenden Implikationen und Konsequenzen deren Trennung notwendig. Dem Anliegen des vorliegenden Kapitels dieser Studie entsprechend sind im Folgenden die mit dem Kernkriterium »kognitives Paradigma« verbundenen Implikationen zu diskutieren und damit einhergehende Konsequenzen zu benennen.

3.2.1 Implikationen

Den für das gegenwärtige Demenz-Konzept konstitutiven Wechselwirkungen zwischen medizinischen Hypothesen und gesellschaftlichen Werthaltungen kommt in Bezug auf das kognitive Paradigma als einem seiner Kernpunkte besondere Bedeutung zu. Im Wesentlichen betrifft die Untersuchung der Implikationen dieses Kernmomentes der Demenz Fragen der Anthropologie.

Die Fähigkeit zu Bewusstseinsleistungen gehört wesentlich zum Menschsein. Noch nicht entschieden ist damit allerdings, ob jeder Mensch zu jeder Zeit im Stande sein muss, Bewusstseinsleistungen zu erbringen. Spätestens seit der Zeit der Aufklärung wird kognitiven Fähigkeiten eine hohe Bedeutung zugeschrieben. Ihr Gebrauch scheint das Menschsein erst wesentlich zu konstituieren. In der Alltagsmeinung gehört es heute zu den selbstverständlichen Fähigkeiten eines jeden, sich selbst bestimmen zu können, autonom und in der Lage zu sein, zu jeder Zeit seine Angelegenheiten selbst regeln zu können. Die Alzheimer-Demenz erscheint in diesem Kontext als ein Bruch mit den Werten der modernen Gesellschaft: Die Beeinträchtigungen, die der Prozess der Alzheimer-Demenz mit sich bringt, werden als ein Angriff auf das Selbstverständnis des Menschen gelesen. Besteht bereits bei psychischen Beeinträchtigungen allgemein die Tendenz, die Betroffenen auszugrenzen,[101] so scheint sich diese Neigung bezüglich der Alzheimer-Demenz noch zu verstärken. Die Betroffenen werden nicht nur als in ihren kognitiven Fähigkeiten beeinträchtigt wahrgenommen, sondern noch dazu als gebrechlich und alt.[102] Erfolgreiches Altern, so die heute in der Öffentlichkeit weit verbreitete Auffassung, steht zu Leiden an einer Demenz in eklatantem Widerspruch. Für die vorliegende Untersuchung der Implikationen des kognitiven Paradigmas spielt diese gesellschaftliche Normierung eine bedeutsame Rolle: Demente Menschen stehen aufgrund der gesellschaftlichen Hochschätzung von Kognition und gesundem Altern leicht in der Gefahr, ausgegrenzt zu werden.[103]

Die genannte Wechselwirkung zwischen der zentralen Stellung kognitiver Leistungsverluste im medizinischen Bereich und der gesellschaftlichen Bedeutung kognitiver Leistungsfähigkeit impliziert eine Anthropologie, die wesentlich kognitionsorientiert ist. Wenn dem gegenwärtigen Demenz-Konzept

---

101 Vgl. D. LANZERATH, Krankheit (2000), 180–182.

102 Nachdem viele Jahre in der Altersforschung darauf hingearbeitet wurde, die Kompetenzen alter Menschen herauszustreichen und das junge Alter in den Mittelpunkt zu stellen, hat spätestens die Berliner Altersstudie auf das lediglich im zeitlichen Lebensalter weiter nach hinten verschobene gebrechliche Alter hingewiesen; vgl. P. B. BALTES u. a., Die Berliner Altersstudie (^{2}1999).

103 Vgl. S. G. POST, The Concept (2000), 247, und S. G. POST, The moral challenge (1996), 2.

auch keine stringent entworfene Anthropologie zugrunde liegt, so sind Eckdaten und Orientierungspunkte dennoch klar beschreibbar. Das kognitive Paradigma stellt dabei den Kernpunkt dar.

Mit dieser Bestimmung sind folgenreiche Implikationen verbunden. So kann zwar nicht entschieden werden, ob philosophische Entwürfe reduktionistischer Personkonzeptionen[104] dem gegenwärtigen Demenz-Konzept vorausliegen oder ihm nachfolgen. Es kann aber festgestellt werden, dass reduktionistische Personkonzeptionen, die auf das Vorhandensein von Bewusstseinsleistungen abstellen und daran die Personwürde[105] von Menschen knüpfen, an das gegenwärtige Demenz-Konzept zumindest anschlussfähig sind. Wenn diese reduktionistischen Personkonzeptionen mit dem gegenwärtigen Demenz-Konzept verbunden werden, so hat dies weitreichende Folgen für die Bestimmung des moralischen Status dementer Menschen und daraus folgend für den gebotenen Umgang mit ihnen. So wird zu zeigen sein, dass Vertreter reduktionistischer Personkonzeptionen aufgrund jeweils näher zu bestimmender Kriterien davon ausgehen, dass demente Menschen ab einem bestimmten Punkt im dementiellen Prozess nicht mehr zu den unter dem Schutz der Personwürde stehenden Personen zu zählen sind. Ihr moralischer Status wird entweder als Nicht-Person oder in gradueller Abstufung als Post-Person bestimmt.[106]

Bedingt durch Fortschritte in der modernen Medizin und Biologie ist seit einiger Zeit die Frage nach dem moralischen Status von Embryonen, Neugeborenen, Sterbenden, Hirntoten u. a. zum Gegenstand zahlreicher Debatten geworden. In jüngster Zeit erfasst diese drängende Frage auch bislang von dieser Diskussion nicht tangierte Kreise wie geistig behinderte und demente Men-

---

104 Diese Studie folgt dem Klassifizierungsvorschlag von L. Honnefelder und nimmt eine Differenzierung der unterschiedlichen Personkonzepte in »reduktionistische« vs. »nicht-reduktionistische« vor. Vgl. daneben die Vorschläge: A. Corradini: »empiristisch« vs. »ontologisch« und D. Birnbacher: »Äquivalenz-Doktrin« vs. »Nichtäquivalenz-Doktrin«. Den Versuch einer »wertneutralen Begrifflichkeit zur Erfassung der konträren Standpunkte« unternimmt R. KIPKE, Mensch (2001), 10, indem er zwischen »Exklusionstheorien« und »Inklusionstheorien« unterscheidet; dazu kritisch: A. G. WILDFEUER, Rezension Kipke (2002), 316–318.

105 Vgl. ausführlich weiter unten, Kapitel 3, Fn. 111, und Kapitel 4.1.

106 Exemplarisch werden in diesem Kapitel Positionen vorgestellt, die davon ausgehen, dass Mensch und Person keine koexistensiven Begriffe sind. Das Personsein wird in diesen Positionen an besondere Bedingungen geknüpft. Wenn diese Bedingungen bei einem Menschen nicht (mehr) vorhanden sind, so steht er nicht (mehr) unter dem Schutz der Personwürde. Für den praktischen Umgang werden dann eigene Handlungsregeln aufgestellt. Diese Konzeptionen werden in ihrer Bedeutung für demente Menschen untersucht. Da die Beschäftigung mit Demenz im Bereich der Bioethik noch marginal ist, wird es teilweise nötig sein, den Transfer auf demente Menschen selbst zu leisten.

schen.[107] Die Beantwortung der Statusfrage ist von eminent praktischer Bedeutung. Hängen mit ihr doch die Themen Recht auf Leben, Anwendungsbereich des Tötungsverbotes und Umgang und Begleitung zusammen. Die Etablierung der praktischen Ethik als Disziplin hat die Frage nach Inhalt und Bedeutungskreis des Begriffs »Person« zum Gegenstand einer kontroversen Debatte werden lassen.[108] Sind, so wird zunehmend gefragt, an den Rändern des Lebens wirklich alle Menschen Personen?[109] Kommt ihnen aufgrund ihres Menschseins Würde zu, und sind sie bis zu ihrem letzten Atemzug als Personen[110] zu achten? Oder sind demente Menschen – ab einem bestimmten, noch zu klärenden Moment innerhalb des Demenz-Prozesses – keine Personen mehr und damit nicht anders zu behandeln als Tiere oder Dinge?

107 Während die Feuilletons der Zeitungen Demenzen und demente Menschen seit einiger Zeit zum Thema erhoben haben, wird die Frage nach dem moralischen Status dementer Menschen in den moralphilosophischen und moraltheologischen Diskurs eher schleichend aufgenommen. So ist bislang nur eine Monographie erschienen, die sich mit der Statusfrage dementer Menschen beschäftigt, vgl. T. COLLAUD, Le statut (2003). Der Autor argumentiert allerdings rein innertheologisch. Aufsätze oder kleinere Beiträge, die sich mit unserem Thema beschäftigen, sind in ihrer Anzahl leicht überschaubar. Seit Ende der 1990er-Jahre lässt sich aber eine Vorgehensweise in der Diskussion entdecken, die die These stützt, dass die Frage nach dem moralischen Status dementer Menschen bald zu einer expliziten Fragestellung in Moralphilosophie und -theologie werden wird: In grundlegenden und umfassenden Beiträgen zur Statusfrage verschiedener Personenkreise werden in Aufzählungen (Hirntote, Föten, Neugeborene, Sterbende etc.) seit kurzem auch »Demente« miteinbezogen. Vgl. z. B. T. REHBOCK, Renaissance (1998), und R. SPAEMANN, Personen (1996); ausdrücklich an erster Stelle (Paradigmenwechsel?) einer Reihe von Aufzählungen stehen Demente bei J. FISCHER, Theologische Ethik (2002), 166: »Strittig ist diesbezüglich [in der Frage, ob der Status von Personen an bestimmte Voraussetzungen gebunden ist; V. W.] der Status von Dementen, von Menschen im Koma, von Neugeborenen, Föten und sogar von Schlafenden.«

108 Dem Anliegen dieser Studie folgend kann an dieser Stelle keine grundsätzliche Auseinandersetzung mit der »schwersten« (»I believe this question of personhood is exceedingly difficult raising some of the deepest and most complex issues of philosophy«, D. W. BROCK, Justice [1988], 86), bzw. »zentralen« (»[...] one of the central issues in philosophical psychology: the problem of personal identity.« J. GILES, No Self [1997], Preface, o. S.) Frage der Philosophie, dem Personsein und der Frage nach der personalen Identität, stattfinden.

109 Die Frage, ob nur Menschen Personen sein können, kann in Bezug auf unser Thema vernachlässigt werden. In diesem Sinne auch Kobusch, der annimmt, dass heute der Personstatus als solcher nicht fraglich ist, sondern »vielmehr in allen Lagern der verschiedenen Theorien bewußt und anerkannt [ist], daß der Person im Unterschied zu allen Dingen dieser Welt ein besonderer Status und daher auch besondere Schutzwürdigkeit zukommt. Aber wer oder was eine Person ist, das ist die entscheidende Frage.«, T. KOBUSCH, Entdeckung (^{2}1997), 266.

110 In dieser Tradition sind die Begriffe Mensch und Person äquivalent und damit austauschbar.

3.2.1.1 Reduktionistische Personkonzeptionen

Von Vertretern so genannter reduktionistischer Persontheorien wird bestritten, dass alle Menschen Personen sind. Folglich fällt die Bedeutung der Begriffe Mensch und Person auseinander. Dieser Bruch mit der traditionellen Personkonzeption[111] in der zeitgenössischen Diskussion geht im Letzten auf John Locke zurück.[112] Seit Locke stehen sich zwei gegensätzliche Auffassungen in der Persondebatte gegenüber, die in ihrem Kern auf die Frage zurückgehen, »[...] ob die Zugehörigkeit zur Rechtsgemeinschaft an der Vernunft- und Freiheitsbegabung des Individuums festzumachen ist oder an der Zugehörigkeit zur menschlichen Gattung«[113]. Die Trennung des Personbegriffs von dem des Menschen ist für Locke und die ihm folgende Tradition grundlegend. Nach Locke ist eine Person

> »[...] a thinking intelligent Being, that has reason and reflection, and can consider it self as it self, the same thinking thing in different times and places; which it does only by that consciousness which is inseparable from thinking, and as it seems to me essential to it: It being impossible for any one to perceive, without perceiving that he does perceive.«[114]

Lockes Kriterium für das Personsein bildet also das Vorhandensein von Bewusstsein. Es begleitet nicht die Einheit der Person, sondern konstituiert sie.[115]

---

111 Vgl. zur Geschichte der Personkonzeption z. B. M. FUHRMANN u. a., Person (1989); T. KOBUSCH, Entdeckung (^{2}1997); A. G. WILDFEUER, Person (1998), und D. TEICHERT, Personen (1999). Zum theologischen Ursprung des Personbegriffs noch immer: J. RATZINGER, Zum Personverständnis (1966). Texte in Auswahl bei M. BRASSER (Hrsg.), Person (1999); L. SIEP (Hrsg.), Identität (1983); M. QUANTE (Hrsg.), Personale Identität (1999). Zur Bedeutung des Begriffs für die ethische Diskussion L. HONNEFELDER, Streit (1993); H. BURCKHARDT/ A. FREWER (Hrsg.), Person (1993); L. HONNEFELDER, Begriff (2000), und R. KIPKE, Mensch (2001).

112 Burgeois bezeichnet Locke als »Wasserscheide« bezüglich des Personverständnisses: W. BURGEOIS, Persons (1995), 87. Eine neuere Darstellung und Auseinandersetzung mit dem Personbegriff Lockes, mit dem Anliegen, eine »Standardinterpretation der Lockeschen Theorie zu liefern«, findet sich bei B. GILLITZER, Personen (2001), bes. 95–119, hier: 97; ähnliche Diskussionen bei B. GORDIJN, Person (1996), bes. 47–61, oder D. TEICHERT, Personen (1999), 130–152.

113 K. BRAUN, Menschenwürde (2000). Vgl. auch M. QUANTE, Identität (1995), 38.

114 J. LOCKE, Essay (1975), hier: Buch 2, Kap. 27, § 9. In der Übersetzung: Eine Person bezeichnet »[...] ein denkendes, verständiges Wesen, das Vernunft und Überlegung besitzt und sich selbst als sich selbst betrachten kann. Das heißt, es erfaßt sich als dasselbe Ding, das zu verschiedenen Zeiten und an verschiedenen Orten denkt. Das geschieht lediglich durch das Bewußtsein, das vom Denken untrennbar ist und, wie mir scheint, zu dessen Wesen gehört. Denn unmöglich kann jemand wahrnehmen, ohne *wahrzunehmen*, daß er es tut.« (J. LOCKE, Versuch [^{4}1981], 419 f; Hervorhebung im Text.) Lockes Abhandlungen über die Person finden dabei im Rahmen forensischer Überlegungen statt; vgl. dazu B. GORDIJN, Person (1996), 47–61, und K. BRAUN, Menschenwürde (2000), 67 f.

115 Vgl. H. M. BAUMGARTNER u. a., Menschenwürde (^{2}1998), 176.

Seitdem Locke diese Bestimmung von »Person« vorgelegt hat, die auf den Gedanken einer geistigen Substanz verzichtet, wird nicht nur darüber diskutiert, ob die Reduktion der Person in diesem Sinne möglich ist, sondern auch über die richtigen Kriterien der Reduktion.[116] Hinsichtlich dieser Kriterien war Lockes Position wegweisend, indem er die Identität der Person als eine Identität des Bewusstseins bestimmte.[117] Das Selbstbewusstsein konstituiert erst Identität:

»For since consciousness always accompanies thinking, and 'tis that, that makes every one to be, what he calls *self*, and thereby distinguishes himself from all other thinking things, in this alone consists *personal identity*, i. e. the sameness of a rational Being: And as far as this consciousness can be extended backwards to any past Action or Thought, so far reaches the Identity of that *Person*.«[118]

Locke hat sich bei seinen Untersuchungen der Frage nach dem Personsein von Menschen nicht aus einem Interesse am Innehaben grundlegender Rechte genähert. Ihn interessierte vielmehr die Frage der Verantwortlichkeit des Subjekts und die Zurechnungsfähigkeit von Handlungen.[119] Die Person ist damit keine der moralischen Qualität des einzelnen Menschen vorausliegende Bestimmung seiner Würde mehr, »[...] sondern das Ergebnis eines subjektiven Prozesses: ›For whatever substance there is, however framed, without consciousness there is no person.‹«[120] Durch diese Bestimmung des Personbegriffs hat Locke für den ethischen Diskurs eine Weichenstellung vollzogen, hinter die eine Reihe von im Anschluss folgenden Auseinandersetzungen um den moralischen Status von Menschen nicht mehr zurück gingen.

Für die hier interessierende Frage nach dem moralischen Status dementer Menschen stellt die Position von Locke einen bedeutsamen Punkt dar. Reduktionistische Personkonzeptionen haben die Position von Locke auf ihre Weise interpretiert und seine Darstellung für die Abstufung des moralischen Status, je

116 Vgl. M. QUANTE, Identität (1995), 38.

117 Auf die Schwierigkeiten des Bewusstseinsbegriffs in der Lockeschen Personkonzeption kann hier nicht eigens näher eingegangen werden. Die Auseinandersetzungen mit diesem Problem in der Folgezeit haben der grundlegenden Konzeption des Lockeschen Personbegriffs erst zu ihrem Durchbruch verholfen. Vgl. dazu bes. B. GILLITZER, Personen (2001), 113–119.

118 J. LOCKE, Essay (1975), hier: Buch 2, Kap. 27, § 9. Hervorhebungen im Text.

119 Vgl. K. BRAUN, Menschenwürde (2000), 68. Zum für Locke zentralen Begriff ›consciousness‹: B. GORDIJN, Person (1996), 60 f.

120 M. FUHRMANN u. a., Person (1989), 304, mit Verweis auf und Zitat aus: J. LOCKE, Essay (1975), § 23. Beachtenswert erscheint, dass Locke für geistig behinderte Menschen bezüglich ihrer Schutzwürdigkeit eine Ausnahmeregelung einführt: »Geistig schwerstbehinderte Menschen, die auf keine Weise zum Vernunftgebrauch fähig sind, gehören für ihn einer Zwischenart an, die als Eigentum ihres Schöpfers schutzwürdig ist.« (E. SCHOCKENHOFF, Der vergessene Körper [2002], 272 mit Fn. 3).

nach Ausprägung der Fähigkeit des Selbstbewusstseins, vereinnahmt.[121] Auf Locke zurückgehend, wurde der Substanzgedanke im Personbegriff aufgegeben und durch Bewusstseins-Kriterien ersetzt. In der Folge wurden Positionen formuliert, die nicht mehr an der Einheit der Menschheit festhalten, sondern die normative Kategorie des Personstatus empiristisch begründen: Es bedarf bestimmter aktuell vorhandener Eigenschaften, um Person zu sein. Indem dem Menschen nicht als Mensch bereits Würde zukommt,[122] wird es möglich, eine Hierarchie zu etablieren, in der Menschen verschiedenen moralischen Kategorien zugewiesen werden, denen je graduell unterschiedliche moralische Qualität zugeordnet wird. Der Ort in dieser Hierarchie wird jeweils durch das Vorhandensein der je zu bestimmenden Interessen, Fähigkeiten oder Attribute festgelegt.

Große Teile der gegenwärtigen Philosophie in der Lockeschen Tradition halten daran fest, dass es bestimmter Eigenschaften bedarf, um Person zu sein.[123] Zahlreiche Autoren stimmen der Idee zu, dass es sich bei Lebewesen im Allgemeinen und Menschen im Besonderen nur dann um Personen handelt, wenn diese ein Bewusstsein aufweisen. Über das Vorhandensein von Bewusstsein hinaus werden von den Autoren zumeist noch weitere, unterschiedliche Eigenschaften benannt, die das Personsein bedingen.[124] Je nach Autor (z. T. auch je nach praktischem Untersuchungsgegenstand und Absicht der Argumentation) werden diese Eigenschaften und Fähigkeiten allein oder in Kombination mit anderen benannt. Nur wenn diese aktuell vorhanden sind und nachgewiesen werden können, soll es sich im Sinne dieser Autoren um Personen im moralischen Sinne handeln. Gordijn gibt eine Liste dieser Charakteristika an, die im Folgenden wiedergegeben wird. Diese »Eigenschaften und Fähigkeiten […] stellen zum reinen Besitz von Bewußtsein zusätzliche notwendige Bedingungen für das Personsein dar:

- Die Fähigkeit, Freude und Leid zu erfahren.
- Die Fähigkeit, Wünsche zu hegen.
- Die Fähigkeit, sich an Vergangenes zu erinnern.

---

121 Vgl. K. BRAUN, Menschenwürde (2000), 68.

122 Wie dies in der Tradition des Personbegriffs bis Locke selbstverständlich vorausgesetzt wurde und in der Folge durch Kant eine weitere Bestimmung erhielt, die sich bis heute, neben der Lockeschen Tradition, durchhält. Vgl. dazu weiter unten, Kapitel 4.

123 Vgl. A. G. WILDFEUER, Person (1998), 7 ff; M. FUHRMANN u. a., Person (1989) 320 f; H. M. BAUMGARTNER u. a., Menschenwürde ([2]1998), 201 ff, und K. BRAUN, Menschenwürde (2000), 108 ff.

124 Vgl. B. GORDIJN, Person (2002), 128: »Sie geben konkrete einzelne Eigenschaften und Charakteristiken an, die eine Person ausmachen sollen.« Zur »Fülle rivalisierender Personalitätskonzepte« auch S. AUSBORN-BRINKER, Person (1999).

- Die Fähigkeit, Erwartungen hinsichtlich der Zukunft zu hegen.
- Die Fähigkeit zum Wahrnehmen von Zeit.
- Die Eigenschaft, ein ununterbrochenes, bewußtes Selbst, ein Subjekt, verschieden von seinen mentalen Zuständen zu sein.
- Die Fähigkeit zu Selbstbewußtsein.
- Die Fähigkeit, intentionale Bewußtseinszustände zu besitzen.
- Die Fähigkeit zu argumentieren.
- Die Fähigkeit, Probleme zu lösen.
- Die Fähigkeit, autonom zu sein.
- Die Fähigkeit, eine Sprache zu benutzen.
- Die Fähigkeit, mit anderen in sozialer Weise zu interagieren.«[125]

Durch die unterschiedliche Kombination von Eigenschaften bei den einzelnen Autoren wird deutlich, dass heute eine große Zahl und Vielfalt unterschiedlicher Personbegriffe Verwendung findet. Da die Kriterien für die Zuschreibung der Personwürde jeweils verschieden sind, müssen im Folgenden verschiedene Positionen in Auswahl dargestellt werden.[126] Dabei lassen sich grundlegend zwei Positionen unterscheiden: Der Position eines »strengen Reduktionismus« sind Konzeptionen zuzuordnen, die dementen Menschen einen Personstatus grundsätzlich absprechen, während unter der Überschrift »gradueller Reduktionismus« Konzeptionen dargestellt werden, die von einer abgestuften Personkonzeption ausgehen. Für diese wird genauer zu untersuchen sein, welcher Gruppe Menschen mit Demenz jeweils zuzurechnen sind.[127]

3.2.1.2 Strenger Reduktionismus

Zu den Vertretern eines bezüglich der Demenz-Problematik hier so genannten strengen Reduktionismus sind Positionen zu rechnen, die solche Kriterien zu den personkonstituierenden Eigenschaften zählen, die für demente Menschen zur Folge haben, nicht mehr als Personen bezeichnet werden zu können. Um

---

125 B. GORDIJN, Person (2002), 128 f.

126 Die Darstellung erhebt weder einen Anspruch auf Vollständigkeit noch intendiert sie, die für die Personproblematik allgemein bedeutsamsten Positionen zu benennen. Kriterium der Auswahl stellt allein die Bedeutung der Personkriterien im Hinblick auf die Frage nach einer Anschlussfähigkeit für die Problematik der Demenz dar.

127 Nicht alle der im Folgenden genannten Positionen setzen sich explizit mit der Frage des Personstatus dementer Menschen auseinander. Eine Ableitung der Argumentation auf die Frage nach dem moralischen Status dementer Menschen kann anhand der jeweils vorgebrachten Kriterien jedoch stattfinden. Indem allmählich die Frage nach dem moralischen Status und die Problematik des Umgangs mit dementen Menschen in die ethische Diskussion Einzug hält, scheint es nur eine Frage der Zeit zu sein, bis reduktionistische Bioethiker sich ausführlicher als bisher damit auseinander setzen.

die mit diesen Positionen verbundenen Implikationen zu diskutieren, werden sich die folgenden Ausführungen mit den Konzeptionen von Singer, Tooley und Harris sowie Parfit und Dresser auseinander setzen und jeweils deren Implikationen für demente Menschen untersuchen.

Der Präferenzutilitarismus Singerscher Prägung begründet die Schutzwürdigkeit mit dem Vorhandensein von Eigenschaften, die den Menschen – oder auch Tiere – zur Person machen.[128] Person ist nach Peter Singer ein Lebewesen, das Rationalität und Selbstbewusstsein hat.[129] Diese beiden zentralen Merkmale als Kern des Begriffes Person werden durch Eigenschaften ergänzt, die Singer bei dem protestantischen Theologen Joseph Fletcher borgt. Fletcher hat diese allerdings auf den Begriff des Menschen allgemein angewandt: Selbstkontrolle, Sinn für Zukunft und Vergangenheit und die Fähigkeit, sich zu verständigen.[130] Der Unterschied zwischen einer Person und einem empfindungsfähigen Wesen besteht bei Singer in einem Interesse am Weiterleben, das nur Personen haben können. Eine Sonderstellung des Menschen gibt es nach Singer nicht. Ein Mensch kann im Laufe seines Lebens seinen Status ebenso wechseln, z. B. von einem niedrigen Organismus zur Person, wie auch gänzlich verlieren. Damit erscheint der Wert eines Menschen relativ, bedingt und variierbar.[131] Um den Wert eines Lebens zu ermitteln, wird jeweils eine »Bilanzierung der Interessen« vorgenommen.

Dass Singer sich in seinen Ausführungen auf das zur Zeit der Abfassung der »Praktischen Ethik« zeitbedingte Thema des Personstatus von Embryonen und geistig schwer behinderten Menschen beschränkt, bedeutet nicht, dass seine Analysen und Thesen nun, zu Beginn des 21. Jahrhunderts, nicht auch auf demente Menschen übertragen werden könnten.[132] Bei Singer selbst setzte im Angesicht seiner an Alzheimer-Demenz leidenden Mutter eine Erweiterung bzw. Übertragung seiner Thesen ein.[133]

---

128 Auf eine umfassende Darstellung des präferenzutilitaristischen Ansatzes Peter Singers kann an dieser Stelle verzichtet werden. Es sei verwiesen auf M. HONECKER, Dimensionen (1999); W. BOLOZ/G. HÖVER (Hrsg.), Utilitarismus (2002); M. AHMANN, Leben (2001); A. LOHNER, Personalität (2000), 23–43, und, im Hinblick auf Konsequenzen für die Altenpflege, R. SCHWERDT, Ethik (1998).

129 P. SINGER, Praktische Ethik (^{2}1994), 120. Die beiden Indikatoren »Rationalität und Selbstbewusstsein« differenziert Singer in: »Selbstbewußtsein, Selbstkontrolle, Sinn für Zukunft, Sinn für Vergangenheit, die Fähigkeit, mit anderen Beziehungen zu knüpfen, sich um andere zu kümmern, Kommunikation und Neugier.« (Ebd., 118).

130 Ebd., 118.

131 Vgl. K. BRAUN, Menschenwürde (2000), 114.

132 Vgl. die, noch etwas zögerlich vorgebrachte, Anwendung Singerscher Thesen auf demente Menschen im Tagungsband W. BOLOZ/G. HÖVER (Hrsg.), Utilitarismus (2002), darin besonders W. BOLOZ, Notwendigkeit (2002), 19 ff, und P. MORCINIEC, Euthanasie (2002).

133 Vgl. P. MORCINIEC, Euthanasie (2002), 198.

Wenn das Kriterium für die Anerkennung der Personwürde und damit des Schutzes das Vorhandensein von Rationalität und Selbstbewusstsein bzw. das eines zukunftsgerichteten Sinnes ist, dann können demente Menschen im Sinne Singers ab einer bestimmten Phase im dementiellen Prozess nicht mehr als Personen bezeichnet werde. Nach Singer sind Demente zwar Menschen, aber keine Personen. Bei der Anwendung der präferenzutilitaristischen Thesen zeigt sich die praktische Konsequenz dieser Bestimmungen Singers. So wie Föten und neugeborene Kinder bei Singer keine Personen sind und deshalb nicht »denselben Anspruch auf Leben wie eine Person«[134] haben, fallen auch demente Menschen aus dem Kreis der unter einem Schutz stehenden Personen heraus. Getötet werden darf, wer die »Entscheidung zwischen Leben und Tod [nicht] verstehen [kann],« oder »nicht in der Lage [ist, seine] Zustimmung [zur Euthanasie; V. W.] zu geben«; das sind »unheilbar kranke oder schwer behinderte Säuglinge sowie Menschen, die durch Unfall, Krankheit oder hohes Alter die Fähigkeit auf Dauer verloren haben, das Entscheidungsproblem zu verstehen«[135]. Neben dem Selbstbewusstsein nimmt Singer ein weiteres Kriterium zur Beurteilung des Lebenswertes auf: So können die Belastung der Angehörigen sowie die finanziellen Belastungen für die Gesellschaft durch die Inanspruchnahme des Gesundheitswesens gegen das Lebensrecht von Personen aufgewogen werden.[136]

Diese Bestimmung hat im Präferenzutilitarismus Singers bedeutsame Folgen für die erlaubte Tötung von »ehemaligen Personen«, wie er demente Menschen nennt. Zwischen dementen Menschen und den nach Singer ohnehin jeden Lebensschutzes entkleideten behinderten Säuglingen besteht seiner Ansicht nach kein moralisch relevanter Unterschied.[137] Das Leben dieser sich nicht selbst bewussten Menschen hat für Singer keinen Wert an sich. Das Leben von Menschen, die in hohem Alter zwar nicht komatös sind, aber die Fähigkeit zu einem selbstbewussten Leben für immer verloren haben, ist nach Singer nicht lebenswert.[138] Insofern diese Menschen noch mehr Lust als Schmerzen empfinden können, erkennt er ihnen zwar noch einen geringen Lebenswert zu. Wenn ihr Leben jedoch insgesamt elend ist, sollte es nicht erhalten werden: »Ihre Lebensreise ist an ein Ende gelangt. Biologisch leben sie,

---

134 P. SINGER, Praktische Ethik (^{2}1994), 178.

135 Ebd., 230.

136 Vgl. ebd., 270, und dazu K. BRAUN, Menschenwürde (2000), 115.

137 Vgl. P. SINGER, Praktische Ethik (^{2}1994), 244, und dazu R. SCHWERDT, Ethik (1998), 76.

138 Wobei im graduellen Prozess der Demenz genau zu bestimmen wäre, wann der Verlust von Rationalität und Selbstbewusstsein tatsächlich eingesetzt hat. Darüber trifft Singer, da er sich der Demenz nicht explizit widmet, keine Aussagen.

aber nicht biographisch.«[139] Singer hält die Möglichkeit der nichtfreiwilligen Euthanasie für solche ehemaligen Personen grundsätzlich für rechtfertigbar.[140] Geschieht eine Beihilfe zur Selbsttötung aufgrund einer zuvor getroffenen Selbstverfügung, dann hält Singer eine Tötung dementer Menschen für moralisch unbedenklich.

Singer ist darüber hinaus darum bemüht, die Interessen von Menschen, die nicht mehr für sich selbst sprechen können, stellvertretend »aus der inneren Perspektive«[141] beurteilen zu lassen. Mittels »Einfühlung« soll die Grenze zwischen der Außenwelt und ihren eigenen Interessen überwunden werden, um die Frage zu beantworten, welches Leben sich »zu leben lohn[t]«[142]. Eine solche »Einfühlung« wird jedoch niemals aseptisch objektiv gelingen, sondern ist immer bereits durch gesellschaftliche Wertvorstellungen beeinflusst und letztlich subjektiv. Dieser Ansatz wurde bereits in zahlreichen Beiträgen zur Behindertenproblematik kritisiert[143] und wird auch für die Frage eines »Lebensrechtes« dementer Menschen zur Sprache zu bringen sein. Denn damit fungiert die Angst nicht-dementer Menschen vor der Demenz als Bewertungsmaßstab, und »Ethik wird damit zur Machtfrage«[144].

Im Anschluss an Singers Thesen führen einige Vertreter seinen Ansatz einer utilitaristischen Bioethik, zum Teil stark modifiziert und bislang in seiner Konkretion zumeist beschränkt auf die Frage der Tötung ungeborener oder schwerstgeschädigter Neugeborener, fort.[145]

Während Singer als das unterscheidende Kriterium zwischen Menschen und Personen aktuelles Selbstbewusstsein und Rationalität gesetzt hat, geht die Dissoziation von Mensch und Person mit ihren folgenreichen Konsequenzen

---

139 P. SINGER, Praktische Ethik (²1994), 245. Vgl. auch die »Konkretisierung der Thesen Singers in bezug auf ältere Menschen mit Pflegebedarf aufgrund einer Demenz« bei R. SCHWERDT, Ethik (1998), 123–126.

140 Einen einzigen Einwand sieht Singer gegen die Praxis der nichtfreiwilligen Euthanasie bei älteren, nicht mehr sich selbst bewussten Menschen: Eine solche Praxis könnte bei noch nicht dementen Menschen Angst auslösen, nicht mehr selbstbestimmt den eigenen Lebenswert bilanzieren zu können, wenn sie dement werden sollten; vgl. dazu besonders A. LOHNER, Personalität (2000), 33.

141 P. SINGER, Praktische Ethik (²1994), 236.

142 Ebd., 236.

143 Vgl. K. BRAUN, Menschenwürde (2000), 117; hier weitere Nachweise.

144 Ebd., 116 f, und ähnlich A. LOHNER, Personalität (2000), 73.

145 Zu nennen sind an dieser Stelle v. a. H. KUHSE, Lehre (³1992); D. BIRNBACHER, Tötungsverbot (²1992); D. BIRNBACHER, Tun (1995); R. M. HARE, Kind (³1992); N. HOERSTER, Neugeborene (1995); N. HOERSTER, Sterbehilfe (1998), sowie die Beiträge in dem Sammelband R. HEGSELMANN/R. MERKEL (Hrsg.), Debatte (²1992). Vgl. dazu auch K. BRAUN, Menschenwürde (2000), 117 f.

für die medizinische Ethik bei Michael Tooley[146] vom Überlebenswunsch und bei John Harris[147] vom Wert des Lebens aus. Zwar geht keiner von beiden in seiner Argumentation explizit auf demente Menschen ein, sondern sie entwerfen ihre Begründung theoretisch und leiten lediglich am Beispiel der Abtreibung konkrete Schlussfolgerungen ab. Doch können deren Implikationen leicht auf demente Menschen angewendet werden.

Tooley setzte in seiner Grundlegung lediglich in die medizinische Ethik um, was Harry G. Frankfurt bereits 1971 in einem Beitrag grundgelegt hatte.[148] Frankfurt löst das Personsein von der Zugehörigkeit zur menschlichen Gattung ab und macht es an der Fähigkeit zu »Wünschen zweiter Ordnung«[149] fest. Tooley argumentiert utilitaristisch und ist am Gesamtnutzen interessiert. Föten und Säuglingen spricht er das Personsein und damit generell ein Lebensrecht ab, da sie nicht über die »Bedingungen des Selbstbewußtseins«[150] verfügen. Das Bestehen von Wünschen bzw. der Fähigkeit, Wünsche zu haben, stellt für Tooley die notwendige Bedingung für die Zuschreibung von Rechten dar.[151] Wenn ein Mensch keine seine Zukunft betreffenden Wünsche hat, so kommen ihm nach Tooley keine Rechte zu. In der Argumentation Tooleys ist dieser dann keine Person. Folglich gilt auch das Tötungsverbot, das nur für Personen gilt, dann nicht mehr, wenn ein Mensch keine Überlebenswünsche mehr äußern kann.

Das Personsein ist für Tooley eng an mentale Eigenschaften geknüpft:[152] »Ein Organismus besitzt ein gewichtiges Lebensrecht nur, wenn er über einen Begriff des Selbst als eines fortdauernden Subjekts von Erfahrungen und anderen mentalen Zuständen verfügt sowie glaubt, daß er selbst eine solche fortdauernde Entität darstellt.«[153] Tooley führt noch eine weitere Bedingung für ein Recht auf Leben ein: Neben der Ausprägung bestimmter Eigenschaften (Fähigkeiten zu Wünschen etc.) ist die Intensität dieser Eigenschaften ent-

---

146 Vgl. insbesondere M. TOOLEY, Abortion (^{2}1985), und M. TOOLEY, Abtreibung (^{3}1992), dessen Beitrag von Kathrin Braun als »Referenztext« (K. BRAUN, Menschenwürde [2000], 109) und von Rehbock als »einflußreicher Aufsatz [...], der für die gegenwärtige Neubewertung des Personbegriffs die Weichen stellte [...]« (T. REHBOCK, Renaissance [1998], 63), bezeichnet wird.

147 Vgl. v. a. J. HARRIS, Wert (1995).

148 Vgl. K. BRAUN, Menschenwürde (2000), 109.

149 »Second order volitions« oder »volitions of the second order«: H. G. FRANKFURT, Freedom (1988), 16. Die Fähigkeit, Wünsche in Bezug auf Wünsche zu haben (diese zurückzustellen, zu unterdrücken etc.), unterscheidet nach Frankfurt Personen von Nicht-Personen. Vgl. dazu auch T. KREUZER, Kontexte (1999), 74–79.

150 M. TOOLEY, Abtreibung (^{3}1992), 164.

151 Vgl. T. REHBOCK, Renaissance (1998), 63.

152 Vgl. ebd., 64.

153 M. TOOLEY, Abtreibung (^{3}1992), 164; vgl. auch K. BRAUN, Menschenwürde (2000), 110.

scheidend, um über den Wert des Lebens zu bestimmen. Der Personstatus eines Wesens muss dabei immer am Einzelwesen bestimmt werden. In Analogie von Tooleys Argumentation in Bezug auf Föten und Embryonen zu Dementen muss der Schluss gezogen werden, dass Demente ab dem Stadium, in dem sie keine Wünsche ihre Zukunft betreffend mehr äußern können und das Vorhandensein von einem minimalen Rest an Selbstbewusstsein nicht mehr sicher nachweisbar ist, kein Lebensrecht mehr haben.

Harris argumentiert ebenso wie Tooley für eine Dissoziation von Mensch und Person: »Obwohl ›Person‹ für gewöhnlich einfach als Synonym für ›menschliches Wesen‹ steht, wird dieser Begriff, so wie ich ihn gebrauche, von jetzt an mit Bezug auf die Spezies neutral sein.«[154] Die Bedingungen, an die Harris das Personsein knüpft, sind Rationalität und Selbstbewusstsein, wobei das bei den beiden bereits genannten Autoren angeklungene Element des »Wertes des Lebens« in Harris' liberalistischer Argumentation ganz in den Vordergrund tritt: Ob etwas einen Wert hat, hängt vom wertenden Subjekt ab. Damit ist eine Person definiert als »a creature capable of valuing its own existence«[155], und nur Personen haben einen moralischen Status. Wer seine Existenz selbst nicht als wertvoll zu bestimmen vermag, ist keine Person. Umgekehrt dient der Personbegriff für Harris dazu, zu erkennen, wann der Wert eines Menschen endet. Tötungshandlungen und Unterlassungen medizinischer Maßnahmen sind nach dem Ende der Person moralisch gerechtfertigt. In Harris' Bestimmung von Personen und Nicht-Personen fallen zahlreiche Menschen aus einer moralisch relevanten Bestimmung heraus.

Die große Zahl von Menschen, die nicht mehr unter dem Schutz einer durch das Personsein gegebenen Würde stehen, scheint bei Harris eine durchaus angezielte Gruppe zu sein, denn im Hintergrund seiner Überlegungen steht die Frage »[…] ob wir weiterhin Ressourcen darauf verwenden sollen, alte oder todkranke oder komatöse Menschen zu retten oder wiederzubeleben«.[156] Wenn Menschen ihrem Leben keinen Wert mehr beimessen, sei es kein Unrecht, sie auf Verlangen zu töten.[157] Das gilt auch unabhängig von ihrem Aufenthaltsort, etwa bezüglich der Frage, ob sie in einem Pflegeheim o. ä. untergebracht sind.[158] Im Gegenteil seien Personen sogar dazu verpflichtet, Menschen, die ihrem Leben keinen Wert mehr beimessen, die zur Selbsttötung

154 J. HARRIS, Wert (1995), 36.

155 J. HARRIS, The Concept (1999), 307, d. h. »ein Wesen, das seine Existenz wertzuschätzen vermag«, J. HARRIS, Wert (1995), 48; vgl. dazu auch T. REHBOCK, Renaissance (1998), 68; K. BRAUN, Menschenwürde (2000), 125, und M. QUANTE, Personales Leben (2002), 232.

156 J. HARRIS, Wert (1995), 34; vgl. auch K. BRAUN, Menschenwürde (2000), 124.

157 Vgl. J. HARRIS, Wert (1995), 46.

158 Vgl. ebd., 282 f.

möglichen Mittel zu verschaffen, wenn sie dazu selbst nicht mehr in der Lage sind. Harris nimmt an, dass sich alle ein Leben vorstellen könnten, das so unerträglich sei, dass es nicht mehr gelebt werden will:[159] »Wenn der Fall so gelagert ist, daß kein human eingestellter Mensch fähig wäre, den Beginn oder Fortgang des Leidens mitanzusehen oder zu ertragen, und wenn es nur durch den Tod des Leidenden zu beenden wäre, so müßte man die Tötung dieses Menschen wiederum als eine nicht nur fürsorgliche, sondern auch moralische Tat ansehen.«[160]

Neben Singer, Tooley und Harris ist Derek Parfit als Verteter eines strengen Reduktionismus anzuführen. Seine Argumentation zum Personbegriff und der personalen Identität der Person über die Zeit hinweg stehen deutlich in der Nachfolge Lockes.[161] Auch Parfit löst das Menschsein im biologischen Sinne vom Personsein im moralischen. Im Vordergrund seiner Überlegungen steht allerdings nicht die Frage, wann es sich bei Menschen um Personen handelt, sondern wie sich personale Identität über die Zeit hinweg konstituiert.[162]

Wie in den zuvor dargestellten Theorien zum Personstatus gezeigt wurde, gehen die Thesen der »neuen Bioethiker«[163] davon aus, dass bei der Trennung

---

159 Vgl. J. HARRIS, Wert (1995), 68, allerdings mit Blick auf Neugeborene; dazu auch K. BRAUN, Menschenwürde (2000), 127.

160 J. HARRIS, Wert (1995), 124. Braun merkt zu Recht kritisch an, dass es hier »nicht so sehr um das Leiden der Betroffenen, sondern um das der Zuschauer« geht: K. BRAUN, Menschenwürde (2000), 128. Was unter einem »human eingestellten Menschen« zu verstehen ist, bleibt offen.

161 Dem Anliegen dieser Studie entsprechend kann keine umfassende Diskussion der Parfitschen Position geleistet werden. Die Untersuchung muss sich auf die für die Fragestellung wesentlichen Punkte konzentrieren. Von den Schriften Parfits werden herangezogen: D. PARFIT, Personale Identität (1999); D. PARFIT, Rechte (³1992), und D. PARFIT, Reasons (1984). Zur umfangreichen Diskussion um Parfit vgl. v. a. C. M. KORSGAARD, Personale Identität (1999); B. GILLITZER, Personen (2001); T. KOBUSCH, Entdeckung (²1997); M. QUANTE, Identität (1995); M. QUANTE, Personales Leben (2002), bes. 159–170, und D. TEICHERT, Personen (1999), 225–258 mit umfangreichen Literaturangaben in Fn. 442.

162 Vgl. auch Gillitzer, der Parfit als »vorläufige[n] Schlußpunkt der Diskussion über den Personbegriff, wie sie sich in der Nachfolge Lockes ergab«, bezeichnet: B. GILLITZER, Personen (2001), 217. Anders bewertet Kobusch Parfit: »In der jüngsten Diskussion um die sog. diachrone Identität wird die Einseitigkeit des Personbegriffs in der analytischen Philosophie am ehesten offenbar. D. Parfit hat diese Diskussion durch seine im Anschluss an J. Locke formulierte These, die diachrone Identität sei eine Einheit von Personphasen, d. h. von physischen und psychischen Ereignissen, die insbesondere durch die Erinnerung, also eine psychische Kontinuität, zusammengehalten wird, neu eröffnet.« (T. KOBUSCH, Entdeckung [²1997], 267).

163 Der Begriff der »neuen Bioethiker« geht zurück auf den Untertitel der Habilitationsschrift von A. LOHNER, Personalität (2000). Diese »neuen Bioethiker« haben gemein, dass sie dafür argumentieren, »[...] die Geltung fundamentaler Rechte für *alle* Menschen abzulösen durch die

des Mensch- und Personseins denjenigen Eigenschaften eine moralische Relevanz zukommt, die mental begründet sind (Selbstbewusstsein, zukunftsbezogene Wünsche haben können etc.). Nur wenn diese Eigenschaften jeweils aktuell vorhanden sind, kann einem Menschen der Personstatus und damit ein besonderer Schutz zugesprochen werden. Parfits Interesse gilt nun der Frage nach der Konstitution der Person über die Zeit hinweg. Während David Lewis versuchte, Personeigenschaften durch die Annahme einer diachronen Identität verbunden zu denken,[164] wandte Parfit dagegen ein, die Annahme einer diachronen Identität der Person lasse sich logisch konsistent nur als eine Einheit von Ereignissen, nämlich als Einheit von Personphasen, auffassen, »[...] d. h. als eine Relation von physikalischen, vor allem psychischen Ereignissen bzw. Zuständen, die durch starke Ketten von ›psychischer Verbundenheit‹ [...], vor allem in Form der Erinnerung, in eine Beziehung der Kontinuität gebracht sind.«[165] Die Einheit eines individuellen Lebens kann Parfit nicht anders fassen als eine Kontinuität von Phasen.

Die verschiedenen aufeinander folgenden Zustände des Menschen sind damit für Parfit nichts anderes als Abstufungen der die Person konstituierenden psychischen Kontinuiät. Diese wiederum kann Parfit einer präferenzutilitaristischen Beurteilung zugänglich machen.[166] Letztlich sieht Parfit die Person nicht mehr als eine moralische Person, sondern als die Summe ihrer Einzelteile. Am Ende läuft seine Argumentation auf die Abschaffung der Person hinaus: »Persons are not, as we mistakenly believe, fundamental.«[167] Die Identität

---

Geltung dieser Rechte für diejenigen Menschen, die *Personen* genannt werden können.« (A. LOHNER, Personalität [2000], 10 f; Hervorhebungen im Text).

164 D. LEWIS, Überleben (1983); vgl. dazu E. RUNGGALDIER, Fortdauer (2000), und E. RUNGGALDIER, Personen (1992).

165 H. M. BAUMGARTNER u. a., Menschenwürde (²1998), 207; vgl. hier und im Folgenden D. PARFIT, Reasons (1984), 199–209.

166 Vgl. die Kritik an Parfits Ansatz bei H. M. BAUMGARTNER u. a., Menschenwürde (²1998), 208 ff, und bes. auch die Kritik Lockwoods, der, zwar bezogen auf die Frage nach einer moralischen Erlaubtheit des Schwangerschaftsabbruchs, anmahnt, dass die Parfitsche Ontologie nicht mit einem alltagssprachlichen Verständnis in Einklang steht. Personen werden, auch wenn sich ihre Eigenschaften über die Zeit hinweg ändern, immer mit starrer Referenz verwendet; vgl. M. LOCKWOOD, Warnock-Bericht (³1992), bes. 245 f, sowie die Kritik Kobuschs an Parfit: T. KOBUSCH, Entdeckung (²1997), bes. 267–271, und C. MANDRY, Ethische Identität (2002), bes. 229: »Eine Sicht personaler Identität, die diese als bloßen Sonderfall des generellen Problems der Identität von Seiendem auffaßt, greift mit ihrer an Gegenständlichkeit ausgerichteten Perspektive zu kurz und kann den praktischen Motiven, die die Identitätsfrage aufwerfen lassen, theoretisch nicht Rechnung tragen.«

167 D. PARFIT, Reasons (1984), 445, und dazu T. KOBUSCH, Entdeckung (²1997), bes. 271. Dieser Schluss darf nicht verwechselt werden mit der Argumentation Gordijns, der anregt, auf den Personbegriff in ethischen Debatten ganz zu verzichten; vgl. B. GORDIJN, Person (2002), bes. 129–131.

der Person spielt nach Parfit für den Personbegriff keine Rolle. Was letztlich zählt, sind allein die einzelnen mentalen Zustände und deren Verbundenheit.

Dass Parfit Personen auf mentale Zustände reduziert, hat allerdings massive Folgen für unsere Frage nach dem Personstatus dementer Menschen. Überträgt man die umfangreiche Argumentation Parfits auf die Situation eines dementiellen Prozesses im Alter, so ergibt sich folgendes Szenario: Nach Parfit kann während des menschlichen Lebens die psychologische und mentale Kontinuität abnehmen, wodurch die moralische Verbindlichkeit von Verpflichtungen aus einem früheren Lebensabschnitt abgeschwächt werden. Da demente Menschen mit dem Fortschreiten des dementiellen Prozesses die Fähigkeit verlieren, ihre eigene Identität durch ihre Gedächtnisleistung herzustellen oder zu kommunizieren, können sie nach Parfit nicht mehr mit der Person vor dem Einsetzen des dementiellen Prozesses identisch sein. Wenn aber keine Verbundenheit mehr mit der Person vor dem Einsetzen des Demenz-Prozesses hergestellt werden und das Überlebensinteresse des dementiellen Menschen nicht festgestellt werden kann, dann sind demente Menschen nach Parfit nicht mehr Personen im moralischen Sinne. Zwischen dem dementen Menschen vor und nach Auftreten der klinischen Symptome können so große psychische Brüche liegen, dass, in Übertragung der Position Parfits auf diese Situation, von zwei verschiedenen Personen gesprochen werden muss.[168]

Das Kriterium fehlender Erinnerungs- und Gedächtnisleistung lässt das reduktionistische philosophische Konzept von Parfit leicht auf das Demenz-Phänomen übertragen. Hier wie dort stehen die zunehmenden Kognitionsverluste im Mittelpunkt der Untersuchungen. Das Kriterium der Gedächtnis- oder Hirnfunktionsleistung an sich wird von Vertretern reduktionistischer Personkonzeptionen bereits in medizinethischen Diskursen zu anderen Problemkonstellationen, wie z. B. der Frage nach dem Beginn menschlichen Lebens, angewendet. Es schien also nur eine Frage der Zeit zu sein, bis reduktionistische Persontheorien in Bezug auf die Demenz-Diskussion den Parfitschen Ansatz für sich entdeckten und ihn sich zu eigen machten.

Rebecca Dresser argumentiert in der Tradition Parfits und reflektiert dessen theoretische Argumentation in Bezug auf das Praxisfeld der Demenz.[169] Dresser nimmt an, dass die radikalen Persönlichkeitsveränderungen im Demenz-Prozess zu einem Verlust der personalen Identität führen. Der Patient nach Einsetzen der klinischen Symptome der Demenz ist nach Dresser nicht identisch mit der Person vor dem Auftreten der dementiellen Symptome. Der

---

168 Vgl. J. VOLLMANN, Aufklärung (2000), 116.

169 Vgl. v. a. R. DRESSER, Relitigating Life (1990); R. DRESSER, Quality of Life (1989); R. DRESSER, Missing Persons (1994), und R. DRESSER, Autonomy (1992).

Verlust personaler Identität führt für Dresser direkt in die präferenzutilitaristische Abwägung: Im konkreten Fall des dementen Menschen muss nach dem Prinzip des größten Nutzens für alle entschieden werden. Von einem Personstatus dementer Menschen kann nicht mehr gesprochen werden.[170]

Überträgt man die Positionen der Vertreter eines strengen Reduktionismus auf demente Menschen, so ergibt sich wie gezeigt, dass ab einem je zu bestimmenden Zeitpunkt, sicher jedoch bei Einsetzen der klinischen Symptome des Demenz-Prozesses, dementen Menschen kein Personstatus mehr zugesprochen werden kann. Während die Übertragung streng reduktionistischer Personkonzeptionen auf medizinethische Konfliktfelder am Beginn des menschlichen Lebens zahlreich vorgenommen wird und sich in weiten Kreisen »neuer Bioethiker« Sympathien erworben hat, scheint sich diese strenge Form des Reduktionismus einer Übertragung auf den Demenz-Prozess eher zu widersetzen. Es besteht der begründete Verdacht, dass die lebensweltliche Intuition von der Würde eines jeden erwachsenen Menschen sowie das schleichende Einsetzen der Demenz-Symptomatik eine Negierung eines moralischen Status des dementen Menschen erschweren. Auf die Demenz-Problematik leichter übertragbar und heute bereits breiter diskutiert werden Positionen eines graduellen Reduktionismus, die im Folgenden hinsichtlich ihrer Implikationen diskutiert werden.

3.2.1.3 Gradueller Reduktionismus

Im Unterschied zum strengen Reduktionismus leugnen Vertreter eines so genannten graduellen Reduktionismus nicht den Personstatus dementer Menschen generell. Zwar gehen auch sie von einer Dissoziation von Mensch und Person aus. Sie entwerfen aber jeweils ein System zur Klassifikation von Menschen, das diesen einen je verschiedenen moralischen Status zuspricht. Nach solchen abgestuften Personkonzeptionen wird die Stellung innerhalb des Systems bedeutsam für die Zuerkennung moralischer Verpflichtungen. Nach einem abgestuften Lebensschutzkonzept ist Menschen der jeweils unterschiedlichen Stufen innerhalb des Systems entweder mit Würde, nur mit Respekt oder

170 Die Annahme des Verlustes personaler Identität in der Demenz bei Dresser hat wiederum praktische Konsequenzen für die Frage nach der Anwendung von vor Einsetzen des Demenz-Prozesses abgefassten Verfügungen. Dresser nimmt an, dass diese durch den irreversiblen Verlust der personalen Identität von Demenz-Patienten nicht gelten können. Damit setzt sich auseinander: R. BERGHMANS, Advance Directives (2000), sowie J. VOLLMANN, Aufklärung (2000), bes. 116 f. Bereits früher kritisch zu Parfit: M. G. KUCZEWSKI, Whose Will (1994), und R. DWORKIN, Grenzen (1994), die beide auf die Bedeutung von Lebenszyklus und Biographie der Person abheben.

nicht anders als Dingen zu begegnen. Vertreter dieser Positionen gehen in jüngerer Zeit[171] auch direkt auf demente Menschen ein und entwerfen ein detailliertes System, wonach Menschen je nach dem Stadium der Demenz entweder noch Personen sind und damit unter einem besonderen moralischen Schutz stehen oder keine Personen mehr sind. Entsprechend wird ihr moralischer Status bestimmt.

Diese Form des Reduktionismus scheint zunächst durch seine differenzierte Sicht auf den Demenz-Prozess zu gewinnen. Es wird aber zu zeigen sein, dass bei jeder dieser Positionen dementen Menschen spätestens ab einem schweren Stadium kein moralischer Personstatus mehr zugesprochen wird. Ihnen ist dann allenfalls noch mit Respekt vor der Person, die sie einmal waren, zu begegnen. Die anthropologischen Implikationen und die aus diesem abgestuften Schutzkonzept folgenden Konsequenzen sind weiter unten zu diskutieren. Im Folgenden sollen die Positionen von Tristram Engelhardt Jr., Dan W. Brock und Jeff McMahan als für diese Konzeptionen exemplarisch herangezogen und untersucht werden.

Tristram Engelhardt Jr. ist nicht im strengen Sinn zum Kreis der utilitaristischen Bioethiker zu zählen. In seiner Position treibt er die individualistischen Momente einer deontologischen Ethik so auf die Spitze, dass sie in ein »ausgefeiltes System zur Klassifikation von Menschen nach verschiedenem moralischen Status führen.«[172] In seinem Hauptwerk unterscheidet Engelhardt zunächst zwischen »persons« und »mere human biological life«. Die Gruppe der Personen wiederum unterteilt er in Personen »in the strict sense« und Personen »in the social sense«.[173] Dabei nimmt er fünf Abstufungen von Personen an: Personen im strengen Sinn sind es, die die moralische Gemeinschaft konstitutieren (person$_1$). Junge Kinder, die Engelhardt bereits zu den Personen im sozialen Sinn zählt, konstituieren die Personengruppe person$_2$. Zu person$_3$ rechnet er solche, die nicht mehr Personen sind, es aber einmal waren und noch zu manchen minimalen Interaktionen fähig sind. Zu dieser Personengruppe gehören für Engelhardt auch Menschen im mittleren Stadium der Demenz. In die Personengruppe person$_4$, ebenfalls Personen im sozialen Sinn, ordnet Engelhardt schwer demente Menschen ein: »[...] a social sense of person is also assigned as in the case of the very severely and profoundly retarded and demented who never were and will never be persons in the strict sense

171 Hervorzuheben scheint besonders J. McMahan, auf dessen Argumentation weiter unten einzugehen sein wird; vgl. J. MCMAHAN, The Ethics (2002).

172 K. BRAUN, Menschenwürde (2000), 119.

173 Vgl. H. T. ENGELHARDT JR., Foundations (²1996), hier 149 f. Vgl. auch die Darstellung bei T. KOBUSCH, Entdeckung (²1997), 266, Anm. 8.

($person_4$).«[174] Unterhalb der Personengruppe schwer dementer Menschen kennt Engelhardt noch die Gruppe komatöser Menschen ($person_5$), die er, da diese in keiner Weise mehr interagieren können, ebenfalls zu Personen im sozialen und nicht im strengen Sinne zählt.[175]

Zwischen Personen im strengen und Personen im sozialen Sinn bestehen bedeutsame moralische Unterschiede: »There is unavoidably a major distinction to be drawn between persons who are moral agents and persons to whom the rights of moral agents are imputed.«[176] Das Leben von Personen im strengen Sinn ist nach Engelhardt unbedingt geschützt, da sie als Personen Zweck an sich selbst sind. Personen im strengen Sinn sind selbstbewusst, können rational frei wählen und verfügen über ein moralisches Empfinden. Nur wer über diese Eigenschaften verfügt, kann ein moralisch Handelnder sein »[...] und nur *moral agents* könnten Gegenstand des Respekts sein.«[177] Ein Verstoß gegen das Lebensrecht und die Würde der Personen, die sich wechselseitig anerkennen, wäre ein Verstoß gegen die moralische Ordnung. Nur für Personen im strengen Sinn gelten deontologische Rechte und Pflichten. Personen im sozialen Sinn, zu denen Engelhardt auch demente Menschen rechnet, sind nach konsequentialistischen Kriterien zu behandeln.

Aus einer utilitaristischen Überlegung heraus, die Engelhardt in seine Systematik einfügt, müssen auch diejenigen, die lediglich Personen im sozialen Sinn sind, geschützt werden. Aus dem Grund, dass Personen im strengen Sinn daran interessiert sind, die Tugend der Sorge für die Schwächeren aufrechtzuerhalten, und ihnen am Fortleben der genannten Menschen liegt, dehnen sie den Lebensschutz auf die Gruppe der Personen im sozialen Sinn aus.[178] Die

174 H. T. ENGELHARDT JR., Foundations (²1996), 150. Demente sind allerdings keine Personen im strengen Sinn einer »moral agency« mehr; sie sind aber immer noch Personen in vielfältiger sozialer Hinsicht, und dies erfordere eine »moral dignity«.

175 Da Engelhardt keine weitere Unterteilung des Demenz-Prozesses in Stadien oder Phasen vornimmt und eine Übertragung seines Personkonzeptes auf demente Menschen nicht sein Anliegen darstellt, reflektiert er auch nicht ausdrücklich den Status dementer Menschen im sehr schweren Demenz-Stadium. Es kann aber mit guten Gründen davon ausgegangen werden, dass Engelhardt entsprechend der US-amerikanischen Interpretation der schwersten Demenz-Stadien am Ende des Verlaufs einer Alzheimer-Demenz die Patienten gleich wie komatöse Patienten betrachtet, vgl. unten, Kapitel 3, Fn. 183.

176 H. T. ENGELHARDT JR., Foundations (²1996), 150.

177 K. BRAUN, Menschenwürde (2000), 122. Hervorhebungen im Text.

178 Vgl. H. M. BAUMGARTNER u. a., Menschenwürde (²1998), 203. Andere Autoren, die ebenfalls eine Unterteilung von moralischen Personen und Personen im sozialen Sinn vornehmen, legen Wert darauf, dass Letztere keinen unbedingten Schutz genießen, sondern dass ihnen mit Respekt zu begegnen sei. Hier besteht das selbe Problem wie in Engelhardts Ansatz: Lediglich eine Übereinkunft begründet den Schutz der bzw. Respekt vor den Personen; Übereinkünfte können aber, wie im Folgenden gezeigt, nahezu jederzeit geändert werden.

Gemeinschaft der Personen im strengen Sinn kann den Personen im sozialen Sinn bestimmte Rechte zuschreiben. Aus Nützlichkeitserwägungen heraus kann Personen im sozialen Sinn ihr Personstatus durch die Personen im strengen Sinn aber auch wieder abgesprochen werden. So sind für Engelhardt durchaus moralische Gründe vorstellbar, nach denen die herrschende Gruppe der Personen im strengen Sinn, z. B. bei zu hoher finanzieller Belastung, dazu aufgefordert ist, Personen aus der Gruppe derjenigen im sozialen Sinn dieses Personsein abzusprechen und sie in die Kategorie des biologischen menschlichen Lebens einzuordnen, gegenüber dem keine moralischen Verpflichtungen bestehen.

Von verschiedenen Seiten wurde Kritik gegen eine solche Klassifizierung und Abstufung des Lebensschutzes vorgebracht. Hauptgrund der Erwiderungen ist die willkürliche Setzung, die sich nicht so sehr an sittlichen Intuitionen, »als vielmehr an mehr oder weniger zufälligen emotionalen Vorlieben und Nützlichkeitserwägungen orientiert«.[179]

Die Tatsache, dass demente Menschen bei Engelhardt überhaupt zum Kreis der Personen (im sozialen Sinn) gerechnet werden, verdankt sich dem Umstand, dass die herrschende Klasse der Personen im strengen Sinn deren ehemaliges Personsein im strengen Sinn anerkennt.[180] Daraus erwachsen wiederum Pflichten. Wandelt sich aber das gesellschaftliche Klima oder stehen nicht genug Ressourcen zur Versorgung dementer Menschen zur Verfügung, so ist es der moralischen Gemeinschaft der eigentlichen Personen erlaubt, jene nicht mehr unter den selben Schutz zu stellen, wie er nur Personen im eigentlichen Sinn zukommt. Nur der aktuelle Besitz dieser den moralischen Personstatus begründenden Eigenschaften garantiert den unbedingten Schutz des menschlichen Lebens und die Anwendung des generellen Tötungsverbotes. Aktive Sterbehilfe für demente Menschen im fortgeschrittenen Stadium ist nach der Konzeption Engelhardts durchaus vorstellbar. Im Letzten hängt in der Engelhardtschen Klassifizierung über dementen Menschen das Damoklesschwert des Wandels gesellschaftlicher und kultureller Einstellungen. Eine Einteilung von Menschen in unterschiedliche Klassen mit verschiedenem moralischen Status erscheint als willkürlich und abhängig vom Willen der herrschenden Gruppe. Trotz dieser Kritik scheint sich der Grundgedanke des ab-

179 A. G. WILDFEUER, Person (1998), 8. Ähnlich wieder in: H. M. BAUMGARTNER u. a., Menschenwürde (^{2}1998), 204.

180 Abgesehen davon, dass Engelhardt demente Menschen in seine hierarchische Klassifizierung von Personen aufnimmt, unterlässt er es, weitere Konsequenzen aus diesem Konzept für den praktischen Umgang zu ziehen. Beispielhaft führt er diese Übertragung in die Praxis nur für beeinträchtigte Neugeborene durch; vgl. K. BRAUN, Menschenwürde (2000), 123, und H. M. BAUMGARTNER u. a., Menschenwürde (^{2}1998), 203 f.

gestuften Lebensschutzes, wie er auch bei Engelhardt vorliegt, in der bioethischen Diskussion allgemein und langsam auch in Bezug auf demente Menschen immer weiter auszubreiten.

So nimmt die Argumentation Dan W. Brocks eine besondere Position ein, da er im Rahmen reduktionistischer Personkonzeptionen einer der wenigen Autoren ist, der nicht von einer allgemeinen Bestimmung des Personseins ausgeht, von dem die Übertragung auf demente Menschen dann erst noch zu leisten ist, sondern der direkt nach dem Personstatus dementer Menschen fragt. Auslöser seiner Überlegungen ist dabei ähnlich wie bei Engelhardt die Frage nach der gerechten Verteilung knapper Güter.[181] Sein Argumentationsgang widmet sich einer Unterteilung des Demenz-Prozesses in verschiedene Stadien, die er von der Richtung des Lebensendes her jeweils eigens nach ihrem moralischen Status untersucht.

Brock nähert sich der Frage nach dem Personsein dementer Menschen über die Reflexion nach dem Personstatus von Toten. Da mit dem Tod die Person in jedem Fall aufgehört hat zu existieren, bestehen nach Brock toten menschlichen Körpern gegenüber auch keine moralischen Verpflichtungen mehr.[182]

Bedeutsamer erscheint die Frage nach dem Personstatus und den damit verbundenen moralischen Verpflichtungen, die Patienten im vegetativen Status (persistent vegetative state, PVS) geschuldet sind, zu denen er auch Menschen im letzten Stadium der Demenz rechnet.[183] Brock räumt zwar ein, dass bei Menschen mit PVS noch manche niedrige Hirnfunktion erhalten ist. Moralisch

---

181 Engelhardt nimmt dabei allerdings die Verteilung knapper Güter nur als Ausgangspunkt der von ihm vorgenommenen Einteilung der Personen in verschiedene Klassen. Vgl. zu Brock v. a. D. W. BROCK, Justice (1988).

182 Vgl. ebd., 77.

183 Diese die Statusfrage betreffende Identität von schwerstdementen Menschen und Menschen im PVS erscheint als eine Besonderheit der US-amerikanischen Debatte. Die medizinischen Beschreibungen bezüglich des letzten Stadiums der Demenz unterscheiden sich hier von kontinentaleuropäischen. Während das letzte Stadium des Demenz-Prozesses, die schwere Demenz, in Europa zumeist nicht noch einmal eigens unterteilt wird, geht man in den USA weithin davon aus, dass sich schwerst Demente in den meisten Fällen am Ende der Demenz in einem »persistent vegetative State« befinden. Diese Unterschiedlichkeit in der medizinischen Wertung kann nur auf soziokulturelle Unterschiede zurückzuführen sein. In den USA ist die Diskussion um PVS aufgrund der auch in der Öffentlichkeit diskutierten Frage um Sterbehilfe bei Karen Ann Quinlan oder Entzug der Nahrungssonde bei Theresa Schiavo präsenter als in Deutschland; vgl. eine Zusammenstellung bei D. W. BROCK, Justice (1988), 84, und zu Theresa Schiavo weiter unten, Kapitel 3, Fn. 188. Zur Diskussion um den Zustand irreversibler Bewusstlosigkeit, der auch in der deutschsprachigen medizinethischen Diskussion zunehmend unter dem Begriff des PVS geführt wird vgl. exemplarisch L. HONNEFELDER, Medizinische Ethik (1997), und M. ZIMMERMANN-ACKLIN, Zur Frage (2005). Einen Rechtsvergleich liefert O. TOLMEIN, Selbstbestimmungsrecht (2004).

bedeutsam ist für Brock jedoch die Feststellung, dass mit dem irreversiblen Verlust des Bewusstseins alle Fähigkeiten, Erfahrungen zu machen (Hoffnungen, Wünsche, Freuden, Sorgen, Schmerzen, Pläne und Vorhaben),[184] und Erinnerungen zu haben unwiederbringlich verloren gegangen sind. Damit ist auch die moralisch relevante Fähigkeit zu »agency« irreversibel verloren. Diese aktuell vorhandenen Eigenschaften unterscheiden nach Brock Personen von Menschen. Folglich haben PVS-Patienten ebenso wie demente Menschen im schwersten Stadium der Demenz keinen anderen moralischen Status als »living things as plants, which lack any capacity for sentience or a conscious life«[185]. Seiner Wahrnehmung nach befindet Brock sich mit dieser Ansicht auf der Seite der Mehrheit der Philosophen, die nach Brocks Überblick davon ausgingen, dass die Annahme einer Person unvereinbar ist mit der kompletten Abwesenheit »[...] of any present or future capacity for purposive agency, social interaction, or conscious experience of any sort whatever«[186].

Mit dem irreversiblen Bewusstseinsverlust sind, so Brock, auch die für das Personsein notwendigen Fähigkeiten verloren gegangen. Mit dieser Klärung der Statusfrage sind die Weichen gestellt für eine Umsetzung in die klinische Praxis. Nach Brock scheint aufgrund der Selbstbestimmung klar zu sein, dass demente Menschen im schwersten Stadium kein Interesse an einer lebenserhaltenden Weiterbehandlung haben können. Da ihr vollständiger und dauerhafter Bewusstseinsverlust alle Fähigkeit zur selbständigen Lebensführung sowie die Möglichkeit, Erfahrungen zu machen, verunmöglicht, wäre die Lebenserhaltung des Körpers für den Patienten nutzlos.[187] Der Frage, welche moralischen Verpflichtungen sich aus dem jeweiligen Status ergeben, widmet sich Brock nur am Rande und unter Verweis auf Dworkins Argumentation bezüglich des in den USA in den 1980er-Jahren viel diskutierten Sterbens der Komapatientin Karen Ann Quinlan.[188]

Brock wendet sich, wie gezeigt, nicht der Frage des Personseins dementer Menschen allgemein zu, sondern unterscheidet innerhalb des Demenz-Prozes-

---

184 D. W. BROCK, Justice (1988), 79.

185 Ebd., 80.

186 Ebd., 82. Brock spricht von »the main alternative accounts«, ebd.

187 Vgl. ebd., 80: »I believe that nearly all persons who reflect on this question [ob PVS-Patienten noch eine lebenserhaltende Weiterbehandlung erhalten möchten; V. W.] conclude that, because the complete and permanent loss of consciousness carries with it the loss of all possibilities for agency and experience of any sort, continuing to sustain the life of the patient's body is of no benefit whatever to the patient.«

188 Ebd., 84; vgl. R. DWORKIN, Grenzen (1994). Eine neuere Diskussion um Sterbehilfe und Geltung von Patientenverfügungen bei Patienten im Wachkoma hat der Tod der Amerikanerin Theresa Schiavo im Frühjahr 2005 ausgelöst, vgl. T. KOCH, The challenge (2005), und G. VANDEKIEFT, Who decides (2005).

ses verschiedene Stadien und fragt nach moralisch relevanten Zäsuren im Prozess der Demenz. Während wir eben nachvollzogen haben, dass Brock für schwerstdemente Menschen annimmt, sie seien wie PVS-Patienten keine Personen mehr, und daraus ableitet, dass ihnen keine besonderen Verpflichtungen entgegengebracht werden müssen, fragt er in einem dritten Schritt nach dem Personstatus schwer dementer Menschen, die sich noch nicht im schwersten Stadium befinden.

Eine Unterscheidung dieser beiden Stadien nimmt Brock anhand der Fähigkeit, Erfahrungen zu machen vor: Im Unterschied zu Dementen im Endstadium sind schwer demente Menschen noch immer »subjects of conscious experience«[189] und so noch immer in der Lage, Schmerzen zu empfinden und bisweilen rudimentäre Formen von Freude zu erleben. Aufgrund dieser Fähigkeiten sind sie zwar noch immer Angehörige der menschlichen Spezies. Die Tatsache, dass die kognitiven Fähigkeiten schwer dementer Menschen und ihre Gedächtnisleistungen stark gestört sind, führt Brock aber zu dem Schluss, dass die personale Identität dementer Menschen unwiederbringlich zerstört ist.[190] Da die Verbindung zu ihrer eigenen Vergangenheit durchtrennt ist, scheint personale Identität im Sinne psychologischer Kontinuität nicht mehr vorhanden zu sein. Damit waren schwer demente Menschen zwar einmal Personen, im Stadium der schweren Demenz kommt ihnen dieser moralische Status allerdings nicht mehr zu.[191]

Brocks Gedankengang führt über einen Vergleich schwer dementer Menschen mit Tieren: Ebenso wie Hunden und anderen Tieren fehle schwer dementen Menschen die Fähigkeit zu Selbstbewusstsein, zur Entwicklung eines Konzeptes von sich selbst, eine Erfahrung des Seins, eine Erfahrung durch die Zeit etc.[192] Schmerz und Leid sind zwar durchaus erfahrbar, jedoch könnten schwer demente Menschen genauso wenig wie Tiere Ängste vor der oder Wünsche für die Zukunft haben. Da die Demenz die Fähigkeit zerstöre, personale Identität herzustellen, und Identität sowie Erinnerungsleistung für Brock unabdingbare Voraussetzungen für das Personsein sind, kommt schwer dementen Menschen nach Brock nicht der Status von Personen zu.[193]

Entsprechend seinem Hauptanliegen, die Frage zu beantworten, welche Leistungen des Gesundheitssystems schwer dementen Menschen zukommen sollten, leitet Brock aus der Bestimmung des moralischen Status praktische

189 D. W. BROCK, Justice (1988), 85.

190 Ebd.: »[...] as to eliminate the psychological continuity and connectedness on which personal identity rests.«

191 Vgl. ebd.

192 Vgl. ebd., 87.

193 Vgl. ebd., 87; sowie dazu J. M. FOLEY/S. G. POST, Ethical Issues (1994), 17 f.

Konsequenzen ab und fordert: Schwer dementen Menschen sollte mit Würde und Respekt vor der Person, die sie einmal waren, begegnet werden. Im Unterschied zu schwerst Dementen und Menschen mit PVS haben sie ein Recht auf Pflege und menschenwürdige Versorgung. Es ist für ihn aber keine moralische Verpflichtung zur Behandlung und Lebensverlängerung rechtfertigbar.[194]

Das Argument, Demente mit leichter Demenz könnten prospektiv Wünsche und Interessen für ihren Zustand in der schweren Demenz antizipieren, da sie sich als dieselbe Person erkennen, die einmal in den Zustand schwerer Demenz geraten wird, verfängt nach Brock nicht. Da die personale Identität mit Einsetzen der schweren Demenz durchtrennt würde, könnten die Wünsche von Personen mit leichter Demenz nicht dieselbe Person in schwerer Demenz erfassen. Der Täuschung einer Personenidentität erliege man, da es durchaus möglich sei, dass Menschen Interessen über ihre personale Identität hinaus formulieren – jemand kann also wünschen, in schwerer Demenz keine Schmerzen erleiden zu müssen, obwohl es sich dann nicht mehr um dieselbe Person handelt.[195] Ein angemessener Umgang mit schwer dementen Menschen besteht für Brock aus seinen grundsätzlichen Überlegungen zum Personstatus darin, ihnen palliative Pflege im Rahmen gesundheitsökonomischer Ressourcenverfügbarkeit zukommen zu lassen, sie von lebensverlängernden Maßnahmen jedoch grundsätzlich auszuschließen.

Im letzten Schritt seiner Untersuchung widmet sich Brock dem Stadium der leichten Demenz. In Abgrenzung zu schwer Dementen und Dementen im Endstadium bestimmt er die leichte Demenz durch die Fähigkeit, wie gesunde Menschen Gedächtnis- und Erinnerungsleistungen zu haben. So lange diese Gedächtnisleistung oder andere psychische Kontinuität bei leichten Demenzen noch ausreicht, um personale Identität zu der Person vor dem Einsetzen der klinischen Symptome herzustellen, sind diese als Personen anzusehen.[196] Der Personstatus bei leichten Demenzen bleibt bestehen, auch wenn die Patienten unter kognitiven Störungen leiden, die ihnen die Fähigkeit nehmen, Entscheidungen über eine gewünschte medizinische Versorgung zu treffen.

Für die Praxis des Gesundheitswesens folgt nach Brock daraus, dass leicht demente Menschen, dadurch dass sie moralisch gesehen noch Personen sind, von lebenserhaltender und lebensverlängernder Behandlung nicht ausgeschlossen werden dürfen. Die einzige Einschränkung, die Brock hier zulässt, ist der

---

194 D. W. BROCK, Justice (1988), 89; vgl. auch: »Like all patients, the severely demented also retain an interest in care, such as simple measures to keep them clean, that treats them with dignity out of respect for the person they once were.« (Ebd., 90).

195 Vgl. ebd., 91.

196 Vgl. ebd., 92.

eigene Wille bzw. das eigene Interesse des Patienten.[197] Dies bedeutet für ihn, dass auch leicht demente Menschen z. B. nicht von den Möglichkeiten aktiver Sterbehilfe ausgeschlossen werden dürfen, wenn dies ihr Wille ist.

Da es unter anderem die Fähigkeit zur Erinnerungsleistung eines Menschen ist, die nach Brock den moralisch relevanten Unterschied zwischen Personen und Menschen ausmacht, geraten die unterschiedlichen Stadien des Demenz-Prozesses direkt in das Blickfeld seiner Gedanken. Neben dem Stadium der schwersten Demenzen, dem Endstadium der Demenz, unterteilt Brock den Demenz-Prozess vor allem in zwei bedeutsame Stadien: das Stadium der leichten und das der schweren Demenz. Innerhalb dieser Stadien fragt Brock jeweils danach, welcher Rest an personrelevanter Fähigkeit bei den Betroffenen noch vorhanden ist. Während leicht demente Menschen für Brock noch den moralischen Status von Personen haben, sind schwer demente Menschen nach seiner Argumentation aufgrund der fehlenden personalen Kontinuität keine Personen mehr. Aus dem moralischen Status dementer Menschen ergeben sich Forderungen für den praktischen Bereich der Gesundheitsversorgung: Leicht dementen Menschen sind alle Handlungen entgegenzubringen, die Personen geschuldet sind. Dabei ist es aufgrund der Hochschätzung der Autonomie eine Pflicht, auf Wunsch auch Maßnahmen der Suizidbeihilfe oder Sterbehilfe durchzuführen. Schwer demente Menschen hingegen sind nach Brocks Analyse ebenso wie schwerst Demente keine Personen mehr. Leistungen des Gesundheitswesens sind ihnen nicht mehr geschuldet.[198]

In Weiterführung und Differenzierung der Brockschen Konzeption bindet auch Jeff McMahan das Personsein des Menschen an das Vorhandensein einer Kontinuität zwischen unterschiedlichen Bewusstseinseinheiten.[199] Wenn ein

---

197 Brock räumt gleichzeitig ein, dass es durchaus möglich sein kann, aufgrund begrenzter medizinischer Ressourcen das Alter als beschränkenden Faktor einzuführen, diskutiert die Allokationsfrage aber nicht weiter: vgl. ebd., 94.

198 Der Gedankengang Callahans, der an dieser Stelle aufgrund seines vordringlich sozialethischen Untersuchungsinteresses nicht weiter diskutiert werden soll, ähnelt dem von Brock. Im Unterschied zu Brock diskutiert Callahan aber konsequent die Bedeutung des Alters für eine Einschränkung von Gesundheitsleistungen; vgl. grundlegend D. CALLAHAN, Setting Limits (^{2}1995), sowie diverse Beiträge, die sich speziell mit dementen Menschen befassen: D. CALLAHAN, Dementia (1992); D. CALLAHAN, Treating People (1995); D. CALLAHAN, Terminating Life-Sustaining Treatment (1995); D. CALLAHAN, Controlling the Costs (1996), und D. CALLAHAN, Aging (1996).

199 Vgl. hier und im Folgenden bes.: J. MCMAHAN, The Ethics (2002). McMahan bezieht sich selbst auf Parfit als seinen »philosophy supervisor«, vgl. ebd., 44. Da McMahan die unterschiedlichen Stadien der Alzheimer-Demenz in seinem Ansatz gründlich herausarbeitet und dabei graduelle Unterschiede bei der Statusfrage macht, kommt er in dieser Studie trotz der engen Verbindungen zur Parfitschen Philosophie an dieser Stelle zu stehen: McMahans Entwurf ist dem graduellen Reduktionismus zuzuordnen.

Mensch noch keinen oder keinen »psychological account« mehr hat, dann ist er auch keine Person mehr. Ebenso wie Brock untersucht auch McMahan die Auswirkungen dieser philosophischen Position auf demente Menschen.[200] Wie für Brock auch ist für McMahan klar, dass bei Dementen im Endstadium der Demenz gleich PVS-Patienten die Person aufgehört hat zu existieren. Entschieden scheint für McMahan darüber hinaus, dass bei jedem dementen Menschen, dem zu Beginn der Demenz durchaus noch der moralische Status einer Person zuzusprechen ist, die Person im Laufe des dementiellen Prozesses schwindet.

Die bedeutsamere Frage stellt für ihn dar, wann jeweils die Person aufgehört hat zu existieren. Wie soll ein Punkt während der Demenz festgelegt werden, ab dem kein die Person konstituierender »psychological account« mehr erkennbar ist und damit der dementielle Patient aufgehört hat, eine Person zu sein? McMahan widmet sich ausführlich dieser Frage und bleibt am Ende doch eine operationalisierbare Antwort schuldig. Nach seiner Auffassung besteht zwischen dem Beginn und dem Ende einer Demenz eine lange Grauzone. In dieser Grauzone ist nicht klar zu bestimmen, ob die Person existiert.[201] Als Sprachregelung regt McMahan an, zu formulieren, dass die Person zwischen dem Beginn der Demenz und ihrem Ende langsam verlöscht. Diese Deutung vergleicht er mit den Vorgängen am Beginn des Lebens: So wie sich am Beginn des Lebens die Gehirnstrukturen und mit ihnen das Personsein erst langsam ausbildet, so gehen diese und mit ihnen das Personsein spiegelbildlich am Ende des Lebens zugrunde.

Zur Bestimmung ihres moralischen Status schlägt McMahan entsprechend dem Status bei Embryonen vor, von Dementen als von Post-Personen zu sprechen. Dieser Ausdruck, der an die Rede von »Prä-Personen« am Beginn des Lebens angelehnt ist, spiegelt nach McMahan im biologischen wie im philosophischen und moralischen Sinn die Parallelisierung von Anfang und Ende des menschlichen Lebens wider. Post-Personen zeichne es aus, dass sie einmal Personen waren, nun aber durch einen nur noch minimal vorhandenen und langsam verlöschenden »psychological account« moralisch nicht mehr als Personen im Vollsinn gelten können. Ähnlich wie Brock denkt McMahan damit die Alzheimer-Demenz als einen stufenhaften Abbau der Person und geht für die Praxis davon aus, dass Post-Personen zwar noch mit Respekt vor der Person, die sie einmal waren, zu begegnen ist, ihnen aber keine lebenserhaltenden Maßnahmen mehr zukommen müssen. Wie bei Brock bleibt bei McMahan

200 In seinem Band »Ethics of Killing. Problems at the margins of life« legt McMahan die thematischen Schwerpunkte auf Embryonen und demente Menschen. Bezüglich der klaren Parallelisierung, die McMahan vornimmt, scheint seine Argumentation bislang einzig.

201 Vgl. J. MCMAHAN, The Ethics (2002), 43–54 und 270–278.

aber ebenfalls unklar, an welchen praktischen Kriterien dieser moralische Einschnitt ablesbar sein sollte.

3.2.2 Konsequenzen

Wie beschrieben, haben die Wechselwirkungen zwischen gesellschaftlichen Werthaltungen und medizinischen Hypothesen bezüglich des Konzeptes der Alzheimer-Demenz eine Fixierung auf die zunehmenden Verluste der Kognition dementer Menschen zur Folge. Trifft dieses Konzept auf metaphysisch und ontologisch reduzierte Personkonzeptionen, bei denen, wie gesehen, Menschen nur dann als Personen anerkannt werden, wenn sie Träger bestimmter aktueller Qualitäten sind, so hat dies weitreichende praktische Konsequenzen für den Umgang mit dementen Menschen. Nicht die medizinische Wissenschaft an sich muss als die Ursache eines reduktionistischen Menschenbildes bezeichnet werden, sie kann aber, wenn sie auf latente Reduktionismen im Forscher, in der Gesellschaft oder in der Philosophie stößt, diese verstärken.[202]

In allen reduktionistischen Personkonzeptionen stehen heute Rationalität, Selbstbewusstsein sowie die Erinnerung als Gewährleistung psychischer Kontinuität im Mittelpunkt der Bestimmung von Personen. Im Ganzen, seien sie nun einer strengen oder einer graduellen Personkonzeption zuzurechnen, zeichnen sich diese Entwürfe durch eine einseitige Sicht auf die mentale Natur von Personen aus. Mit dem Menschsein wird damit letztlich das Körperliche bezeichnet, mit dem Personsein das Mentale. Darüber hinaus fügt jeder Autor andere Attribute hinzu, die nach seiner Sicht das Personsein des Menschen bestimmen.[203] Die Tatsache, dass ein Mensch zumeist über diese Eigenschaften jeweils aktuell verfügen muss, um den moralisch relevanten Status einer Person zuerkannt zu bekommen, verkleinert nochmals den Kreis derer, die als Personen bezeichnet werden können. Besteht Personsein also erst in der Summe einzelner, aktuell vorhandener Eigenschaften?[204] Und sind demente Menschen nur dann noch Personen, wenn sie aktuell über ein hohes Maß an kognitiver Leistungsfähigkeit verfügen?

---

202 Vgl. G. VIRT, Die Spaltung (2002).

203 Vgl. dazu den Vorschlag Gordijns, auf den Personbegriff zu verzichten, da er u. a. aufgrund der verschiedenen Inhalte, die von jedem Autor anders eingebracht werden, nicht mehr kommunizierbar sei. Der Personbegriff habe sich als untauglich erwiesen: B. GORDIJN, Person (2002).

204 Vgl. die grundlegende Kritik daran bei P. F. STRAWSON, Individuals (2002), und D. WIGGINS, Needs ([3]1998). Nach Strawson und Wiggins interpretieren die Begriffe »Person« und »Mensch« sich letztlich gegenseitig.

Die Entscheidung zwischen Personen und Nicht-Personen bzw. die Einschränkung des Personstatus[205] wird bei den einzelnen Autoren zwar an die Kognitionsleistung geknüpft, praktisch aber mit unterschiedlichen Kategorien verbunden. Allen Autoren ist jedoch gemeinsam, dass sie das moralische Personsein vom biologischen Menschsein trennen: Nicht alle Menschen sind Personen. Unterschiede ergeben sich bezogen auf demente Menschen jeweils dahingehend, dass in einigen Fällen demente Menschen generell nicht als Personen anerkannt werden, in anderen Fällen eine Differenzierung innerhalb des Demenz-Prozesses vorgenommen wird. Auch wenn die Intention zur Bestimmung des Personstatus nicht immer eine moralische ist, sondern auch deskriptiv oder narrativ erfolgt, so haben doch alle diese Personkonzeptionen Konsequenzen für den moralischen Status von dementen Menschen und führen letztlich zu einem abgestuften Personkonzept. Personsein und damit Würde kommt dann nur den Menschen zu, die aktuell zu bestimmten Bewusstseins- und Reflexionsleistungen in der Lage sind.

Durch den schleichenden Gedächtnisverlust und die zunehmenden kognitiven Beeinträchtigungen, die im Verlauf der Demenz zu einem Verlust der Erinnerungsleistungen, der Selbstbestimmungsfähigkeit und der Rationalität führen, sind demente Menschen, je nach Stadium des Demenz-Prozesses, nach reduktionistischen Personkonzeptionen entweder keine Personen mehr oder nicht mehr im Vollsinn Personen. Zwischen den unterschiedlichen Vertretern dieser Richtung, die sich direkt zum Personstatus dementer Menschen äußern, herrscht Einigkeit, dass Menschen im schwersten Stadium der Demenz, am Ende des dementiellen Prozesses, kein Personstatus mehr zukommt.[206] Menschen im letzten Stadium der Demenz fallen aus dem Schutzkonzept der Personwürde gänzlich heraus.

Unterschiedlich wird der Personstatus dementen Menschen zu Beginn und während der ersten Phasen der Demenz zugesprochen. Positionen eines strengen Reduktionismus schlagen vor, bereits zu Beginn des dementiellen Prozesses nicht mehr von Personen im moralischen Sinn zu sprechen. Vertreter eines graduellen Reduktionismus gehen hingegen davon aus, dass demente Menschen, sobald sie nicht mehr in der Lage sind, zukunftsgerichtete Wünsche zu äußern, aktuell Äußerungen von Bewusstsein zu zeigen oder eine Kontinuität mit der eigenen Vergangenheit herzustellen, nur noch als ehemalige Personen, Post-Personen, soziale Personen oder Nicht-Personen einzustufen sind. Ab einem bestimmten, meist nicht näher definierten Punkt im dementiellen Pro-

205 Vgl. D. TEICHERT, Personen (1999), 289.
206 S. G. POST, Concept (2000), 246 f.

zess fallen demente Menschen nicht mehr unter den Schutz der Personwürde, wie sie Personen im Vollsinn zukommt.[207]

Diese weniger strengen, in ihren praktischen Konsequenzen aber besonders ernst zu nehmenden Positionen reduktionistischer Ansätze zielen darauf ab, Menschen, die nicht mehr zum engen Kreis der moralischen Personen gerechnet werden, aus der Achtung der Person gegenüber, die sie einmal waren, ein gewisses Maß an Respekt[208] auch weiterhin zukommen zu lassen. In allen solchermaßen ausgerichteten Ansätzen wird jedoch deutlich, dass dieser Respekt nur so lange gewährt werden kann, wie die zur Verfügung stehenden Ressourcen des Gesundheitssystems dies leisten können. Wenn die Ressourcen des Gesundheitswesens knapper werden, könnte auch der Respekt vor dementen Menschen weiter eingeschränkt werden. Die Kategorie des Respekts ist im Unterschied zur unbedingten Würde des Menschen, die einer Abwägung von Interessen entzogen ist, gegenüber anderen Gütern und Werten einschränkbar.[209]

Die Schwierigkeiten, denen reduktionistische Personkonzeptionen bei einer praktischen Anwendung auf das Problemfeld Demenz unterliegen, sind offensichtlich. Dies betrifft zum einen die Setzung, schwer demente Menschen könnten ähnlich wie Menschen im PVS keine unmittelbaren Interessen mehr haben, zum anderen das Problem, innerhalb des dementiellen Prozesses eine moralisch relevante Grenze festzulegen, ab der demente Menschen keine für die Zuerkennung des Personstatus relevanten Fähigkeiten mehr besitzen. Darüber hinaus unterliegen sie dem methodischen Problem, dass jede Beurteilung einer Innensicht der Demenz letztlich in einem Außenurteil gefangen bleibt: Dass demente Menschen keine Wünsche oder kein Überlebensinteresse mehr haben sollen, kann für den fortgeschrittenen Prozess nur eine Vermutung sein und wird von einer subjektiven und der Interpretation unterliegenden Außensicht her so beurteilt.

Während Philosophen wie Dworkin davon ausgehen, dass »selbst ein hochgradig dementer Mensch [...] unmittelbare Interessen«[210] hat, bestreiten reduktionistische Philosophen diese nach ihrer Konzeption für den Personstatus konstitutive Bedingung. Die Leerstelle in der Diskussion um Demenz, die durch einen Diskurs zwischen Medizin, Philosophie und Ethik gefüllt wer-

---

207 Vgl. K. A. LYMAN, Living (1998), 52: »This reductionistic viewpoint purposes that pieces of the self are lost when properties that constitute the person are lost, such as cognitive abilities.«

208 Vgl. die Konzeption des »Respekts«, die von einigen Befürwortern der Forschung mit embryonalen Stammzellen zur Legitimation der Herstellung und des Verbrauchs von Embryonen zu Forschungszwecken vorgebracht wird; dazu kritisch K. SEELMANN, Ethik (2002).

209 Vgl. E.-W. BÖCKENFÖRDE, Die Würde (2003), 33.

210 R. DWORKIN, Grenzen (1994), 319.

den müsste, wird hier besonders deutlich. In diesem Gespräch ließe sich zeigen, dass die Medizin in weiten Teilen heute nicht davon ausgeht, schwer demente Menschen mit irreversibel komatösen gleichzusetzen. Wie bereits weiter oben wiedergegeben, bestehen hier allerdings innerhalb der medizinischen Beschreibung Unterschiede, die einmal mehr die These der Wechselwirkung zwischen medizinischer Konzeption und gesellschaftlicher Werthaltung bestätigen: Während die Medizin in den USA bisweilen so weit geht, Patienten mit schwerster Demenz PVS-Patienten gleichzusetzen, sind solche Aussagen im deutschen Sprachraum kaum zu finden. Möglicherweise ist der Grund für diese unterschiedliche Wertung in der wesentlich ausführlicher geführten Debatte um den moralischen Status von PVS-Patienten in den USA zu suchen.[211] Für die hier verfolgte Frage nach dem moralischen Status dementer Menschen innerhalb reduktionistischer Personkonzeptionen lässt sich zum gegenwärtigen Zeitpunkt daher nur der Schluss ziehen, dass diese dazu tendieren, schwerst dementen Menschen einen moralisch relevanten Status gänzlich abzusprechen.

Die zweite Schwierigkeit, vor der Vertreter eines graduellen Reduktionismus stehen, betrifft die angenommene aber unbestimmte moralisch relevante Grenze im frühen Verlauf bzw. in der ersten Hälfte des dementiellen Prozesses. So wird von einer »Grauzone« oder von »borderline cases« für die Bestimmung des moralischen Status als Person gesprochen.[212] In der Logik reduktionistischer Personkonzeptionen wäre zu fragen, welche Kriterien angelegt werden sollen, um den Verlust des Personstatus Dementer zu bestimmen: Ist der moralisch relevante Zeitpunkt die Diagnosestellung oder der Tag, an dem keine Selbstbewusstseinsäußerung mehr wahrzunehmen ist oder ein anderer Einschnitt? Welches biologische Korrelat könnte damit korrespondieren? Sollte ein quantifizierbares Ausmaß an Plaques im Hirn Betroffener als Grenze des Personseins gelten können? Innerhalb einer Kaskade eine moralisch relevante Zäsur festzulegen, scheint reduktionistische Personkonzeptionen vor ein besonderes Problem zu stellen.

Die Tendenz geht, wie bei McMahan besonders deutlich abzulesen, dahin, den Status von Post-Personen, der zwar mit einem ihnen geschuldeten Respekt, aber nicht mit vollem moralischem Schutz einhergeht, bereits für frühe Stadien der Demenz anzunehmen.[213] Als gesicherter und moralisch relevanter

---

211 Vgl. exemplarisch R. Dworkin, Grenzen (1994), und D. Lanzerath, Koma (1998).

212 Vgl. zu McMahan die Darstellung weiter oben. Walters bezeichnet das Kriterium des Selbstbewusstseins als »necessary« und »sufficient« für den Personstatus des Menschen, betont aber ausdrücklich, dass die Frage nach dem Personstatus für »senile« Menschen nicht einfach zu beantworten wäre und schlägt den Begriff der »borderline cases« vor, ohne weiter darauf einzugehen: J. W. Walters, What is a Person (1997).

213 Vgl. J. McMahan, The Ethics (2002), 43–54.

Einschnitt zwischen Personen und Post-Personen erscheint dann letztlich nur noch der Moment der Diagnosestellung. Damit aber wäre bereits innerhalb reduktionistischer Theorien der Dammbruch vollzogen, alle als dement bezeichneten Menschen von Personen im Vollsinn in moralischer Hinsicht zu unterscheiden.

Wenn die Frage nach einer exakten moralischen Zäsur im dementiellen Prozess von Vertretern reduktionistischer Personkonzeptionen auch noch unbeantwortet ist, so hat deren Argumentation doch bereits praktische Konsequenzen für vielfältige medizinethische Problemfelder bei Demenz. Besonders betrifft dies die Frage nach Leistungen des Gesundheitswesens, die für demente Menschen, wenn sie nur noch als Post-Personen, ehemalige Personen oder gar nicht mehr als Personen anerkannt werden, bereitzustellen sind.

Engelhardt und Brock diskutieren diese Frage bereits ausführlich. Sie kommen zu dem Schluss, dass dementen Menschen ab einem wie beschrieben noch nicht bestimmten Zeitpunkt im Demenz-Prozess keine lebenserhaltenden Maßnahmen mehr zukommen sollten. Aufgrund des eingeschränkten Personstatus und aus Respekt vor der Person, die sie einmal waren, sprechen graduelle Reduktionisten dementen Menschen in der Regel den Anspruch auf palliative Pflege nicht ab. Sie sollen mit Würde behandelt werden aus Respekt vor ihrem vormaligen Personstatus.

Wird die Frage nach Einschränkungen lebenserhaltender Maßnahmen für demente Menschen gegenwärtig auch noch nicht ausgeprägt geführt, so scheint doch in der vorgeschlagenen Kategorie des Respekts angelegt zu sein, diesen einzuschränken, wenn aufgrund ökonomischer Interessen Leistungen des Gesundheitswesens eingeschränkt werden müssen.[214] In diesem Rahmen spielt immer mehr auch in der deutschsprachigen ethischen Literatur die Frage nach der Ernährung schwer dementer Menschen eine Rolle. Soll, auch wenn keine Einwilligung des Betroffenen mehr eingeholt werden kann, eine künstliche Ernährung vorgenommen bzw. eine PEG-Sonde (perkutane endoskopische Gastrostomie) angelegt werden? Je nach Autor aus dem Kreis reduktionistischer Personkonzeptionen wird die Sondenernährung entweder als Maßnahme zum Stillen von Hunger und Durst zur zu jederzeit gebotenen Basisbetreuung gezählt, die auch so genannten sozialen bzw. Post-Personen zu gewähren ist, oder das Anlegen einer PEG-Sonde wird als medizinische, lebens-

214 Brock weist in seiner Argumentation dabei selbst auf die Möglichkeit eines Dammbruchs hin, wenn er feststellt, dass es eine wahrscheinliche Möglichkeit ist, in Zeiten leerer Gesundheits- und Pflegekassen schwer dementen Menschen auch palliative Versorgung vorzuenthalten. Vgl. auch N. DANIELS, Am I my Parent's Keeper (1988); K. FLEISCHHAUER, Altersdiskriminierung (1999); D. G. JONES, Aging (1997); R. SCHERNUS, Lohnt sich das noch (2000); D. CALLAHAN, Terminating (2001), und D. CALLAHAN, Setting Limits ([2]1995).

verlängernde Maßnahme begriffen, die dieser Personengruppe dann konsequent vorenthalten werden muss.[215]

Des Weiteren birgt die mit dem reduktionistischen Personbegriff verbundene Kategorie des Respekts Unsicherheiten, wenn sie auf außerhalb ihrer selbst liegende Bedingungen trifft. So hat die derzeit in der Gesellschaft geführte Diskussion um Erlaubnis und Freigabe der aktiven Sterbehilfe bzw. des assistierten Suizids Auswirkungen auf das Thema Demenz.[216] Nach dem Erlass eines Gesetzes zur Euthanasie in den Niederlanden im Jahr 2001 und in Belgien 2002 setzte eine, wenn auch bislang nur zögerliche, Diskussion ein, inwiefern Sterbehilfe auch für demente Menschen ermöglicht werden könne oder solle.[217] Sofern demente Menschen nicht mehr den moralischen Status von Personen zuerkannt bekommen, scheint es eine logische Konsequenz reduktionistischer Argumentation zu sein, nicht nur einem möglicherweise von Dementen selbst antizipierten Willen[218] nach Sterbehilfe nachzukommen, son-

---

215 Vor allem in der pflegeethischen Literatur, zunehmend aber auch über die Diskussion der Nahrungsgabe bei komatösen Patienten, findet eine Auseinandersetzung über die Ernährung mittels PEG-Sonden bei Demenz statt; vgl. R. SCHWERDT (Hrsg.), Probleme (2004); U. EIBACH, Künstliche Ernährung (2002); S. G. POST, Tube feeding (2001); M. R. GILLICK, Rethinking the Role of tube feeding (2000); T. E. FINUCANE u. a., Tube feeding (1999); L. JANSSON u. a., When the Severely ill Elderly Patient (1995); A. NORBERG u. a., Ethical Concerning (1994); S. G. POST, Nutrition (1990), und den Fallbericht mit Kommentar bei R. PÜLLEN, Anlage (2002), sowie eine Annäherung aus der Perspektive jüdischer Ethik bei A. B. JOTKOWITZ, Feeding Patients (2004).

216 Eine gründliche Auseinandersetzung zum Thema Sterbehilfe aus ethischer Sicht liefert M. ZIMMERMANN-ACKLIN, Euthanasie (1997).

217 Dies geschieht am deutlichsten in der öffentlichen Diskussion v. a. in den Feuilletons der Zeitungen; vgl. exemplarisch C. SCHÜLE, Frei bis in den Tod (2002), 23 f; O. TOLMEIN, Zürich (2003), daneben auch T. SHELDON, Dutch approve Euthanasia (2005).

218 Da in den hier vorgestellten Ansätzen zumeist eine psychologische Kontinuität zwischen der Person vor der Demenz und dem dementen Menschen geleugnet wird, stellt sich die Frage, wie die von vielen Seiten geforderte Patientenverfügung im Falle einer Demenz Geltung erlangen soll. Auch hier spiegelt sich die Auseinandersetzung um den Personstatus dementer Menschen: Sollen Patientenverfügungen, die vor Beginn einer Demenz oder bei Auftreten der ersten Symptome niedergelegt wurden, im dementiellen Prozess gelten? Trifft das dieselbe Person? Vgl. die grundsätzliche Analyse um personale Identität bei Parkinsonscher Erkrankung: G. NORTHOFF, Personale Identität (2001). Vgl. zum gegenwärtigen ethischen Diskussionsstand ausdrücklich zu Demenz bes. J. VOLLMANN, Aufklärung (2000), daneben J. VOLLMANN u. a., Einwilligungsfähigkeit (2004); R. J. JOX, Bewusstlos aber autonom (2004); C. KOLB, Nahrungsverweigerung (^{2}2004); E. B. GEDGE, Collective moral imagination (2004); M. OLMARI-EBBING, Les directives (2004); F. ESTIFAN, Ethische Probleme (2003); J. VOLLMANN, Advance directives (2001); J. VOLLMANN, Chancen (2000); R. BERGHMANS, Advance Directives (2000); M. HAUPT u. a., Patientenverfügungen (1999); D. DEGRAZIA, Advance directives (1999), und im Anschluss an Parfit eine Kontinuität der dementen Person verneinend: R. DRESSER, Autonomy Revisited (1992). Während sich der Nationale Ethikrat für eine Geltung von Patientenverfügungen in eng umschriebenen Bedingungen bei nichtster-

dern auch den Lebenswert dementer Menschen einer Abwägung zu unterwerfen, die ein negatives Urteil zur Folge haben kann. In diesem Sinne scheinen reduktionistische Personkonzeptionen der Tötung alter dementer Menschen den Weg zu ebnen. Wenn der »Respekt« vor dementen Menschen nicht aus der Achtung vor der Würde der Person dieser Menschen erfolgt, sondern nur noch aus der Rücksicht vor der Person, die sie einmal waren, dann ist zu fragen, wie weit dieser Respekt in einer Gesellschaft reichen wird, die Alzheimer-Demenz als einen gescheiterten Alternsvorgang konzipiert und in der Sterbehilfemaßnahmen auf eine breite Akzeptanz stoßen. Wird eine antizipierte Selbstverfügung, nicht getötet werden zu wollen, dann Missbräuche verhindern können?[219]

3.3 Vernachlässigung der zweiten Hälfte des Demenz-Prozesses

Der dritte zentrale Punkt des gegenwärtigen Demenz-Konzeptes ist eng mit den Kernmomenten der Pathologisierung und des kognitiven Paradigmas verwoben. Da die daraus resultierenden praktischen Konsequenzen bedeutsam erscheinen, wird der vernachlässigten zweiten Hälfte des Demenz-Prozesses hier ein eigener Abschnitt gewidmet.[220]

---

benden und dementen Menschen ausgesprochen hat, empfiehlt die Enquete-Kommssion Recht und Ethik der modernen Medizin des Deutschen Bundestages, den Geltungsbereich von Patientenverfügungen auf Irreversibilität und tödlichen Verlauf zu beschränken; vgl. NATIONALER ETHIKRAT, Patientenverfügung (2005), bes. Empfehlung Nr. 13; und ENQUETE-KOMMISSION, Zwischenbericht (2004), bes. 38. Ein besonderes Problem stellt sich bezüglich der Geltung von stellvertretend getroffenen Entscheidungen zur Einwilligung in Forschung mit dementen Menschen, vgl. dazu S. G. POST, Full-spectrum proxy consent (2003). Studien zu Stabilität von Werthaltungen bzw. Änderungen von Behandlungswünschen in der Geriatrie bei J. W. DE JONG u. a., De laatste fase (2005); G. BOSSHARD u. a., Wie stabil (2003); S. CARMEL/E. J. MUTRAN, Stability (1999), und J. G. MERAN, Lebensqualität (1992).

219 Vgl. ähnlich, allerdings bezogen auf Singer: A. LOHNER, Personalität (2000), 73.

220 Vgl. A. KURZ/H. LAUTER, Klinische Aspekte ([4]1999), 85, die von der »vernachlässigten zweiten Hälfte« der Alzheimer-Demenz sprechen. Von einer zeitlichen Zweiteilung des Demenz-Prozesses kann selbstverständlich keine Rede sein. Der Begriff der Halbierung deutet lediglich auf eine im Demenz-Konzept vorgenommene Einteilung des Prozesses in zwei Stadien hin.

3.3.1 Implikationen

Mit der Pathologisierung der Demenz geht innerhalb des Demenz-Konzeptes eine Fixierung auf die für die Medizin bedeutsame »erste Hälfte« des dementiellen Prozesses einher. Die Konzentration auf Diagnostik und Therapie in den Anfangsstadien der Demenz hat eine Vernachlässigung der zeitlich langen »zweiten Hälfte« des Demenz-Prozesses zur Folge.

3.3.1.1 Einteilung in Stadien

Um den langen Verlauf des Demenz-Prozesses darstellen und die je spezifischen Symptome einzelnen Phasen zuordnen zu können, teilt die Medizin den klinischen Verlauf der Alzheimer-Demenz in Stadien ein. Je nach Autor ergeben sich drei, fünf oder sieben klinische Stadien der Alzheimer-Demenz.[221] In der Praxis hat es sich durchgesetzt, von entweder drei Stadien (früh, mittel, spät) bzw. Schweregraden (leicht, mittel, schwer) oder einer ersten und zweiten Hälfte der Demenz zu sprechen.[222] Diesen Stadien korrespondieren innerhalb der Medizin vor allem Beschreibungen der jeweils zugrunde liegenden kognitiven Verluste.[223] Diese Einteilung in Stadien dient in der Medizin vor allem dazu, Verlaufsbeobachtungen der Demenz vorzunehmen. Mit Hilfe von Skalen und Tests werden dort die jeweils im Vergleich zu vorangegangenen Untersuchungen fortgeschrittenen Einschränkungen des Patienten notiert.

Diese ursprünglich innerhalb der Medizin beheimatete Einteilung in Stadien wurde mit der Übernahme des Demenz-Konzeptes in die Öffentlichkeit auch in den außerklinischen Bereich übertragen. Hier wird eine verwaschene

---

221 Grundlegend sind hierfür noch heute die Stadieneinteilungen nach Reisberg, Sjögren, Gauthier oder Braak, doch werden auch andere Stadieneinteilungen vorgenommen; vgl. v. a. B. REISBERG, Hirnleistungsstörungen (²1987); S. GAUTHIER (Hrsg.), Clinical diagnosis (1996); T. SJÖGREN u. a., Morbus Alzheimer (1952), und H. BRAAK/E. BRAAK, Neuropathological Staging (1991). Auch populärwissenschaftliche Bücher greifen auf das Stadienschema zurück, vgl. z. B. D. SHENK, Das Vergessen (2005), der den Verlauf der Alzheimer-Demenz einteilt in ein Anfangsstadium, ein Mittleres Stadium und ein Endstadium.

222 Auch im pflegerischen Bereich wurde diese aus der medizinischen Operationalisierung stammende Stadieneinteilung übernommen, vgl. C. HELD, Das Durchlaufen (2002), 55 f. Held nimmt explizit auf die Reisberg-Skalen Bezug und erläutert anhand dreier Stadien des Demenz-Prozesses, deren Terminologie er durch »Welten« ersetzt, die jeweilige lebensweltliche Situation dementer Menschen und knüpft pflegerische Anforderungen daran.

223 Wenn bisweilen auch andere klinische Merkmale zur Stadieneinteilung herangezogen werden, so stehen doch die zunehmenden kognitiven Einbußen im Mittelpunkt der Verlaufsbeobachtungen, wie sie in der Praxis z. B. am Mini-Mental-Status-Test abgelesen werden.

Stadieneinteilung herangezogen, um als Hilfskonstruktion den Abbau der Persönlichkeit bei der Alzheimer-Demenz in Stufen zu beschreiben.[224]

Bereits Kraepelin, und einige Jahrzehnte später auch Reisberg, interpretiert die Alzheimer-Demenz als eine Regression zum Kleinkind. Der stufenweise erfolgende Prozess der Zerstörung des Gehirns durch die Alzheimer-Demenz soll Parallelen zur Entwicklung des Gehirns von Säuglingen, allerdings in entgegengesetzter Richtung, aufweisen. Einsetzend bei einem gesunden Gehirn wird über den Beginn der klinischen Symptome und die sich daran anschließenden Phasen ein Abbauprozess beschrieben, an dessen Ende die Gehirntätigkeit eines dementen Menschen bis auf das Niveau eines Säuglings zurückentwickelt sei.[225] Beide Autoren nehmen damit einen Gedanken der abendländischen Geistesgeschichte auf und übertragen ihn auf heute bekannte klinische Konzepte der Demenz. So greift bereits Platon in den Gesetzen ein altägyptisches Sprichwort auf: »Es wird also, wie es scheint, […] der Greis zum zweiten Mal zum Kinde […].«[226]

Die biologische Grundlage eines Vergleichs von Gehirnstrukturen Neugeborener und dementer Menschen zu prüfen ist Angelegenheit vor allem von Molekularbiologen und Neurobiologen und braucht an dieser Stelle nicht direkt zu interessieren. Auch phänomenologisch mag die Beschreibung von Stadien und ein Vergleich mit hilfsbedürftigen Kleinkindern eine anschauliche Hilfskonstruktion sein, um beispielsweise zunehmende Pflegebedürftigkeit eines dementen Menschen zu verdeutlichen. Eie solches Stadienmodell scheint seine Attraktivität wesentlich aus seinem Bezug auf entwicklungsphysiologische und entwicklungspsychologische Modelle zu ziehen. Der dementielle Abbau erscheint dann als eine Inversion der Entwicklung eines Kindes.[227] Wenn aber die Stadieneinteilung des Demenz-Prozesses mit graduellen Reduktionismen von moralischer Qualität verbunden wird und der moralische Status dementer Menschen mit dem von Säuglingen in eins gesetzt wird, dann findet eine vereinfachte Übertragung medizinischer und phänomenologischer Modelle in den moralischen Bereich statt. Gegen diese heute weit verbreitete Tendenz ist von ethischer Seite Einspruch zu erheben.

---

224 Vgl. z. B. D. W. BROCK, Justice (1988); J. MCMAHAN, The Ethics (2002), 43–45, aber auch andere.

225 Vgl. dazu ebenfalls K. BEYREUTHER, Alzheimersche Krankheit (1995), 30.

226 PLATON, Gesetze, I 14 (646a). Vgl. A. KARENBERG/H. FÖRSTL, Geschichte (2003), 10, und D. SCHÄFER, Alter (2004), 311 f. Bis in die Frühe Neuzeit hinein war diese Sentenz in der abendländischen Geistesgeschichte Allgemeingut. Im Konzept der Alzheimer-Demenz taucht diese überwunden geglaubte Ansicht wieder auf.

227 Vgl. M. RÖSLER u. a., Probleme (1997), 190. Vgl. die Übernahme des Gedankens in ethische und rechtliche Literatur z. B. bei J. TAUPITZ, Kinder (2004).

Eine Parallelisierung der Demenz zur Gehirnentwicklung am Lebensbeginn leidet moralisch gesehen unter einem bedeutsamen Kategorienfehler. Die anthropologische Situation eines hochbetagten dementen Menschen ist nämlich von der eines Säuglings grundsätzlich verschieden. Ihre Parallelisierung stellt eine Missachtung lebensweltlicher Umstände dar. Während der Säugling, dessen Hirnstrukturen bereits angelegt sind, seine neurologische und entwicklungsbiologische Entwicklung noch vor sich hat, steht der altersdemente Mensch am Ende seines Lebens. Seine Gehirnstrukturen waren einmal voll funktionsfähig. Im Laufe seines Lebens hat er ein Wertesystem und Präferenzen während seines Lebens ausgebildet, auch wenn sich nun seine Gehirnstrukturen zersetzen und Neuronen zunehmend untergehen. Nicht zuletzt erscheint ein dementer Mensch in den Augen seiner Umwelt als ein ganz anderer als ein Säugling: Ein dementer, ehemaliger amerikanischer Präsident wird immer Präsident der Vereinigten Staaten gewesen sein und nicht ein Säugling werden.

Gleichzeitig stellt es eine grundsätzlich andere Anforderung dar, einen erwachsenen Menschen bis zu seinem Tod zu pflegen, als einen Säugling ins Leben hineinzubegleiten und seine Entwicklung zu fördern. Wenn Schutzbedürftigkeit und das Angewiesensein auf andere Menschen auch in beiden Fällen ähnlich zu achten sind, so besteht doch zwischen Lebensbeginn und Lebensende ein grundsätzlicher anthropologischer Unterschied. Biologische Aussagen, und sei es auch nur als Hilfskonstruktion zur Rückführung der Besonderheit des Demenz-Prozesses auf eine vermeintliche Bekanntheit der Situation, auf anthropologische Situationen zu übertragen, stellt eine Verkürzung der Sachlage und eine Infantilisierung dementer Menschen dar.

Des Weiteren unterliegt die Stadieneinteilung der Alzheimer-Demenz, wenn sie aus der Medizin in den außerklinischen Bereich übertragen wird, einem folgenreichen Fehlschluss. Wird in der Medizin die Einteilung in Stadien zur Operationalisierung klinischer Prozesse verwendet, so werden demgegenüber im öffentlichen Bereich im Anschluss an die Konzeption gradueller reduktionistischer Personkonzeptionen mit den Stadien moralisch relevante Grenzen verbunden. Wie bereits ausführlich beschrieben, benutzt z. B. Dan W. Brock ebenso wie andere Vertreter reduktionistischer Personkonzeptionen die grobe Einteilung der Stadien des Demenz-Prozesses und die damit verbundene schematische Beschreibung des kognitiven Abbaus dazu, dem jeweiligen Stadium unterschiedliche moralische Verpflichtungen zuzuschreiben, die gegenüber dem dementen Menschen noch seitens der Gesellschaft bestehen.[228]

---

228 Vgl. bes. D. W. BROCK, Justice (1988), aber auch die Beiträge in A. E. BUCHANAN/D. W. BROCK, Deciding (1990).

Typischerweise wird dabei die wesentlich differenziertere, da für klinische Maßnahmen erforderliche Stadieneinteilung aus der Medizin vereinfacht. Meist wird im philosophischen und öffentlichen Diskurs zur Demenz, wie gesehen, die Stadieneinteilung auf eine erste und eine zweite Hälfte der Demenz reduziert. Während in der graduellen reduktionistischen Position den Patienten in der ersten Hälfte noch Leistungen des Gesundheitswesens im vollen Umfang zur Verfügung zu stellen sind, wird für die Betroffenen in der zweiten Hälfte der Demenz allenfalls noch eine palliative Versorgung gefordert. Das für den moralischen Status entscheidende Kriterium stellt in diesen Konzeptionen die aktuell vorhandene Fähigkeit zu Bewusstseinsleistungen dar. Ihre Bestimmung erfolgt anhand klinischer Diagnoseschemata und -kriterien.

Die Vorgehensweise, biologische oder klinische Faktoren zum jeweils einschneidenden Kriterium unterschiedlicher ethischer Verpflichtungen zu erheben, stellt allerdings, wie bereits angedeutet, einen Kategorienfehler dar. Die unadaptierte Übernahme von aus der Medizin herrührenden Symptombeschreibungen in den moralischen Bereich unterliegt einer Verkürzung, die mit folgenschweren Konsequenzen für die Betroffenen der so genannten zweiten Hälfte des Demenz-Prozesses einhergeht. Für medizinethische Konfliktfelder wird die Trennung in eine erste und eine zweite Hälfte instrumentalisiert. Unter der Hand wird der lange und vielen Veränderungen unterworfene dementielle Prozess auf ein statisches, durch die beiden Hälften klar abgrenzbares Phänomen reduziert.

Neben diesen an den Stadiengrenzen entworfenen moralisch relevanten Grenzen im Verlauf einer Demenz selbst wird bisweilen in der Literatur noch eine weitere Grenze angegeben, der in verschiedener Hinsicht eine moralische Dignität zugeschrieben wird: die Diagnosestellung der Alzheimer-Demenz. Besonders bei der virulenten Frage nach dem Informed Consent bei dementen Patienten bzw. der Einwilligungsfähigkeit, der bezüglich (medikamentöser) Therapie aber besonders in der Frage nach der Zustimmung zu fremdnütziger Forschung[229] eine hohe Bedeutung zukommt, spielt der Zeitpunkt der Diagnosestellung immer wieder eine bedeutsame Rolle.[230] Kann jedoch der Zeitpunkt der Diagnosestellung aufgrund klinischer Kriterien dazu herangezo-

229 Vgl. S. G. POST, Full spectrum proxy consent (2003).

230 An dieser Stelle kann die moralisch relevante Grenze der Diagnose, wie sie in den USA seit einigen Jahren diskutiert wird, unberücksichtigt bleiben: Muss den als dement diagnostizierten Patienten der Führerschein entzogen werden? Es muss Vermutung bleiben, ob die Vernachlässigung dieser Diskussion in Europa an den kulturellen Unterschieden und der Bedeutung, die der Besitz einer »Driving Licence« in den USA hat, liegt; vgl. D. A. DRACHMAN/J. M. SWEARER, Driving (1993); jetzt aber auch R. PÜLLEN u. a., Autofahren (2005).

gen werden, zu konstatieren, dass demente Menschen keine Einwilligungsfähigkeit mehr besitzen?

Die Tatsache, dass Diagnosen der Alzheimer-Demenz zu individuell unterschiedlichen Zeitpunkten gestellt werden, beantwortet diese Frage bereits negativ. Der Zeitpunkt der Diagnosestellung erfolgt zu je verschiedenen Punkten im Demenz-Prozess, so dass er selbst kein moralisch relevantes Kriterium für die Feststellung der Einwilligungsfähigkeit eines dementen Patienten darstellen kann. Die jüngere medizinethische Diskussion hat immer wieder darauf hingewiesen, dass Aufklärung und Einwilligung in der Praxis kein singuläres Ereignis, sondern einen zeitlichen Prozess der Arzt-Patienten-Beziehung darstellt.[231] Auch wenn die Feststellung der Einwilligungsfähigkeit im psychiatrischen Bereich vor besonderen Schwierigkeiten steht, so wäre doch zu wünschen, dass die Standards, die die Diskussion um die Einwilligungsfähigkeit und deren Feststellung im allgemeinen medizinethischen Bereich auch in die Beschäftigung mit dementen Menschen übernommen wird, anstatt der Einfachheit halber eine moralische Grenze zum Zeitpunkt der Diagnosestellung zu setzen.[232]

3.3.1.2 Konzentration auf Diagnostik

Ihrem Aufgabenbereich entsprechend, beschäftigt sich die Medizin und hier sowohl die medizinische Forschung als auch die ärztliche Praxis vor allem mit Diagnose- und Therapiemöglichkeiten der Alzheimer-Demenz. In der Besonderheit der Alzheimer-Demenz und einer bislang nicht vorhandenen kausalen Therapiemöglichkeit liegt begründet, dass sich die Medizin vor allem auf die frühen Stadien bzw. die erste Hälfte der Demenz konzentriert hat. Dabei wandte sich das Interesse der Forschung zunehmend der Diagnostik zu.[233] Unterstützt von therapeutischen Bestrebungen, die eine möglichst frühe Diagnose der Alzheimer-Demenz wünschen, verschiebt sich der Akzent der diagnostischen Bemühungen immer weiter weg von einer möglichst sicheren Diagnose, die zu einem eher späteren Zeitpunkt im Demenz-Prozess erfolgen würde, hin

---

231 Vgl. J. VOLLMANN, Aufklärung (2000), 37–56. Zu kurz greifen Foley und Post, die in ihrer Argumentation dem Zeitpunkt der Diagnosestellung zumindest latent eine moralische Dignität zusprechen, wenn sie sich in ihren Forderungen auch dagegen aussprechen: »In the early stages of progressive dementia, or in the mild case, normal exercise of autonomy should be the rule.« (J. M. FOLEY/S. G. POST, Ethical Issues [1994], 6).

232 Richtungsweisend für die Diskussion um den Informed Consent im Bereich der Alzheimer-Demenz: J. VOLLMANN, Aufklärung (2000).

233 In den meisten jüngeren Handbüchern zur Alzheimer-Demenz nehmen die Abschnitte über die Diagnostik den größten Umfang ein, vgl. z. B. H. HAMPEL u. a. (Hrsg.), Alzheimer-Demenz (2003).

zu einer Frühdiagnose. Die medizinische Forschung wird hier in letzter Zeit unterstützt von linguistischen, soziolinguistischen und verhaltensbiologischen Forschungen, die als integraler Bestandteil einer psychometrischen Demenz-Diagnostik zunehmend an Bedeutung gewinnen.[234] Ziel ist es dabei, mit sensitiven Instrumenten eine Diagnose der Alzheimer-Demenz zu einem Zeitpunkt zu ermöglichen, an dem die klinische Manifestation der Symptome gerade erst einsetzt.

Begründet wird die Intensivierung frühzeitiger Diagnostik mit zwei Argumenten: Zum einen soll es eine möglichst frühe Diagnose der Medizin ermöglichen, frühzeitig mit medikamentösen Therapien zu beginnen, um so, nach der derzeitigen Therapiestrategie, den Prozess des kognitiven Abbaus hinauszuzögern. Zum anderen, so wird argumentiert, eröffne die Frühdiagnose für die Betroffenen die Möglichkeit, sich mit dem auf sie zukommenden Prozess möglichst früh auseinander zu setzen und ihre Angelegenheiten zu regeln, bevor die Einschränkungen in der geistigen Leistungsfähigkeit ein größeres Ausmaß angenommen haben. Nach übereinstimmender Meinung ist das Wissen um die Diagnose für die Patienten hilfreich. Ärzte fordern entsprechend dem medizinethischen Paradigma des mündigen Patienten heute, Betroffenen die Diagnose einer Alzheimer-Demenz unterstützt von psychologischer Begleitung mitzuteilen.[235]

Die bereits eingesetzte Akzentverschiebung von einer möglichst sicheren späten hin zu einer frühestmöglichen, aber unsicheren Diagnose scheint sich angesichts zunehmender Forschung im Bereich der Genetik noch weiter in diese Richtung zu bewegen. Mit der Verbesserung der Kenntnis genetischer Grundlagen von Krankheiten im Allgemeinen wird auch speziell im Bereich der Alzheimer-Demenz an einer Identifikation genetischer Faktoren geforscht, die für deren Träger auf eine sichere oder wahrscheinliche Manifestation der Demenz in der Zukunft schließen lässt. Für eine Intensivierung solcher For-

---

234 Vgl. in Auswahl: L. IRIGARAY, Le langage (1973); K. M. NEHER, Frühdiagnostik (1996); H. EHRENBERGER HAMILTON, Conversations (1994); V. RAMANATHAN, Alzheimer Discourse (1997); L. F. M. SCINTO, Early Diagnosis (2000), sowie aus der Reihe von Arbeiten, die rund um das Freiburger Neurolinguistische Labor entstanden sind: M. SCHECKER, Sprachverarbeitung (2000); G. KOCHENDÖRFER, Sprachverarbeitung (1998); M. FAUPEL u. a., Kontextverarbeitung (2000); P. DYKIEREK, Multimodale Diagnostik (1998). Auffälligkeiten in der sprachlichen Ausdrucksweise bereits im Jugendalter als Indikatoren für eine im hohen Lebensalter auftretende Demenz zu identifizieren, werden seit der »Nun-Study« diskutiert; vgl. C. HOCK/F. MÜLLER-SPAHN, Risikofaktoren (⁴1999), 111, und K. P. RILEY u. a., Early life linguistic ability (2005).

235 Während sich noch 1992 Autoren dagegen aussprachen, den Patienten die Diagnose mitzuteilen, wird diese Position heute kaum noch vertreten, vgl. M. A. DRICKAMER/M. S. LACHS, Should Patients (1992), und P. J. WHITEHOUSE u. a., Breaking the Diagnosis (2004).

schung wird mit dem Ziel argumentiert, künftige therapeutische Bemühungen genauer auf die Patienten abstimmen zu können.

Die Identifikation genetischer Risikofaktoren für die Alzheimer-Demenz bei lebenden Menschen erscheint zum heutigen Zeitpunkt als ein ethisches Problem: Weshalb sollten Gene identifiziert werden, die mit einer Wahrscheinlichkeit von etwa 40 Prozent zur Entwicklung dementieller Symptome führen könnten, wo doch keine kausale Therapie vorliegt? Mit der Identifikation genetischer Risikofaktoren ist ein weiteres Problem verbunden, das aus den Debatten um genetisch bedingte Erkrankungen bereits bekannt ist: Soll eine positive Diagnose einer möglicherweise vererbbaren Form der Alzheimer-Demenz auch Familienmitgliedern mitgeteilt werden?[236]

Aus den bereits länger stattfindenden Diskussionen um genetische Diagnostik beispielsweise bei Morbus Huntington können für die Debatte Argumente eingeholt werden. Zu berücksichtigen sind dabei nicht nur die virulenten Fragen um die Bedeutung dieser Kenntnisse etwa für die Versicherungswirtschaft.[237] Besondere Aufmerksamkeit muss darüber hinaus der besonderen genetischen Situation der Alzheimer-Demenz entgegengebracht werden. Die Identifikation des Gens, dessen Mutation die Ausprägung der Symptome bei Morbus Huntington zur Folge hat, führt dort mit einer wesentlich höheren Wahrscheinlichkeit zur klinischen Manifestation, als dies bei der Alzheimer-Demenz der Fall ist. Hier können bislang für über 90 Prozent keine sicheren genetischen Faktoren und nur für einen geringen Bruchteil genetische Risikofaktoren identifiziert werden. In den USA liegen Diskussionsbeiträge vor, die für die familiäre wie auch für die sporadische Form der Alzheimer-Demenz eine invasive pränatale Diagnostik oder auch eine Präimplantationsdiagnostik vorschlagen.[238]

Mit der Verschiebung der diagnostischen Bemühungen auf einen immer früheren Zeitpunkt bis hin zur Identifikation präklinischer Symptome oder ge-

---

236 Vgl. dazu v. a. H. LAUTER, Ethische Aspekte ([2]2003).

237 Aufgrund der Fragestellung des vorliegenden Kapitels kann die medizinethische Diskussion um genetische Tests bei Alzheimer-Demenz nur angedeutet, aber nicht ausführlich geführt werden. Vgl. zum Überblick über genetische Diagnostik allgemein: C. BARTRAM u. a., Humangenetische Diagnostik (2000); zur genetischen Diagnostik bei Alzheimer-Demenz: S. G. POST/P. J. WHITEHOUSE, Genetic Testing (1998); S. G. POST u. a., The Clinical Introduction (1997); S. G. POST, Genetics (1994); S. G. POST, Ethical Commentary (1994); S. G. POST u. a., Introduction (1998); P. J. WHITEHOUSE, Therapeutic Interventions (1998); zu Anregungen aus der Diskussion um genetische Diagnostik bei Morbus Huntington: M. HUGGINS u. a., Ethical and Legal Dilemmas (1990), und INTERNATIONAL HUNTINGTON ASSOCIATION (Hrsg.), Ethical Issues (1990).

238 Vgl. Y. VERLINSKY u. a., Preimplantation Diagnosis (2002); kritisch dazu S. G. POST u. a., Selective Abortion (1992), und S. G. POST, Genetics (1994).

netischer Risikofaktoren verlagert sich die Aufmerksamkeit gegenüber Demenzen im öffentlichen Bereich ebenfalls immer weiter weg von den schweren Demenzen hin zu den frühen Stadien der Alzheimer-Demenz. Zunehmend verschwindet damit die zweite Hälfte des Demenz-Prozesses aus der Aufmerksamkeit. Unkenntnis über die Vorgänge in dieser langen Phase haben in der Öffentlichkeit eine Dämonisierung der schweren Demenz zur Folge.

3.3.1.3 Definitions- und Diagnosekriterien

Die Übertragung des pathologischen Demenz-Konzeptes in die Öffentlichkeit ist mit einer weitgehenden Übernahme seiner medizinisch relevanten Kriterien verbunden. Die Konzentration der Medizin auf die ersten Abschnitte des dementiellen Prozesses ergibt sich dabei unter anderem aus der zentralen Rolle der Diagnostik innerhalb des ärztlichen Handelns und der medizinischen Forschung. Aus der medizinischen Vernachlässigung der zweiten Hälfte des Demenz-Prozesses wiederum resultiert eine Leerstelle im vorherrschenden gesellschaftlichen Demenz-Konzept. Dieser Vorgang impliziert einen weiteren Befund, der an dieser Stelle Berücksichtigung finden soll. So zeigt die Sichtung von populärwissenschaftlicher Literatur, Filmen, Dokumentationen, Lexika und allgemeinen Handbüchern zur Alzheimer-Demenz den zunächst erstaunlichen Befund, dass zur Definition des Phänomens Alzheimer-Demenz fast ausschließlich die medizinischen Diagnosekriterien, wie sie in den Katalogen von ICD-10 und DSM-IV vorliegen, herangezogen werden. Da die Diagnosekriterien vor allem auf den Beginn des dementiellen Prozesses rekurrieren, fallen in allgemeinen Definitionen der Alzheimer-Demenz sämtliche, die schweren Phasen des Demenz-Prozesses betreffenden Phänomene aus.

Es soll in diesem Abschnitt nicht die Frage gestellt werden, ob Diagnosekriterien der Alzheimer-Demenz medizinisch valide sind. Dies ist eine Frage, die die Medizin selbst diskutieren muss. Es bleibt jedoch bedenkenswert, mit welchen Implikationen die Identifikation von Definitionskriterien mit Diagnosekriterien verbunden ist. Dienen sie dem Zweck, den Definitionen erfüllen sollen, nämlich ein Phänomen umfassend zu beschreiben? Und: Spiegelt die so gestaltete Definition der Alzheimer-Demenz in der Öffentlichkeit das Ganze des Demenz-Prozesses wider?

Um sich einer Beantwortung dieser Fragen zu nähern, soll zunächst noch einmal der Zusammenhang von Diagnose- und Definitionskriterien bezüglich der Alzheimer-Demenz auf medizinischer Ebene in Erinnerung gerufen werden. Beide Diagnosesysteme setzen voraus, dass es sich bei der Alzheimer-Demenz um eine Krankheit handelt, die folglich zu klassifizieren ist. Als Hauptmerkmal einer Demenz werden Kognitionsstörungen beschrieben, worunter Gedächtnisstörungen die zentrale Stellung einnehmen. Hinzu kommt ein Schweregradkriterium als zweites Merkmal: Die Beeinträchtigungen in der Kognition müssen so stark sein, dass sie Auswirkungen auf das alltägliche Leben der Patienten haben. Daneben ist die Alzheimer-Demenz durch das Verlaufskriterium eines schleichenden Beginns und einer langsamen, progredienten Verschlechterung der Symptome charakterisiert.

Die Diagnosekriterien selbst sind dabei einem ständigen Wandel unterworfen. Dieser Wandel ist zum einen abhängig von neuen Erkenntnissen der medizinischen Forschung, zum anderen liegt dem jeweiligen Demenz-Konzept ein spezifisches, zeitgenössisches Menschenbild zugrunde.[239] Die heutigen Diagnosekriterien der Alzheimer-Demenz unterliegen der Schwierigkeit, dass klinische Symptome zwar benannt sind, deren spezifischer pathogenetischer Prozess allerdings noch weitgehend unbekannt ist. Daher bleibt als einzige Möglichkeit, Kriterien, wie z. B. das des Schweregrades der Kognitionsstörungen, per Konvention als Krankheitskriterien zu definieren. Indem diese Definitionskriterien wiederum als Diagnosekriterien vorausgesetzt werden, scheint sich die medizinische Definition der Alzheimer-Demenz in einem Zirkelschluss zu bewegen, bei dem diagnostiziert wird, was zuvor aufgrund diagnostischer Kriterien definiert wurde bzw. dass definiert wird, was erst diagnostiziert werden soll.[240]

Damit besteht die Tendenz, dass sich aufgrund diagnostischer Interessen die Definition der Alzheimer-Demenz verschiebt. Ein Beispiel hierfür ist die Ausweitung des Demenz-Begriffs, wie sie im vergangenen Jahrhundert vollzogen wurde. In einer ersten Bewegung wurde die Definition der Alzheimer-Demenz auch auf senile Fälle ausgeweitet. Einer zweiten Weitung unterlag die Alzheimer-Demenz, als sie auch auf frühe Phasen ausgedehnt wurde, so dass heute zunehmend auch leichte kognitive Beeinträchtigungen im Alter bereits als pathologisch diagnostiziert werden. Die hier entstandene Grauzone zwi-

239 Vgl. W. VOLLMOELLER, Was heißt psychisch krank (1998), 61, der in diesem letztgenannten Zusammenhang, der Konzeption psychiatrischer Krankheitsbilder, von »kulturgebundenen Syndromen« spricht.

240 Die Probleme der Medizin, psychiatrische Krankheiten zu definieren, ist kein unbekanntes Phänomen. Vgl. W. VOLLMOELLER, Was heißt psychisch krank (1998), 194: »Nosologische Spezifität läßt sich im Prinzip heute nur an zuverlässig meßbaren Variablen mit ausreichender klinischer Relevanz überprüfen und bestätigen. Sind einzelne Validierungsparameter als evtl. in Frage kommende ›Krankheitskriterien‹ zwar ausreichend gut messbar, aber pathogenetisch nicht spezifisch zuzuordnen, so bleibt letztlich nur die Möglichkeit, sie per Konvention als weitgehend geeignet erscheinende Validierungskriterien zu *definieren*. Erst dann könnte sich daran ein spezifischer Krankheitsbegriff, als nachrangiges Konstrukt innerhalb des allgemeinen Krankheitsbegriffs, kriteriologisch bewähren, aber immer nur an dem zuvor selbst definierten Validitätskriterium und nicht etwa in Form einer eigenständigen, definitionsunabhängigen Entität.«

schen alterskorrelierten kognitiven Einbußen und leichten Formen der Alzheimer-Demenz wird zunehmend in Richtung einer Definitionserweiterung zugunsten der Alzheimer-Demenz aufgelöst.[241] Neben dem ständigen Wandel, dem das Konzept der Alzheimer-Demenz auch heute zu unterliegen scheint, zeigt diese Ausweitung der Definition eine Tendenz auf, mit der eine Identität von Diagnose- und Definitionskriterien allgemein einhergeht: die Möglichkeit, letztlich Zustände zu pathologisieren, die pathogenetisch einen von einer Krankheit unterschiedenen Prozess darstellen.

An diese medizinimmanenten Überlegungen kann sich nun die grundsätzlichere Frageebene zur Identität medizinischer Diagnosekriterien mit allgemeinen Definitionen der Alzheimer-Demenz anschließen. Im Allgemeinen wird unter Definition eine genaue Bestimmung eines Begriffs durch Erklärung seines Inhalts verstanden. Der Terminus »genaue Begriffsbestimmung« impliziert, dass alle wesentlichen Eigenschaften der zu definierenden Sache in der Definition enthalten sein müssen. Noch weiter geht die philosophische Begriffsbestimmung von Definition, die mit Definition einen sprachlichen Ausdruck bezeichnet, der kurz, aber vollständig darstellt, was unter einem Wort oder unter einer Sache zu verstehen ist: »Die D[efinition] soll kurz sein, d. h. alle überflüssigen Bestimmungen vermeiden; sie soll vollständig sein, d. h. alle Merkmale nennen, die notwendig sind, um das Wort oder die Sache nicht bloß von andern [sic!] zu unterscheiden, sondern auch die inneren Unterschiede u[nd] die wesentliche Gliederung des Sinnes hervortreten lassen.«[242]

Kann nun von dem, was ICD-10 und DSM-IV als Alzheimer-Demenz definieren, in dem eben genannten Sinn von Definition gesprochen werden? Innerhalb medizinischer Klassifikationsschemata ist das Anliegen und der Nutzen solcher Definitionen immer schon interessegeleitet, nämlich die den Patienten beeinträchtigenden Symptome von anderen Krankheiten abzugrenzen und eine eindeutige Diagnose zu ermöglichen, um damit eine Therapierichtung anzuzeigen. Notwendigerweise ist damit eine spezifische Frageperspektive und eine Komplexitätsreduktion verbunden.[243] In der Natur solcher Komplexitätsreduktion liegt begründet, dass damit nicht alle Elemente einer psychiatrischen Krankheit in eine Klassifikation aufgenommen werden können. Dies wider-

241 Im Unterschied zu DSM-IV legt ICD-10 ein 6-Monats-Kriterium an, das eine Ausweitung auf eine verfrühte Diagnostik noch verhindert. Aufgrund der massiven Kritik, die gegen dieses Kriterium vorgebracht wird, kann nicht mit Sicherheit davon ausgegangen werden, dass in der nächsten Revision der ICD dieses Kriterium erhalten bleibt.

242 W. BRUGGER, s. v. Definition ([22]1996), 56.

243 Wandeln sich soziokulturelle Umstände, so verändert sich auch die Klassifikation der Diagnoseschemata. Beispielsweise wurde die Homosexualität, die in der ICD-9 noch als Krankheit verzeichnet war, bei der Überarbeitung der ICD-10 aus der Klassifikation der Krankheiten getilgt.

spricht aber der eben genannten allgemeinen Bestimmung von »Definition«, in der »vollständig alle Merkmale« genannt werden müssen, um das Definiendum nicht nur von anderen zu unterscheiden, sondern auch seine innere Wesenheit hervortreten zu lassen. Auch unter der Berücksichtigung, dass es sich bei der an ICD und DSM orientierten Demenz-Definition um eine deskriptive Definition handelt, bleibt die Frage bestehen, ob in den Diagnosekriterien der Alzheimer-Demenz alle notwendigen Merkmale genannt sind, um die Alzheimer-Demenz in ihrem eigenen Wesen zu bestimmen.[244]

Angesichts des beschriebenen Fehlens der zweiten Hälfte des Demenz-Prozesses in den Diagnosekriterien scheint die Frage nach einer allgemeinen Definition der Alzheimer-Demenz durch diese Kriterien bereits beantwortet. Wesentliche Phasen und Aspekte des dementiellen Prozesses fallen aus der Definition somit nämlich grundsätzlich heraus. Eine aufgrund von Diagnosekriterien vorgenommene Definition kann nie das ganze Phänomen der Demenz abbilden. Die für Betroffene und Angehörige besonders bedeutsame schwere Phase der Alzheimer-Demenz, in der die Betroffenen immer mehr das Bewusstsein vom eigenen »Ich« zu verlieren scheinen, kommt in der gängigen Definition gar nicht vor.[245]

Eine so umfassende Beeinträchtigung wie die Alzheimer-Demenz betrifft aber nicht nur medizinisch fassbare Phänomene, sondern das alltägliche Leben von Menschen.[246] Subjektive Erfahrungen der Demenz werden von Diagnosekriterien aber ebenso wenig erfasst wie das eng mit der Demenz verbundene Erleben der Angehörigen, die den Patienten über Jahre begleiten. Indem innerhalb der Diagnosekriterien die kognitiven Einbußen eine zentrale Stellung einnehmen, fehlen sämtliche den Leib des Patienten betreffenden Symptome in der Definition der Demenz. Besonders im schweren Stadium der Demenz wären noch weitere Symptome zu nennen, die die Demenz ausmachen und die nicht nur Begleitsymptome, sondern wesentliche Symptome eines Demenz-Prozesses darstellen. Die damit verbundenen Pflegeleistungen, die besonders

244 Auch Vollmoeller merkt kritisch an, dass eher »ontologische« Aussagen über »wesentliche« Eigenschaften des Phänomens von Krankheiten gemacht werden sollten, als sich darum zu kümmern, über präzise Nominaldefinitionen eine sprachliche Einigung im internationalen Wissenschaftsbetrieb zu finden; vgl. W. VOLLMOELLER, Was heißt psychisch krank (1998), 27. Selbstverständlich erleichtern aber operationalisierte Kriterien die fachliche Kommunikation in Forschung und Praxis.

245 Ebenso kann eine auf Diagnosekriterien beruhende Definition der Alzheimer-Demenz keine anthropologischen Kriterien erfassen.

246 In eine ähnliche Richtung weist die Bemerkung von Fuchs: »Der Begriff der Person taucht in den Glossaren unserer Diagnosesysteme nicht auf – er ist grundlegender.« (T. FUCHS, Der Begriff [1999], 2).

in der zweiten Hälfte des Demenz-Prozesses zu leisten sind, fehlen in den derzeit gängigen Definition der Alzheimer-Demenz.

Damit bleibt der gesamte pflegerische und soziale Bereich ebenso wie die Anthropologie von der Definition unberücksichtigt. Gleichzeitig scheint der prozessuale Aspekt der Alzheimer-Demenz in den Hintergrund zu treten. Definitionen, die von Diagnosekriterien abgeleitet werden, stellen per se synchrone Bestimmungen dar. Der diachrone Aspekt der Demenz, der den langen zeitlichen Verlauf mit seinen Veränderungen berücksichtigen würde, kommt in der Definition heute kaum vor. Durch die Konzentration der Demenz-Definition auf die leichten und frühen Stadien stehen die schweren Formen der Demenz letztlich in der Gefahr, aus der Definition selbst herauszufallen.[247] Trifft dieser definitorische Reduktionismus auf ein in der Gesellschaft vorhandenes latent reduktionistisches Menschenbild und verbindet sich dieses mit philosophischen Reduktionismen, dann sind die Konsequenzen für den Lebensschutz schwer dementer Menschen kaum abzusehen.

Insgesamt greift eine allgemeine Definition der Alzheimer-Demenz anhand von Diagnosekriterien zu kurz.[248] Die Diagnosekriterien der Alzheimer-Demenz können nichts anderes leisten, als Kriterien für das diagnostische Vorgehen anzugeben. Diese Diagnosekriterien als Definition der Alzheimer-Demenz aus dem medizinischen Bereich zu lösen und sie als absolute und ihrer spezifischen Funktion entkleidete Definitionskriterien zu gebrauchen, bedeutet letztlich einen Kategorienfehler, der für die Praxis nicht ohne Folgen bleibt.

Eine allgemeine Definition der Alzheimer-Demenz ist weiterhin ein Desiderat. Aufgrund der Hypothese, dass die Zukunft der Erforschung genetisch determinierter Krankheiten unsere Krankheitsbegriffe einer Verunsicherung, wenn nicht gar einem Wandel aussetzen wird,[249] sollte eine neue und allgemein tragfähige Definition der Alzheimer-Demenz dringend erfolgen. Kriterien für eine Definition zu bestimmen, stellt dabei eine Aufgabe dar, die nicht von der Medizin allein bewältigt werden kann.[250] An der Diskussion sind andere Wis-

---

247 Die Konzentration und Ausweitung des Demenz-Konzeptes auf die frühen Stadien der Demenz hat gleichzeitig eine unterschwellige Pathologisierung des beeinträchtigten Alters allgemein zur Folge.

248 Vgl. auch R. J. CASTILLO, Culture (1997), 3.

249 Vgl. H. FÖRSTL/A. JABLENSKY, Organisch bedingte psychische Störungen ([4]1999), 12, und U. WIESING, Gene (1998), sowie oben, Kapitel 2, Fn. 59.

250 Auf die Implikationen einer Verengung einer medizinisch intendierten Demenz-Definition wurde bereits hingewiesen. Gleichzeitig besteht, angesichts des derzeitigen Desiderates einer allgemeinen Definition, eine Tendenz zur Erweiterung der Definition, indem jeder Forscher und jedes Forschungsgebiet zur Demenz ihre eigenen Definitionskriterien nach ihrem jeweiligen Interesse festlegt. Vgl. z. B. T. EHRHARDT/A. PLATTNER, Verhaltenstherapie (1999), 15,

senschaften ebenso zu beteiligen wie Betroffene, Angehörige und Pflegende selbst.

3.3.2 Konsequenzen

Ein charakteristisches Merkmal des gegenwärtigen Demenz-Konzeptes stellt dessen Fixierung auf die ersten Stadien des dementiellen Prozesses dar. Im Mittelpunkt des medizinischen Konzeptes steht, wie in Kapitel zwei der Studie gezeigt, die Frühphase und besonders das Anfangsstadium der Alzheimer-Demenz. Mit der Pathologisierung der Demenz geht eine Fokussierung auf die derzeit für die ärztliche Tätigkeit und die medizinisch-biologische Forschung bedeutsamen Phasen am Beginn der klinischen Phase einher.[251] Wie bereits beschrieben, konzentriert sich die Medizin vor allem auf die Diagnostik und die symptombezogene Therapie am Beginn der klinischen Demenz-Phase. Die Übertragung dieses medizinischen Konzeptes in den gesellschaftlichen Bereich hatte auch hier eine Konzentration auf die so genannte erste Hälfte des Demenz-Prozesses zur Folge, deren Kehrseite eine Vernachlässigung der zweiten Hälfte darstellt.

Damit werden gerade die Phasen, in denen Begleitung und pflegerische Betreuung zu erbringen sind, im gegenwärtigen Demenz-Konzept vernachlässigt. Die große Bedeutung des kognitiven Paradigmas im Demenz-Konzept und die Symptomatik zunehmender Verluste in der Kognitionsleistung dementer Menschen ermöglichen es gleichzeitig, dass reduktionistische Personphilosophien an das gegenwärtige Demenz-Konzept anschließen und die Lücke füllen, die die vernachlässigte zweite Hälfte der Demenz innerhalb des Konzeptes gelassen hat. Die möglichen Folgen, die diese Anschlussfähigkeit reduktionistischer Personkonzeptionen haben können, wurden oben bereits angedeutet. Wie weit die damit mögliche Relativierung des Lebensschutzes für demente Menschen gehen kann, ist zum gegenwärtigen Zeitpunkt noch nicht abschätzbar.

Es ist dabei stets zu berücksichtigen, dass die gegenwärtige Vernachlässigung der zweiten Hälfte des Demenz-Prozesses zwar aus dem medizinischen Konzept der Demenz herrührt, der Medizin selbst aber nicht angelastet werden kann. Die Konzentration der Medizin auf die ersten Phasen der Alzhei-

---

die entsprechend dem verhaltenstherapeutischen Thema ihrer Studie eine an verhaltenstherapeutischen Elementen ausgerichtete Definition der Alzheimer-Demenz vorlegen.

251 Seit Kurzem werden auch aus den Reihen der Ärzteschaft selbst Stimmen laut, die die in der Überschrift dieses Kapitels zitierte zweite Hälfte des Demenz-Prozesses als Desiderat in Forschung und Praxis anmahnen, vgl. oben, Kapitel 3, Fn. 220.

mer-Demenz rührt aus Bedingungen, unter denen die Medizin als Wissenschaft selbst methodisch steht. So sind der Neuronenuntergang im Gehirn sowie die kognitiven Leistungseinbußen v. a. in der ersten Hälfte der Demenz in der medizinischen Literatur inzwischen gut beschrieben. Durch die bislang vorherrschende Fixierung der Medizin auf Diagnostik und Therapie ist die Forschung der Medizin ebenso wie die praktische Tätigkeit der Ärzte bei der Alzheimer-Demenz ähnlich wie bei chronischen Erkrankungen auf den Beginn des klinischen Prozesses eingeschränkt. Da bislang noch keine weitergehenden Therapiemöglichkeiten der Demenz zur Verfügung stehen, wurde in der medizinischen Forschung das Augenmerk noch nicht auf die zweite Hälfte der Alzheimer-Demenz gerichtet. Die Forschung konzentriert sich bislang darauf, Therapiemöglichkeiten für die frühen Phasen der Demenz zu entwickeln bzw. das Auftreten der klinischen Symptome zu verzögern.[252] Für die weiter fortgeschrittenen Stadien werden vorwiegend Therapien von Begleiterkrankungen der Demenz vorgeschlagen.[253]

Diesen Mangel beklagen inzwischen, wenn auch zögerlich, manche Ärzte selbst. So wäre es eine bedeutsame Aufgabe, die Veränderungen im Krankheitsspektrum von Akutkrankheiten zu chronischen Prozessen auch in der ärztlichen Praxis ernst zu nehmen und den Aufgabenbereich mehr noch als bislang auf die Begleitung von Menschen und die Linderung von Leiden zu richten, anstatt sich fast gänzlich auf die Suche nach kausalen Therapiemöglichkeiten oder Möglichkeiten, den Prozessverlauf für eine bestimmte Zeit einzufrieren, zu begeben.

Die medizinische Forschung bezüglich der zweiten Hälfte der Alzheimer-Demenz steht darüber hinaus vor einem methodischen Problem. Aufgrund der in den fortgeschrittenen Phasen des Demenz-Prozesses im Unterschied zu ihren Anfangsphasen veränderten neurobiologischen Konstellation im Gehirn dementer Menschen wird die Übernahme von Studienergebnissen aus therapeutischen Wirksamkeitsstudien bei leichten und mittleren Demenz-Fällen als schwierig beschrieben.[254] Aufgrund der ethisch geforderten informierten Zustimmung des Patienten in fremdnützige Forschung scheint diese bei schwer dementen Menschen selbst kaum möglich zu sein. Eine Überwindung dieses

252 Thal vermutet hinter der Forschungsintensität um das Hinauszögern der klinischen Phase der Demenz ökonomische Gründe: L. S. THAL, Clinical Trials (²1999), 425. Die gegenwärtige Forschung richtet ihr Augenmerk vornehmlich auf die Erforschung von Präventions- und Impfmöglichkeiten für künftige Betroffene.

253 Vgl. aktuelle Überblicke bei L. FRÖLICH u. a., Diagnose- und Behandlungsleitlinien (2000), und F. PADBERG u. a., Therapie (2003).

254 Vgl. W. E. MÜLLER/H. FÖRSTL, Pharmakologische und nichtmedikamentöse Behandlungsansätze (⁴1999), 59.

methodischen Dilemmas scheint schwierig, wenn nicht gar unmöglich zu sein. Diskutiert werden die Möglichkeiten einer Vorausverfügung der Patienten oder der stellvertretenden Einwilligung von Angehörigen oder Betreuern.[255]

Neben nicht zur Verfügung stehenden kausalen medikamentösen Therapiemethoden werden in jüngster Zeit nichtpharmakologische Behandlungsansätze als »mehr als nur flankierende Maßnahmen«[256] diskutiert. Diese Wertschätzung nichtmedikamentöser Behandlungsstrategien ist ein junges Phänomen im medizinischen Bereich, bietet aber eine Möglichkeit, die erste und zweite Hälfte der Demenz besser zu verbinden, als bislang geschehen, und die späteren Stadien der Demenz in das medizinische Konzept der Demenz aufzunehmen, denn fraglos wird mit der Trennung in frühe und späte Stadien im allgemeinen Konzept eine künstliche Aufteilung eines an sich einheitlichen Prozesses vorgenommen. Damit entsteht zum einen eine medizinintensive erste Phase und zum anderen eine unberücksichtigte zweite Phase der Demenz.

Nicht zuletzt hat die Vernachlässigung der zweiten Hälfte des Demenz-Prozesses zur Folge, dass Angehörige und Pflegende mit den zahlreichen Schwierigkeiten, mit denen der Umgang mit Menschen in fortgeschrittenen Stadien einhergeht, allein gelassen werden. Die Leerstelle im Demenz-Konzept bringt es mit sich, dass kaum Forschung stattfindet, die darüber Auskunft geben könnte, was ein schwer dementer Mensch erlebt und fühlt.

In der Praxis nimmt allerdings gleichzeitig die Berücksichtigung der Pflege dementer Menschen wie auch der Pflegeforschung zu Demenzen zu. Dort findet die im medizinischen Demenz-Konzept vernachlässigte zweite Hälfte der Demenz besondere Berücksichtigung. So lange das gegenwärtige Demenz-Konzept allerdings von dem hier skizzierten medizinischen Paradigma dominiert ist und Medizin und Pflege nicht nur von unterschiedlichen anthropologischen Grundlagen ausgehen, sondern sich auch in verschiedener Terminologie ausdrücken, stehen Bemühungen, beide Bereiche um des einen Demenz-Prozesses willen zu verknüpfen, vor zahlreichen Herausforderungen.

---

255 Es werden bereits jetzt auch mit schwer dementen Menschen medikamentöse Studien durchgeführt. Die Frage der Einwilligungsfähigkeit ist hier jedoch noch nicht zufriedenstellend gelöst. In der Studie von B. WINBLAD/N. PORITIS, Memantine (1999), wurde die Einverständniserklärung stellvertretend von Angehörigen und Betreuern eingeholt. Zur ethischen Diskussion vgl. bes. J. VOLLMANN, Chancen (2000), und ausführlich J. VOLLMANN, Aufklärung (2000); daneben auch G. MAIO, Ethik (2002).

256 W. E. MÜLLER/H. FÖRSTL, Pharmakologische und nichtmedikamentöse Behandlungsansätze (^{4}1999), 64.

4. Integrative Demenz-Ethik: Grundlagen eines Modells

Während in Kapitel drei dieser Studie die Kernpunkte des gegenwärtig vorherrschenden Demenz-Konzeptes auf ihre Implikationen und Konsequenzen hin untersucht wurden, bestehen Aufgabe und Ziel dieses Abschnittes darin, Perspektiven für eine integrative Sicht der Demenz-Problematik zu eröffnen.

Dem gegenwärtigen Demenz-Konzept, so hat das vorangehende Kapitel gezeigt, liegt ein reduktionistisches Menschenbild zugrunde. Die momentane Attraktivität des Konzeptes verdankt sich der Herkunft aus einem scheinbar objektiven Grundmuster der Naturwissenschaften. Seine Anziehungskraft generiert sich somit aus einer vermeintlich wissenschaftlichen Objektivität, die ontologiefrei zu sein scheint. Dass diese als unausgewiesene Behauptung implizit mitgeführte Sichtweise auf einer Täuschung beruht, hat das vorangegangene Kapitel zu zeigen versucht. Dem derzeit vorherrschenden Demenz-Konzept liegen Prämissen zugrunde, die sich aus dem funktionalen Zugang der Medizin an das Phänomen erklären lassen. Indem die Medizin ihrem Auftrag gemäß an der Diagnostik und Therapie kranker Menschen interessiert ist, liegt ihr notwendig ein reduziertes Menschenbild zugrunde. Was innerhalb des Aufgabenbereichs der Medizin unkompliziert erscheint, wird problematisch, sobald, wie bei der Alzheimer-Demenz geschehen, ihre Grundlagen und Aussagen unadaptiert in den öffentlichen Bereich übernommen werden. Aus einem methodisch bedingten Reduktionismus wird durch die Tradierung der medizinischen Konzeption in ein öffentliches Demenz-Konzept ein ontologischer Reduktionismus.

So verdienstvoll der Einsatz der Medizin im Bereich der Demenzen auch ist, so wenig ist es ihr Auftrag, die Funktion einer universalen Grundwissenschaft zu erfüllen. Die Grenzen, denen eine Monopolisierung der Demenz-Kompetenz durch die Medizin unterliegt, werden an der kompatiblen reduktionistischen Anthropologie sichtbar. Die mit ihr verbundenen Implikationen und Konsequenzen wurden im vorigen Abschnitt ausführlich diskutiert. Das gegenwärtig vorherrschende Demenz-Konzept stellt ein mögliches Interpretationsmodell für das Phänomen Alzheimer-Demenz dar. Mit seinem interessegeleiteten Beschreibungszugang, durch seinen impliziten Reduktionismus und der Möglichkeit der Ableitung auch inhumaner Konsequenzen stellt das derzeitige Konzept der Alzheimer-Demenz ein Modell dar, das ethischen Anforderungen nicht ausreichend gerecht wird.

Im Folgenden wird es darum gehen, von theologisch-ethischer Seite Einwände gegen dieses Demenz-Konzept zu erheben, und Ansätze eines integrativen Modells zu skizzieren. Dabei ist es nicht das Anliegen, einzelne Aspekte des Demenz-Konzeptes zu korrigieren. Das Augenmerk wird vielmehr darauf gerichtet sein, das Demenz-Konzept auf eine ganzheitliche Grundlage zu stellen, indem ein Modell entworfen wird, das sich an Prinzipien einer integrativen Demenz-Ethik ausrichtet. Von hier aus können Impulse für den konkreten Umgang mit Demenzen ausgehen. Indem diese Studie für die Sichtweise auf Demenzen und den Umgang mit dementen Menschen ein neues Modell vorschlägt, geht der hier vorgelegte Ansatz einer integrativen Demenz-Ethik weiter als die bislang vorherrschende Dichotomie von »gegenwärtigem Konzept« und »Konstruktion«. Sie geht einen dritten Weg, der an einer theologisch-ethischen Anthropologie ausgerichtet ist, von hier aus Prinzipien und Konkretionen benennt und damit ein neues Modell vorschlägt.[1] Im Kern betrifft das Phänomen der Demenz grundlegende Fragen der Anthropologie und damit das Verhältnis zwischen Menschen.

Die bisher erreichten Ergebnisse der Studie zeigen, dass das gegenwärtige Demenz-Konzept unreflektierte Grundlagen mittransportiert und unter folgenreichen Verengungen leidet. Eine solidarische Gesellschaft kann sich damit nicht zufrieden geben und müsste konsequenterweise das derzeitige Demenz-Konzept verabschieden. Um eine neue Sicht auf die Demenz-Problematik und einen integrativen Umgang mit dementen Menschen zu ermöglichen, ist dabei in einem ersten Schritt auf Prinzipien eines ganzheitlichen Menschenbildes hinzuweisen, auf dessen Fundament ein veränderter Umgang mit der Demenz-Problematik möglich ist. Ein zweiter Schritt wird Konkretionen formulieren und Wege aufzeigen, wie diese neue Sicht auf Alzheimer-Demenz in der Praxis umsetzbar ist. Denn wenn Alzheimer-Demenz bereits ein die gesamte Gesellschaft betreffendes Problem ist und in Zukunft in immer schärferer Form werden wird, sollten Lösungsperspektiven nicht darin gesucht werden, die

1 Es soll kein »neues Demenz-Konzept« im Sinne Kitwoods entworfen werden. Kitwood bleibt im Letzten dem von ihm kritisierten (und von dem in dieser Studie verschiedenen) Demenz-Konzept selbst verhaftet, wenn er versucht, neue Komponenten hinzuzufügen: vgl. T. KITWOOD, The Dialectics (1990); T. KITWOOD, Concern (1990); T. KITWOOD, Towards (1993); T. KITWOOD, Person (1993); T. KITWOOD, Towards (1998); T. KITWOOD, Dementia (1997), und besonders T. KITWOOD, Demenz (2000). Vgl. auch V. WETZSTEIN, Alzheimer-Demenz (2005).

Auseinandersetzung an eine einzelne Wissenschaft zu delegieren, sondern das Thema als gesamtgesellschaftliches Phänomen zu bearbeiten.

An diesen beiden Kriterien orientieren sich die folgenden Beschreibungen. Dabei wird es ausreichend sein, auf die einzelnen Aspekte hinzuweisen. Es ist nicht Anliegen der vorliegenden Studie, diese im Einzelnen ausführlich zu diskutieren.[2]

4.1 Prinzipien

Das dem gegenwärtigen Demenz-Konzept implizite Menschenbild erscheint in verschiedener Hinsicht reduktionistisch. Einseitige Betonungen einzelner Aspekte können auf die besondere und unausgewogene Bestimmung des Demenz-Konzeptes durch die vorherrschend medizinisch ausgerichtete Konzeption zurückgeführt werden. Eine medizinische Anthropologie spiegelt schon immer eine bestimmte, zweckgerichtete Grundlage wider: Sie zielt darauf, Aspekte des Menschseins zu objektivieren, um Heilung und Leidenslinderung zu ermöglichen. Gleichzeitig lässt die vordringlich medizinische Betrachtungsweise Leerstellen erkennen, die, so wurde in Kapitel drei dieser Studie ausführlich belegt, für reduktionistische Personkonzeptionen anschlussfähig sind. Auf reduktionistische Personkonzeptionen wird in einigen Bereichen der Medizinethik, bislang vornehmlich bei der Diskussion um Statusfragen am Beginn des Lebens, zurückgegriffen. Es besteht der begründete Verdacht, dass sich diese Konzeptionen mit dem derzeit vorherrschenden Demenz-Konzept vermischen und zu einer Erosion der Würde dementer Menschen führen. Das gegenwärtige Demenz-Konzept fördert indes durch seine kompatiblen Kernpunkte und Leerstellen die Durchsetzung reduktionistischer Personkonzeptionen.

Bevor auf eine eigene anthropologische Grundlegung eines neuen Demenz-Modells eingegangen wird, soll zunächst die Frage behandelt werden, weshalb ein intrinsischer Widerspruch gegen das gegenwärtige Konzept zwar prinzipiell möglich wäre, aber als ungenügend angesehen werden muss.

---

2 An einigen Stellen werden Bezüge zu bereits in anderen Bereichen der medizinischen und theologischen Ethik diskutierten Feldern gezogen werden können. An geeigneter Stelle werden Hinweise auf Einzeldiskussionen gegeben. Eine umfassende Darstellung von Grundlagen und Diskussionsstand der theologischen Ethik kann an dieser Stelle nicht erfolgen.

Rationalität und Bewusstsein gelten als Kardinalfähigkeiten der Menschen in modernen Gesellschaften.[3] Der hohe Stellenwert kognitiver Leistungsfähigkeit scheint demnach Menschen mit Demenz von der vollen Mitgliedschaft menschlicher Gemeinschaft auszuschließen. In reduktionistischen Personkonzeptionen sind Anfänge und Strategien einer Entpersonalisierung dementer Menschen nachweisbar. Wie in Kapitel drei gesehen, können demente Menschen dann nur noch als Personen im sozialen Sinn, als Quasi- oder Post-Personen betrachtet werden, deren moralischer Status im Verlauf der Demenz immer weiter eingeschränkt werden kann, bis es nur noch eine Frage der Vereinbarung ist, inwieweit dementen Menschen mit Respekt zu begegnen ist und worauf sich dieser erstreckt. Konzeptionen, die den Personstatus eines Menschen an den aktuellen Besitz von Bewusstseinsleistungen binden, müssen in logischer Folge dementen Menschen das Personsein absprechen oder es zumindest graduell einschränken. Wenn ein abgestuftes moralisches Personkonzept verfolgt wird, fallen demente Menschen mit Fortschreiten des dementiellen Prozesses immer weiter aus dem Schutzkonzept der Menschenwürde heraus.[4]

Von einer Einschränkung des Personstatus zu sprechen, hat also moralische Implikationen. Von reduktionistischen Persontheorien sind vor allem schwer demente Menschen betroffen, bei denen die kognitive Leistungsfähigkeit sehr stark eingeschränkt ist. In der Logik der Begründung ist aber bereits angelegt, dass auch die Personanerkennung von leicht dementen Menschen immer weiter eingeschränkt werden kann.[5] Sind also Menschen über den gesamten Verlauf des Demenz-Prozesses hinweg Personen? Von der Beantwortung der Statusfrage hängen praktische Konsequenzen ab, von denen hier nur die Frage nach geeigneter Versorgung und Ernährung, finanziellem und personellem Pflegeaufwand, Anwendung von Maßnahmen der Sterbehilfe und die Möglichkeit ärztlich assistierter suizidaler Maßnahmen genannt werden sollen.

---

3 Vgl. auch S. G. POST, The Moral Challenge (1996), 247, der von einer »hypercognitive culture« spricht.

4 Vgl. zum Begriff der Menschenwürde in Bezug auf das gesunde Altern L. NORDENFELT, Dignity (2003).

5 Warnungen vor einer »Salamitaktik« bei der Einschränkung des Lebensschutzes am Beginn menschlichen Lebens sind heute Legion. Zur Demonstration, dass immer weiter gehende Einschränkungen des Lebensschutzes auch in anderen Grenzbereichen vorgenommen werden, sei an die Debatte um Hirntodkriterien erinnert: Während zu Beginn und noch viele Jahre nach der Einführung des Hirntodkriteriums der Ganzhirntod als das ausschlaggebende Moment angesehen wurde, wird heute zunehmend vorgeschlagen, auch den Teilhirntod bereits als den Tod des Menschen gelten zu lassen.

Eine mögliche Strategie des Einspruchs gegen reduktionistische Personkonzeptionen bei Menschen mit Demenz verlegt sich darauf, sich auf die Argumentationsebene reduktionistischer Personkonzeptionen zu begeben und hier mühsam aufzuzeigen, dass deren grundlegende Annahme, die Person dementer Menschen verlösche allmählich im Verlauf des dementiellen Prozesses, nicht verfängt. So haben es sich aus der Sozialpsychiatrie inspirierte Argumentationen zu Eigen gemacht, dafür zu argumentieren, dass das »Selbst« des dementen Menschen zumindest bis weit in die Demenz erhalten bleibt. An das erhaltene »Selbst« wird der permanente Personstatus dementer Menschen gekoppelt.[6] Aus der praktischen Arbeit mit dementen Menschen werden immer wieder Erfahrungen herangezogen, die belegen sollen, dass demente Menschen bis in späte Stadien hinein oder bis zu ihrem Tod nonverbal kommunizieren oder Äußerungen zeigen, die auf kognitive Aktivität hinweisen. So scheinen Berichte von musik- oder auch kunsttherapeutischen Maßnahmen dafür zu sprechen, dass basale kognitive Leistungen noch im schweren Demenz-Stadium wahrnehmbar sind.[7] Aufgrund dieser Beobachtungen wird versucht, reduktionistischen Personkonzeptionen entgegenzutreten. Auch die moderne Hirnforschung und neuere Arbeiten aus der Psychiatrie versuchen zu zeigen, dass demente Menschen bis zumindest nahe an ihr Lebensende heran noch zu kleineren kognitiven Leistungen imstande sind.[8]

Letztlich bleiben aber alle diese Versuche des Aufweises von Restkognition dem reduktionistischen Personparadigma und dem Fixpunkt der Kognition verhaftet. Das reduktionistische anthropologische Fundament des gegenwärtigen Demenz-Konzeptes wird dabei nicht verlassen. Einer theologischen Anthropologie kann dieses Interpretationsmodell nicht genügen. Ihr Ansatz geht weiter und schlägt eine Abkehr vom gegenwärtigen Demenz-Konzept vor, indem mit der Reflexion auf eine ganzheitliche Anthropologie ein integratives Demenz-Modell vorgeschlagen wird. Eine vergleichbare, allerdings auf die Thematik des Lebensendes, auf komatöse und sterbende Menschen bezogene Reflexion findet innerhalb der theologischen Ethik bereits statt. So geht z. B.

---

6 Vgl. z. B. die Arbeiten von S. R. SABAT/R. HARRÉ, The Construction (1992); S. R. SABAT/R. HARRÉ, The Alzheimer's Disease Sufferer (1994), und S. R. SABAT, Voices (1998).

7 Vgl. R. GRÜMME, Situation (1998); D. MUTHESIUS, Gefühle (2000); D. MARR, Kunsttherapie (1995); S. URBAS, Kunsttherapie (2000); R. ABRAHAM, When words (2004), und K.-H. MENZEN, Kunsttherapie (2004). Aus ethischer Perspektive setzt sich Post mit diesen Begründungsversuchen der Personwürde kritisch auseinander: S. G. POST, The Concept (2000), bes. 250 f.

8 Es muss für die psychiatrische Forschung an dieser Stelle Vermutung bleiben, ob die Hinwendung zu solchen Untersuchungsstrategien als eine Reaktion auf reduktionistische Personkonzeptionen gelesen werden kann, oder ob die Begründung zu solcher Forschung innerhalb der Psychiatrie selbst gesucht werden muss.

Körtner von folgender Annahme aus: »Wenn komatöse Patenten, wiewohl sie nicht mehr sprachlich kommunizieren können, bis zum Lebensende als Personen angesehen und entsprechend behandelt werden, so deshalb, weil damit die Transzendentalität ihres Personseins wie unseres eigenen Personseins anerkannt wird. Abgesehen davon, daß es bis zum Lebensende Möglichkeiten der nonverbalen Kommunikation gibt, z. B. Streicheln oder andere Formen der sogenannten basalen Stimulation, auf die Patienten reagieren, ist auch am Lebensende anzuerkennen, daß sich das Personsein zwar in zwischenmenschlicher Kommunikation äußert, in der Kommunikation aber nicht aufgeht.«[9]

4.1.1 Anthropologische Grundintuition

Eine Ethik der Demenz, die demente Menschen vor der Erosion in die Aberkennung des Personstatus bewahrt, kann vernünftig nur an der Grundlage ansetzen, dass allen Menschen die Gesamtheit ihres Lebens über die gleiche Würde zukommt. Auf der Grundlage der Persondefinition, die bereits Boethius vorlegte,[10] herrscht entgegen den für das gegenwärtige Demenz-Konzept als anschlussfähig bezeichneten empiristischen Personkonzeptionen auf der Grundlage John Lockes in der europäischen moralphilosophischen und moraltheologischen Tradition der Grundkonsens vor, dass alle Menschen Personen sind.[11] Damit ist auch die Konsequenz verbunden, dass jeder Mensch, gleich über welche aktuellen Fähigkeiten er verfügt, unter dem Schutz der Menschenwürde steht.

Aus anthropologischer Sicht ist die Vorstellung von der Einheit und intrinsischen Werthaftigkeit unserer Existenz grundlegend.[12] Nahezu jeder bejaht »ausdrücklich oder intuitiv den Gedanken, daß menschliches Leben einen Wert an sich hat, der ganz unabhängig ist von dessen persönlichem Wert für irgend jemanden«[13]. Es heißt in dieser Position ausdrücklich »menschliches Leben« und nicht »personales Leben« oder Ähnliches.

---

9 U. H. J. KÖRTNER, Evangelische Sozialethik (1999), 213.

10 Boethius definierte unter Rückgriff auf die aristotelische Terminologie Person als »naturae rationalis individua substantia«, d. h. als eine für sich bestehende selbständige Entität, die eine unteilbare Einheit besitzt und durch das Vermögen der Vernunft ausgezeichnet ist. Bereits Boethius verbindet den Personbegriff mit der in der Natur jedes Menschen verankerten Würde, vgl. A. G. WILDFEUER, Person (1998), 5.

11 Vgl. prägnant dazu E. SCHOCKENHOFF, Der vergessene Körper (2002), 272 f.

12 Vgl. F.-J. BORMANN, Embryonen (2002), 221, sowie zu diesem Abschnitt V. WETZSTEIN, Verlust (2003), 392–394.

13 R. DWORKIN, Die Grenzen (1994), 98; vgl. R. SPAEMANN, Personen (²1998), und dazu T. REHBOCK, Zur gegenwärtigen Renaissance (1998), 74.

Unserer lebensweltlichen Intuition entspricht die Beobachtung, dass die Abwesenheit von Bewusstsein nicht die Abwesenheit der Person ist. Die Person geht auch nicht verloren, wenn Gehirnfunktionen immer mehr schwinden. Wie Zeugnisse aus Erfahrungsberichten belegen, bringen Angehörige und Pflegende diese Personanerkennung von außen zumeist selbstverständlich dementen Menschen entgegen.[14] Anschaulich belegt Wils am Beispiel der Begegnung mit einer hirntoten Frau, dass das Flüstern am Bett etwas mit der lebensweltlichen Intuition zu tun habe, dass das Fehlen von Bewusstsein nicht die Abwesenheit der Person in all ihren für die umstehenden vertrauten und geliebten Züge meint.[15] Um wie viel mehr muss dies für demente Menschen gelten. Im Verlauf eines Demenz-Prozesses mögen sich die Anforderungen an Angehörige und Pflegende ändern, nicht aber der Status dementer Menschen selbst.

4.1.2 Moralischer Status

Im Unterschied zu reduktionistischen Persontheorien geht ein zweiter Traditionsstrang innerhalb der abendländischen Philosophie davon aus, dass der moralische Status des Menschen an nichts anderes als an das Kriterium des Menschseins an sich gebunden ist.[16] Der Zuschreibungsgrund von Personalität wird in der Tradition gerade nicht von aktuellen Fähigkeiten abhängig gemacht: Jeder Mensch ist Person. »Person« und »Mensch« sind von ihrem Bedeutungsumfang her deckungsgleich.[17] Mit Kant würde man sagen: »Eine

14 Neben mündlichen Erfahrungsberichten Betroffener sind z. B. zugänglich: v. a. N. L. MACE/P. V. RABINS, Der 36-Stunden-Tag (⁵2001), sowie A. FUHRMANN, Das Alzheimer-Schicksal (1990); E. KLESSMANN, Wenn Eltern (1990); U. DETTE, Ein langer Abschied (²1990); R. GÖTTE/E. LACKMANN, Alzheimer – was tun? (1991); D. F. MCGOWIN, Wie in einem Labyrinth (1993); A. FUNKE, Mit einer Alzheimer-Kranken leben (1998); A. SCHOENE, Meine Mutter (1998); I. FUHRMANN u. a., Abschied (2000); W. HELD, Uns hat Gott (2000); R. MCQUILKIN, Wenn Liebe (2000); L. VILSEN, Die versunkene Welt (2000); L. BLANK, Alzheimer (2002); R. DEMSKI, Die kleine Dame (2002); E. COONEY, Das vergessene Lachen (2003); P. K. HEINRICH, Meine Frau (2003); E. COONEY, Ich (2004); U. V. DEUN, Alzheimer (2005), und I. TÖNNIES, Abschied (2005).

15 Vgl. J.-P. WILS, Sterben (1999), 23. So tut sich auch Peter Singer schwer, Geistesgestörten ein Lebensrecht abzusprechen, da er von einer menschlichen Tötungshemmung gegenüber Erwachsenen ausgeht: P. SINGER, Praktische Ethik (²1994), 270.

16 Vgl. R. SPAEMANN, Personen (²1998); L. HONNEFELDER, Der Streit (1993), und M. FUHRMANN u. a., Person (1989).

17 Vgl. T. KOBUSCH, Die Entdeckung (²1997), 273: »Die Anerkennung des menschlichen Lebens als solchem und des Menschen als Menschen macht gerade den moralischen Charakter dieses Wesens aus, das wir dann Person nennen.«

menschliche Person ist nicht Mittel zum Zweck, sondern hat ihren Zweck an sich selbst; sie hat diese Würde vom Anfang des Lebens an und unter allen denkbaren Gestalten ihres Lebens […].«[18] Theologisch ist diese Würde in der Gottebenbildlichkeit des Menschen begründet.[19] Diese Sätze haben auch dann Geltung, wenn eine Persönlichkeit (Persönlichkeit, nicht Person!) zerfällt, wie das im Demenz-Prozess der Fall ist.[20] Nicht umsonst sprechen wir von Menschenrechten und nicht von Personrechten. Dass Personalität das Menschsein und seine Würde ausmachen, gilt dabei für jeden Menschen, unabhängig von seinen kognitiven Fähigkeiten. Zwischen Personsein und Menschsein lässt sich nicht unterscheiden. Vielmehr sind Mensch und Person einander wechselseitig interpretierende Begriffe, die logisch primitiv sind. Das Personsein besteht also gerade nicht in der Summe einzelner Eigenschaften.[21] So ist mit Dworkin zu fordern: »Wir heben den immer noch gültigen Status dieses Menschen [des dementen Menschen; V. W.] als moralisches Wesen hervor und bestätigen die Wichtigkeit seines Lebens, indem wir darauf beharren, daß nichts mit ihm oder für ihn gemacht werden darf, was ihm im Vokabular unserer Gesellschaft seine Würde abspräche.«[22]

Damit wird auch der zentrale Punkt des Demenz-Prozesses, die Zersetzung der Persönlichkeit in ihrer Bedeutung für das Menschsein, neu interpretiert. Die subjektive Tragödie, die den Betroffenen und die Angehörigen mit dem Demenz-Prozess erfassen kann, ändert nichts an der Überzeugung, dass demente Menschen ebenso wie alle anderen Menschen eine unbedingte Würde haben, der entsprechend ihnen zu begegnen ist. Grundlegender Gedanke des Schutzkonzeptes durch die Menschenwürde ist es gerade nicht, von den aktuell vorhandenen Fähigkeiten aus zu denken, sondern von einer unbedingten Würde eines jeden Menschen auszugehen. Demente Menschen gehören überdies zu den schwachen Gliedern der Gesellschaft. Die Schutzpflicht, die aus der gleichen Würde aller entspringt, geht durch den allmählichen Verlust kognitiver Fähigkeiten nicht verloren, sondern wird gerade durch den zunehmend vulnerablen Zustand noch verstärkt.

---

18 D. Ritschl, Person/Personalität (1989), 799, in Bezug auf: I. Kant, GMS (1963), 68.

19 Vgl. exemplarisch L. Scheffczyk (Hrsg.), Der Mensch (1969).

20 Vgl. die zu einem frühen Zeitpunkt der Auseinandersetzung mit Demenzen vorgelegten eindrucksvollen Analysen bei R. Dworkin, Autonomy (1986), und R. Dworkin, Die Grenzen (1994), 303–336, Kapitel 8: »Leben über den Verfall der geistigen Kräfte hinaus«. Seine grundlegenden Gedanken beziehen sich dabei auf den Status schwer dementer Menschen. Entsprechend des damaligen Forschungsstandes differenziert Dworkin nicht zwischen einzelnen zugrunde liegenden Ätiologien der Demenz.

21 Vgl. U. H. J. Körtner, Freiheit (2001), 163, und F.-J. Bormann, Embryonen (2002), 221–223.

22 R. Dworkin, Die Grenzen (1994), 330.

Damit gerät der relationale Aspekt der Menschenwürde ins Blickfeld: Die Mitmenschen – konkret die Angehörigen und Pflegenden, im weiten Sinne die Gesellschaft – sind es, die dem dementen Menschen seine Würde entgegenbringen und die verletzliche Person vor unzulässigen Übergriffen oder Aberkennungen der Menschenwürde schützen. Die besondere Berücksichtigung der Verletzlichkeit des Menschen gehört dabei wesentlich zum Christlichen: Ähnlich wie eine Option für die Armen ist in den Fundamenten einer christlichen Lebensethik ein Vorrang der verletzlichen Person verankert. Dieser gebietet es, im praktischen Handeln Rücksicht zu nehmen auf die besondere Situation dementer Menschen und ihnen Pflege und Zuwendung zukommen zu lassen, um ihr persönliches Wohlbefinden zu stärken und so lange und so gut es geht, in ihrem Leben zu erhalten. Ein Schlüssel zu einer integrativen Demenz-Ethik liegt demnach darin, nicht die kognitiven Aspekte, sondern die den Dementen entgegenzubringende Würde in den Vordergrund zu stellen.[23]

4.1.3 Identität, Kontinuität und Relationalität

Dem gegenwärtigen Demenz-Konzept wohnt die Tendenz inne, die Lebenssituation dementer Menschen außer Acht zu lassen. Der Zustand der Demenz wird absolut gesetzt: Nur die kognitiven Verluste, die mit der Demenz einhergehen, scheinen den Menschen auszumachen. Darüber hinaus wird meist nur eine Phase des dementiellen Prozesses ausschnitthaft in den Blick genommen.

Dagegen nimmt die theologische Ethik das Argument von der Identität und Lebensgeschichtlichkeit der Menschen sowie die jeweilige Konkretisierung der Lebenssituation ernst: Es ist nämlich ein und derselbe Mensch, der als Dementer über das gleiche Lebensrecht verfügt wie als Alternder, Erwachsener, Neugeborener oder Ungeborener. Die Identität der Person ist dabei immer auch die durch sie selbst oder andere Personen konstituierte Kontinuität mit dem Vergangenen.[24] Das Argument der Kontinuität der Person geht, wie

---

23 In ähnlicher Weise auch S. G. POST, The Moral Challenge (1996), 3: »The key to an adequate ethics of dementia is full attention to the many ways of enhancing the noncognitive aspects of human well-being while not underestimating remaining capacities.« Mit vergleichbarer Zielrichtung, allerdings nicht auf eine Ethik der Demenz, sondern auf den praktischen Umgang mit dem von ihr vorgeschlagenen Validationsansatz zielend, formuliert Naomi Feil ihre Forderung, bei dementen Menschen sei grundlegend ein »value of human being« in den Vordergrund zu stellen; vgl. N. FEIL, Ausbruch (1993); N. FEIL, Validation (^{2}1992), und N. FEIL, Validation (^{2}2000).

24 Vgl. T. KOBUSCH, Die Entdeckung (^{2}1997), 278. In der Anamnese berücksichtigt die Medizin diese Verfasstheit durchaus, denn sie greift für eine Demenz-Diagnose auf die Beschreibun-

Schockenhoff treffend beschreibt, davon aus, dass die menschliche Existenz in einem einzigen Kontinuum verläuft. Dieses drückt sich in verschiedenen Lebensabschnitten aus, die jedoch alle zur Zeitgestalt ein und derselben über ihre verschiedenen Lebensphasen mit sich identischen Person gehören.[25]

Vor diesem Hintergrund gewinnt die Tatsache, dass der Demenz-Prozess ohne moralisch relevante Zäsuren verläuft, erst ihre volle Bedeutung. Keine noch so große Zahl von Plaquesablagerungen im Hirn eines alzheimer-dementen Menschen vermag, eine Zäsur darzustellen – der Prozess der Demenz läuft vielmehr als eine Kaskade ab, in der keine relevanten Einschnitte festzustellen sind. Zu jedem Zeitpunkt der Demenz steht der Mensch in Kontinuität mit seinem Leben voller individueller Werthaltungen, die er zeit seines Lebens ausgebildet hat. »Auch wenn Menschen nicht in der Lage sind, sich selbst als Personen zu äußern, bleiben sie durch ihre vielfältigen Beziehungen zu anderen Personen sowie auf Grund ihrer leiblichen Präsenz für diese anderen als Person mit all ihren Rechten und Ansprüchen gegenwärtig.«[26] Wenn sich auch die Persönlichkeit eines Menschen im Lauf des Demenz-Prozesses verändert, so bleibt die Person des dementen Menschen sowohl identisch mit der Person vor Auftreten der ersten Symptome als auch mit sich selbst über den Demenz-Prozess hinweg.[27] Die aus der Medizin heraus funktional bedingte Trennung in Stadien der Demenz sollte im Rahmen eines integrativen Modells zugunsten eines den Verlauf betonenden Prozesses nicht mehr verwendet werden.

Die besondere anthropologische Situation, in der sich ein dementer Mensch befindet, wird aus Sicht der theologischen Ethik stärkere Beachtung finden müssen. Wo Tendenzen des gegenwärtigen Demenz-Konzeptes dahin gehen, »den Dementen« isoliert zu betrachten, geht von einer ganzheitlichen Anthropologie die Forderung aus, die konkrete Lebenssituation dementer Menschen in den Blick zu nehmen. So gehört es zur Eigenschaft unseres Untersuchungsgegenstandes, dass sich die Alzheimer-Demenz im Alter manifestiert. Zeit ihres Lebens haben die Betroffenen zumeist bei vollem geistigen Bewusstsein gelebt. Sie haben Präferenzen ausgebildet und Erfahrungen mit Glück und Leid, Krankheit und Tod, Trauer und Freude gemacht. In den meisten Fällen leben sie in gemeinschaftlichen Bezügen, haben Nachkommen

---

gen Angehöriger von Veränderungen in der Persönlichkeit des Patienten zurück; vgl. oben, Kapitel 2, Fn. 155.

25 Vgl. E. SCHOCKENHOFF, Ethik (^{3}2000), 314, hier mit Bezug auf den Lebensbeginn.

26 R. SPAEMANN, Personen (^{2}1998), 79.

27 Vgl. zur Debatte um das Selbst des Patienten in dementiellen Prozessen E. HERSKOVITS, Struggling (1995).

oder Familie und Freunde.[28] Wenn sich dann der dementielle Prozess im Alter über ihr Leben legt, hat ein chronisch progredienter Prozess begonnen, der sie nach und nach ihrer vollen geistigen Leistungsfähigkeit beraubt, der langsam und allmählich den Körper hinfällig werden lässt und letztlich in Sterben und Tod mündet. Wenn auch die Demenz an sich keine »Krankheit zum Tode« ist, so führt sie aufgrund mangelnder kausaler Therapiemöglichkeiten gegenwärtig sicher zum Tod.

Der dementielle Prozess ist dabei als Teil eines Lebens zu sehen und zu achten. Damit sind zum einen die ausgeprägten Wertsetzungen und die individuelle Biographie mehr zu berücksichtigen, als dies im Demenz-Konzept bislang der Fall ist.[29] Der Gedanke, dass wir einen Menschen nur achten können, wenn wir seine ganz persönliche Biographie und Geschichte und die daraus sich ergebenden Entscheidungen achten, korrespondiert mit dem biblischen Gedanken, dass jeder Mensch ein von Gott ganz persönlich Gemeinter und Angerufener ist, der vor und mit ihm seine unverwechselbar einmalige Geschichte lebt.[30]

Zum anderen ist die besondere Lebenssituation zu achten, in der sich der dementielle Mensch befindet: Sein Leben ist verwundbar geworden und neigt sich langsam aber fortschreitend dem Ende zu. Angesichts gegenwärtiger Tendenzen, die bislang vergeblich darauf ausgerichtet sind, nach kausalen Heilungsmöglichkeiten für demente Menschen zu suchen, ist der Hinweis der theologischen Ethik bedeutsam, dass die Fragmentarität und die Verletzlichkeit wesentlich zum Menschsein gehören. Gegen die Utopien von Ganzheit und Vollkommenheit ist das Wissen um Brüche und Verluste, die konstitutiv zum Leben gehören, zu stellen.[31] Für jeden einzelnen Betroffenen und seine Angehörigen ist die Lebensphase der Demenz eine der schwersten. Die Hoffnung, dass heilende oder lindernde Maßnahmen gefunden werden, ist nicht aufzugeben. Solange Heilung nur symptomatisch gelingt, wird gegen ausgrenzende Tendenzen heute der Hinweis auf eine theologische Grundforderung immer wichtiger: das fragmentarische und beeinträchtigte Leben geborgen sein zu lassen in Beziehungen, die dem Menschen alle Hilfe zukommen lassen, um

28 Die besondere anthropologische Situation unterscheidet Demenzen beispielsweise von der Statusdebatte am Lebensbeginn, aus der sicherlich zahlreiche Anregungen gewonnen werden können, die aber nicht einfach auf das Lebensende übertragbar ist. Vgl. einige Überlegungen zur anthropologischen Situation bei Demenz bereits bei H. LAUTER/A. KURZ, Anthropologische Aspekte (1988); Hinweise auch bei P. J. WHITEHOUSE, Anthropological contributions (2005).

29 Dieser Aspekt ist bei praktisch-ethischen Fragen, wie z. B. derjenigen nach Aussagekraft und Geltung von Patientenverfügungen bei Menschen mit Demenz, zu berücksichtigen.

30 Vgl. z. B. F. BÖCKLE, Fundamentalmoral ([4]1985), 167–234, und P. FONK, Glauben (1995).

31 Vgl. den instruktiven Beitrag C. HICK, Verwundbarkeit (2004).

sein Leben zu erleichtern. Daraus resultiert die praktische Forderung, das Augenmerk und Engagement mehr noch als bisher auf die Begleitung und Pflege zu richten.

Die Einsicht, dass zum Leben das Leiden auch wesentlich dazu gehört, entspringt keiner zynischen Haltung gegenüber der Demenz. Wo Heilung und Leidenslinderung möglich sind, werden auch die theologische Ethik und die christliche Praxis für ihre Anwendung eintreten. Wo dies, wie bei dementen und vor allem schwer dementen Menschen, zurzeit aber nicht der Fall ist, kann das Wissen um zum Leben dazugehörendes Leiden und die Akzeptanz der Grenzen des Lebens den Prozess der Demenz leichter durchstehen helfen.

4.1.4 Leiblichkeit

Gemäß der diesem Kapitel zugrunde liegenden theologischen Anthropologie ist an dieser Stelle noch einmal daran zu erinnern, dass gemäß des Personbegriffs in der theologischen, aber auch der in der zeitlich weit zurückreichenden europäischen moralphilosophischen, Tradition der Grundkonsens herrscht, dass alle Menschen zu jeder Zeit und in jedem Zustand ihres Lebens Personen sind.[32] Der Versuch, das Personsein aus aktuell vorhandenen und ausgeübten Eigenschaften zu ziehen, scheitert letztlich. Der Mensch wird genauso wenig zu einer Person wie er nicht sein Personsein allmählich oder plötzlich verlieren kann. Erst mit dem Tod, wenn der Mensch aufgehört hat zu existieren, ist auch die Person erloschen. Zu seinen Lebzeiten ist dies nicht möglich: Der Mensch bleibt Person. So ist auch der demente Mensch Person, gleich ob in einer leichten, mittleren oder schweren Phase der Demenz. Dass er kognitive Verluste und Einbußen erlitten hat, macht seinen Personstatus nicht zweifelhaft.

Die Fixierung auf aktuell vorhandene geistige Leistungsfähigkeit im Rahmen reduktionistischer Personkonzeptionen hat einen weiteren entscheidenden Fehler: Sie setzt einen anthropologischen Dualismus voraus, den man bereits für überwunden geglaubt hat, und führt ihn unter säkularen Vorzeichen wieder in die Debatte ein. Nach ihrer Konzeption macht das aktuell vorhandene Bewusstsein, die Kognitionsleistung, das Personsein aus. Der Körper erscheint nur noch als biologisches Beiwerk. Der anthropologischen Bedeutung der leib-seelischen Einheit des Menschen wird eine solche Konzeption aller-

32 Vgl. hier und im Folgenden v. a. E. SCHOCKENHOFF, Der vergessene Körper (2002), 276–279. Ausführliche Entwürfe bei R. SPAEMANN, Personen (^{2}1998), bes. 89; T. KOBUSCH, Die Entdeckung (^{2}1997), und A. LOHNER, Personalität (2000).

dings nicht gerecht.[33] Die Nichtbeachtung der Leiblichkeit des Menschen verkennt die anthropologische Bedeutung des Körpers für die Person. Nur in seinem Leib kann der Mensch sich ausdrücken und begegnet anderen Menschen und der Welt. Dabei hat die Leiblichkeit des Menschen auch eine moralische Bedeutung: Erst die leibliche Ausdrucksfähigkeit ermöglicht den Selbstvollzug der Person. Daher gebührt der Person zeit ihres Lebens Achtung und Würde. Wir achten einen Menschen aber nur dann, wenn wir ihm in jeder Ausdrucksgestalt, in der er existiert, Würde und Achtung entgegenbringen. An diese Grundbedingung ist zu erinnern, wenn wir nach dem Personstatus dementer Menschen fragen.

Aus ihr fließt eine weitere praktische Bedingung, die für eine Grundlegung eines neuen Demenz-Modells von Bedeutung ist: So ist nicht nur die Hochschätzung der Kognition im Demenz-Konzept zu relativieren, sondern vor allem die Bedeutung des Körpers und der Leiblichkeit des Menschen hervorzuheben. Die Achtung vor der Körperlichkeit des Menschen als Ausdruck des Personseins schließt eine zunehmende Berücksichtigung körperlicher Prozesse im Demenz-Prozess ein. Auf die Bedeutung nicht-kognitiver Einbußen und Fähigkeiten haben Psychiater wie Alexander Kurz und Hans Lauter jüngst bereits aufmerksam gemacht.[34] Doch ist künftig noch deutlicher als in dieser, der Kategorie der Einbußen und Verluste verbleibenden, Haltung auf die Grundbedingungen der Leiblichkeit bei Demenz einzugehen. Die konkrete Pflegesituation und die Bedürfnisse des Körpers dementer Menschen sollten demnach eingehender als bislang reflektiert werden.

4.1.5 Relationale Subjektivität

Mit der Fixierung auf die kognitiven Beeinträchtigungen bei Demenz sind zahlreiche anthropologisch und ethisch relevante Aspekte verbunden, von denen einige bereits genannt wurden. Ein weiteres Moment, das in der Literatur bislang noch kaum berücksichtigt wird, ist die mit dem Kognitionsverlust einhergehende Entmündigung der Patienten. Diese ebnet den Weg für oben beschriebene Aberkennungen des Personstatus. Mit der klinischen Beschreibung, Menschen mit Demenz litten bereits bei Auftreten der ersten Symptome unter massiven Beeinträchtigungen des Gedächtnisses und der Äußerungsfähigkeit,

33 Vgl. E. SCHOCKENHOFF, Der vergessene Körper (2002), 279, und C. MANDRY, Ethische Identität (2002), 230: »Theorien, die Personalität zu unmittelbar mit Selbstbewusstsein gleichsetzen und Identität an mentaler Aktkontinuität festmachen, übersehen die Relevanz des Selbstseins *als* Leib und *in* einem Leib.« (Hervorhebungen im Text).

34 Vgl. A. KURZ/H. LAUTER, Klinische Aspekte (^{4}1999), und M. HAUPT, Behandlung (1999).

geht die Nichtachtung einer subjektiven Perspektive des Menschen mit Demenz einher. Die Frage danach, wie sich ein dementer Mensch fühlt, welche Empfindungen er hat, und welche Einstellung er seinen Beeinträchtigungen gegenüber entgegenbringt, wird in der Demenz-Literatur so gut wie nirgends gestellt. Wo sie präsent ist, wird dementen Menschen die Fähigkeit zu subjektivem Eigenerleben oftmals vollständig abgesprochen. Wenn Menschen mit Demenz Subjektivität zugestanden wird, wird entweder diffus vorausgesetzt, dass diese ab dem Zeitpunkt der Diagnosestellung unter der Demenz leiden, oder es wird in einer Art Gegenbewegung postuliert, dass auch demente Menschen einen glücklichen Eindruck machen können.[35] Die Nichtbeachtung der subjektiven Perspektive leistet den Tendenzen Vorschub, demente Menschen zu Objekten zu entwerten und letztlich die Entpersonalisierung des Demenz-Prozesses voranzutreiben: Die heute für die Beurteilung praktisch-ethischer Fragen immer wieder eingeforderte Bewertung der Lebensqualität wird bei der Demenz mangels einer Innenperspektive durch ein Außenurteil ersetzt – und dieses fällt zumeist negativ aus.[36] Auf Tendenzen und Konsequenzen, die damit verbunden sind, wurde bereits weiter oben ausführlich eingegangen.

Eine integrative Ethik der Demenz muss sich der Herausforderung stellen und sich die Mühe machen, danach zu fragen, wie demente Menschen selbst denken, fühlen, empfinden und welches Selbstverhältnis sie entwickeln.[37] Das aus der feministischen Bioethik entliehene Modell einer relationalen Autonomie scheint – unter Berücksichtigung einer Anpassung an die besondere Situation der Demenz – ein geeignetes Modell zu bieten, die subjektive Perspektive dementer Menschen in Beziehung zur Relationalität zu setzen und daraus

35 Vgl. S. G. POST, The Concept (2000), 250. Vollmann geht vorsichtiger vor, wenn er feststellt, dass offen bleiben muss, ob schwer Demente unter der Demenz leiden: J. VOLLMANN, Aufklärung (2000), 118.

36 In eine positive Richtung weisen Bemerkungen wie: »Es kann ja nicht von vornherein davon ausgegangen werden, daß die Lebensqualität eines Demenzkranken in fortgeschrittenen Krankheitsstadien negativ zu bewerten ist, umso mehr als wir über die Erlebniswelt dementer Patienten wenig wissen.« (A. KURZ/H. LAUTER, Klinische Aspekte [^{4}1999], 99). Der allgemeinen Tendenz, dementen Menschen auch nur ein Mindestmaß an »Lebensqualität« abzusprechen, können solche vereinzelt auftretenden Aussagen allerdings nicht entgegentreten.

37 Nur wenig Literatur liegt bislang eigens zu diesem Thema vor: J. M. FOLEY, The Experience (1992); H. BUIJSSEN, Senile Demenz (1997), 36–57; B. GILLIES, The Subjective Experience (1995); J. F. GUBRIUM, Narrative Practice (2000); S. RE, Emotionales Ausdrucksverhalten (2003); in Form von Befragungen M. NIEBUHR, Interviews (2004); als Studie S. BECKER, Heidelberger Instrument (2005); A. KRUSE, Lebensqualität (2005), und B. D. JAMES u. a., How do Patients (2005). Als mangelhaft in der Durchführung und ungenügend im Ergebnis muss leider die Studie C. F. M. BOSCH, Vertrautheit (1998), bezeichnet werden, die es sich zum Ziel gesetzt hat, die Erlebniswelt dementer Menschen in einer Feldstudie zu untersuchen.

Prinzipien zu generieren, die einen solidarischen Umgang mit dementen Menschen befördern können.[38]

Wenn die subjektive Perspektive auch dringend in ein integratives Demenz-Modell aufgenommen werden sollte, so steht dieses Vorgehen doch vor einem erkenntnistheoretischen Problem: Wie sollen, da der Demenz-Prozess von Beginn an die kognitiven Leistungsfähigkeiten einschränkt, qualifizierte Aussagen gewonnen werden können?

Einen möglichen Zugang stellen die in zahlreichen verhaltenstherapeutischen Bemühungen gemachten Beobachtungen zum Eigenerleben bei Demenz dar. Hier wird immer wieder beschrieben, dass demente Menschen bei angemessener pflegerischer Versorgung Anzeichen von Wohlbefinden äußern.[39] Wenn es auch problematisch erscheint, dass ein so gewählter Zugang immer schon den Filter einer Vermittlung durch Dritte passiert hat, so kann doch positiv hervorgehoben werden, dass die emotionale, nichtkognitive Weise eine Annäherung an die subjektive Demenz-Perspektive darstellt.

Die Tatsache, dass sich demente Menschen im Verlauf der Demenz nicht mehr sprachlich äußern und ihren eigenen Zustand nicht mehr reflektieren können, besagt jedoch nicht, dass sie nicht noch nonverbale Stimmungsäußerungen mitteilen können. Letztlich führt dieser Zugang aber nicht weit genug, da die Annäherung an die Innensicht des von der Demenz Betroffenen auf diese Weise immer noch der Interpretation bedarf und einem Außenurteil untersteht.

Unter derselben methodischen Beschränkung leiden die inzwischen recht zahlreichen erfahrungsbezogenen Berichte pflegender Angehöriger.[40] Wenn sie, wie es anderen kaum möglich sein dürfte, genau auf die nichtkognitiven Signale dementer Menschen achten und um ihr Wohlbefinden besorgt sind, so erreichen auch sie eine Annäherung an eine Innenperspektive der Demenz immer nur über ein Außenurteil.

---

38 Vgl. zur relationalen Autonomie: H. HAKER, Feministische Bioethik (2003), 173; S. SHERWIN, No Longer Patient (1992); A. DONCHIN, Understanding Autonomy (2001), und S. BENHABIB, Selbst (1995).

39 Vgl. von den zahlreichen Ansätzen in Auswahl: N. FEIL, Validation (^{2}1992); N. FEIL, Validation (^{2}2000); I. BERGHOFF, Förderpflege (1999); D. MUTHESIUS, Gefühle (2000), sowie I. WOYSCH, Demenz (2003).

40 Vgl. bibliographische Hinweise weiter oben, Kapitel 4, Fn. 14. Hinzuweisen ist an dieser Stelle auf die Stimmen pflegender Angehöriger, die in Fernseh-Dokumentationen zum Thema Demenz immer mehr herangezogen werden. Eine Auseinandersetzung mit der literarischen Gattung der Erfahrungsberichte, wenn auch nicht ausdrücklich auf Demenzen bezogen, bietet: J. WILTSHIRE, The Patient (1998). Eine literarische Verarbeitung des Demenz-Prozesses seiner Frau bietet J. BAYLEY, Elegie (^{2}2000).

Ein weiterer Zugang zur subjektiven Lebenswelt besteht über Selbstbeschreibungen von dementen Menschen im Anfangsstadium der Demenz.[41] Hier sind Aussagen zu gewinnen, die Einblick in die Innensicht eines dementen Menschen gewähren können. Die methodische Beschränktheit liegt hier allerdings in der Begrenzung auf die ersten Phasen der Demenz. Gerade für die von Außenurteilen betroffenen schweren Demenz-Phasen reichen diese Annäherungen kaum aus.

Um einen Zugang an die Innensicht von Menschen mit schwerer Demenz zu ermöglichen, soll hier ein neuer Weg aufgezeigt werden. Zur Interpretation könnten die in jüngster Zeit vermehrt publizierten literarischen Texte herangezogen werden.[42] Literatur hat einen eigenen Erkenntniszugang zur Wirklichkeit.[43] Ausgehend von der These, dass Kunst und Literatur oftmals feinfühliger als andere Zugangsweisen subjektives Erleben reflektieren, kann in literarischen Erzählungen und Romanen der jüngsten Zeit – die auffallend zahlreich die Alzheimer-Demenz thematisieren – mit einem literaturwissenschaftlichen Instrumentarium versucht werden, das eigene Erleben einer Demenz annäherungsweise zu fassen. Die literarischen Texte können damit einen Zugang zu unserer Frage nach der Subjektivität eröffnen. Per Analogie bieten sie eine Möglichkeit, sich in das Eigenerleben dementer Menschen hineinzuversetzen.[44]

41 Vgl. z. B. L. ROSE, Ich (1997), und Zitate aus dem Tagebuch eines dementen Mannes bei D. COHEN/C. EISDORFER, The Loss (1986), 21: »I am hungry for the life that is being taken away from me. I am a human being. I still exist. I have a family. I hunger for friendship, happiness, and the touch of a loved hand. What I ask for is that what is left of my life shall have some meaning. Give me something to die for! Help me to be strong and free until my self no longer exists.«

42 In der Fülle der immer umfangreicher werdenden Literatur zum Thema Alzheimer-Demenz ist für unsere Fragerichtung streng zu unterscheiden, ob die literarischen Bearbeitungen bei der Innensicht des dementen Menschen ansetzen oder die Belastungssituation der Angehörigen verarbeiten. Dazu in Auswahl: am Eindrücklichsten sicherlich K. SEEBACHER, Morgen (1996); daneben: J. BERNLEF, Hirngespinste (1986); M. FORSTER, Ich glaube (1992); M. IGNATIEFF, Die Lichter (1995); E. DANIELI, Die Ruhe (1997); M. GIBSON, Traumgrenzen (1997); M. SCHREINER, Nackte Väter (1997); M. SUTER, Small World (1997); C. WILKINS, Der Zeitmesser (2000); C. BLASIUS, Gestern (2001); DELINSKY, Niemals (2002), und C. WRIGHT, Briefe (2005).

43 Im Rahmen psychiatrischer Tätigkeit ist der Zugang zur Innensicht der Menschen über literarische Texte nicht ungewöhnlich. Hans Lauter äußerte in einer persönlichen brieflichen Mitteilung an die Verfasserin vom 03.11.2000, er habe »[...] in [s]einem Fach der Psychiatrie aus den literarischen Darstellungen seelischer Krankheiten mehr gelernt als aus den gängigen Lehrbüchern.« In eine ähnliche Richtung geht die Beschreibung des Heidelberger Psychiaters Thomas Fuchs: »Mehr als alle Lehrbücher kann uns darüber [über das Person-Erleben bei psychiatrischen Krankheiten; V. W.] die Kunst lehren«, T. FUCHS, Der Begriff (1999), 22.

44 Vgl. in diesem Zusammenhang, wenn auch nicht in Bezug auf Demenz, R. SPAEMANN, Personen (^{2}1998), 52–63.

Wenn eine Annäherung an die Innenperspektive schwer dementer Menschen über literarische Texte erreichbar wäre, könnten die dort gewonnenen Aussagen als Bausteine zu einer Demenz-Ethik herangezogen werden. Der Bereich der narrativen Ethik gewinnt in der Diskussion um Themen der Lebensethik in letzter Zeit vermehrt an Aufmerksamkeit.[45] Abgesehen von zunehmenden Theoriediskussionen scheint sich inhaltlich das Themenfeld Lebensende für einen narrativen Zugang anzubieten. Es wäre in weitergehenden Forschungen und im interdisziplinären Austausch mit der Literaturwissenschaft zu prüfen, ob das Phänomen Alzheimer-Demenz hier nicht in besonderer Weise aufzunehmen sein könnte.

4.2 Konkretionen

Aus dem bisher Gesagten folgt, dass eine integrative Demenz-Ethik am Personstatus dementer Menschen mit den genannten Ausfaltungen Maß nehmen muss. Das gegenwärtig vorherrschende Demenz-Konzept greift in dieser Hinsicht zu kurz. Ausgehend vom in diesem Kapitel bislang Dargelegten wird ein Demenz-Modell vorgeschlagen, das von einer erweiterten anthropologischen Grundlage ausgeht. Von hier aus sind in der Konkretion einzelner, die Demenz-Problematik betreffende Bereiche exemplarische Hinweise zu geben. Im Folgenden werden drei Problemfelder beleuchtet und Anhaltspunkte für eine konkrete Kontextualisierung der hier vorgelegten Prinzipien gegeben.[46]

---

45 Zum Stellenwert literarischer Texte im ethischen Kontext vgl. R. AMMICHT-QUINN, Versuch (2001), bes. 281–285; J.-P. WILS, Sterben (1999), 11–29; 68; H. HAKER, Moralische Identität (1998); H. HAKER, Narrative Bioethik (2002); W. LESCH, Narrative Ansätze (2003); R. ELDRIDGE, On Moral Personhood (1989), und J. ADAMSON u. a. (Hrsg.), Renegotiating Ethics (1998).

46 Der Fragerichtung der vorliegenden Studie entsprechend werden hier keine konkreten medizinethischen Konfliktfelder untersucht. Fragen um Sterbehilfe bei Demenz, Ernährung am Lebensende, Geltung von Patientenverfügungen, Forschung mit dementen Menschen, genetische Diagnostik etc. fordern die Berücksichtigung der dort jeweils betreffenden Kontexte, deren Erörterung den hier zur Verfügung stehenden Rahmen sprengen würde. Mit dem vorgelegten Modell soll jedoch eine mögliche Grundlage vorgestellt werden, auf der die genannten konkreten medizinethischen Fragen unter Berücksichtigung ihrer jeweiligen Situation weiter diskutiert werden könnten.

4.2.1 Medizin und Pflege

Die Erhebung der Medizin zur Leitwissenschaft der Alzheimer-Demenz hat dem gesellschaftlichen Umgang mit dem Phänomen fraglos geschadet. Noch einmal ist zu betonen, dass es dabei nicht darum geht, »der Medizin« vorzuwerfen, sie habe die Beschäftigung mit Demenzen im Alter aktiv für sich vereinnahmt. Vielmehr hat, wie beschrieben, die Öffentlichkeit die diffizile Beschäftigung mit Demenzen gänzlich in den Expertenbereich der Medizin abgegeben und nur deren Aussagen zur Füllung des Konzeptes herangezogen. Durch die medizinische Perspektive auf die Demenz-Problematik wurden nur solche Aspekte berücksichtigt, die auch zum Aufgabenbereich der Medizin gehören. Dies hat konsequenterweise eine Verengung zur Folge: Mit der Fixierung auf Diagnostik und Therapie der Demenz trat die erste Hälfte des Demenz-Prozesses in den Vordergrund. Die zweite Hälfte, wenn diagnostisch und ärztlich-therapeutisch nichts mehr erreichbar scheint, wird im gegenwärtigen Demenz-Konzept ausgeblendet.

Ein ganzheitlicher Blick auf Demenzen, der den Menschen in seiner leibseelischen Einheit ernst nimmt, richtet seine Aufmerksamkeit dagegen besonders auf diese gefährdete zweite Hälfte des Demenz-Prozesses. Hier geht es in der Demenz um mehr als Behandlung: Begleitung und Pflege werden essentiell. An die Seite der Medizin treten andere Professionen und Wissenschaften.

Eine Gesellschaft, die diesen Aspekt ernst nimmt und sich ihrer solidarischen Verantwortung stellt, wird die Demenz-Kompetenz nicht mehr allein an die Medizin delegieren, sondern den Dialog mit anderen Disziplinen, gesellschaftlichen Gruppen und Institutionen suchen und so zu einer Erweiterung der Beschäftigung mit Demenzen beitragen. Nur durch ein ernsthaftes, wachsendes Interesse an diesem Dialog wird das reduktionistische Demenz-Konzept durch ein integratives Demenz-Modell auch in der Praxis abgelöst werden können.

So wird besonders darauf zu achten sein, welche Aussagen andere Wissenschaften, allen voran die Pflegewissenschaft, aber auch Soziologie, Psychologie, Philosophie, Theologie und weitere Disziplinen, zu Demenzen treffen können. Ein Dialog der Disziplinen ist dazu unerlässlich. Dass dieser Dialog nicht leicht zu führen sein wird, liegt in der Natur interdisziplinären Austauschs. So steht besonders der Dialog zwischen Medizin und Pflege vor Hindernissen, die nicht nur in der unterschiedlichen Ausrichtung der beiden Disziplinen, sondern auch in ihrer grundsätzlich verschiedenen Terminologie begründet sind.[47] Doch sollten um der Einheit des Demenz-Prozesses und der Anerkennung des Personstatus dementer Menschen willen die Mühen nicht gescheut werden, diesen Dialog aufzunehmen. Ansätze dazu sind bereits in den Gesundheitswissenschaften erkennbar.[48] Insgesamt sollte im Hinblick auf demente Menschen verstärkt eine Vernetzung von Medizin und Pflege erfolgen.

Dabei sind Tendenzen für eine Abkehr vom gegenwärtigen Demenz-Konzept bereits zu verzeichnen. In der Medizin selbst sind neben der vermehrten Beachtung sozialpsychiatrischer Elemente Tendenzen deutlich, auch nichtkognitive Aspekte des Demenz-Prozesses in ihren Untersuchungs- und Behandlungsbereich einzubeziehen – ein bedeutsamer Ansatzpunkt für eine Auflösung der künstlichen Zweiteilung des Demenz-Prozesses.[49] Innerhalb der Ärzteausbildung ist eine vermehrte Hinwendung zu Geriatrie und Psychiatrie von Bedeutung. Nur wenn auch Allgemeinmediziner und Hausärzte mit den spezifischen Problemen der Demenz vertraut sind, wird auch hier der Blick von der Diagnose hin auf die Begleitung dementer Menschen geweitet werden können.[50]

Angesichts der Verschiebung des Krankheitsspektrums von Akutkrankheiten zu chronischen Krankheiten im Allgemeinen werden Medizin und Ärzte zunehmend mit der Leidenslinderung und Begleitung von Patienten konfrontiert. Es wäre zu wünschen, dass in die Diskussionen um ein sich veränderndes Aufgabenspektrum der Ärzte auch die Versorgung dementer und schwer dementer Menschen mit aufgenommen wird.[51] Die Medizin kann eine verdienstvolle Aufgabe erfüllen, indem sie die Begleitung von Patienten und die Leidenslinderung auch in den schweren Phasen eines chronischen Demenz-Prozesses in ihr Tätigkeitsfeld integriert. Daneben darf der Bereich der sich allmählich auch in Deutschland etablierenden Palliativmedizin nicht zu eng gefasst werden. Ihrem Selbstverständnis nach ist die Palliativmedizin eine ganz-

47 Kritische Anmerkungen zum nur vermeintlich objektiven Sprachspiel der Wissenschaften bei C. HAUSKELLER, Sprache (2002).

48 Vgl. zum Dialog zwischen Medizin und Pflege exemplarisch: U. THIELKORN, Zum Verhältnis (1999).

49 Vgl. A. KURZ/H. LAUTER, Klinische Aspekte (^{4}1999), und M. HAUPT, Behandlung (1999).

50 Vgl. S. G. RIEDEL-HELLER u. a., Demenzkranke (2000).

51 Zur allmählichen Annäherung eines neuen Denkens in der Demenz-Versorgung: J. BRUDER, Versorgungsstruktur (2000), 317: »Vergleichsweise langsam wurde auf die Herausforderung reagiert, im Bereich des Umgangs mit den Demenzkranken innovative Anstrengungen zu unternehmen: Angesichts der bisher erfolglosen Suche nach kausaler Therapie die Suche nach Linderung nie aufzugeben, also eine Kultur der langzeitigen, helfenden Begleitung zu entwickeln. Insofern verkörpert die Herausforderung Demenz in besonders intensiver Form, was die Medizin insgesamt als Kontrapunkt zu ihren wertvollen hochtechnologischen Errungenschaften zunehmend kennzeichnet, nämlich die Notwendigkeit der Kunst des langen Atems.«

heitliche Behandlung von Personen mit einer nicht heilbaren, progredienten und weit fortgeschrittenen Erkrankung mit begrenzter Lebenserwartung. Sie beinhaltet pflegerische, ärztliche und psychosoziale Maßnahmen.[52] Innerhalb dieses Spektrums sollte die palliative Begleitung dementer Menschen ebenfalls Berücksichtigung finden.[53] Um sich auch Menschen mit Demenz zuwenden zu können, scheint zunächst eine Umorientierung der palliativen Medizin hin zur Begleitung von Menschen mit psychischen Erkrankungen notwendig. Erste Ansätze, auch in Zusammenarbeit mit Hospizgruppen, sind bereits zu verzeichnen.

Von Seiten der Hospizbewegung ist eine weitere Öffnung ihrer Institutionen und Gruppen auch für demente Menschen zu wünschen. Durch Anregungen aus dem US-amerikanischen Raum scheint dieser Gedanke allmählich auch in Deutschland aufgegriffen zu werden.[54]

Allgemein sollte wesentlich mehr Aufmerksamkeit auf den Pflegebereich gerichtet werden. Demenzen im Alter stellen mittlerweile die häufigste Ursache für Pflegebedürftigkeit dar. Pflegende haben die professionelle Kompetenz, demente Menschen über einen langen Zeitraum zu begleiten und zu versorgen. Dabei stellt der Umgang mit dementen Menschen eine besondere Herausforderung für die Pflegenden dar. So wäre einerseits den Kernkompetenzen der Pflegenden im Hinblick auf die besondere Situation des Umgangs mit dementen Menschen Beachtung zu schenken.[55] Der Verlauf eines dementiellen Prozesses verlangt von den Pflegenden dabei immer wieder Änderungen und

---

52 Der interdisziplinäre Ansatz der Palliativmedizin legt einen deutlichen Akzent auf die pflegerische Begleitung und Betreuung. Oftmals wird heute auch im Deutschen der Begriff der ›Palliative Care‹ aus dem Englischen übernommen und an die Stelle des Begriffs ›Palliativmedizin‹ gesetzt.

53 Vgl. wegweisend den instruktiven Sammelband R. PURTILO/H. A. M. J. TEN HAVE (Hrsg.), Ethical foundations (2004), und daneben N. E. GOLDSTEIN/R. S. MORRISON, The Intersection (2005).

54 Vgl. zu US-amerikanischen Beispielken: L. VOLICER, Need (1986); D. J. LUCHINS/P. HANRAHAN, What (1993), und L. VOLICER/A. HURLEY, Hospice (1998). In Deutschland jetzt: B. VOSS, Kommunikation (2003), und BUNDESARBEITSGEMEINSCHAFT HOSPIZ, Mit-gefühlt (2004). Entwicklungsbedarf im Hospizwesen erkennt auch die Enquete-Kommission des Deutschen Bundestages, die auf die besonderen Anforderungen auf die Beteiligten der Hospizarbeit angesichts der wachsenden Zahl dementer Menschen hinweist und u. a. »[…] empfiehlt, die Möglichkeiten der ambulanten Pflege am Lebensende bedarfsgerecht zu verbessern.« (ENQUETEKOMMISSION, Zwischenbericht [2005], bes. 35 und 70). Auch der Pflegebereich widmet sich zunehmend explizit dem Thema, vgl. E. GROND, Palliativpflege (2004). Zum Hospizgedanken allgemein: C. SAUNDERS (Hrsg.), Hospiz (1993), und J.-C. STUDENT, Das Hospiz-Buch (^{4}1999).

55 Vgl. M. G. AUSTROM/H. C. HENDRIE, Preserving (1996), und R. SCHWERDT, Lernen der Pflege (2005).

Wechsel in der Pflegeausrichtung. Diese kann nur adäquat durch das genaue Hinhören auf und Einfühlen in den Patienten geleistet werden.

Dabei erfordert die Pflege eines dementen Menschen ein hohes Maß an menschlicher Kompetenz und die Bereitschaft, sich mit dem möglichen Leiden der Betroffenen, ihrem Lebensweg mit seinen Schwerpunkten und Weichenstellungen auseinander zu setzen.

Zum anderen müssen die verschiedenen Pflege- und Umgangsformen berücksichtigt werden. Unterschiedliche Ansätzen streben an, einen Zugang auch zu schwer dementen Menschen zu gewinnen, um ihnen ein möglichst hohes Maß an Wohlbefinden in ihrer Lebenssituation zu ermöglichen. Hier sind in den vergangenen Jahren einige Ansätze vorgeschlagen worden, in deren Mittelpunkt sämtlich das Wohlbefinden des Patienten steht und weniger seine Orientierung an der Realität (vgl. Realitätsorientierungstraining ROT etc.)[56], die er im Verlauf des dementiellen Prozesses verliert.

Am weitesten verbreitet unter diesen Ansätzen ist sicherlich die Validation.[57] In ihrer Reinform ruft sie allerdings mindestens zwei Probleme hervor: Zum einen nährt sie den Eindruck, die einfache Umsetzung konstruktivistischer Ansätze zu sein, die davon ausgehen, dass nicht der Demente beeinträchtigt ist, sondern die Umwelt, die sich nicht auf ihn einlassen kann. Zum anderen steht die Validation vor der großen und von ihr ungelösten, weil nicht erkannten Frage, ob die zum Ausdruck gebrachte Solidarität mit dem dementen Menschen so weit gehen darf, ihn zu belügen.[58] Die Grundlage des Validationsansatzes wurde inzwischen in vielen Richtungen innerhalb der Demenz-Pflege und -Begleitung weiter entwickelt. Der Kreativität sind dabei kaum Grenzen gesetzt, wie z. B. die landschaftsarchitektonische Umsetzung in einem Gerontogarten zeigt.[59]

Das große Verdienst dieser wie auch anderer Ansätze[60] im pflegerischen Bereich ist es, die Person des dementen Menschen und sein persönliches Wohlbefinden in den Mittelpunkt zu stellen. So spiegeln sie die Grundeinsicht in die leib-seelische Einheit des Menschen wider. Als Bausteine einer solchen

---

56 Vgl. oben, Kapitel 2, Fn. 239.

57 Vgl. ausführlich dazu oben, Kapitel 2, Fn. 241.

58 Zu einer umfassenden Auseinandersetzung allerdings unter Ausklammerung des pflegerischen Bereichs vgl. E. SCHOCKENHOFF, Zur Lüge (2000).

59 Vgl. I. WOYSCH, Demenz (2003).

60 Die zahlreichen Ansätze hier einzeln zu benennen, wäre ein nahezu endloses Unterfangen. Es sei daher besonders verwiesen auf die Anregungen, die bei den regelmäßigen Kongressen der Deutschen Alzheimer Gesellschaft vorgestellt werden, in: DEUTSCHE ALZHEIMER GESELLSCHAFT E. V. (Hrsg.), Brücken in die Zukunft (2001); DEUTSCHE ALZHEIMER GESELLSCHAFT E. V. (Hrsg.), Gemeinsam Handeln (2003), und DEUTSCHE ALZHEIMER GESELLSCHAFT E. V. (Hrsg.), Keine Zeit (2005).

an der Person des dementen Menschen orientierten Pflege können folgende Elemente genannt werden: Respekt vor subjektiven Erfahrungen, Wahrnehmungen der inneren Welt des Einzelnen, Akzeptanz der einzigartigen Eigenschaften jedes Menschen, positive Sicht der Leiblichkeit, Bedeutung von Gefühlen und Emotionen, Betonung der zwischenmenschlichen Beziehungen.[61] Neben der Klärung von Einzelfragen wie das Ernähren und Lagern dementer Patienten sollte vermehrt eine Diskussion der anthropologischen Grundlagen von Pflegehandlungen stattfinden.

Um das gegenwärtig vorherrschende Demenz-Konzept durch ein integratives Modell abzulösen, ist über die geschilderten Ansätze hinaus ein breiteres Engagement gesellschaftlicher Institutionen und Gruppen notwendig. Als Beispiel sollen hier die beiden großen Kirchen in Deutschland herangezogen werden. Ihr Engagement in Einrichtungen der Altenpflege auf der Grundlage eines christlichen Menschenbildes ist gesamtgesellschaftlich von großer Bedeutung. Es ist für die katholische Kirche allerdings zu wünschen, dass sie sich das Thema Seelsorge bei Demenz sowohl in ihren offiziellen Verlautbarungen als auch im praktischen Bereich zunehmend zu Eigen macht sowie das Thema auch theologisch vermehrt reflektiert.

Dies scheint umso mehr geboten, als die gegenwärtig hochaltrigen und damit von Demenzen betroffenen Personen zumeist über eine starke religiöse Bindung verfügen. Die Bedeutung von Ritualen und Spiritualität im Rahmen dementieller Prozesse ist bislang noch keineswegs ausreichend erforscht. Im Bereich der evangelischen Kirche hat eine Auseinandersetzung mit dem vulnerablen Alter im Bereich der Diakonie bereits größeren Raum gefunden, als dies in der Caritas geschehen ist. Vermehrt wäre gerade von der Seelsorge eine Abkehr vom sprach- und damit kognitionsfixierten Paradigma wünschenswert: Seelsorge darf gerade bei Demenz nicht nur sprachorientiert stattfinden. Angesichts der Bedrohungen der Menschenwürde beeinträchtigter alter Menschen besteht hier dringender Handlungs- und Reflexionsbedarf.[62]

---

61 Vgl. I. MORTON, Die Würde (2002), bes. 223–234. Der von ihm zurückgewiesene aber dennoch verwendete Begriff der Personzentrierung wird hier bewusst ausgespart und durch Personorientiertheit ersetzt.

62 Bedauerlicherweise behandelt U. MOSER, Identität (2000) in seiner katholisch-theologischen Dissertation zur Seelsorge im Altenheim die besondere Situation dementer Menschen nur am Rande. Reflexionen und Anregungen aus evangelischer Sicht: K. DEPPING, Seelsorgerliches Handeln (1989); K. DEPPING, Altersverwirrte Menschen (1993); M. WEDEK, Altenheimseelsorge (1995); M. ZIMMERMANN, Seelsorge (1997); E. KLEUCKER/W. SCHULZ, Seelsorgerliche Begleitung (1998), und R. ZIMMERMANN, Seelsorge bei altersverwirrten Menschen (1999). Von kirchenamtlicher Seite hat sich die katholische Kirche vor allem mit einer Pastoral des geglückten Alterns beschäftigt, vgl. SEKRETARIAT DER DEUTSCHEN BISCHOFSKONFERENZ (Hrsg.), Älterwerden (2000), darin auch der Brief Papst Johannes Pauls II. an die alten Men-

Um sich den zahlreichen mit Altersdemenzen verbundenen Problemen zu stellen, sind auch an die Politik und die öffentliche Hand Forderungen zu stellen. So kann eine Entlastung der Medizin aus ihrer Monopolstellung im gegenwärtigen Demenz-Konzept nur erfolgen, wenn andere Bereiche gestärkt werden. Will man nicht der vordringlich durch Pharmafirmen finanzierten interessegeleiteten Forschung das Feld überlassen, so sind öffentliche Gelder bereitzustellen, die Forschung im Bereich von Pflege, Soziologie und Ethik ermöglichen.[63]

Diese Forschungsförderung sollte sich besonders auf die Begleitung dementer Menschen in schweren Phasen des Demenz-Prozesses konzentrieren. Die pharmazeutische und medizinische Forschung ist vor allem therapieorientiert und erforscht die Anfangsphasen der Alzheimer-Demenz. Es sind bereits Ansätze zu verzeichnen, in denen die Politik beginnt, sich dem Demenz-Problem zu stellen. So werden, angeregt durch Projekte außerhalb Deutschlands und vor allem durch den vordringlich den Demenzen gewidmeten Vierten Altenbericht der Bundesregierung aus dem Jahr 2002, Projekte mit verschiedenen Wohn- und Betreuungsformen im Alter durchgeführt.[64] Angesichts der zunehmenden Zahl dementer Menschen in den kommenden Jahren und der wachsenden Vereinzelung in der Gesellschaft ist es dringend nötig, diese Entwicklung weiter zu stärken.

Auf einer allgemeineren Ebene sei hier ein weiterer Vorschlag vorgebracht, wie sich auch im sprachlichen Ausdrucksbereich gesellschaftlicher Auseinandersetzung mit der Demenz-Problematik ein reflektierter Umgang mit dem Thema manifestieren könnte: Um die Monopolstellung der Medizin zu relativieren und einer weiteren Stigmatisierung dementer Menschen Einhalt zu gebieten, sollte statt der im gegenwärtigen Demenz-Konzept üblichen Bezeich-

---

schen. Vgl. auch einige Anregungen zur Seelsorge bei Demenz bei M. RICHARDS/S. SEICOL, The Challenge (1991).

63 Vgl. ausführlich zur interessegeleiteten Forschung in Bezug auf Demenz L. S. THAL, Clinical Trials ([2]1999). »Demenzpolitische Desiderate« und Optionen formulieren T. KLIE/R. SCHMIDT, Begleitung (2002).

64 Vgl. BUNDESMINISTERIUM FÜR FAMILIE, SENIOREN, FRAUEN UND JUGEND (Hrsg.), Vierter Bericht (2002); B. BECK-FRÌIS, Zu Haus (1991); T. GUNZELMANN, Die Versorgung (1991); J. DENZIN (Hrsg.), Wohnformen (1993); W. DAMKOWSKI u. a., Evaluation ([2]1994); VERBAND KATHOLISCHER HEIME UND EINRICHTUNGEN DER ALTENHILFE IN DEUTSCHLAND E. V. (Hrsg.), Kompetent für Verwirrte (1997); E. GRÄSSEL, Häusliche Pflege (1998); R. SCHMIDT (Hrsg.), Die Versorgung (1999); R. SCHULZ, Handbook (2000); W. VOGES, Pflege (2000); C. HELD, Das Durchlaufen (2002); R. SCHMIDT, Pflegerische Versorgung (2002); T. KLIE, Wohngruppen (2002); A. GEBERT/H.-U. KNEUBÜHLER, Qualitätsbeurteilung ([2]2003); S. RE/J. WILBERS, Versorgung (2004); U. KREMER-PREIS/R. NARTEN, Betreute Wohngruppen (2004); D. WELTZIEN, Neue Konzeptionen (2004); C. HELD/D. ERMINI-FÜNFSCHILLING, Das demenzgerechte Heim (2004), und S. KRÄMER, Wohnen (2005).

nung Alzheimer-Krankheit der Ausdruck Alzheimer-Demenz verwendet werden.[65] Diesem Vorschlag liegt die Überzeugung zugrunde, dass Bezeichnungen und Begriffe nicht nur unsere Haltung widerspiegeln, sondern auch unser Bewusstsein prägen. Durch diesen terminologischen Paradigmenwechsel[66] wird dokumentiert, dass die Problematik nicht nur die Medizin (Krankheit), sondern zahlreiche Bereiche der Gesellschaft angeht, die in die Verantwortung gerufen werden.

Nur bei einem wachsenden Engagement seitens der Gesellschaft und der Humanwissenschaften, der Politik und der Kirchen wie auch anderer gesellschaftlicher Gruppierungen kann den in Kapitel drei dieser Studie beschriebenen Konsequenzen aus dem gegenwärtigen Demenz-Konzept Einhalt geboten werden.

4.2.2 Betroffene und Angehörige

Eine weitere Konkretion aus der Ablösung des gegenwärtig vorherrschenden Demenz-Konzeptes durch ein integratives Demenz-Modell auf der Grundlage eines ganzheitlichen Menschenbildes stellt die Berücksichtigung und Wertschätzung des Betroffenen-Angehörigen-Verhältnisses dar. Die begriffliche Parallelisierung zu dem in der Medizinethik üblichen Terminus der Arzt-Patienten-Beziehung ist dabei nicht zufällig gewählt. Neben die Stelle des im gegenwärtigen Demenz-Konzept vorherrschenden alleinigen Expertenstatus von Ärzten sollte die alltagserfahrene Rolle der Angehörigen treten.[67] Dabei ist die

---

65 Bemerkenswert erscheint an dieser Stelle die Beobachtung, dass auch innerhalb der medizinischen Literatur zur Demenz Tendenzen zu erkennen sind, die sich für die Bezeichnung Alzheimer-Demenz aussprechen. Dies geschieht bisweilen scheinbar unreflektiert, wie im Buchtitel H. HAMPEL u. a. (Hrsg.), Alzheimer-Demenz (2003), an anderen Orten aber auch durchaus begründet. So H. FÖRSTL, Die Alzheimer-Demenz (1999), 5, Anmerkung 1: »Die diagnostische Behauptung, ein Patient leide unter einer Alzheimer Krankheit, erscheint im allgemeinen nicht ausreichend fundiert, und ich schlage daher vor, sich an die klinischen Merkmale zu halten und von einer Alzheimer Demenz (AD) zu sprechen, solange keine neuropathologische Validierung des Verdachts vorliegt. Daher habe ich auch versucht, die Kliniker unter den Autoren dieses Bandes von diesem Terminus zu überzeugen und auf die Bezeichnung ›primär degenerative Demenz‹, ›Demenz vom Alzheimer Typ‹, ›Alzheimersche Krankheit‹ usw. zu verzichten. Von Alzheimer Krankheit ist nur in den Beiträgen aus den Grundlagenwissenschaften die Rede.« Ebenso ordnet der Herausgeber in T. NIKOLAUS (Hrsg.), Klinische Geriatrie (2000), den Beitrag von C. HOCK »Demenz« (303–317) nicht in den Abschnitt »wichtige Krankheiten«, sondern in »Geriatrische Problemfelder und Syndrome«.

66 Zum Begriff des Paradigmenwechsels vgl. T. KUHN, Die Struktur (1999).

67 Der Begriff der Angehörigen bezieht hier in einem weiten Sinne auch nichtverwandte, enge Bezugspersonen dementer Menschen ein, vgl. oben, Kapitel 1, Fn. 18. In der Regel wird die

Beziehungssituation von Angehörigen und Betroffenen von der zwischen Arzt und Patient grundsätzlich verschieden.

Während Ärzte immer in einer professionellen Rolle in die Verantwortung gestellt sind, kommt Angehörigen zunächst keine vordefinierte Rolle zu: Die Situation des Demenz-Prozesses haben sie sich nicht ausgesucht, und doch werden sie direkt von dem dementiellen Prozess betroffen. Sie sind in einem guten Sinne Laien, die in einem familiären, die Beziehung in den Vordergrund stellenden Verhältnis demente Menschen begleiten. Sie sind es, die von der besonderen Situation des Demenz-Prozesses neben den Betroffenen am meisten berührt sind: In der Regel erkennen sie die Veränderungen der Patienten als erste, sie initiieren Arztbesuche, leisten einen Großteil der Pflege, treffen grundlegende Entscheidungen und stehen schließlich dem dementen Menschen im Sterbeprozess bei. Auch von medizinischer Seite wird inzwischen zunehmend die Einbeziehung von Angehörigen eingefordert. Würde man allein in Bezug auf Diagnose- und Therapiemaßnahmen auf Angehörige zurückgreifen, bliebe man allerdings noch immer dem derzeitigen Demenz-Konzept verhaftet. Zu einer neuen Berücksichtigung der Angehörigen gehört vor allem auch die Erschließung des Themas im Dialog mit Medizin und Pflege. Nur so können die begleitenden Aspekte einer Betroffenen-Angehörigen-Beziehung zur Geltung gebracht werden. Der Vorschlag des unter dem Namen »Alzheimer Europe« firmierenden Zusammenschlusses verschiedener nationaler Selbsthilfegruppen, jedem dementen Patienten bei Auftreten der klinischen Symptome einen vom Gericht bestellten Betreuer zur Seite zu stellen, zielt in eine zweifelhafte Richtung. Er leistet der Tendenz Vorschub, die mitmenschliche Verantwortung über richterliche Anordnungen abzugeben, auch dann, wenn Angehörige zu Betreuern bestellt werden sollten. Es wäre dann schwierig, die begleitende und pflegende Arbeit unter einem anderen als dem Vorzeichen der Verpflichtung zu leisten.[68]

Den Angehörigen einen besonderen Stellenwert in einer Ethik der Demenz zuzusprechen, folgt konsequent aus dem in diesem Kapitel beschriebenen Personstatus: Zeit seines Lebens und auch die gesamte Dauer des Demenz-Prozesses über ist der Mensch Person, wobei sich an dieser Stelle das Kriterium der Relationalität in besonderer Bedeutung niederschlägt. Die sich im gegenwärtigen Demenz-Konzept widerspiegelnde Sichtweise des dementen Menschen als eines lebensgeschichtslosen monadischen Einzelwesens wird aufgrund der Bedeutung der Relationalität des Menschen zurückgewiesen. Kon-

---

Betreuung und Begleitung dementer Menschen zur Zeit zumeist von Ehegatten oder Töchtern erbracht; vgl. auch V. WETZSTEIN, Die Beziehung (2004).

68 In dieselbe Richtung geht die Kritik bei H. CAYTON, Bridges (2001), 17 f.

kret verstandene Relationalität rückt nicht nur das Subjekt des Dementen in den Vordergrund und nimmt Rücksicht auf die Wünsche und das Wohlbefinden der Betroffenen, sondern weiß auch um die Bedeutung des Lebens in Bezügen, an deren erster Stelle die Angehörigen stehen.[69]

Eine Ethik der Demenz wird daher ein inklusives Modell vertreten, das darum weiß, dass im Rahmen einer Demenz nicht nur die Patienten, sondern auch die Angehörigen »Betroffene« sind.[70] Die relationale Verfasstheit des Menschen tritt bei Demenzen deutlich vor dem in der Medizinethik derzeit hochgeschätzten Autonomieprinzip in den Vordergrund, das hier an seine Grenzen gelangt.[71] Damit sind Angehörige in zwei Richtungen ernst zu nehmen: zum einen in ihrer Rolle als nächste Bezugspersonen dementer Menschen, zum anderen in ihrer Rolle als selbst Betroffene.[72]

Als unmittelbare Bezugspersonen dementer Menschen kommt den Angehörigen eine nicht hoch genug einzuschätzende Bedeutung zu. Sie sind es, die im Verlauf der Demenz praktisches Zeugnis für die Identität, Kontinuität und Relationalität dementer Personen ablegen: Durch die Kenntnis eines zumindest großen Teiles der Lebensgeschichte und des Charakters der Betroffenen können sie Auskunft geben über Vorlieben und Abneigungen, wenn demente Menschen sich selbst nicht mehr äußern können. So belegen beispielsweise musiktherapeutische Ansätze, dass demente Menschen ein deutlich höheres Wohlbefinden beim Hören ihrer Lieblingsmusik zeigen. Auskünfte über solche Präferenzen sind in der Regel nur von engen Angehörigen einzuholen: Sie sind im Unterschied zu professionell Pflegenden zumeist mit der Lebensgeschichte und den ein Leben lang ausgebildeten Persönlichkeit und Werten der Betroffenen vertraut. Neben diesem sind in der Literatur bereits einige Ansätze zu

---

69 Vgl. E. SCHOCKENHOFF/V. WETZSTEIN, Relationale Anthropologie (2005).

70 Angehörige weitgehender als bisher zu berücksichtigen, ist dabei keine gänzlich neue Forderung, vgl. z. B. auch J. GAUCHER u. a., Alzheimer (2004). In dieser Studie wird sie allerdings auf der Grundlage eines ganzheitlichen Menschenbildes und als Konsequenz aus der Relationalität des Menschen ausgesprochen und nicht wie in anderen Arbeiten üblich als Ergebnis einer sozialpsychiatrischen Analyse; vgl. S. SAPP, The Dilemma (1988), bes. 91. Zur Forderung nach verstärkter Begleitung Angehöriger auch E. HIRSCH, Une éthique (2004).

71 Vgl. zu einer Reflexion des Autonomieprinzips in Bezug auf Pflege M. BOBBERT, Patientenautonomie (2002). Kritisch zur Überschätzung des Autonomieprinzips im Krankenhaus G. MAIO, Das Rollenverständnis (2001).

72 Heute ist noch nicht abzuschätzen, ob Nachkommen von Demenz-Patienten künftig auch als im engen Wortsinn Betroffene werden gelten müssen: Wenn sich zeigen sollte, dass Anlagen zur Entwicklung eines ähnlich gelagerten Alternsprozesses wie der mit Alzheimer-Demenz bezeichnete vererbbar ist, müsste die Einbeziehung der Angehörigen um den Aspekt der subjektiven Betroffenheit erweitert werden.

verzeichnen, die die Rolle der Angehörigen für demente Menschen wertschätzen.[73]

Durch das hautnahe Miterleben des dementiellen Prozesses stehen Angehörige aber auch unter großen Belastungen, die sie in ihrem eigenen Leben bisweilen deutlich einschränken. Während des im Durchschnitt achtjährigen Verlaufs eines Demenz-Prozesses modifiziert sich jeweils die Belastung für die Angehörigen durch die immer neu auftretenden Veränderungen. Die Anforderungen übersteigen oft die psychischen und physischen Möglichkeiten der nahe stehenden Pflegenden. Was in der angelsächsischen Literatur mit dem Begriff des »caregiver burden«[74] bezeichnet ist, wird in den letzten Jahren vermehrt auch im deutschsprachigen Raum reflektiert.[75] Die Belastungen, die die Pflege eines dementen Menschen hervorrufen können, sind inzwischen in der Literatur gut und ausführlich beschrieben.[76] Die besondere Situation einer engen Bezugsperson zu einem dementen Menschen führt in den meisten Fällen zu sozialen Rollenveränderungen und kann in Depression und Angst, angespannten Beziehungen zu anderen Familienmitgliedern und einem allgemeinen Gefühl der Überforderung münden.[77] So wird nicht nur das gewohnte Gefüge einer Ehe oder lebenslangen Partnerschaft durch die Symptome der Demenz zerstört und werden durch die Verhaltensstörungen der Betroffenen emotionale Gewissheiten in Frage gestellt. Häufig führen auch Unsicherheiten im Verhalten und erschöpfungsbedingte unkontrollierte Reaktionen der Pflegenden zu Selbstvorwürfen. Die Lebensperspektive der nahe stehenden Angehörigen scheint bisweilen aussichtslos zu sein, da der lange Demenz-Prozess unabsehbar wirkt.[78]

---

73 So erscheint in jüngerer Zeit in der Regel weder ein Sammelband zur Alzheimer-Demenz, der nicht ein wenn auch kleines Kapitel über die Bedeutung der Angehörigen enthält, noch vergeht ein Kongress zur Alzheimer-Demenz, der sich nicht in einer Sektion der Angehörigensituation widmet. Dabei treten zumeist die Belastungen durch die Pflege in den Vordergrund der Beiträge.

74 Vgl. W. JANSSON u. a., The Circle Model (1999), 791.

75 Vgl. A. KURZ, Alzheimer-Selbsthilfe-Initiativen (1997), 1305; A.-F. KNAUF, Demenz (2004); A. WETTSTEIN, Belastung (2005), oder der in Übersetzung vorliegende Band: H. BUIJSSEN, Senile Demenz (1997), der von Angehörigen als den »versteckten Opfern« der Demenz spricht.

76 Vgl. v. a. M. BOURGEOIS u. a., Interventions (1996), 36 f; E.-M. NEUMANN, Angehörigenarbeit (1992); I. KRYSPIN-EXNER/V. GÜNTHER, Förderung (1997), 1257; T. EHRHARDT/ A. PLATTNER, Verhaltenstherapie (1999), 76–81, und im Rahmen einer Studie: G. WILZ, Belastungsverarbeitung (2002).

77 Vgl. M. BOURGEOIS u. a., Interventions (1996), 36.

78 Vgl. zur Beschreibung dieser Symptome: J. BRUDER, Vergessen (1996), 8/28. Beachtenswert und reflexionswürdig erscheint in diesem Zusammenhang die Tatsache, dass die häusliche Begleitung zumeist von Ehegatten oder Töchtern geleistet wird. Die besondere Situation der »women in the middle« – Frauen zwischen Kindererziehung und Elternpflege – sowie die mo-

In der therapeutischen Literatur wird ein Wechselverhältnis zwischen Verhalten von Angehörigen und Symptomen der Betroffenen entdeckt. So scheint es, dass »die zwischenmenschlichen Beziehungen und situativen Umgebungsbedingungen [...] an der Entstehung und Aufrechterhaltung nicht-kognitiver Veränderungen bei Demenz maßgeblich beteiligt«[79] sind. In einem Teufelskreis kann das zum Teil befremdliche Verhalten der Demenz-Patienten Aggression bei den Angehörigen auslösen, das zu Verunsicherung und Angst bei den Patienten führt. Dies wiederum kann ein sozial störendes Verhalten der Patienten bedingen. Umgekehrt wird eine Verringerung der Demenz-Symptome und damit eine Minderung der Pflegebelastung beschrieben, wenn die Angehörigen einen einfühlenden Reaktionsstil auf das Verhalten der Patienten finden können.

Diese Beschreibung des Wechselverhältnisses vom Benehmen Angehöriger und dem Verhalten Betroffener belegt einmal mehr die besondere personale Verwobenheit, die mit einem dementiellen Prozess einhergehen kann. Gleichzeitig kann aus ihm die Forderung nach mehr Beachtung und Berücksichtigung der Situation der Angehörigen abgeleitet werden, die vermehrt nach professioneller Reflexion und Unterstützung verlangen. Das Postulat der intensiveren theoretischen Erforschung und praktischen Begleitung der Angehörigen entspringt sowohl der Sorge um das Wohlergehen der Angehörigen als auch der heutigen ökonomischen Situation:[80] Derzeit wird in Deutschland ein Großteil der Demenz-Pflegeleistung von Angehörigen erbracht. Die frühen und mittleren Phasen des Demenz-Prozesses verbringen die Betroffenen zumeist im häuslichen Bereich, wo sie von Angehörigen begleitet werden. Erst in den späten Phasen werden ambulante Pflegedienste hinzugezogen, auf die schließlich in den meisten Fällen eine Heimunterbringung folgt.[81] Angesichts der derzeitigen Debatten um Einschränkungen im Gesundheits- und Pflege-

---

ralische Frage nach der Verpflichtung, die Eltern zu pflegen, wurde in den USA bereits früh diskutiert; vgl. E. M. BRODY, Women (1981); abwehrend J. ENGLISH, What Do Grown Children (1979), fordernd dagegen C. HOFF SOMMERS, Filial Morality (1986).

79 M. HAUPT, Behandlung (1999), 213.

80 Vgl. bereits erste Ergebnisse bei A. KURZ u. a., Zur Wirksamkeit (2005), die auf Ergenisse jüngerer Studien zurückgreifen und sie vergleichend interpretieren.

81 Vgl. H. BICKEL, Demenzkranke (1995), 62–65, und S. WEYERER/M. SCHÄUFELE, Die Versorgung (2004). Angehörige, die ihre dementen Eltern oder Ehegatten aufgrund der häuslich nicht mehr zu leistenden Belastung in einem Pflegeheim unterbringen, sollten nicht mit einem sozialen Stigma belegt werden. Professionelle Pflegeleistungen, wie z. B. das regelmäßige Umlagern bei Dekubitus, können unter Umständen in einem Pflegeheim regelmäßiger geleistet werden als in häuslicher Pflege. Ebenso können Aggressivität oder notwendige ständige Aufsicht eine häusliche Pflege unmöglich machen. Vielfach wird beschrieben, dass Angehörige, die von den Belastungen häuslicher Pflege befreit sind, die Betroffenen besser zu begleiten in der Lage sind.

wesen ist deutlich, dass es sich die öffentliche Hand kaum wird leisten können, auf die wertvolle Pflege durch Angehörige zu verzichten.[82] Eine solidarische Gesellschaft muss auch aus diesem Grund ein Interesse daran haben, die Begleitung der Angehörigen zu intensivieren und eine Verzahnung von privater und professioneller Pflege zu ermöglichen.

Einer Abkehr vom Therapiezwang im gegenwärtigen Demenz-Konzept und einer Hinwendung zu Begleitung entspricht die Forderung, im Bereich der Angehörigenbetreuung die Forschung zu intensivieren und systematisch auszubauen, wofür weitere öffentliche Mittel bereitgestellt werden müssten. Daneben wäre zu diskutieren, ob für die Pflege und Begleitung dementer Menschen Karenzzeiten eingeführt werden können, wie sie z. B. in Österreich für die Begleitung sterbender Menschen ermöglicht sind (Familienhospizkarenz), oder wie sie im Modell der Elternzeit für Erziehungszeiten von Kindern in Deutschland praktiziert werden.[83]

Im praktischen Bereich sind bereits Modelle und Ansätze erkennbar, wie die Entlastung und Begleitung von Angehörigen aussehen kann. Auf einer ersten Ebene werden von verschiedenen Seiten Informationen bereitgestellt, die über Alzheimer-Demenz, deren Verlauf und mögliche unterstützende Maßnahmen unterrichten.[84] Neben einer wachsenden Zahl von Informationsveranstaltungen für Betroffene und Angehörige sind hierzu auch die große Zahl an Ratgeberliteratur und Erfahrungsberichten von Angehörigen zu rechnen.[85] Als eine weitere Form der Betreuung Angehöriger wird zunehmend

---

82 Vgl. auch Hinweise und Assoziationen bei K. DÖRNER, Vom Letzten her (2005), 52 f.

83 Eine Familienkarenzregelung fordert inzwischen auch die Enquete-Kommission Recht und Ethik der modernen Medizin des Deutschen Bundestages, vgl. ENQUETE-KOMMISSION RECHT UND ETHIK DER MODERNEN MEDIZIN, Verbesserung (2005), bes. 32, 68 f. Demnach sollten Angehörige von Sterbenden bis zu sechs Monate von ihren Beschäftigungsverhältnissen freigestellt werden und Kündigungsschutz genießen.

84 Hierzu gehören auch Informationen über rechtliche Fragen wie die der Betreuung, Vorgehen bei Beantragung der Pflegeversicherung, Institutionen wie Tagespflege-Einrichtungen etc.

85 Aus der Fülle der deutschsprachigen Ratgeberliteratur, die inzwischen im Buchhandel erhältlich ist, seien genannt: A. I. FURTMAYR-SCHUH, Das große Vergessen ([4]1992); H. GRUETZNER, Alzheimersche Krankheit (1992); H. L. HESTON/J. A. WHITE, Alzheimer-Krankheit (1993); M. GÜMMER/J. DÖRING, Im Labyrinth (1994); I. FÜSGEN, Demenz. Praktischer Umgang ([3]1995); G. KRÄMER, Alzheimer-Kranke (1995); B. MIESEN, So blöd bin ich noch lange nicht (1996); G. ANDRES u. a., Alzheimer-Krankheit. Eine Krankheit (1997); H. BUIJSSEN, Senile Demenz (1997); C. WÄCHTLER/H. GUTZMANN (Hrsg.), Demenzen (1997); B. MIESEN, Leben (1998); M. NIEMANN-MIRMEHDI u. a., Leben (1998); ALZHEIMER EUROPE (Hrsg.), Handbuch (1999); M. JÜRGS, Alzheimer. Spurensuche (1999); vgl. hier auch die gleichnamige Filmdokumentation von M. JÜRGS/C. BISSINGER, Alzheimer. Spurensuche im Niemandsland, Arte/MDR, Deutschland 2000, Erstsendung am 7. Februar 2001, Arte; I. FUHRMANN u. a., Abschied (2000); BUNDESMINISTERIUM FÜR GESUNDHEIT, Wenn das Gedächtnis ([2]2000); G. SCHWARZ, Hilfe (2000); M. NIEMANN-MIRMEHDI/R. MAHLBERG,

Angehörigenberatung und Angehörigenpsychotherapie angeboten.[86] Die Einrichtung von Angehörigengruppen scheint nach neueren Studien zu einer deutlichen Entlastung pflegender Angehöriger beizutragen sowie das Wohlbefinden dementer Menschen lange Zeit aufrecht zu erhalten.[87] Besondere Beachtung ist in diesem Zusammenhang den Alzheimer-Gesellschaften zu schenken. Nachdem z. B. 1989 als Dachverband für bereits existierende Alzheimer-Selbsthilfe-Initiativen die Deutsche Alzheimer-Gesellschaft e. V. gegründet wurde, erfuhr die Begleitung von Angehörigen in Deutschland eine institutionelle Aufwertung.[88]

Grundsätzlich wäre eine engere Verzahnung von professioneller und privater Pflege und Betreuung wünschenswert – ein Themenfeld, das bislang nur zögerlich reflektiert wurde. In der Zusammenarbeit dieser Bereiche würde die essentielle Aufgabe bei dementen Menschen, nicht allein auf den Abbau im Demenz-Prozess zu schauen, sondern die verbleibenden Fähigkeiten um des Wohles der Betroffenen willen zu fördern und zu stärken, für beide Seiten sicherlich leichter gelingen.[89]

Nicht zuletzt der praktische Bereich der Seelsorge sollte sich künftig vermehrt dem sensiblen Gefüge von Angehörigen und Betroffenen dementieller Prozesse zuwenden. Im Verlauf der Demenz müssen Angehörige immer wie-

---

Alzheimer (2003); V. BELL/D. TROXEL, Richtig helfen (2004); H. BUIJSSEN, Demenz (2004); U. SCHÄFER/E. RÜTHER, Demenz (2004); M. WEIDENFELDER, Mit dem Vergessen (2004), und G. GATTERER/A. CROY, Leben (2005). Daneben existiert eine große Zahl an Grauer Literatur, wie z. B. HIRNLIGA e. V. (Hrsg.), Mit neuem Mut ([3]2003). Eine Auswahl von Erfahrungsberichten findet sich weiter oben, Kapitel 4, Fn. 14.

86 Vgl. T. EHRHARDT/A. PLATTNER, Verhaltenstherapie (1999), 119 f; M. HAUPT, Behandlung (1999), 213 ff, sowie W. E. MÜLLER/H. FÖRSTL, Pharmakologische und nichtmedikamentöse Behandlungsansätze ([4]1999), 67 f.

87 Vgl. bes. A. KURZ u. a., Zur Wirksamkeit (2005), daneben T. EHRHARDT/A. PLATTNER, Verhaltenstherapie (1999), 121, sowie die Expertise des BUNDESMINISTERIUMS FÜR FAMILIE, SENIOREN, FRAUEN UND JUGEND, Angehörigengruppen (2000), die im Auftrag des BMFSFJ von der Deutschen Alzheimer Gesellschaft e. V. erarbeitet wurde und auf den Seiten 36–38 Empfehlungen für eine »kontinuierliche und erfolgreiche Arbeit von Angehörigengruppen« vorstellt.

88 Über deutsche Alzheimer-Gruppen und die Alzheimer Gesellschaft informieren H. WORMSTALL u. a., Die deutschen Alzheimer-Angehörigengruppen (1996); A. KURZ, Alzheimer-Selbsthilfe-Initiativen (1997); I. KRYSPIN-EXNER/V. GÜNTHER, Förderung (1997); G. WILZ u. a., Angehörigenberatung (1998), und A. KURZ u. a., Zur Wirksamkeit (2005). Zur Situation in den USA: P. J. FOX, The Role (2000), und K. L. BICK, The History (2000).

89 Denkbar wäre auch in Deutschland der Entwurf von Richtlinien zu Umgang und Pflege von Demenz-Patienten, wie sie andernorts bereits vorgelegt wurden, vgl. z. B. SCHWEIZERISCHE AKADEMIE DER MEDIZINISCHEN WISSENSCHAFTEN, Behandlung (2004). Ein eigener Abschnitt über den Umgang mit Angehörigen sollte darin enthalten sein. Vgl. S. G. POST/P. J. WHITEHOUSE, Fairhill Guidelines (1995); Wiederabdruck in: S. G. POST, The Moral Challenge (2000), 44–65.

der für Demente und sich selbst bedeutsame Entscheidungen treffen. Diese betreffen ebenso praktische Fragen der Versorgung wie auch Entscheidungen am Lebensende. Wo Angehörige sich von zugeneigter und liebender Beziehung getragen wissen und Verantwortung teilen können, kann ihnen die Begleitung dementer Menschen leichter und besser gelingen. Ausgeglichene Angehörige können den Patienten sprachlich und emotional die Hoffnung vermitteln, dass der Mensch über den gesamten Verlauf des Demenz-Prozesses hinweg getragen ist und begleitet wird. Von besonderem Wert kann seelsorgerliche Begleitung sein, die das Bedürfnis des Menschen nach Transzendenz erschließen kann. Dabei sollte das Seelsorgeangebot nicht bei einer Heimeinweisung oder dem Tod des Patienten enden. Durch die jahrelange Verwobenheit mit dem dementen Menschen kann sein Tod bei den Angehörigen Befreiung und Trauer gleichzeitig auslösen, die in seelsorgerlicher Begleitung aufgefangen werden könnten.

4.2.3 Fürsorge

Eine verantwortungsvolle Gesellschaft wird die Beschäftigung mit dem Phänomen der Demenz nicht weiter allein den Experten einer Disziplin überantworten. Wie in dieser Studie gezeigt, ist die Übertragung des Themas Alzheimer-Demenz in die alleinige Verantwortung der Medizin in vielfältiger Hinsicht problematisch. Indem ein methodisch bedingt reduziertes Menschenbild der Medizin unangepasst und ohne Ergänzungen in den öffentlichen Bereich übernommen wird, folgt daraus ein ontologisch reduziertes Menschenbild. In ihm sind Konsequenzen angelegt, die einem humanen Umgang mit dementen Menschen nicht entsprechen und einer weiteren Dämonisierung der Demenz Vorschub leisten. Es ist daher dringend notwendig, sich diesen Übertragungs- und Konzeptualisierungsvorgang bewusst zu machen. Indem eine Gesellschaft sich den mit dem Phänomen der Demenz verbundenen Problemen stellt und ein ganzheitliches Bild entwirft, wird sie ihrer Verantwortung gegenüber ihren schwächeren Mitgliedern gerecht.

Die gesellschaftliche Aneignung des Phänomens Demenz wird nicht einfach sein, da anspruchsvolle Kompetenzen verlangt und unangenehme Themen berührt werden müssen. Die Alzheimer-Demenz führt nicht nur die Endlichkeit des Menschen vor Augen, sondern verlangt auch ein Überdenken von in Medizinethik und Gesellschaft gegenwärtig gewohnten Prinzipien. So sind beim Umgang mit dementen Menschen andere Fähigkeiten gefragt, als sie der gewohnte ärztliche Mechanismus von Diagnostik und Therapie verlangt.

Statt Heilung wird Begleitung im Vordergrund stehen müssen.[90] An die Stelle einer Überbetonung des Selbstbestimmungsprinzips, wie es aus einer Abwehrhaltung gegenüber dem als negativ konnotierten Paternalismus heraus heute gefordert wird, wird das Element der Fürsorge treten müssen.[91] Die Absolutsetzung der Autonomie, wie sie heute gesellschaftlich in weiten Teilen akzeptiert ist, kommt bei der Alzheimer-Demenz an ihre Grenzen. Wo eine Bestimmung über sich selbst nicht mehr ausgesprochen werden kann, wird sie leicht ersetzt durch eine Verfügung durch andere.

Ein Ethos der Fürsorge entspringt der Grundeinsicht in die Relationalität und das menschliche Angewiesensein auf andere. Indem es das Wohlergehen der hilfsbedürftigen Personen in den Vordergrund stellt, sollte das Grundprinzip des pflegerischen, ärztlichen und gesellschaftlichen Ethos stärker betont werden. Eine fürsorgliche Gesellschaft wird das Wohlergehen dementer Menschen in den Mittelpunkt ihrer Bemühungen stellen müssen. Indem sie Rücksicht auf alte, hilfsbedürftige Personen nimmt, spricht sie sich für eine Option des Schutzes verletzlicher Personen aus, wie sie immanenter Bestandteil des christlichen Ethos ist.

Der Begriff der Fürsorge ist wesentlich ebenso im christlichen Bereich verankert wie er auch, angestoßen durch die Reflexionen feministischer Ethik, zunehmend in medizinethische Bereiche übernommen wird.[92] Im ethischen Bereich ist die Fürsorge zumeist auf die Pflege, Begleitung und Betreuung von Menschen bezogen. Charakteristisch für eine Ethik der Fürsorge ist dabei, dass sie zumeist in asymmetrischen Beziehungen angesiedelt ist. Dabei legen Autoren und Autorinnen besonders Wert darauf zu betonen, dass der Gehalt nicht mit einem Paternalismus zu verwechseln ist, der bewusst verabschiedet werden soll. Im Unterschied zu einer spontanen Neigung der Sorge für den Anderen legt eine Ethik der Fürsorge (ethics of care) Wert darauf, dass ihr eine reflektierte Haltung zugrunde liegt.[93] Eine Fürsorgeethik kommt nicht ohne moralische Prinzipien aus. Während sie zunächst in bewusster Abgrenzung zu Gerechtigkeitsethiken formuliert wurde, wird zunehmend darüber diskutiert, Ge-

---

90 Im englischen Sprachraum wurde diese Forderung unter den Schlagworten »caring instead of curing« oder »being with rather than doing to« bekannt.

91 Vgl. U. EIBACH, Vom Paternalismus (1997), und H.-M. SASS, Selbstbestimmung (1997). Zu einem frühen Zeitpunkt der Debatte bereits ausdrücklich in Bezug auf Fürsorge gegenüber dementen Menschen R. DWORKIN, Die Grenzen (1994), 318–323.

92 Vgl. zur neueren Diskussion: N. BILLER-ANDORNO, Gerechtigkeit (2001); H. HAKER, Feministische Bioethik (2003), und O. O'NEILL, Tugend (1996). Mit Ricœur kann Fürsorge als Verantwortungsübernahme in der Weise des Strebens nach dem Guten für den Anderen beschrieben werden, vgl. P. RICŒUR, Das Selbst (1996).

93 Vgl. H. HAKER, Feministische Bioethik (2003), 175.

rechtigkeit und Fürsorge miteinander zu verbinden.[94] Indem eine Ethik der Fürsorge ein relationales, leibsensibles und mit Asymmetrien rechnendes Menschenbild voraussetzt, kommt sie entlang der oben genannten Prinzipien einer Demenz-Ethik entgegen. Eine weitere Diskussion steht noch aus.

Eine fürsorgliche Gesellschaft wird Verantwortung für das Phänomen übernehmen, indem sie Alzheimer-Demenz zu ihrem Thema macht. Statt der Delegation an eine einzelne Disziplin wird sie sich dafür einsetzen, dass sich andere Wissenschaften und gesellschaftliche Institutionen mit Demenzen auseinander setzen. Dafür müssen Mittel auch aus öffentlicher Hand bereitgestellt werden. Dabei wird es eine vordringliche Aufgabe sein, Brücken zwischen verschiedenen Disziplinen und Gruppierungen zu bauen.[95] Nur im Dialog und in interdisziplinärer Zusammenarbeit wird das Thema Demenz adäquat bearbeitet werden können. Von der Medizin selbst gehen heute Impulse aus, das Thema Demenz in einem weiteren Zusammenhang zu sehen. Dieses Angebot sollte sensibel aufgenommen werden, wenn die Chance nicht verspielt werden soll, das Thema Demenz und demente Menschen in die Mitte der Gesellschaft zurückzuholen. In besonderer Weise ist die Ethik als Integrationswissenschaft gefordert, Alzheimer-Demenz und in einem weiteren Rahmen Geriatrie und Gerontologie als Thema zu bearbeiten.[96] In ihrer interdisziplinären Vorgehensweise bietet sie Chance und Plattform für eine gründliche Auseinandersetzung. Ihrem Anliegen gemäß, gesellschaftliche Prozesse zu begleiten und eine Integrationsfunktion auszuüben, wird besonders die theologische Ethik gefordert sein, sich dem Thema Demenz anzunehmen. Innerhalb der medizinischen Ethik hat es bislang keinen festen Platz in den Debatten.[97]

---

94 Während sich die allgemeine Moraltheorie auf das moralisch Rechte und die politische Philosophie auf die Gerechtigkeit konzentriert, wurde Fürsorge bislang als sittlich verdienstlich, nicht aber als allgemein gefordert eingeschätzt. Als Wert des Guten wurde die Fürsorge den Normen des Rechten nachgeordnet. Vgl. bes. N. BILLER-ANDORNO, Gerechtigkeit (2001), für eine ausführliche Diskussion und Neukonzeption der Debatte.

95 Vgl. H. CAYTON, Bridges (2001).

96 Vgl. einen ersten Entwurf bei O. HÖFFE, Medizin (2002), 182–201.

97 Eine erste Annäherung an eine gesellschaftliche Auseinandersetzung könnte über das Hinhören auf Erzählungen und Berichte Betroffener und Angehöriger erfolgen. In Romanen und Erzählungen, die von dementen Menschen handeln, sowie in Erfahrungsberichten Angehöriger liegt ein in vielen Fällen vom gesellschaftlich überformten Demenz-Konzept freier Zugangsweg zu dementen Menschen. In Erzählungen und Auseinandersetzungen im Stil einer narrativen Ethik können Grundhaltungen und Präferenzen einsichtig gemacht werden. Vgl. die weiter oben bereits gegebenen Hinweise auf literarische Texte, Kapitel 4, Fn. 42.

Die narrative Ethik erfährt innerhalb der Bioethik zur Zeit wachsende Aufmerksamkeit. Aufgrund der Besonderheiten des dementiellen Prozesses scheint in diesem Zugang für eine Auseinandersetzung mit dem Thema Demenz eine Chance zu liegen. Vgl. zu einer ersten Orientierung H. HAKER, Narrative Bioethik (2002), und W. LESCH, Narrative Ansätze (2003).

Eine Gesellschaft, die den Fürsorgegedanken ernst nimmt, sollte sich der Verantwortung gegenüber dem Phänomen Alzheimer-Demenz stellen. Dann könnte eine Abkehr vom gegenwärtigen Demenz-Konzept erfolgen und einer Dämonisierung der Demenz entgegengewirkt werden. Zugangsweisen und Vokabular werden sich dann notwendig ändern, wenn der Diskurs erst einmal eröffnet ist.

5. Ausblick

Die demographische Entwicklung zeigt gegenwärtig ein besonderes Bild: Mit der Ausweitung der Lebensspanne heute steigt auch die Zahl älterer und vor allem hochaltriger Menschen in unserer Gesellschaft. Da das Alter wiederum als Hauptrisikofaktor für das Phänomen Alzheimer-Demenz gilt, wächst die Zahl der Betroffenen. Angesichts sinkender Geburtenraten zeichnet sich das Problem ab, dass immer mehr pflegebedürftige Menschen immer weniger Jüngeren gegenüberstehen, die deren Versorgung leisten können. In einem gesellschaftlichen Klima, das große Sympathien für aktive Alte hegt und in dem die Themen Suizidbegleitung und Sterbehilfe kaum noch tabuisiert werden, entsteht zunehmend ein sozialer Druck auf demente Menschen und deren Angehörige.

In dieser Situation wird das Phänomen Alzheimer-Demenz von zahlreichen Ängsten begleitet. In Ausdrücken wie »Jahrhundertkrankheit« spiegelt sich die Bedrohung, die viele empfinden. Tatsächlich ist ein Demenz-Prozess selbst eine äußerste Beeinträchtigung im hohen Lebensalter, die für Betroffene, Angehörige und Pflegende mit schwerem und langem Leiden verbunden sein kann. Die Studie machte es sich zum Anliegen, das gegenwärtige Phänomen und die damit verbundenen Ängste und Befürchtungen ernst zu nehmen und kritisch zu reflektieren. Ziel der Untersuchung war dabei die Reflexion grundsätzlicher Muster und nicht die Formulierung detaillierter Handlungsanweisungen.

Die vorliegende Studie ging von der eingangs beschriebenen These aus, dass der Darstellung des Phänomens Alzheimer-Demenz in der Öffentlichkeit ein bestimmtes Konzept zugrunde liegt. Indem die Öffentlichkeit die Aufgabe wissenschaftlicher Erklärungs- und Beschreibungsmuster der Alzheimer-Demenz auf die Medizin übertragen hat, wurde dieser die Funktion der Leitwissenschaft zugewiesen. Der derzeitige Diskurs über Alzheimer-Demenz ist damit von Kriterien bestimmt, die aus der Medizin herrühren: Medizinische Aussagen über Alzheimer-Demenz wurden in der Öffentlichkeit, so die Ausgangsthese dieser Studie, als Kriterien eines gegenwärtig vorherrschenden Demenz-Konzeptes übernommen.

Medizinische Hypothesen sind dabei nie voraussetzungslos, sondern immer bereits von ihrer funktionalen Bestimmung her definiert: Es gilt, Krankheiten zu diagnostizieren und Menschen zu heilen oder Leiden zu lindern. Zu fragen war daher, ob das gegenwärtig vorherrschende Demenz-Konzept eine dem Phänomen Alzheimer-Demenz angemessene Sichtweise darstellt.

Im Mittelpunkt der vorliegenden Studie stand eine grundlegende Auseinandersetzung mit diesem gegenwärtigen Demenz-Konzept. Dabei wurde das Ziel verfolgt, zum einen die anthropologischen Annahmen aufzudecken, die das Konzept impliziert. Zum anderen wurden die mit den Kernpunkten des gegenwärtigen Demenz-Konzeptes verbundenen Implikationen und Konsequenzen auf ihre Verantwortbarkeit hin überprüft. Schließlich wurden Konturen einer integrativen Demenz-Ethik aufgezeigt.

Da die theologische Ethik sich der Reflexion menschlichen Handelns im Lichte des Glaubens zuwendet und von da aus in einen Dialog mit anderen Wissenschaften tritt, trägt sie im hier vorliegenden Untersuchungsbereich eine besondere Verantwortung. Gerade im Bereich von Themen, die bislang nicht zum Kanon medizinethischer Felder zählen, gilt es, besonders sensibel zu differenzieren und grundlegende anthropologische Voraussetzungen und Implikationen zu reflektieren.

Methodisch hat sich die Studie in drei aufeinanderfolgenden Schritten bewegt: Aufgrund der Leitthese der Arbeit, dass sich das in der Öffentlichkeit gegenwärtig vorherrschende Demenz-Konzept aus medizinischen Hypothesen speist, widmete sich Kapitel zwei der sorgfältigen Beschreibung und Untersuchung des medizinischen Kenntnisstandes zur Alzheimer-Demenz. Ziel war die Erkenntnis, woraus sich das gegenwärtige Demenz-Konzept speist und welche inhaltliche Füllung es hat. Aus der historischen Darstellung wurde deutlich, dass die Wertung der senilen Form der Alzheimer-Demenz als Krankheit ein junges Phänomen ist. Die Ineinssetzung von Definitions- und Diagnosekriterien spiegelt deutlich die Grundthese der unreflektierten und nicht weiter angepassten Übernahme medizinischer Aussagen in die Öffentlichkeit wider. Die ausführliche Beschreibung von Epidemiologie, Ätiologie, Diagnose, Symptomatik und Verlauf sowie Behandlungsansätzen der Alzheimer-Demenz lieferte nicht nur den gegenwärtigen medizinischen Kenntnisstand. Ohne an dieser Stelle die Einzelergebnisse zu wiederholen, zeigte dieser Abschnitt der Studie deutlich die zahlreichen Hypothesen und Leerstellen, mit denen das gegenwärtige Demenz-Konzept operiert. Ein weiteres Ergebnis dieses Abschnittes war die Benennung von drei Kernpunkten des gegenwärtigen Demenz-Konzeptes: Pathologisierung, kognitives Paradigma und Ausfall der zweiten Hälfte des Demenz-Prozesses.

Das zentrale Kapitel drei dieser Studie unterzog die Kernpunkte des beschriebenen Demenz-Konzeptes einer ausführlichen Untersuchung. Die jeweiligen Implikationen wurden zunächst analysiert und daran anschließend Konsequenzen der einzelnen Kriterien diskutiert. Die leitende Absicht dieses Abschnittes war es, die dem gegenwärtig vorherrschenden Demenz-Konzept impliziten anthropologischen Voraussetzungen aufzudecken und auf ihre moralische Verantwortbarkeit hin zu überprüfen.

Die erst vor ca. 30 Jahren erfolgte Bestimmung der senilen Form der Alzheimer-Demenz als Krankheit hat nicht nur eine gänzliche Übertragung in den Verantwortungsbereich der Medizin und der Ärzte, sondern auch eine scharfe Abgrenzung von gesunden Formen des Alterns mit sich gebracht. Die Diskussion des Krankheitsbegriffs in Anwendung auf die senile Form der Alzheimer-Demenz zeigte deutlich, dass die Bestimmung als Krankheit bei weitem nicht so eindeutig ist, wie sie auf den ersten Blick erscheint. Der gesellschaftliche Einfluss darf bei dieser Definition nicht gering veranschlagt werden: Indem Rationalität und Selbstbewusstsein als Kernpunkte eines weithin vorherrschenden Menschenbildes gelten, erscheint es als eine logische Folge, Prozesse des Alterns, die mit einem Verlust der Fähigkeit zu rationaler Selbstbestimmung einhergehen, in den pathologischen Bereich zu drängen und mit dem Siegel »krank« zu versehen. Eine sich daraus ergebende Folge ist die Stigmatisierung dementer Menschen und ein im Zusammenhang mit zurückgehenden Ressourcen im medizinischen und pflegerischen Bereich stehender sozialer Druck auf demente Menschen und deren Angehörige. Das Ergebnis, dass als Konsequenz aus diesem Kernpunkt des Demenz-Konzeptes eine Entpersonalisierung dementer Menschen einsetzte und eine Bestimmung ihres moralischen Status durch ein Außenurteil ersetzt wurde, erscheint angesichts der Leitfrage dieses Abschnittes bedeutsam.

Mit diesem ersten Kernpunkt des gegenwärtigen Demenz-Konzeptes vielfach verwoben ist der zweite, das kognitive Paradigma der Demenz. Die Beschreibung des medizinischen Kenntnisstandes brachte bereits ans Licht, dass der zunehmende Verlust kognitiver Leistungsfähigkeit zwar ein bedeutsames Kriterium der Demenz ist, dass aber körperliche Einschränkungen, die in der bisherigen medizinischen Beschäftigung nur eine äußerst marginale Rolle spielen, durchaus mit dem Verlauf der Demenz einhergehen und Betroffene wie Angehörige stark belasten. Indem das kognitive Paradigma als ein zweiter Kernpunkt des gegenwärtigen Demenz-Konzeptes bestimmt werden konnte, rückte eine Analyse reduktionistischer Personkonzeptionen in den Untersuchungsbereich dieser Studie. Wenn auch nicht entschieden werden sollte, ob reduktionistische Personkonzeptionen dem gegenwärtigen Demenz-Konzept vorausliegen oder nachfolgen, so ist aus heutiger Sicht ethischer Debatten doch zumindest anzunehmen, dass diese Personkonzeptionen mit dem gegenwärtigen Demenz-Konzept kompatibel sind. Die eben bereits beschriebene Entpersonalisierung dementer Menschen bildet förmlich das Einfallstor für reduktionistische Personkonzeptionen. Sie gehen davon aus, dass bei abnehmender Bewusstseinsleistung den Betroffenen nur ein abgestufter Schutz zukommt. Damit stehen demente Menschen ab einem je zu bestimmenden Punkt im Demenz-Prozess nicht mehr unter einem vollen Schutz. In Analogie zu Diskussionen um den Status von Embryonen inner- oder außerhalb des Mutterleibes, die bisweilen als Prä-Personen bezeichnet werden, wird in jüngsten Publikationen von schwer dementen Menschen als so genannten Post-Personen gehandelt. Ihnen ist zwar noch mit Respekt vor der Person, die sie einmal waren, zu begegnen, aber nicht mehr mit der Anerkennung als Personen im Vollsinn. Als Konsequenzen daraus sind therapeutische Vernachlässigungen ebenso zu befürchten wie auch der zunehmende Ruf nach Sterbehilfemaßnahmen bei schwer dementen Menschen.

Als drittes Kernmoment des gegenwärtigen Demenz-Konzeptes wurde eine Leerstelle bestimmt: Durch das Interesse der Medizin an der Diagnostik und der Suche nach kausalen Therapiemöglichkeiten konzentriert sich das gegenwärtige Demenz-Konzept nahezu vollständig auf die erste Hälfte der Demenz. Die zweite Hälfte des Demenz-Prozesses, in der die kognitiven Funktionen der Betroffenen stark eingeschränkt sind und die körperlichen Einbußen immer zahlreicher und ausgeprägter zum Vorschein kommen, wird innerhalb des Demenz-Konzeptes vernachlässigt. Eine sich daraus ergebende Folge ist die Dämonisierung der Alzheimer-Demenz in der Öffentlichkeit. Mindestens vergleichbar schwerwiegend ist die massive Konzentration der medizinischen Forschung auf die erste Hälfte des Demenz-Verlaufs und die daraus resultierende Unterfinanzierung jener Forschungsaktivitäten, die sich späteren Demenz-Phasen zuwenden.

Unter Berücksichtigung der in den drei Unterkapiteln des dritten Abschnittes jeweils diskutierten Implikationen und Konsequenzen der Kernpunkte des gegenwärtig vorherrschenden Demenz-Konzeptes ergibt eine Zusammenschau der einzelnen Ergebnisse für die Leitfrage nach der Verantwortbarkeit des Konzeptes ein eindeutiges Ergebnis: Angesichts der einseitigen sowie reduktionistischen anthropologischen Grundlagen und der damit verbundenen Tendenzen innerhalb des Demenz-Konzeptes kommt dieser Abschnitt der Studie zu dem Ergebnis, dass das gegenwärtig vorherrschende Demenz-Konzept moralisch nicht verantwortbar ist. Eine Verabschiedung des gegenwärtigen Konzeptes und eine Neuorientierung an einem integrativen Demenz-Modell sind dringend gefordert.

Kapitel vier wandte sich folglich der Frage zu, welche Kriterien ein integratives Demenz-Modell beinhalten sollte, damit es einer anthropologisch ausgewogenen, ethisch verantwortbaren und praktisch anwendbaren Konzeption standhält. Es wurde vorgeschlagen, im Ausgang der Reflexion eines ganzheitlichen Menschenbildes neue Kriterien zu bestimmen, die Konturen für ein integratives Demenz-Verständnis liefern. Für eine anthropologische Grundlegung wurde in dezidierter Ablehnung eines reduktionistischen Personverständnisses auf das christliche Menschenbild zurückgegriffen. Die Berücksichtigung der Körperlichkeit und Relationalität sowie die unbedingte Zuerkennung der Würde aller Menschen, auch in den Phasen eines schweren Demenz-Prozesses, bilden dabei die für die hier untersuchte Problematik bedeutsame Basis. Auf dieser Grundlage wurden Konkretionen für den praktischen Umgang mit dem Phänomen Alzheimer-Demenz vorgeschlagen. Diese wurden in der Studie in einzelnen Feldern und hinsichtlich verschiedener Berufsgruppen sowie an der Demenz-Problematik zu beteiligender Professionen und gesellschaftlicher Gruppierungen formuliert. Die Studie plädiert dafür, insbesondere eine Vernetzung von Medizin und Pflege anzustreben, Patienten und Angehörige gemeinsam als Betroffene zu berücksichtigen sowie eine weitergehende Reflexion über Leistungen einer fürsorglichen Gesellschaft zu befördern.

Angesichts der in dieser Studie gestellten Aufgabe, das kulturelle Muster des gegenwärtig vorherrschenden Demenz-Konzeptes einer grundlegenden kritischen Reflexion zu unterziehen, um von hier aus zu einer Einschätzung des Konzeptes zu gelangen, kommt die Studie zu folgendem Ergebnis: Aufgrund seiner Verankerung im Rahmen medizinischer Forschung und Praxis ist das gegenwärtig in der Öffentlichkeit vorherrschende Demenz-Konzept defizitär. Es impliziert ein reduktionistisches Menschenbild und trägt Anlagen zu inhumanen Konsequenzen in sich. Um ein neues, integratives Demenz-Modell zu befördern, wird vorgeschlagen, auf den anthropologischen Status dementer Menschen zu rekurrieren. Dazu sind weder reduktionistische Personkonzeptionen noch bisweilen vorgebrachte konstruktivistische Theorien eine geeignete Möglichkeit. Die Studie plädiert für einen dritten Weg, indem im Rückgriff auf das christliche Menschenbild der Status dementer Menschen als bis zuletzt unter dem Schutz der Menschenwürde stehend bestimmt wird und bislang im Demenz-Konzept ausgefallene anthropologische Grundlagen mit in den Diskurs eingebracht werden. Dabei ist neben der Gottebenbildlichkeit des Menschen mit dem Hinweis auf eine christliche Anthropologie auch das Anliegen verknüpft, ein stark von Individualität und Autonomie bestimmtes Menschenbild um das Kriterium der Relationalität des Menschen zu ergänzen.

Um einen moralisch verantwortbaren Umgang mit dementen Menschen in der Praxis zu befördern, wird dringend dafür plädiert, eine Vernetzung aller am

Demenz-Phänomen beteiligten Wissenschaften, Berufsgruppen und gesellschaftlichen Gruppierungen zu befördern sowie den dringend notwendigen gesellschaftlichen Diskurs zu intensivieren. Angesichts der zunehmenden Zahl altersdementer Menschen muss die Gesellschaft als Ganze sich den damit verbundenen Problemen stellen. Die Verantwortung allein an den Expertenstatus der Medizin abzugeben, wird als ungenügend eingeschätzt. Die Medizin ist selbstverständlich am Diskurs zu beteiligen, denn der Beitrag empirischer Humanwissenschaften ist unverzichtbar. Die Bedeutung der Medizin für das Phänomen Alzheimer-Demenz liegt aber gerade nicht darin, als Leitwissenschaft ihre eigenen Grenzen überschreiten zu müssen. Sie kann vielmehr eine verdienstvolle Aufgabe erfüllen, indem sie etwa zunehmend mehr erläutert, wie Begleitung und Linderung in den fortgeschritten Phasen der Demenz gelingen kann, oder wie die Möglichkeiten der Palliativmedizin auch für schwer demente Menschen eingesetzt werden können.

Es wird in Zukunft darum gehen, das Phänomen Alzheimer-Demenz in die Gesellschaft zurückzuholen. Die Gesellschaft als Ganze wie auch jeder Einzelne muss sich dem wachsenden Problem der Demenz stellen. Eine Dämonisierung der Alzheimer-Demenz ist genau so wenig ein Weg dahin wie die Überantwortung an einzelne wissenschaftliche Disziplinen oder Berufsfelder. Nur in der gemeinsamen Reflexion werden sich inhumane Folgen vermeiden lassen. Die hier formulierte Aufgabe wird nicht leicht zu bewältigen sein. Sich der Realität eines Demenz-Prozesses zu stellen bedeutet eine von jedem Einzelnen geforderte Auseinandersetzung mit der Endlichkeit des Lebens und der Möglichkeit eines schwer beeinträchtigten Alternsvorgangs. Es geht nicht darum, den Prozess einer Alzheimer-Demenz zu verklären, doch es gilt, das gegenwärtig vorherrschende Konzept als Chiffre für einen gescheiterten Alterungsvorgang, der als pathologisch gefasst wird, zu entlarven. Angesichts einer fortschreitenden Aufweichung des Lebensschutzes an den Rändern des Lebens und einer zunehmenden Auflösung von Familienstrukturen scheint es dringend gefordert, sich über einen moralisch verantwortbaren Umgang mit alzheimer-dementen Menschen Rechenschaft abzulegen.

Da es das Anliegen der Studie ist, einen grundlegenden Beitrag zum Phänomen Alzheimer-Demenz aus ethischer Sicht zu liefern, war es nicht ihre Aufgabe, Lösungen für zahlreiche praktische Probleme zu präsentieren. Der Anspruch ist bescheidener, indem angestrebt wurde, einen Beitrag zu einem gerade erst begonnenen Diskurs um ein neues Themenfeld der Ethik vorzulegen. Damit verbunden ist die Hoffnung, dass nicht nur die Diskussion einzelner praktischer Themenfelder, die um die Alzheimer-Demenz angesiedelt sind, unter Berücksichtigung der Ethik fortgeführt bzw. angestoßen wird, sondern dass auch der interdisziplinäre Diskurs der verschiedensten beteiligten Disziplinen gelingen wird. Nicht zuletzt sollte die Verknüpfung naturwissenschaftlicher und geisteswissenschaftlicher Disziplinen weiter vorangetrieben werden. In den Geisteswissenschaften müsste dazu freilich das beeinträchtigte Alter bisweilen erst noch als Forschungsgebiet erkannt werden. Angesichts der zunehmenden Verknappung medizinischer Ressourcen besteht für sozialethische Reflexionen hier ein dringendes Forschungsgebiet. Der Theologie im Allgemeinen sowie der praktischen Seelsorge und der Kirche im Besonderen kommt die Aufgabe zu, das Thema Alzheimer-Demenz aufzunehmen und besonders zu bearbeiten. Mit der Alzheimer-Demenz insgesamt stellen sich Fragen, die die Medizin nicht für die Gesellschaft beantworten kann, sondern die sie selbst und jeder einzeln und persönlich reflektieren muss.

Indem diese Studie das Problem Alzheimer-Demenz, wie es sich heute stellt, ernst nimmt und das der öffentlichen Diskussion zugrunde liegende kulturelle Muster einer kritischen Reflexion unterzieht, erfüllt sie ein grundsätzliches theologisch-ethisches Anliegen. Dabei strebt es diese Studie an, den Diskurs kritisch zu begleiten und nicht der Diskussion, um Schadensbegrenzung bemüht, nachzufolgen. Notwendigerweise bemüht sie sich damit um ein neues Themengebiet der Ethik. Bei der hier vorgenommenen anthropologischen Reflexion konnten dabei Anleihen aus bereits in anderen lebensethischen Problemfeldern geführten Diskursen gemacht werden. Gleichzeitig konnte verdeutlicht werden, dass grundlegende mit dem Phänomen Alzheimer-Demenz einhergehende Probleme und Fragen mit denen anderer lebensethischer Bereiche verwoben sind. So geht es beispielsweise wie bei der Sterbehilfeproblematik auch bei der Alzheimer-Demenz letztlich darum, die Endlichkeit des Lebens und damit verbundene Leidensprozesse anzuerkennen und zu integrieren, anstatt Leiden durch Verdrängung oder vorzeitigen Tod abzuschaffen. Es wäre wünschenswert, wenn von der in dieser Studie durchgeführten Untersuchung ein Impuls auf andere lebensethische Debatten ausgeht. So wäre die Spur weiter zu verfolgen, ob in einer verlagerten Akzentsetzung des Menschenbildes, in dem Relationalität vor Autonomie und Wohlergehen vor Lebensqualität gesetzt werden, nicht eine integrativere Sicht zahlreicher unterschiedlicher Problemfelder möglich wäre. Die Studie formuliert darüber hinaus auch einen Einwand gegenüber einer weithin üblichen Methode theologischer Ethik im Rahmen lebensethischer Themen: Es besteht der begründete Verdacht, dass auch bei anderen Themen der Lebensethik die angeblich objektive Sichtweise der Humanwissenschaften trügerisch ist. Humanwissenschaften, so die These, sind niemals voraussetzungslos, sondern in kulturelle Muster eingebunden. Auch die Medizin vollzieht sich nicht außerhalb sondern innerhalb einer Gesellschaft. Die vorliegende Studie konnte zeigen, dass der Sichtweise der Medizin bezüglich Alzheimer-Demenz ein bestimmtes Welt-

und Menschenbild zugrunde liegt. Aufgrund der praktischen Bestimmung ist ihr Menschenbild an ihrem Heilungsauftrag und damit auf den kranken Menschen und die Diagnose konzentriert sowie auf therapeutisch relevante Bereiche ausgerichtet. Bevor eine Diskussion konkreter praktischer Problemfelder einsetzt, muss das zugrundeliegende Welt- und Menschenbild offen gelegt werden. Von dem hier vorgelegten Ergebnis aus ist der Impuls zu formulieren, die kulturellen Muster anderer lebensethischer Themen in ähnlicher Weise zunächst herauszuschälen, bevor eine Diskussion einzelner Bereiche begonnen wird.

In jeder Gesellschaft spiegelt der Umgang mit den schwächsten ihrer Mitglieder auch soziale Strukturen wider. Einer solidarischen und fürsorglichen Gesellschaft kommt die Aufgabe zu, sich über den Umgang mit dem neuen und wachsenden Phänomen Alzheimer-Demenz Rechenschaft abzulegen. Wenn sich die Gesellschaft dem Problem stellt, wird sie die Medizin von der ihr übertragenen alleinigen Verantwortung entlasten und sich selbst in die Pflicht nehmen lassen.

6. Literaturverzeichnis

ABRAHAM, Ruth: When words have lost their meaning. Alzheimer's patients communicate through art, Westport, Conn. 2004.

ADAMSON, Jane/FREADMAN, Richard/PARKER, David (Hrsg.): Renegotiating Ethics in Literature, Philosophy, and Theory, Cambridge 1998.

AHMANN, Martina: Was bleibt vom menschlichen Leben unantastbar? Kritische Analyse der Rezeption des praktisch-ethischen Entwurfs von Peter Singer aus praktisch-theologischer Perspektive, Münster 2001 (Theologie und Praxis; Bd. 11; zugl.: Münster [Westf.], Univ., Diss., 2001).

Aktuell 2005. Das Jahrbuch, Mannheim ^{21}2004.

ALBERT, Elfriede: Senile Demenz und Alzheimer. Die gleiche Krankheit?, in: Zentralblatt für die gesamte Neurologie und Psychiatrie 172 (1963) 264.

ALBERT, Elfriede: Senile Demenz und Alzheimersche Krankheit als Ausdruck des gleichen Krankheitsgeschehens, in: Fortschritte der Neurologie und Psychiatrie und ihrer Grenzgebiete 32 (1964) 625–673.

ALMKVIST, Ove/WINBLAD, Bengt: Early Diagnosis of Alzheimer Dementia Based in Clinical and Biological Factors, in: European Archives of Psychiatry and Clinical Neuroscience 249 (1999) Suppl. 3: 3–9.

ALZHEIMER EUROPE (Hrsg.): Handbuch der Betreuung und Pflege von Alzheimer-Patienten, Stuttgart 1999.

ALZHEIMER, Alois: Neuere Arbeiten über die Dementia Senilis und die auf Atheromatöser Gefässerkrankung basierenden Gehirnkrankheiten, in: Monatsschrift für Psychiatrie und Neurologie 1 (1898) 101–105.

ALZHEIMER, Alois: Über einen eigenartigen schweren Erkrankungsprozeß der Hirnrinde, in: Neurologisches Centralblatt 25 (1906) 1134.

ALZHEIMER, Alois: Über eine eigenartige Erkrankung der Hirnrinde, in: Allgemeine Zeitschrift für Psychiatrie und Psychisch-Gerichtliche Medizin 64 (1907) 146–148 (wieder abgedruckt in: Maurer, Konrad/Ihl, Ralf/Frölich, Lutz [Hrsg.]: Alzheimer. Grundlagen, Diagnostik, Therapie, Berlin u. a. 1993, 99–103).

ALZHEIMER, Alois: Über eine eigenartige Erkrankung der Hirnrinde, in: Centralblatt für Nervenheilkunde und Psychiatrie NF 18 (1907) 177–179.

ALZHEIMER, Alois: Über eigenartige Krankheitsfälle des späteren Alters, in: Zeitschrift für die gesamte Neurologie und Psychiatrie 4 (1911) 356–385.

AMADUCCI, Luigi A./LIPPI, A.: Diagnosis and Care of Alzheimer's Disease Patients: A European Perspective, in: Wurtmann, Richard J. u. a. (Hrsg.): Alzheimer's Disease, New York 1990, 7–13.

AMERICAN COLLEGE OF MEDICAL GENETICS/AMERICAN SOCIETY OF HUMAN GENETICS WORKING GROUP ON APOE AND ALZHEIMER DISEASE: Statement on Use of Apolipoprotein E Testing for Alzheimer Disease (Consensus Statement), in: Journal of the American Medical Association 274 (1995) 1627–1629.

AMERICAN PSYCHIATRIC ASSOCIATION: Diagnostic and Statistical Manual of Mental Disorders (DSM-III), Washington 1980.

AMERICAN PSYCHIATRIC ASSOCIATION: Diagnostic and Statistical Manual of Mental Disorders (DSM-IV), Washington 1994.

AMERICAN PSYCHIATRIC ASSOCIATION: Practice Guideline for the Treatment of Patients with Alzheimer's Disease and other Dementias of Late Life (= Supplement to the American Journal of Psychiatry; 154,5) 1997.

AMMICHT-QUINN, Regina: Versuch über die Blindheit. José Saramagos *Stadt der Blinden* und die Situierung der Literaturethik im gesamtethischen Diskurs, in: Holderegger, Adrian/Wils, Jean-Pierre (Hrsg.): Interdisziplinäre Ethik. Grundlagen, Methoden, Bereiche. Festgabe für Dietmar Mieth zum 60 Geburtstag, Freiburg i. Ue./Freiburg i. Br. 2001 (Studien zur theologischen Ethik; Bd. 89), 269–287.

ANDREASEN, Nancy C.: Brave new Brain. Conquering Mental Illness in the Era of the Genome, Oxford 2001.

ANDRES, Gudrun/BILLE, Heinz/STRAUB, Friedrich: Alzheimer-Krankheit. Eine Krankheit verstehen und annehmen, Stuttgart 1997.

AUER, Alfons: Autonome Moral und christlicher Glaube, Düsseldorf [2]1984.

AUER, Alfons: Verantwortete Zeitgenossenschaft, in: Akademie der Diözese Rottenburg-Stuttgart (Hrsg.): Weltoffene Katholizität. Von der Notwendigkeit und Kultur des Dialogs, Stuttgart 1985, 99–112.

AUER, Alfons: Geglücktes Altern. Eine theologisch-ethische Ermutigung, Freiburg i. Br. 1995.

AUSBORN-BRINKER, Sandra: Person und Personalität. Versuch einer Begriffsklärung, Tübingen 1999 (Philosophische Untersuchungen; Bd. 8).

AUSTROM, Mary Guerriero/HENDRIE, Hugh, C.: Preserving the Dignity of the Invisible Person: Educating Long-Term Care Staff about the Care and Treatment of Alzheimer Disease Patients, in: Morgan, John D. (Hrsg.): Ethical Issues in the Care of the Dying and Bereaved Aged, New York 1996, 79–91.

AUTIERO, Antonio: Cura delle demenza. Decisioni clinico-etiche nelle fasi finali, in: Rivista di teologia morale 31 (1999) 225–235.

BAHNEN, Achim: Todesstachel. Walter Jens und Hans Küng streiten für die aktive Sterbehilfe, in: Frankfurter Allgemeine Zeitung Nr. 101 vom 02.05.2001, 61.

BALTES, Margret M./KOHLI, Martin/SAMES, Karl (Hrsg.): Erfolgreiches Altern. Bedingungen und Variationen, Bern 1989.

BALTES, Margret M./MAAS, Inke/WILMS, Hans-Ulrich/BORCHELT, Markus: Alltagskompetenz im Alter: Theoretische Überlegungen und empirische Befunde, in: Mayer, Karl Ulrich/Baltes, Paul B. (Hrsg.): Die Berliner Altersstudie. Das höhere Alter in interdisziplinärer Perspektive, Berlin [2]1999, 525–542.

BALTES, Paul B./BALTES, Margret M. (Hrsg.): Successful Aging. Perspectives from the Behavioral Sciences, Cambridge 1990.

BALTES, Paul B./MAYER, Karl Ulrich/HELMCHEN, Hanfried/STEINHAGEN-THIESSEN, Elisabeth: Die Berliner Altersstudie (BASE): Überblick und Einführung, in: Mayer, Karl Ulrich/Baltes, Paul B. (Hrsg.): Die Berliner Altersstudie. Das höhere Alter in interdisziplinärer Perspektive, Berlin ²1999, 21–54.

BANCHER, C./JELLINGER, K./WICHART, I.: Biological Markers for the Diagnosis of Alzheimer's Disease, in: Jellinger, K./Fazekas, F./Windisch, M. (Hrsg.): Ageing and Dementia, Wien/New York 1998 (Journal of Neural Transmission; Suppl. 53), 185–197.

BARTRAM, Claus R./BECKMANN, Jan P./BREYER, Friedrich/FEY, Georg/FONATSCH, Christa/IRRGANG, Bernhard/TAUPITZ, Jochen/SEEL, Klaus-M./THIELE, Felix: Humangenetische Diagnostik. Wissenschaftliche Grundlagen und gesellschaftliche Konsequenzen, Berlin 2000 (Wissenschaftsethik und Technikfolgenbeurteilung; Bd. 7).

BAUER, Joachim: Die Alzheimer-Krankheit. Neurobiologie, Psychosomatik, Diagnostik und Therapie, Stuttgart/New York 1994.

BAUMANN-HÖLZLE, Ruth: Ethische Probleme in der Geriatrie, in: Rösler, Michael/Retz, Wolfgang/Thome, Johannes (Hrsg.): Alzheimer-Krankheit. Abgzrenzung normalen Alterns – Epidemiologie – Ätiologie – Pathogenese – Klinik – Behandlung – Ethik, Weinheim 1997, 318–332.

BAUMER, Alessandra/ZEBISCH, Kristin/HÖHN, Holger: Genetische Aspekte der Alzheimer-Erkrankung, in: Rösler, Michael/Retz, Wolfgang/Thome, Johannes (Hrsg.): Alzheimer-Krankheit. Abgrenzung normalen Alterns – Epidemiologie – Ätiologie – Pathogenese – Klinik – Behandlung – Ethik, Weinheim 1997, 81–102.

BAUMGARTNER, Hans Michael/HONNEFELDER, Ludger/WICKLER, Wolfgang/WILDFEUER, Armin G.: Menschenwürde und Lebensschutz: Philosophische Aspekte, in: Rager, Günter (Hrsg.): Beginn, Personalität und Würde des Menschen, Freiburg i. Br. ²1998, 161–242.

BAYER-PHARMAFORSCHUNG (Hrsg.): Von Menschen für Menschen, Leverkusen 1998.

BAYLEY, John: Elegie für Iris, München ²2000 (orig.: Elegy for Iris, New York 1999).

BEAUVOIR, Simone de: Das Alter, Reinbek 1977 (orig.: La Vieillesse, Paris 1970).

BECK, Matthias: Seele und Krankheit. Psychosomatische Medizin und theologische Anthropologie, Paderborn 2000 (zugl.: Freiburg i. Br., Univ., Diss., 1999).

BECKER, Robert E./GIACOBINI, Ezio (Hrsg.): Alzheimer Disease. From Molecular Biology to Therapy, Boston 1997 (Advances in Alzheimer Disease Therapy).

BECKER, Stefanie: Heidelberger Instrument zur Erfassung der Lebensqualität Demenzkranker (H.I.L.D.E.). Entwicklung eines Instrumentes zur adäquaten Erfassung der Lebensqualität demenzkranker Bewohner in Langzeitpflegeeinrichtungen, in: Deutsche Alzheimer Gesellschaft e. V. (Hrsg.): Keine Zeit zu verlieren! Referate auf dem 4. Kongress der Deutschen Alzheimer Gesellschaft, Lübeck 9.–11. September 2004, Berlin 2005 (Tagungsreihe der Deutschen Alzheimer Gesellschaft e. V.; Bd. 5), 249–255.

BECKER, Volker: Der heutige Krankheitsbegriff, in: Becker, Volker/Schipperges, Heinrich (Hrsg.): Krankheitsbegriff, Krankheitsforschung, Krankheitswesen. Wissenschaftliche Festsitzung der Heidelberger Akademie der Wissenschaften zum 80. Geburtstag von Wilhelm Doerr, Berlin 1995, 1–7.

BECK-FRÌIS, Barbo: Zu Haus im Baltzargåden. Pflege dementiell erkrankter alter Menschen in Kleingruppenatmosphäre, Köln 1991 (Vorgestellt/Kuratorium Deutsche Altershilfe; Bd. 53).

BEINERT, Wolfgang: Die Leib-Seele-Problematik in der Theologie, Köln 2002.

BEINTKER, Erich: Galenos Gesundheitslehre, übers. und zeitgemäß erläutert v. Erich Beintker, 2 Bde., Stuttgart 1939/1941.

BELL, Virginia/TROXEL, David: Richtig helfen bei Demenz. Ein Ratgeber für Angehörige und Pflegende, München 2004 (Reinhardts gerontologische Reihe; Bd. 28).

BENHABIB, Seyla: Selbst im Kontext. Kommunikative Ethik im Spannungsfeld von Feminismus, Kommunitarismus und Postmoderne, Frankfurt a. M. 1995 (orig.: Situating the Self, 1992).

BERGDOLT, Klaus: Art.: Therapieformen, in: Lexikon der Bioethik, Bd. 3 (1998), 528–530.

BERGDOLT, Klaus: Das Gewissen der Medizin. Ärztliche Moral von der Antike bis heute, München 2004.

BERGENER, Manfred: Art.: Geriatrie, in: Lexikon der Bioethik, Bd. 2 (1998), 75–78.

BERGHMANS, Ron: Advance Directives and Dementia, in: Cohen-Almagor, Raphael (Hrsg.): Medical Ethics at the Dawn of the 21st Century, New York 2000 (Annals of the New York Academy of Sciences; Bd. 913), 105–110.

BERGHMANS, Ron: Ethische Aspekte der medikamentösen Behandlung dementer Patienten, in: Ethik in der Medizin 15 (2003) 7–14.

BERGHOFF, Ingrid: Förderpflege mit Dementen. Das Selbst-Erhaltungs-Konzept (SET), Wiesbaden 1999.

BERGMANN, Christine: http://www.aerzteblatt.de/v4/news/newsdruck.asp?id=7800, gemeldet 10. Januar 2002.

BERNLEF, J.: Hirngespinste. Roman, Zürich 1986 (orig.: Hersenschimmen, Amsterdam 1984).

BERRIOS, German E.: Dementia during the Seventeenth and Eighteenth Centuries, in: Psychological Medicine 17 (1987) 829–837.

BERRIOS, German E.: Alzheimer's Disease. A Conceptual History, in: International Journal of Geriatric Psychiatry 5 (1990) 355–365.

BERRIOS, German E.: Memory and the Cognitive Paradigm of Dementia During the Nineteenth Century. A Conceptual History, in: Murray, Robin M./Turner, Trevor H. (Hrsg.): Lectures on the History of Psychiatry, London 1990, 194–211.

BERRIOS, German E.: Dementia and Aging since the Nineteenth Century, in: Huppert, Felicia A./Brayne, Carol/O'Connor, Daniel W. (Hrsg.): Dementia and Normal Aging, Cambridge 1994, 15–40.

BEYREUTHER, Konrad: Alzheimersche Krankheit. Molekulares Verständnis und therapeutische Implikationen, in: Forschungsinstitut der Friedrich-Ebert-Stiftung, Abt. Arbeits- und Sozialforschung (Hrsg.): Medizinische und gesellschaftspolitische Herausforderung: Alzheimer Krankheit. Der langsame Zerfall der Persönlichkeit, Bonn 1995 (Gesprächskreis Arbeit und Soziales; Bd. 44), 25–48.

BEYREUTHER, Konrad/EINHÄUPL, Karl Max/FÖRSTL, Hans/KURZ, Alexander (Hrsg.): Demenzen. Grundlagen und Klinik, Stuttgart/New York 2002.

BEYREUTHER, Konrad/FÖRSTL, Hans: Die Zukunft der Prävention und Therapie – Ein Ausblick, in: Förstl, Hans/Bickel, Horst/Kurz, Alexander (Hrsg.): Alzheimer Demenz. Grundlagen, Klinik und Therapie, Berlin u. a. 1999, 231–233.

BICK, Katherine L.: The Early Story of Alzheimer Disease, in: Terry, Robert D./Katzman, Robert/Bick, Katherine L./Sisoda, Singram S. (Hrsg.): Alzheimer Disease, Philadelphia [2]1999, 1–9.

BICK, Katherine L.: The History of the Alzheimer's Association. Future Public Policy Implications, in: Whitehouse, Peter J./Maurer, Konrad/Ballenger, Jesse F. (Hrsg.): Concepts of Alzheimer Disease. Biological, Clinical, and Cultural Perspectives, Baltimore 2000, 234–244.

BICKEL, Horst: Epidemiologie der Demenz, in: Lungershausen, Eberhard (Hrsg.): Demenz. Herausforderung für Forschung, Medizin und Gesellschaft, Berlin 1992, 6–15.

BICKEL, Horst: Demenzkranke in Alten- und Pflegeheimen. Gegenwärtige Situation und Entwicklungstendenzen, in: Forschungsinstitut der Friedrich-Ebert-Stiftung, Abt. Arbeits- und Sozialforschung (Hrsg.): Medizinische und gesellschaftspolitische Herausforderung: Alzheimer Krankheit. Der langsame Zerfall der Persönlichkeit, Bonn 1995 (Gesprächskreis Arbeit und Soziales; Bd. 44), 49–68.

BICKEL, Horst: Pflegebedürftigkeit im Alter. Ergebnisse einer populationsbezogenen retrospektiven Längsschnittstudie, in: Gesundheitswesen 58, Sonderheft 1 (1996) 56–62.

BICKEL, Horst: Epidemiologie psychischer Erkrankungen im Alter, in: Förstl, Hans (Hrsg.): Lehrbuch der Gerontopsychiatrie, Stuttgart 1997, 1–15.

BICKEL, Horst: Deskriptive Epidemiologie der Demenzen, in: Helmchen, Hanfried/Henn, Fritz/Lauter, Hans/Sartorius, Norman (Hrsg.), Psychiatrie der Gegenwart, Bd. 4: Psychische Störungen bei somatischen Krankheiten, Berlin u. a. [4]1999, 33–52.

BICKEL, Horst: Epidemiologie der Demenzen, in: Förstl, Hans/Bickel, Horst/Kurz, Alexander (Hrsg.): Alzheimer Demenz. Grundlagen, Klinik und Therapie, Berlin u. a. 1999, 9–32.

BICKEL, Horst: Demenzsyndrom und Alzheimer Krankheit. Eine Schätzung des Krankenbestandes und der jährlichen Neuerkrankungen in Deutschland, in: Das Gesundheitswesen 62 (2000) 211–218.

BICKEL, Horst: Demenzen im höheren Lebensalter. Schätzungen des Vorkommens und der Versorgungskosten, in: Zeitschrift für Gerontologie und Geriatrie 34 (2001) 108–115.

BICKEL, Horst: Epidemiologie der Demenz, in: Beyreuther, Konrad/Einhäupl, Karl Max/Förstl, Hans/Kurz, Alexander (Hrsg.): Demenzen. Grundlagen und Klinik, Stuttgart/New York 2002, 15–41.

BICKEL, Horst: http://www.deutsche-alzheimer.de/fileadmin/alz/pdf/FactSheet01.pdf, zusammengestellt 8/2002.

BILLER-ANDORNO, Nikola: Gerechtigkeit und Fürsorge. Zur Möglichkeit einer integrativen Medizinethik, Frankfurt a. M. u. a. 2001 (Kultur der Medizin; Bd. 2).

BINSTOCK, Robert H./POST, Stephen G./WHITEHOUSE, Peter J. (Hrsg.): Dementia and Aging. Ethics, Values, and Policy Choices, Baltimore/London 1992.

BIRD, Thomas D.: The Chromosome 1 Type of Familial Alzheimer Disease, in: Post, Stephen G./Whitehouse, Peter J. (Hrsg.): Genetic Testing for Alzheimer Disease. Ethical and Clinical Issues, Baltimore/London 1998, 17–24.

BIRD, Thomas D.: Genetic factors in Alzheimer's Disease, in: New England Journal of Medicine 352 (2005) 862–864.

BIRNBACHER, Dieter: Das Tötungsverbot aus der Sicht des klassischen Utilitarismus, in: Hegselmann, Rainer/Merkel, Reinhard (Hrsg.): Zur Debatte über Euthanasie. Beiträge und Stellungnahmen, Frankfurt a. M. ^{2}1992 (orig.: 1991), 25–50.

BIRNBACHER, Dieter: Tun und Unterlassen, Stuttgart 1995.

BIRNBACHER, Dieter: Das Dilemma des Personbegriffs, in: Strasser, Peter/Starz, Edgar (Hrsg.): Personsein aus bioethischer Sicht, Stuttgart 1997 (Archiv für Rechts- und Sozialphilosophie; Beiheft 73), 9–25.

BLACK, Ira B.: The Dying of Enoch Wallace. Life, Death, and the Changing Brain, New York 2001.

BLANK, Louis: Alzheimer. Louis erkennt seine Tochter nicht mehr. Der Kampf gegen das Vergessen beginnt, Bergisch Gladbach 2002.

BLASBERG-KUHNKE, Martina: Gerontologie und praktische Theologie. Studien zu einer Neuorientierung der Altenpastoral an der psychologischen und gesellschaftlichen Wirklichkeit des alten Menschen, Düsseldorf 1984.

BLASIUS, Christiane: Gestern war kein Tag, Münster 2001.

BLASS, John P.: Pathophysiology of the Alzheimer's Syndrome, in: Neurology 43 (1993) 25–38.

BLEULER, Eugen: Lehrbuch der Psychiatrie, Berlin 1916.

BOBBERT, Monika: Patientenautonomie und Pflege. Begründung und Anwendung eines moralischen Rechts, Frankfurt a. M. 2002 (Kultur und Medizin; Bd. 5).

BÖCKENFÖRDE, Ernst-Wolfgang: Die Würde des Menschen ist antastbar, in: Frankfurter Allgemeine Zeitung Nr. 204 vom 03.09.2003, 33.

BÖCKLE, Franz: Theologisch-ethische Aspekte des Alterns, in: Arzt und Christ 20 (1974) 175–185.

BÖCKLE, Franz: Fundamentalmoral, München ^{4}1985.

BOETSCH, Thomas/STÜBNER, Susanne/AUER, Stefanie: Klinisches Bild, Verlauf und Prognose (mit Fallbeispielen), in: Hampel, Harald/Padberg, Frank/Kötter, Hans-Ulrich (Hrsg.): Alzheimer-Demenz. Klinische Verläufe, diagnostische Möglichkeiten, moderne Therapiestrategien, Stuttgart 2003, 73–98.

BOLLER, François/SAXTON, Judith: Comparison of Criteria for Diagnosing Alzheimer's Disease, in: Wurtmann, Richard J. u. a. (Hrsg.): Alzheimer's Disease, New York 1990 (Advances in Neurology), 1–5.

BOŁOZ, Wojciech: Über die Notwendigkeit einer Auseinandersetzung mit dem Utilitarismus in der Bioethik, in: Bołoz, Wojciech/Höver, Gerhard (Hrsg.): Utilitarismus in der Bioethik. Seine Voraussetzungen und Folgen am Beispiel der Anschauungen von Peter Singer, Münster 2002 (Symposion – Anstöße zur interdisziplinären Verständigung; Bd. 2), 9–23.

BOŁOZ, Wojciech/HÖVER, Gerhard (Hrsg.): Utilitarismus in der Bioethik. Seine Voraussetzungen und Folgen am Beispiel der Anschauungen von Peter Singer, Münster 2002 (Symposion – Anstöße zur interdisziplinären Verständigung; Bd. 2).

BOORSE, Christopher: On the Distinction between Disease and Illness, in: Philosophy and Public Affairs 5 (1975) 49–68 (Wiederabdruck in: Caplan, Arthur L./Engelhardt Jr., H. Tristram/McCartney, James J. [Hrsg.], Concepts of Health and Disease. Interdisciplinary Perspectives, Reading 1981, 545–560).

BOORSE, Christopher: Health as a Theoretical Concept, in: Philosophy of Science 44 (1977) 542–573.

BORMANN, Franz-Josef: Embryonen, Menschen und die Stammzellforschung. Plädoyer für eine differenzierte Identitätsthese in der Statusfrage, in: Theologie und Philosophie 77 (2002) 216–232.

BOSCH, Corry F. M.: Vertrautheit. Studie zur Lebenswelt dementierender alter Menschen, Wiesbaden 1998 (orig.: Vertrouwdheid – verlangen, ervaren en creëren, Utrecht 1996).

BOSSHARD, Georg/WETTSTEIN, Albert/BÄR, Walter: Wie stabil ist die Einstellung Betagter zu lebensverlängernden Maßnahmen?, in: Zeitschrift für Gerontologie und Geriatrie 36 (2003) 124–129.

BOURGEOIS, Michelle/SCHULZ, Richard/BURGIO, Louis: Interventions for Caregivers of Patients with Alzheimer's Disease. A Review and Analysis of Content, Process, and Outcome, in: International Journal of Aging and Human Development 43 (1996) 35–92.

BRAAK, Eva/GRIFFING, Katherine/ARAI, Kimihito/BOHL, Jürgen/BRATZKE, H./BRAAK, Hansjürgen/BRAAK, Heiko: Neuropathology of Alzheimer's Disease: What is New since A. Alzheimer?, in: European Archives of Psychiatry and Clinical Neuroscience 249 (1999) Suppl. 3: 14–22.

BRAAK, Heiko/BRAAK, Eva: Neuropathological Staging of Alzheimer-related Changes, in: Acta Neuropathologica 82 (1991) 239–259.

BRAAK, Heiko/BRAAK, Eva: Evolution of the Neuropathology of Alzheimer's Disease, in: Acta Neurologica Scandinavica 165 (1996) Suppl., 3–12.

BRAAK, Heiko/BRAAK, Eva: Aspects of Cortical Destruction in Alzheimer's Disease, in: Hyman, Bradley T./Duyckaerts, Charles/Christen, Yves (Hrsg.): Connections, Cognition and Alzheimer's Disease, Berlin 1997, 1–15.

BRANDT, Hartwin: Wird auch silbern mein Haar. Eine Geschichte des Alters in der Antike, München 2002.

BRASSER, Martin (Hrsg.): Person. Philosophische Texte von der Antike bis zur Gegenwart, Stuttgart 1999.

BRAUN, Kathrin: Menschenwürde und Biomedizin. Zum philosophischen Diskurs der Bioethik, Frankfurt a. M./New York 2000.

BROCK, Dan W.: Justice and the Severely Demented Elderly, in: Journal of Medicine and Philosophy 13 (1988) 73–99.

BROCK, Dan W.: What is the Moral Authority of Family Members to Act as Surrogates for Incompetent Patients?, in: Milbank Quarterly 74 (1996) 599–618.

Brockhaus, in 24 Bänden, Mannheim [20]1996.

BRODATY, Henry/LIE, David: Symptomatology. Functional Capacity and Behaviour, in: Wimo, Anders/Jönsson, Bengt/Karlsson, Göran/Winblad, Bengt (Hrsg.): Health Economics of Dementia, Chichester u. a. 1998, 33–51.

BRODY, Elaine M.: »Women in the Middle« and Family Help to Older People, in: Gerontologist 21 (1981) 471–480.

BROTONS, Melissa/PICKETT-COOPER, Patricia K.: The effects of music therapy intervention on agitation behaviors of Alzheimer's disease patients, in: Journal of Music Therapy 33 (1996) 2–18.

BROWN, Theodore M.: Mental Diseases, in: Bynum, William F./Porter, Roy (Hrsg.): Companion Encyclopedia of the History of Medicine, Vol. 1, London/New York 1993, 438–463.

BRUDER, Jens: Vergessen und Traurigkeit. Psychische Veränderungen im Alter (Studieneinheit 8), in: Deutsches Institut für Fernstudienforschung an der Universität Tübingen (DIFF) (Hrsg.): Funkkolleg Altern. Studienbrief 3, Tübingen 1996, 8/1–8/55.

BRUDER, Jens: Versorgungsstruktur Demenzkranker, in: Nikolaus, Thorsten (Hrsg.): Klinische Geriatrie, Berlin 2000, 317–327.

BRUGGER, Walter (Hrsg.): Philosophisches Wörterbuch. Unter Mitwirkung der Professoren der Philosophischen Fakultät der Hochschule für Philosophie, München und anderer, Freiburg i. Br. u. a. [24]1996.

BRÜNTRUP, Godehard: Das Leib-Seele-Problem. Eine Einführung, Stuttgart [3]2005.

BUCHANAN, Allen E./BROCK, Dan W.: Deciding for Others. The Ethics of Surrogate Decisionmaking, New York 1990.

BUIJSSEN, Huub: Senile Demenz. Eine praktische Anleitung für den Umgang mit Alzheimer-Patienten, Weinheim 1997.

BUIJSSEN, Huub: Demenz und Alzheimer verstehen – mit Betroffenen Leben. Ein praktischer Ratgeber, Weinheim 2004.

BUNDESARBEITSGEMEINSCHAFT HOSPIZ ZUR FÖRDERUNG VON AMBULANTEN, TEILSTATIONÄREN UND STATIONÄREN HOSPIZEN UND PALLIATIVMEDIZIN (Hrsg.): Mitgefühlt. Curriculum zur Begleitung Demenzkranker in ihrer letzten Lebensphase, Wuppertal 2004.

BUNDESÄRZTEKAMMER: Stellungnahme der »Zentralen Ethikkommission« bei der Bundesärztekammer. »Zum Schutz nicht-einwilligungsfähiger Personen in der medizinischen Forschung«, in: Deutsches Ärzteblatt 94 (1997) C 759–760.

BUNDESMINISTERIUM FÜR BILDUNG UND FORSCHUNG (Hrsg.): Der Kampf gegen das Vergessen. Demenzforschung im Fokus, Berlin 2004.

BUNDESMINISTERIUM FÜR FAMILIE, SENIOREN, FRAUEN UND JUGEND (Hrsg.): Erster Altenbericht. Die Lebenssituation älterer Menschen in Deutschland, Bonn 1993.

BUNDESMINISTERIUM FÜR FAMILIE, SENIOREN, FRAUEN UND JUGEND (Hrsg.): Die Alten der Zukunft. Bevölkerungsstatistische Datenanalyse. Forschungsbericht, Stuttgart [2]1997 (orig.: 1993).

BUNDESMINISTERIUM FÜR FAMILIE, SENIOREN, FRAUEN UND JUGEND (Hrsg.): Angehörigengruppen für Demenzkranke in Deutschland. Expertise, o. O. 2000.

BUNDESMINISTERIUM FÜR FAMILIE, SENIOREN, FRAUEN UND JUGEND (Hrsg.): Vierter Bericht zur Lage der älteren Generation in der Bundesrepublik Deutschland: Risiken, Lebensqualität und Versorgung Hochaltriger – unter besonderer Berücksichtigung demenzieller Erkrankungen, o. O. 2002.

BUNDESMINISTERIUM FÜR GESUNDHEIT (Hrsg.): Wenn das Gedächtnis nachlässt. Ratgeber für die häusliche Betreuung demenzkranker älterer Menschen, o. O. [2]2000.

BURCKHARDT, Hans/FREWER, Andreas (Hrsg.), Person und Ethik. Historische und systematische Aspekte zwischen medizinischer Anthropologie und Ethik, Erlangen 1993 (Erlanger Studien zur Ethik in der Medizin; Bd. 1).

BURGEOIS, Warren: Persons. What Philosophers Say about You, Waterloo 1995.

BÜRGER, Katharina/HAMPEL, Harald u. a.: Differenzialdiagnose, in: Hampel, Harald/ Padberg, Frank/Kötter, Hans-Ulrich (Hrsg.): Alzheimer-Demenz. Klinische Verläufe, diagnostische Möglichkeiten, moderne Therapiestrategien, Stuttgart 2003, 235–318.

BURNS, Alistair/FÖRSTL, Hans/SATTEL, H.: Alzheimer-Demenz – Diagnose, Symptome und Verlauf, in: Förstl, Hans (Hrsg.): Lehrbuch der Gerontopsychiatrie, Stuttgart 1997 (Klinische Psychologie und Psychopathologie; Bd. 63), 263–277.

BURNS, Alistair/LEVY, Raymond: Clinical Diversity in Late Onset Alzheimer's Disease, New York 1992.

BÜTTNER, Andreas/DAHME, Erwin/WEIS, Serge: Vergleichende Neuropathologie – Tiermodelle, in: Weis, Serge/Weber, Germain (Hrsg.): Handbuch Morbus Alzheimer. Neurobiologie, Diagnose, Therapie, Weinheim 1997, 435–528.

CALABRESE, Pasquale/FÖRSTL, Hans (Hrsg.): Psychopathologie und Neuropsychologie der Demenzen, Lengerich 2000.

CALLAHAN, Daniel: Dementia and Appropriate Care. Allocating Scarce Resources, in: Binstock, Robert H. (Hrsg.): Dementia and Aging. Ethics, Values, and Policy Choices, Baltimore/London 1992, 141–152.

CALLAHAN, Daniel: Setting Limits. Medical Goals in an Aging Society, New York ²1995 (orig.: New York 1987).

CALLAHAN, Daniel: Terminating Life-Sustaining Treatment of the Demented, in: Hastings Center Report 25 (1995) 25–31 (wieder in: Harris, John [Hrsg.]: Bioethics, Oxford 2001, 93–108).

CALLAHAN, Daniel: Treating People with Dementia: When Is It Okay to Stop?, in: Olson, Ellen/Chichin, Eileen R./Libow, Leslie (Hrsg.): Controversies in Ethics in Long-Term Care, New York 1995, 109–123.

CALLAHAN, Daniel: Aging and the Allocation of Resources, in: Oberender, Peter (Hrsg.): Alter und Gesundheit, Baden-Baden 1996 (Gesundheitsökonomische Beiträge; Bd. 26), 83–92.

CALLAHAN, Daniel: Controlling the Costs of Health Care for the Elderly – Fair Means and Foul, in: New England Journal of Medicine 335 (1996) 744–746.

CANADIAN STUDY OF HEALTH AND AGING WORKING GROUP: Canadian Study of Health and Aging. Study Methods and Prevalence of Dementia, in: Canadian Medical Association Journal 150 (1994) 899–913.

CARMEL, Sara/MUTRAN, Elizabeth J.: Stability of elderly persons' expressed preferences regarding the use of life-sustaining treatments, in: Social Science and Medicine 49 (1999) 303–311.

CASTILLO, Richard J.: Culture and Mental Illness. A Client-Centered Approach, Pacific Grove 1997.

CAYTON, Harry: Bridges we Need – Brücken, die wir brauchen, in: Deutsche Alzheimer Gesellschaft e. V. (Hrsg.): Brücken in die Zukunft – Bridges into the Future. Vorträge auf der 10. Jahrestagung von Alzheimer Europe. München 12.–15. Oktober 2000, Berlin 2001 (Tagungsreihe der Deutschen Alzheimer Gesellschaft e. V.; Bd. 2), 13–21.

CHAPPUIS, Charles: Geriatrie und Sterbehilfe – Assistenz zum Tod?, in: Holderegger, Adrian (Hrsg.): Das medizinisch assisitierte Sterben. Zur Sterbehilfe aus medizinischer, ethischer, juristischer und theologischer Sicht, Freiburg i. Br./Freiburg i. Ue. 1999 (Studien zur theologischen Ethik; Bd. 80), 247–262.

CICERO: De senectute. Über das Alter. Lateinisch/Deutsch, übers. u. hrsg. v. H. Merklein, Stuttgart 1998.

CLARE, Linda/ROMERO, Barbara/WENZ, Michael: Krankheitseinsicht bei Kranken mit beginnender Demenz, in: Zeitschrift für Gerontopsychologie und -psychiatrie 17 (2004) 135–138.

COHEN, Donna/EISDORFER, Carl: The Loss of Self. A Family Resource for the Care of Alzheimer's Disease and Related Disorders, New York/London ²2001 (orig.: 1986).

COLLAUD, Thierry: Le statut de la personne démente. Eléments d'une anthropologie théologique de l'homme malade à partir de la maladie d'Alzheimer, Freiburg i. Ue. 2003 (Etudes d'éthique chretienne. Nouvelle série; Vol. 1).

COOK-DEEGAN, Robert M.: Some Questions Arising in the Commercial Development of Genetic Tests for Alzheimer Disease, in: Post, Stephen G./Whitehouse, Peter J. (Hrsg.): Genetic Testing for Alzheimer Disease. Ethical and Clinical Issues, Baltimore/London 1998, 84–100.

COOK-DEEGAN, Robert M.: The Genetics of Alzheimer Disease, in: Whitehouse, Peter J./ Maurer, Konrad/Ballenger, Jesse F. (Hrsg.): Concepts of Alzheimer Disease. Biological, Clinical, and Cultural Perspectives, Baltimore/London 2000, 269–290.

COONEY, Eleanor: Das vergessene Lachen. Als meine Mutter Alzheimer bekam, München 2003.

COONEY, Eleanor: »Ich hörte Dich so gerne lachen.« Als meine Mutter Alzheimer bekam, München 2004.

COOPER, Brian/BICKEL, Horst: Prävalenz und Inzidenz von Demenzerkrankungen in der Altenbevölkerung. Ergebnisse einer populationsbezogenen Längsschnittstudie in Mannheim, in: Nervenarzt 60 (1989) 472–482.

COOPER, Brian/SOSNA, U.: Psychische Erkrankungen in der Altenbevölkerung. Eine epidemiologische Feldstudie in Mannheim, in: Nervenarzt 54 (1983) 239–349.

COURTNEY, C./FARRELL, D./GRAY, R./HILLS, R./LYNCH, L./SELLWOOD, E./EDWARDS, S./HARDYMAN, W./RAFTERY, J./CROME, P./LENSON, C./SHAW, H./BENTHAM, P./AD 2000 COLLABORATIVE GROUP: Long-term Donepezil Treatment in 565 Patients with Alzheimer's Disease (AD 2000): Randomised double-blind Trial, in: Lancet 363 (2004) 2105–215.

CRANE, Tim (Hrsg.): History of the Mind-Body Problem, London 2000 (London Studies in the History of Philosophy; Vol. 3).

CUMMINGS, Jeffrey: Drug therapy: Alzheimer's Disease, in: New England Journal of Medicine 351 (2004) 56–67.

CUMMINGS, Jeffrey L./BENSON, D. Frank: Dementia. A Clinical Approach, Boston ²1992 (orig.: 1983).

CUMMINGS, Jeffrey/KHACHATURIAN, Zaven S.: Definitions and Diagnostic Criteria, in: Gauthier, Serge (Hrsg.): Clinical Diagnosis and Management of Alzheimer's Disease, London 1996, 3–15.

DAMKOWSKI, Wulf/SEIDELMANN, Anja/VOSS, Lothar: Evaluation des Modellprogramms stationärer Dementenbetreuung in Hamburg. Endbericht, Hamburg ²1994.

DANIELI, Enrico: Die Ruhe der Welt am Gäbris. Novelle, Salzburg/Wien 1997.

DANIELS, Norman: Am I My Parent's Keeper?. An Essay on Justice between the Young and Old, New York 1988.

DANNER, David B./SCHRÖDER, Heinz C.: Biologie des Alterns. Ontogenese und Evolution, in: Baltes, Paul B./Mittelstraß, Jürgen (Hrsg.): Zukunft des Alterns und gesellschaftliche Entwicklung, Berlin/New York 1992 (Akademie der Wissenschaften zu Berlin, Forschungsbericht; Bd. 5), 97–123.

DE JONG, J. W./EKKERINK, J. L./TOUMA, I./KOOPMANS, R. T.: De laatste fase van dementie bij een groep verpleeghuispatiënten. Prevalentie en kenmerken, in: Tijdschrift voor gerontologie en geriatrie 36 (2005) 72–76.

DEGRAZIA, David: Advance Directives, Dementia, And »The Someone Else Problem«, in: Bioethics 13 (1999) 373–391.

DELINSKY, Barbara: Niemals werde ich dich vergessen, München 2002.

DEMSKI, Renate: Die kleine Dame. Wenn die Mutter wieder Kind wird, Kevelaer 2002.

DENZIN, Jochen (Hrsg.): Wohnformen und Betreuungsmodelle für die gerontopsychiatrische Versorgung. Mit dem Schwerpunkt dementiell Erkrankter. Dokumentation des 8. Psychogeriatrischen Symposions der Freien Universität Berlin in Zusammenarbeit mit der Senatsverwaltung für Gesundheit und Soziales vom 10. bis 12. März 1993, Berlin 1993.

DEPPING, Klaus: Seelsorgerliches Handeln an altersverwirrten Menschen. Eine Hilfe für die Arbeit im Einzelgespräch, im Gottesdienst und in der Gruppe, Quakenbrück 1989.

DEPPING, Klaus: Altersverwirrte Menschen seelsorgerlich begleiten (2 Bde.), Hannover 1993.

DESROSIERS, Gabriel/HODGES, John R./BERRIOS, German: The Neuropsychological Differentiation of Patients with Very Mild Alzheimer's Disease and/or Major Depression, in: Journal of the American Geriatrics Society 43 (1995) 1256–1263.

DETTE, Ursula: Ein langer Abschied. Tagebuch. Ein Verlauf der Alzheimer Krankheit in literarischer und menschlicher Darstellung, Wetzlar [2]1990.

DEUN, Uta van: Alzheimer – der lange Weg des Abschiednehmens. Ein Tagebuch, Frankfurt a. M. 2005.

DEUTSCHE ALZHEIMER GESELLSCHAFT e. V. (Hrsg.): Fortschritte und Defizite im Problemfeld Demenz. Referate auf dem 2. Kongreß der Deutschen Alzheimer-Gesellschaft, Berlin 9.–11. September 1999, Berlin 2000.

DEUTSCHE ALZHEIMER GESELLSCHAFT e. V. (Hrsg.): Brücken in die Zukunft – Bridges into the Future. Vorträge auf der 10. Jahrestagung von Alzheimer Europe. München 12.–15. Oktober 2000, Berlin 2001 (Tagungsreihe der Deutschen Alzheimer Gesellschaft e. V.; Bd. 2).

DEUTSCHE ALZHEIMER GESELLSCHAFT e. V. (Hrsg.): Gemeinsam Handeln. Referate auf dem 3. Kongress der Deutschen Alzheimer Gesellschaft, Friedrichshafen 12.–14. September 2002, Berlin 2003 (Tagungsreihe der Deutschen Alzheimer Gesellschaft e. V.; Bd. 4).

DEUTSCHE ALZHEIMER GESELLSCHAFT e. V. (Hrsg.): Keine Zeit zu verlieren! Referate auf dem 4. Kongress der Deutschen Alzheimer Gesellschaft, Lübeck 9.–11. September 2004, Berlin 2005 (Tagungsreihe der Deutschen Alzheimer Gesellschaft e. V.; Bd. 5).

DEUTSCHES ZENTRUM FÜR ALTERSFRAGEN (Hrsg.): Hochaltrigkeit und Demenz als Herausforderung an die Gesundheits- und Pflegeversorgung, Hannover 2002 (Expertisen zum Vierten Altenbericht der Bundesregierung).

DIEHL, Janine/FÖRSTL, Hans/KURZ, Alexander: Alzheimer-Krankheit. Symptomatik, Diagnose und Therapie, in: Zeitschrift für medizinische Ethik 51 (2005) 3–12.

DILLING, Horst/MOMBOUR, Werner/SCHMIDT, Martin H. (Hrsg.): Weltgesundheitsorganisation: Internationale Klassifikation psychischer Störungen. ICD-10 Kapitel V (F). Klinisch-diagnostische Leitlinien, Bern u. a. [2]1993.

DILLING, Horst/MOMBOUR, Werner/SCHMIDT, Martin H./SCHULTE-MARKWORT, Elisabeth (Hrsg.): Weltgesundheitsorganisation: Internationale Klassifikation psychischer Störungen. ICD-10 Kapitel V (F). Forschungskriterien, Bern u. a. 1994.

DILLING, Horst/SCHULTE-MARKWORT, Elisabeth/FREYBERGER, Harald J.: Von der ICD-9 zur ICD-10. Neue Ansätze der Diagnostik psychischer Störungen in der Psychiatrie, Psychosomatik und Kinder- und Jugendpsychiatrie, Bern 1994.

DILLMANN, Rob J. M.: Alzheimer Disease: Epistemological Lessons from History?, in: Whitehouse, Peter J./Maurer, Konrad/Ballenger, Jesse F. (Hrsg.): Concepts of Alzheimer Disease. Biological, Clinical, and Cultural Perspectives, Baltimore 2000, 129–157.

DIMDI, DEUTSCHES INSTITUT FÜR MEDIZINISCHE DOKUMENTATION UND INFORMATION, IM AUFTRAGE DES BUNDESMINISTERIUMS FÜR GESUNDHEIT (Hrsg.): ICD-10. Internationale statistische Klassifikation der Krankheiten und verwandter Gesundheitsprobleme, 10. Revision, Bd. 1 – Systematisches Verzeichnis, Version 1.0, Stand August 1994, Bern 1994.

DOERR, Wilhelm: Ist Altern eine Krankheit?, in: Schipperges, Heinrich (Hrsg.): Neue Beiträge zur theoretischen Pathologie, Berlin u. a. 1981, 1–18.

DOERR, Wilhelm: Altern – Schicksal oder Krankheit, in: Sitzungsberichte der Heidelberger Akademie der Wissenschaften. Mathematisch-naturwissenschaftliche Klasse, Jahrgang 1983, 4. Abhandlung, Berlin u. a. 1983, 9–25.

DONCHIN, Anne: Understanding Autonomy Relationally toward a Reconfiguration of Bioethical Principles, in: Journal of Medicine and Philosophy 26 (2001) 365–386.

DÖRNER, Klaus: Bürger und Irre. Zur Sozialgeschichte und Wissenschaftssoziologie der Psychiatrie, Hamburg [3]1995 (orig.: 1969).

DÖRNER, Klaus: Vom Letzten her. Zehn Thesen über die menschliche Seinsweise der Demenz, in: Zeitzeichen 6 (2005) 7: 51–53.

DRACHMAN, David A.: If We Live long enough, Will We All be Demented?, in: Neurology 44 (1994) 1563–1565.

DRACHMAN, David A./SWEARER, J. M.: Driving and Alzheimer's Disease, in: Annals of Neurology 43 (1993) 2448–2456.

DRERUP, U.: Biologisch orientierte Demenzforschung. Ethische Konsequenzen und Ansätze zu einer Veränderung, in: Möller, Hans-Jürgen/Rohde, Anke (Hrsg.): Psychische Krankheit im Alter, Berlin 1993, 585–586.

DRESSER, Rebecca: Quality of Life and Non-Treatment Decisions for Incompetent Patients. A Critique of the Orthodox Approach, in: Law, Medicine and Health Care 17 (1989) 234–244.

DRESSER, Rebecca: Relitigating Life and Death, in: Ohio State Law Journal 51 (1990) 425–437.

DRESSER, Rebecca: Autonomy Revisited: The Limits of Anticipatory Choices, in: Binstock, Robert H./Post, Stephen G./Whitehouse, Peter J. (Hrsg.): Dementia and Aging. Ethics Values and Policy Choices, Baltimore/London 1992, 71–85.

DRESSER, Rebecca: Missing Persons. Legal Perceptions of Incompetent Patients, in: Rutgers Law Review 46 (1994) 609–719.

DREWS, Anna Christine: Musiktherapie auf einer gerontopsychiatrischen Station. Beurteilung der Patienten während der Musiktherapie und im Stationsalltag, Tübingen, Univ., Diss., masch., 2003.

DRICKAMER, M. A./LACHS, M. S.: Should Patients with Alzheimer's Disease be Told Their Diagnosis?, in: New England Journal of Medicine 326 (1992) 947–951.

DUNKER, D.: Möglichkeiten der Kunsttherapie bei Demenzkranken, in: Hirsch, Rolf D. (Hrsg.): Psychotherapie bei Demenzen, Darmstadt 1994, 167–171.

DWORKIN, Ronald: Autonomy and the Demented Self, in: Milbank Quarterly 64, Suppl. 2 (1986) 4–16.

DWORKIN, Ronald: Die Grenzen des Lebens. Abtreibung, Euthanasie und persönliche Freiheit, Reinbek 1994 (orig.: Life's Dominion. An Argument about Abortion, Euthanasia, and Individual Freedom, New York 1993).

DYKIEREK, Petra: Multimodale Diagnostik bei Alzheimer-Demenz und Altersdepression, Regensburg 1998 (Theorie und Forschung; 554: Psychologie; 172; zugl.: Freiburg i. Br., Univ., Diss., 1998).

EHRENBERGER HAMILTON, Heidi: Conversations with an Alzheimer's Patient. An Interactional Sociolinguistic Study, Cambridge 1994 (zugl.: Washington, DC, Georgetown Univ., Diss., 1989).

EHRHARDT, Thorsten/KÖTTER, Hans-Ulrich/HAMPEL, Harald/SCHAUB, Anette/HEGERL, Ulrich/MÖLLER, Hans-Jürgen: Psychologische Therapieansätze bei Demenz, in: Zeitschrift für Gerontopsychologie und -psychiatrie 10 (1997) 85–98.

EHRHARDT, Thorsten/PLATTNER, Anita: Verhaltenstherapie bei Morbus Alzheimer, Göttingen u. a. 1999.

EIBACH, Ulrich: Vom Paternalismus zur Autonomie des Patienten? Medizinische Ethik im Spannungsfeld zwischen einer Ethik der Fürsorge und einer Ethik der Autonomie, in: Zeitschrift für medizinische Ethik 43 (1997) 215–231.

EIBACH, Ulrich: Künstliche Ernährung um jeden Preis? Ethische Überlegungen zur Ernährung durch »percutane enterale Gastrostomie« (PEG-Sonden), in: Medizinrecht 20 (2002) 123–131.

ELDRIDGE, Richard: On Moral Personhood. Philosophy, Literature, Criticism, and Self-Understanding, Chicago 1989.

ENGELHARDT, Dietrich von: Art.: Krankheit. 1. Medizinisch, in: Eser, Albin/Lutterotti, Markus von/Sporken, Paul (Hrsg.): Lexikon Medizin, Ethik, Recht, Freiburg i. Br. 1989, 645–650.

ENGELHARDT, H. Tristram Jr.: The Foundations of Bioethics, New York/Oxford [2]1996 (orig.: 1986).

ENGELHARDT, H. Tristram Jr.: The philosophy of medicine. Framing the field, Dordrecht 2000 (Philosophy and Medicine; Bd. 64).

ENGLISH, Jane: What Do Grown Children Owe Their Parents?, in: O'Neill, Onora/Ruddick, William (Hrsg.): Having Children. Philosophical and Legal Reflections on Parenthood, New York 1979, 351–356.

ENQUETE-KOMMISSION RECHT UND ETHIK DER MODERNEN MEDIZIN: Zwischenbericht Patientenverfügungen, Deutscher Bundestag, Bundestagsdrucksache 15/3700, Berlin 2004.

ENQUETE-KOMMISSION RECHT UND ETHIK DER MODERNEN MEDIZIN: Verbesserung der Versorgung Schwerstkranker und Sterbender in Deutschland durch Palliativmedizin und Hospizarbeit, Bundestagsdrucksache 15/5858, Berlin 2005.

ERMINI-FÜNFSCHILLING, Doris: Gedächtnistraining und Milieutherapie bei seniler Demenz, in: Rösler, Michael/Retz, Wolfgang/Thome, Johannes (Hrsg.): Alzheimer-Krankheit. Abgrenzung normalen Alterns – Epidemiologie – Ätiologie – Pathogenese – Klinik – Behandlung – Ethik, Weinheim 1997, 284–295.

ERMINI-FÜNFSCHILLING, Doris/MEIER, Denise: Gedächtnistraining. Wichtiger Bestandteil der Milieutherapie bei seniler Demenz, in: Zeitschrift für Gerontologie und Geriatrie 28 (1995) 190–194.

ESER, Albin (Hrsg.): Biomedizin und Menschenrechte. Die Menschenrechtskonvention des Europarates zur Biomedizin. Dokumentation und Kommentare, Frankfurt a. M. 1999.

ESIRI, Margaret M./MORRIS, James H. (Hrsg.): The Neuropathology of Dementia, Cambridge 1997.

ESTES, Caroll L./BINNEY, Elizabeth A.: The Biomedicalization of Aging: Dangers and Dilemmas, in: The Gerontologist 29 (1989) 587–596.

ESTIFAN, Fadua: Ethische Probleme einer Patientenvorausverfügung bei einer Alzheimer-Demenz, Frankfurt a. M., Univ., Diss., masch., 2003.

FAHS, Marianne C.: Treating People with Dementia: Can We Afford Not to Stop?, in: Olson, Ellen/Chichin, Eileen R./Libow, Leslie (Hrsg.): Controversies in Ethics in Long-Term Care, New York 1995, 127–138.

FAUPEL, Manohar/MAISCH, Silke/MÖLLER, Gabi: Kontextverarbeitung bei dementiellen Syndromen, in: Hock, Christoph/Hüll, Michael/Schecker, Michael (Hrsg.): Die Alzheimer-Krankheit, Tübingen 2000 (cognitio; Bd. 9), 67–89.

FEIL, Naomi: Validation. Ein neuer Weg zum Verständnis alter Menschen, Wien ²1992.

FEIL, Naomi: Ausbruch in die Menschenwürde. Validation – einfache Techniken um Menschen mit Altersverwirrtheit/Demenz vom Typus Alzheimer zu helfen, Wien 1993 (orig.: The Validation Breakthrough. Simple Techniques for Communicating with People with »Alzheimer's-Type Dementia«, Baltimore 1993).

FEIL, Naomi: Validation in Anwendung und Beispielen. Der Umgang mit verwirrten alten Menschen, München ²2000 (Reinhardts gerontologische Reihe; Bd. 17).

FÉREZ, José García: Bioética y enfermedad de Alzheimer (EA), in: Miscelánea Comillas 56 (1998) 491–518.

FINUCANE, Thomas E./CHRISTMAS, Colleen/TRAVIS, Kathy: Tube feeding in patients with advanced dementia. A review of the evidence, in: Journal of the American Medical Association 282 (1999) 1365–1370.

FISCHER, Johannes: Fremdnützige Forschung und Sterbehilfe bei nichteinwilligungsfähigen Personen. Zur ethischen Fragwürdigkeit zweier Tabus, in: Zeitschrift für Evangelische Ethik 43 (1999) 98–122.

FISCHER, Johannes: Theologische Ethik. Grundwissen und Orientierung, Stuttgart 2002 (Forum Systematik; Bd. 11).

FISCHER-ELFERT, Hans-Werner: Aus alt mach jung. Medizinisches und Mentalitätsgeschichtliches zum Alter im Pharaonischen Ägypten, in: Karenberg, Axel/Leitz, Christian (Hrsg.): Heilkunde und Hochkultur. Bd. 2: »Magie und Medizin« und »Der alte Mensch« in den antiken Zivilisationen des Mittelmeerraumes, Münster 2002 (Naturwissenschaft, Philosophie, Geschichte; Bd. 16), 221–244.

FLEISCHHAUER, Kurt: Altersdiskriminierung bei der Allokation medizinischer Leistungen, in: Jahrbuch für Wissenschaft und Ethik 4 (1999) 195–252.

FLETCHER, Joseph: Four Indicators of Personhood – the Enquiry Matures, in: Hastings Center Report 4 (1975) 4–7.

FOLEY, Joseph M.: The Experience of Being Demented, in: Binstock, Robert H./Post, Stephen G./Whitehouse, Peter J. (Hrsg.): Dementia and Aging. Ethics, Values, and Policy Choices, Baltimore/London 1992, 30–42.

FOLEY, Joseph M./POST, Stephen G.: Ethical Issues in Dementia, in: Morris, J. C. (Hrsg.): Handbook of Dementing Illnesses, New York 1994, 3–22.

FOLSOM, J.: Reality Orientation for the Elderly Mental Patient, in: Journal of Geriatric Psychiatry 1 (1986) 291–307.

FOLSTEIN, Marshal F./FOLSTEIN, Susan E./MCHUGH, Paul R.: Mini-Mental-State. A Practical Method for Grading the Cognitive State of Patients for the Clinician, in: Journal of Psychiatric Research 12 (1975) 189–198.

FONK, Peter: Glauben, handeln und begründen. Theologische und anthropologische Bedingungen ethischer Argumentation, Freiburg i. Ue./Freiburg i. Br. 1995 (Studien zur theologischen Ethik; Bd. 65).

FONTAINE, Suzanne/NORDBERG, Agneta: Brain Imaging, in: Gauthier, Serge (Hrsg.) Clinical Diagnosis and Management of Alzheimer's Disease, London 1996, 83–105.

FORETTE, Françoise/BOLLER, François: Trends in Alzheimer's Disease. Treatment and Prevention, in: Iqbal, Khalid/Swaab, Dick F./Winblad, Bengt/Wisniewski, Henry M. (Hrsg.): Alzheimer's Disease and Related Disorders. Etiology, Pathogenesis and Therapeutics, Chichester 1999, 623–631.

FORSTER, Margret: Ich glaube, ich fahre in die Highlands, Frankfurt a. M. 1992.

FÖRSTL, Hans: Alzheimer's Disease. The Size of the Problem, Clinical Manifestations and Heterogenity, in: Gertz, Hermann-Josef/Arendt, Thomas (Hrsg.): Alzheimer's Disease. From Basic Research to Clinical Applications, Wien 1998 (Journal of Neural Transmission; Suppl. 54), 1–8.

FÖRSTL, Hans: Die Alzheimer Demenz – ein Problem mit Zukunft, in: Förstl, Hans/Bickel, Horst/Kurz, Alexander (Hrsg.): Alzheimer Demenz. Grundlagen, Klinik und Therapie, Berlin u. a. 1999, 3–7.

FÖRSTL, Hans: The Lewy Body Variant of Alzheimer's Disease. Clinical, Pathophysiological and Conceptual Issues, in: European Archives of Psychiatry and Clinical Neuroscience 249 (Suppl. 3) (1999) 64–67.

FÖRSTL, Hans: Contributions of German Neuroscience to the Concept of Alzheimer Disease, in: Whitehouse, Peter J./Maurer, Konrad/Ballenger, Jesse F. (Hrsg.): Concepts of Alzheimer Disease. Biological, Clinical, and Cultural Perspectives, Baltimore/London 2000, 72–82.

FÖRSTL, Hans (Hrsg.): Demenzen in Theorie und Praxis, Berlin 2001.

FÖRSTL, Hans (Hrsg.): Lehrbuch der Gerontopsychiatrie und -psychotherapie. Grundlagen – Klinik – Therapie, Stuttgart u. a. ²2003 (orig.: u. d. T.: Lehrbuch der Gerontopsychiatrie, 1997).

FÖRSTL, Hans (Hrsg.): Demenzen. Perspektiven in Praxis und Forschung, München 2005.

FÖRSTL, Hans/BICKEL, Horst (Hrsg.): Antidementiva, München 2003.

FÖRSTL, Hans/BICKEL, Horst/KURZ, Alexander (Hrsg.): Alzheimer Demenz. Grundlagen, Klinik und Therapie, Berlin u. a. 1999.

FÖRSTL, Hans/BURNS, Alistair/LUTHERT, P./CAIRNS, N.: Demenz und internistische Erkrankungen. Die Häufigkeit innerer Krankheiten bei Alzheimer-Demenz, vaskulärer Demenz und anderen dementiellen Erkrankungen, in: Zeitschrift für Gerontologie 24 (1991) 91–93.

FÖRSTL, Hans/JABLENSKY, A.: Organisch bedingte psychische Störungen. Eine Einführung, in: Helmchen, Hanfried/Henn, Fritz/Lauter, Hans/Sartorius, Norman (Hrsg.): Psychiatrie der Gegenwart, Bd. 4: Psychische Störungen bei somatischen Krankheiten, Berlin u. a. ⁴1999, 3–14.

FÖRSTL, Hans/SATTEL, H./BAHRO, Marcel: Alzheimer's Disease. Clinical Features, in: International Review of Psychiatry 5 (1993) 327–349.

FOUCAULT, Michel: Wahnsinn und Gesellschaft, Frankfurt a. M. 1969.

FOX, Patrick J.: The Role of the Concept of Alzheimer Disease in the Development of the Alzheimer's Association in the United States, in: Whitehouse, Peter J./Maurer, Konrad/Ballenger, Jesse F. (Hrsg.): Concepts of Alzheimer Disease. Biological, Clinical, and Cultural Perspectives, Baltimore 2000, 209–233.

FRANKFURT, Harry G.: Freedom of the Will and the Concept of a Person, in: Frankfurt, Harry G.: The Importance of What We Care about. Philosophical Essays, Cambridge 1988, 11–25 (orig. in: Journal of Philosophy 68 [1971] 5–20).

FRATIGLIONI, Laura: Epidemiology of Alzheimer's Disease and Current Possibilities for Prevention, in: Acta Neurologica Scandinavica Suppl. 165 (1996) 33–40.

FRATIGLIONI, Laura: Classification and Diagnostics, in: Wimo, Anders/Jönsson, Bengt/Karlsson, Göran/Winblad, Bengt (Hrsg.): Health Economics of Dementia, Chichester u. a. 1998, 3–11.

FRATIGLIONI, Laura: Epidemiology, in: Wimo, Anders/Jönsson, Bengt/Karlsson, Göran/Winblad, Bengt (Hrsg.): Health Economics of Dementia, Chichester u. a., 1998, 13–31.

FRIEDAN, Betty: Mythos Alter, Reinbek 1997 (orig.: The Fountain of Age, New York 1993).

FRIEDRICH-EBERT-STIFTUNG (Hrsg.): Medizinische und gesellschaftspolitische Herausforderung Alzheimer-Krankheit. Der langsame Zerfall der Persönlichkeit, Bonn 1995 (Gesprächskreis Arbeit und Soziales; Bd. 44).

FRIES, James F.: Medical Perspectives upon Successful Aging, in: Baltes, Paul B./Baltes, Margret M. (Hrsg.): Successful Aging. Perspectives from the Behavioral Sciences, Cambridge 1990, 35–49.

FRÖLICH, Lutz: Neurochemie – Glukosestoffwechsel – freie Sauerstoffradikale – Apolipoprotein E, in: Weis, Serge/Weber, Germain (Hrsg.): Handbuch Morbus Alzheimer. Neurobiologie, Diagnose, Therapie, Weinheim 1997, 411–434.

FRÖLICH, Lutz/HAMPEL, Harald/GORRIZ, C./SCHRAMM, U.: Cholinerge Behandlungsstrategien, in: Förstl, Hans/Bickel, Horst/Kurz, Alexander (Hrsg.): Alzheimer Demenz. Grundlagen, Klinik und Therapie, Berlin u. a. 1999, 179–190.

FRÖLICH, Lutz/HOYER, Siegfried: Zur ätiologischen und pathogenetischen Heterogenität der Alzheimer-Krankheit, in: Nervenarzt 73 (2002) 422–427.

FRÖLICH, Lutz/KRATZSCH, Tilman/IHL, Ralf/FÖRSTL, Hans: Diagnose- und Behandlungsleitlinien für die Alzheimer-Demenz (AD), in: Calabrese, Pasquale/Förstl, Hans (Hrsg.): Psychopathologie und Neuropsychologie der Demenzen, Lengerich 2000, 11–30.

FRÖLICH, Lutz/SANDBRINK, Rupert/HOYER, Siegfried: Molekulare Pathologie Teil 1, in: Beyreuther, Konrad/Einhäupl, Karl Max/Förstl, Hans/Kurz, Alexander (Hrsg.): Demenzen. Grundlagen und Klinik, Stuttgart/New York 2002, 72–98.

FUCHS, Thomas: Der Begriff der Person in der Psychiatrie. Antrittsvorlesung zur Erlangung der Venia legendi für das Fach Psychiatrie, unveröffentlichtes Manuskript, Heidelberg 05.07.1999.

FUCHS, Thomas: Leib, Raum, Person. Entwurf einer phänomenologischen Anthropologie, Stuttgart 2000.

FUHRMANN, Axel: Das Alzheimer-Schicksal meiner Frau. Lebend begraben im Bett? Ein persönlicher Erfahrunsgsbericht, Stuttgart 1990.

FUHRMANN, Ingrid/GUTZMANN, Hans/NEUMANN, Eva-Maria/NIEMANN-MIRMEHDI, Mechthild: Abschied vom Ich – Stationen der Alzheimer-Krankheit. Orientierungshilfen, hrsg. v. d. Alzheimer Gesellschaft Berlin e. V., vollständig überarbeitete Neuausgabe, Freiburg i. Br. 2000 (orig.: Freiburg i. Br. 1995).

FUHRMANN, Manfred u. a.: Person, in: Ritter, J./Gründer, K.: Historisches Wörterbuch der Philosophie, Bd. 7, Basel 1989, 269–338.

FUNKE, Alex: Mit einer Alzheimer-Kranken leben. Ein Erfahrungsbericht, Bielefeld 1998.

FURTMAYR-SCHUH, Annelies I.: Das große Vergessen – die Alzheimer-Krankheit, Zürich ^{4}1992.

FÜSGEN, Ingo (Hrsg.): Der ältere Patient. Problemorientierte Diagnostik und Therapie, München u. a. 1995.

FÜSGEN, Ingo: Demenz. Praktischer Umgang mit der Hirnleistungsstörung, München ^{3}1995 (Schriftenreihe Geriatrie Praxis; Bd. 33).

GAO, Sujuan/HENDRIE, Hugh C./HALL, Kathleen S./HUI, Siu L.: The Relationships between Age, Sex, and the Incidence of Dementia and Alzheimer Disease, in: Archives of General Psychiatry 55 (1998) 809–815.

GATTERER, Gerald: Psychodiagnostische Verfahren, in: Weis, Serge/Weber, Germain (Hrsg.): Handbuch Morbus Alzheimer. Neurobiologie, Diagnose, Therapie, Weinheim 1997, 645–687.

GATTERER, Gerald/CROY, Antonia: Leben mit Demenz. Praxisbezogener Ratgeber für Pflege und Betreuung, Wien u. a. 2005.

GAUCHER, Jacques/RIBES, Gérard/DARNAUD, Thierry: Alzheimer: L'aide aux aidants. Une nécessaire question éthique, Lyon 2004.

GAUTHIER, Serge (Hrsg.): Clinical Diagnosis and Management of Alzheimer's Disease, London 1996.

GAUTHIER, Serge: Drugs for Alzheimer's Disease and Related Dementias. Clear rules about stopping treatment in individual patients are needed, in: British Medical Journal 330 (2005) 857–858.

GAUTRIN, D./GAUTHIER, Serge: Alzheimer's Disease. Environmental Factors and Etiologic Hypotheses, in: Canadian Journal of Neurological Sciences 16 (1989) 375–387.

GAYLORD, Susan A./WILLIAMS, Mark E.: A Brief History of the Development of Geriatric Medicine, in: Journal of the American Geriatrics Society 42 (1994) 335–340.

GEBERT, Alfred J./KNEUBÜHLER, Hans-Ulrich: Qualitätsbeurteilung und Evaluation der Qualitätssicherung in Pflegeheimen. Plädoyer für ein gemeinsames Lernen, Bern [2]2003.

GEDGE, Elisabeth B.: Collective Moral Imagination. Making Decisions for People with Dementia, in: The Journal of Medicine and Philosophy 29 (2004) 435–450.

GELLERSTEDT, Nils: Zur Kenntnis der Hirnveränderungen bei der normalen Altersinvolution, in: Upsala Läkareförenings Förhandlingar 38 (1933) 193–408.

GEORGE-HYSLOP, Peter H. St.: Molecular Genetics of Early-Onset Alzheimer Disease Linked to Chromosome 14 and Chromosome 21, in: Post, Stephen G./Whitehouse, Peter J. (Hrsg.): Genetic Testing for Alzheimer Disease. Ethical and Clinical Issues, Baltimore/London 1998, 25–36.

GEORGE-HYSLOP, Peter H. St./TANZI, Rudolph E./POLINSKY, R. J. u. a.: The Genetic Defect Causing Familial Alzheimer's Disease Maps on Chromosome 21, in: Science 235 (1987) 885–890.

GÉRARD, Emilien: Alzheimer Disease. Neuropsychology and Pharmacology, Basel 2004.

GERDNER, Linda A./SWANSON, Elizabeth A.: Effects of individualized music on confused and agitated elderly patients, in: Archives of Psychiatric Nursing 7 (1993) 284–291.

GIBSON, Margaret: Traumgrenzen. Roman, Düsseldorf 1997.

GIERE, Wolfgang/DEUTSCHES INSTITUT FÜR MEDIZINISCHE DOKUMENTATION UND INFORMATION KÖLN (Hrsg.): ICD-10-Diagnosenthesaurus. Sammlung von Krankheitsbegriffen im deutschen Sprachraum, verschlüsselt nach der Internationalen statistischen Klassifikation der Krankheiten und verwandter Gesundheitsprobleme (ICD-10, Version 1.3 [Juli 1999]), im Auftrag des Bundesministeriums für Gesundheit, erarb. von einer Projektgruppe des Zentralinstituts für die Kassenärztliche Versorgung in der Bundesrepublik Deutschland. – Version 2.3, Stand November 1999, Köln 1999.

GILES, James: No Self to be Found. The Search for Personal Identity, Lanham u. a. 1997.

GILLICK, M. R.: Rethinking the role of tube feeding in patients with advanced dementia, in: New England Journal of Medicine 342 (2000) 206–210.

GILLIES, Brenda: The Subjective Experience of Dementia, Dundee 1995.

GILLITZER, Berthold: Personen, Menschen und ihre Identität, Stuttgart 2001 (Münchener philosophische Studien; Bd. 18).

GNILKA, Christian: Greisenalter, in: Reallexikon für Antike und Christentum, Bd. 12 (1983), 995–1094.

GOFFMAN, Erving: Asyle. Über die soziale Situation psychiatrischer Patienten und anderer Insassen, Frankfurt a. M. 1973 (orig.: Asylums, 1961).

GOLDSTEIN, Nathan E./MORRISON, R. Sean: The Intersection between Geriatrics and Palliative Care. A Call for a New Research Agenda, in: Journal of the American Geriatrics Society 53 (2005), im Druck, DOI: 10.1111/j.1532-5415.2005.53454.x.

GORDIJN, Bert: Die Person und die Unbestimmbarkeit ihrer Grenzen. Eine grundlegende Kritik an der Debatte über Personenidentität, Frankfurt a. M. 1996 (Europäische Hochschulschriften: Reihe 20, Philosophie; Bd. 512; zugl.: Freiburg i. Br., Univ., Diss., 1995).

GORDIJN, Bert: Die Person. Zur Tauglichkeit eines zentralen Begriffs in der Bioethik, in: Oduncu, Fuat S./Schroth, Ulrich/Vossenkuhl, Wilhelm (Hrsg.): Stammzellenforschung und therapeutisches Klonen, Göttingen 2002 (Medizin – Ethik – Recht; Bd. 1), 119–133.

GÖTTE, Rose/LACKMANN, Edith: Alzheimer – was tun? Eine Familie lernt, mit der Krankheit zu leben, Weinheim 1991.

GOTTFRIES, Carl-Gerhard: Depression and Alzheimer's Disease, in: Becker, Robert E./Giacobini, Ezio (Hrsg.): Alzheimer Disease. From Molecular Biology to Therapy, Boston 1996, 495–499.

GOTTFRIES, Carl-Gerhard/BLENNOW, Kaj/GOTTFRIES, Johan/KARLSSON, Ingvar/WALLIN, Anders: The Diagnosis of Alzheimer's Disease, in: Cutler, Neal R./Gottfries, C. G./Siegfried, Klaudius R. (Hrsg.): Alzheimer's Disease. Clinical and Treatment Perspectives, Chichester u. a. 1995, 1–11.

GRAEBER, Manuel B./KÖSEL, Siegfried/EGENSPERGER, Rupert/BANATI, Richard B./MÜLLER, Ulrich/BISE, K./HOFF, P./MÖLLER, Hans-Jürgen/FUJISAWA, Kohshiro/MEHRAEIN, Parviz: Rediscovery of the Case Described by Alois Alzheimer in 1911. Historical, Histological and Molecular Genetic Analysis, in: Neurogenetics 1 (1997/1998) 73–80.

GRAEBER, Manuel B./KÖSEL, Siegfried/GRASBON-FRODL, Eva-Maria/MÖLLER, Hans-Jürgen/MEHRAEIN, Parviz: Histopathology and APOE Genotype of the First Alzheimer Disease Patient, Auguste D., in: Neurogenetics 1 (1997/1998) 223–228.

GRÄSSEL, Elmar: Häusliche Pflege dementiell und nicht dementiell Erkrankter, in: Zeitschrift für Gerontologie und Geriatrie 31 (1998) 52–62.

GRIMM, Jacob/GRIMM, Wilhelm: Deutsches Wörterbuch, Bd. 3, Lieferung 1, Leipzig 1859.

GROND, Erich: Palliativpflege in der Gerontopsychiatrie. Leitfaden für Pflegende in der Altenhilfe, Stuttgart 2004.

GRUETZNER, Howard: Alzheimersche Krankheit. Ein Ratgeber für Angehörige und Helfer, Weinheim 1992.

GRÜMME, Ruth: Situation und Perspektive der Musiktherapie mit dementiell Erkrankten, Regensburg 1998 (Beiträge zur sozialen Gerontologie, Sozialpolitik und Versorgungsforschung; Bd. 2; zugl.: Köln, Dt. Sporthochschule, Diss., 1997).

GUBRIUM, Jaber F.: Oldtimers and Alzheimer's. The Social Construction of Senility, Westport, Conn. 1988.

GUBRIUM, Jaber F.: Narrative Practice and the Inner Worlds of the Alzheimer Disease Experience, in: Whitehouse, Peter J./Maurer, Konrad/Ballenger, Jesse F. (Hrsg.): Concepts of Alzheimer Disease. Biological, Clinical, and Cultural Perspectives, Baltimore 2000, 181–203.

GUGUTZER, Robert: Leib, Körper und Identität. Eine phänomenologisch-soziologische Untersuchung zur personalen Identität, Wiesbaden 2002 (zugl.: München, Univ., Diss., 2001).

GÜMMER, Martina/DÖRING, Joachim: Im Labyrinth des Vergessens. Hilfen für Altersverwirrte und Alzheimerkranke, Bonn 1994.

GÜNTHER, Verena/HALLER, Christina/HOLZNER, B./KRYSPIN-EXNER, Ilse: Kognitive Therpieansätze, in: Weis, Serge/Weber, Germain (Hrsg.): Handbuch Morbus Alzheimer. Neurobiologie, Diagnose, Therapie, Weinheim 1997, 1109–1146.

GUNZELMANN, Thomas: Die Versorgung dementiell erkrankter älterer Menschen durch die Familie. Stand der Forschung und Entwicklung eines psychosozialen Beratungskonzeptes, Erlangen-Nürnberg, Univ., Diss., masch., 1991.

GUNZELMANN, Thomas/SCHUMACHER, Jörg: Psychologische Betreuungs- und Behandlungskonzepte für Demenzkranke, in: Weis, Serge/Weber, Germain (Hrsg.): Handbuch Morbus Alzheimer. Neurobiologie, Diagnose, Therapie, Weinheim 1997, 1147–1172.

GUSSEKLOO, Jacobijn/HEEREN, Thea J./IZAKS, Gerbrand J./LIGTHART, Gerard J./ ROOIJMANS, Harry G M.: A Community Based Study of the Incidence of Dementia in Subjects Aged 85 Years and Over, in: Journal of Neurology, Neurosurgery and Psychiatry 59 (1995) 507–510.

GUTZMANN, Hans/RICHERT, Annette/DAHLKE, F.: Demenz-Diagnostik. Schwierigkeiten und Fallstricke, in: Zeitschrift für Gerontopsychologie und -psychiatrie 5 (1992) 165–178.

GUTZMANN, Hans/ZANK, Susanne: Demenzielle Erkrankungen. Medizinische und psychosoziale Interventionen, Stuttgart 2005.

HAASS, Christian (Hrsg.): Molecular Biology of Alzheimer's Disease. Genes and Mechanisms involved in Amyloid Generation, Amsterdam 1998.

HACHINSKI, Vladimir C./ILIFF, L. D./ZILKHA, E./DUBOULAY, George H./MCALLISTER, Vallorie L./MARSHALL, R./ROSS-RUSSEL, Ralph W./SYMON, L.: Cerebral Blood Flow in Dementia, in: Archives of Neurology 32 (1975) 632–637.

HAGEN, Thomas: Funktionelles Neuroimaging. Single-Photon-Emissions-Computer-Tomographie (SPECT), in: Weis, Serge/Weber, Germain (Hrsg.): Handbuch Morbus Alzheimer, Weinheim 1997, 781–802.

HAGNELL, Olle/LANKE, Jan/RORSMAN, Birgitta/ÖHMAN, Rolf/ÖJESJÖ, Leif: Current Trends in the Incidence of Senile and Multiinfarct Dementia. A Prospective Study of a Total Population Followed over 25 Years: The Lundby Study, in: Archiv für Psychiatrie und Nervenkrankheiten 233 (1983) 423–438.

HAKER, Hille: Moralische Identität. Literarische Lebensgeschichten als Medium ethischer Reflexion. Mit einer Interpretation der Jahrestage von Uwe Johnson, Tübingen 1998.

HAKER, Hille: Narrative Bioethik, in: Holderegger, Adrian/Müller, Denis/Sitter-Liver, Beat/Zimmermann-Acklin, Markus (Hrsg.): Theologie und biomedizinische Ethik. Grundlagen und Konkretionen, Freiburg i. Br./Freiburg i. Ue. 2002 (Studien zur theologischen Ethik; Bd. 97), 227–240.

HAKER, Hille: Feministische Bioethik, in: Düwell, Marcus/Steigleder, Klaus (Hrsg.): Bioethik. Eine Einführung, Frankfurt a. M. 2003, 168–183.

HALLAUER, Johannes F./KURZ, Alexander (Hrsg.): Weißbuch Demenz. Versorgungssituation relevanter Demenzerkrankungen in Deutschland, Stuttgart u. a. 2002.

HALTER, Hans: Lange Reise in die Nacht, in: Der Spiegel Nr. 28 vom 12.07.1999, 162–165.

HALTER, Hans: Menschenwürde ist unteilbar – Gilt das auch für Demente?, unveröffentlichter Vortrag, gehalten an der Tagung »Qualitätssicherung bei Demenzkranken« am 24.09.2001 in Luzern, Institut für Sozialethik, Universität Luzern und Gesellschaft für Heimleitung, Luzern.

HAMPEL, Harald u. a.: Perspektiven für Frühdiagnose, Verlaufs- und Therapiebeobachtung, in: Hampel, Harald/Padberg, Frank/Kötter, Hans-Ulrich (Hrsg.): Alzheimer-Demenz.

Klinische Verläufe, diagnostische Möglichkeiten, moderne Therapiestrategien, Stuttgart 2003, 426–471.

HAMPEL, Harald/KÖTTER, Hans-Ulrich: Liquordiagnostik, in: Weis, Serge/Weber, Germain (Hrsg.): Handbuch Morbus Alzheimer, Weinheim 1997, 689–751.

HAMPEL, Harald/PADBERG, Frank/MÖLLER, Hans-Jürgen (Hrsg.): Alzheimer-Demenz. Klinische Verläufe, diagnostische Möglichkeiten, moderne Therapiestrategien, Stuttgart 2003.

HAMPEL, Harald/PADBERG, Frank/UNGER, J./KÖTTER, Hans-Ulrich/MÖLLER, Hans-Jürgen: Die Suche nach den Ursachen der Alzheimer-Demenz, in: Münchner Medizinische Wochenschrift 139 (1997) 36: 506–510.

HAMPEL, Harald/TEIPEL, Stefan u. a.: Diagnose, in: Hampel, Harald/Padberg, Frank/ Kötter, Hans-Ulrich (Hrsg.): Alzheimer-Demenz. Klinische Verläufe, diagnostische Möglichkeiten, moderne Therapiestrategien, Stuttgart 2003, 99–234.

HANRATH, Sabine: »Euthanasie« und Psychiatriereform – Anstaltspsychiatrie in Westfalen und Brandenburg. Ein deutsch-deutscher Vergleich (1945–1964), Paderborn 2002 (Forschungen zur Regionalgeschichte; Bd. 41).

HARE, Richard M.: Das mißgebildete Kind. Moralische Dilemmata für Ärzte und Eltern, in: Leist, Anton (Hrsg.): Um Leben und Tod. Moralische Probleme bei Abtreibung, künstlicher Befruchtung, Euthanasie und Selbstmord, Frankfurt a. M. [3]1992, 374–383.

HARRIS, John: Der Wert des Lebens. Eine Einführung in die medizinische Ethik, Berlin 1995 (orig.: The Value of Life. An Introduction to Medical Ethics, London 1985).

HARRIS, John: The Concept of the Person and the Value of Life, in: Kennedy Institute of Ethics Journal 9 (1999) 293–308.

HARTMANN, Fritz: Philippe Pinel (1745–1826), in: Engelhardt, Dietrich von/Hartmann, Fritz (Hrsg.): Klassiker der Medizin, Bd. 2: Von Philippe Pinel bis Viktor von Weizsäcker, München 1991, 7–23.

HARTMANN, T./BEYREUTHER, Konrad: Molekulare Pathologie Teil 2, in: Beyreuther, Konrad/Einhäupl, Karl Max/Förstl, Hans/Kurz, Alexander (Hrsg.): Demenzen. Grundlagen und Klinik, Stuttgart/New York 2002, 99–105.

HARVEY, Richard J./FOX, Nick C./ROSSOR, Martin N. (Hrsg.): Dementia Handbook, London 1999.

HAUPT, Martin: Behandlung nicht-kognitiver Störungen, in: Förstl, Hans/Bickel, Horst/Kurz, Alexander (Hrsg.): Alzheimer Demenz. Grundlagen, Klinik und Therapie, Berlin u. a. 1999, 203–215.

HAUPT, Martin: Der Verlauf der Alzheimer Krankheit. Ergebnisse einer prospektiven Untersuchung, Paderborn 2001 (Monographien zur klinischen Psychologie, Psychiatrie und Psychotherapie; Bd. 2).

HAUPT, Martin: Depressive Störungen im Alter. Symptombesonderheiten und körperliche Erkrankungen, in: Zeitschrift für Gerontopsychologie und -psychiatrie 17 (2004) 215–224.

HAUPT, Martin: Nicht-kognitive Veränderungen, in: Weis, Serge/Weber, Germain (Hrsg.): Handbuch Morbus Alzheimer. Neurobiologie, Diagnose, Therapie, Weinheim 1997, 911–920.

HAUPT, Martin/SEEBER, H./JÄNNER, M.: Patientenverfügungen und Bevollmächtigungen in gesundheitlichen Angelegenheiten älterer psychisch kranker Menschen, in: Nervenarzt 70 (1999) 256–261.

HAUSKELLER, Christine: Menschenwürde und Biotechnologie, in: Wissenschaftliche Arbeitsstelle des Oswald-von-Nell-Breuning-Hauses (Hrsg.): Bis hierhin und noch weiter? Grenzkonflikte in Alltag, Arbeit, Wissenschaft und Politik, Münster 2002 (Jahrbuch für Arbeit und Menschenwürde; Bd. 3), 89–102.

HAUSKELLER, Christine: Sprache und Diskursstruktur. Ethische Implikationen und gesellschaftliche Kontexte des Forschungsfeldes humane Stammzellen, in: Oduncu, Fuat S./Schroth, Ulrich/Vossenkuhl, Wilhelm (Hrsg.): Stammzellenforschung und therapeutisches Klonen, Göttingen 2002 (Medizin – Ethik – Recht; Bd. 1), 103–118.

HEGSELMANN, Rainer/MERKEL, Reinhard (Hrsg.): Zur Debatte über Euthanasie. Beiträge und Stellungnahmen, Frankfurt a. M. ²1992 (orig.: 1991).

HEINRICH, Peter K.: Meine Frau hat Alzheimer. Vom Umgang mit der heimtückischen Krankheit, Berlin 2003.

HELD, Christoph: Das Durchlaufen dreier Welten. Lebensraumgestaltung und Betreuung von Patienten mit Alzheimerkrankheit, in: Neue Zürcher Zeitung Nr. 189 vom 17./18. August 2002, 55–56.

HELD, Christoph/ERMINI-FÜNFSCHILLING, Doris: Das demenzgerechte Heim. Lebensraumgestaltung, Betreuung und Pflege für Menschen mit leichter, mittelschwerer und schwerer Alzheimerkrankheit, Basel 2004.

HELD, Wolfgang: Uns hat Gott vergessen. Tagebuch eines langen Abschieds, Bucha 2000.

HELL, Daniel: Sind psychische Störungen ausschließlich Hirnkrankheiten?, in: Rager, Günter (Hrsg.): Ich und mein Gehirn. Persönliches Erleben, verantwortliches Handeln und objektive Wissenschaft, Freiburg i. Br. 2000, 139–160.

HELLER, Andreas: Art.: Krankenhaus. 1. Geschichte, in: LThK, Bd. 6 ³1997, 413.

HELMCHEN, Hanfried/BALTES, Margret M./GEISELMANN, B./KANOWSKI, Siegfried/LINDEN, M./REISCHIES, Friedel/WAGNER, M./WILMS, Hans-Ulrich: Psychische Erkrankungen im Alter, in: Mayer, Karl Ulrich/Baltes, Paul B. (Hrsg.): Die Berliner Altersstudie. Das höhere Alter in interdisziplinärer Pespektive, Berlin ²1999, 185–219.

HELMCHEN, Hanfried/HENN, Fritz/LAUTER, Hans/SARTORIUS, Norman (Hrsg.): Psychiatrie der Gegenwart, Bd. 4: Psychische Störungen bei somatischen Krankheiten, Berlin u. a. ⁴1999.

HELMCHEN, Hanfried/LAUTER, Hans (Hrsg.): Dürfen Ärzte mit Demenzkranken forschen? Analyse des Problemfeldes, Forschungsbedarf und Einwilligungsproblematik, Stuttgart 1995.

HELMCHEN, Hanfried/VOLLMANN, Jochen: Ethische Fragen in der Psychiatrie, in: Helmchen, Hanfried/Henn, Fritz/Lauter, Hans/Sartorius, Norman (Hrsg.): Psychiatrie der Gegenwart, Bd. 2: Allgemeine Psychiatrie, Berlin u. a. ⁴1999, 521–577.

HENTSCHEL, Frank/SUPPRIAN, Tillmann/FRÖLICH, Lutz: Alzheimer Demenz versus vaskuläre Demenz. Dichotomie oder Interaktion?, in: Fortschritte der Neurologie, Psychiatrie 73 (2005) 317–326.

HERSKOVITS, Elizabeth: Struggling over Subjectivity. Debates about the »Self« and Alzheimer's Disease, in: Medical Anthropology Quarterly 9 (1995) 146–164.

HESTON, Leonard L./WHITE, June A.: Alzheimer-Krankheit. Krankheitsbild – Ursache – Behandlung, Heidelberg 1993 (orig.: The Vanishing Mind, New York 1991).

HEUN, Reinhard/PAPASSOTIROPOULUS, Andreas: Genetik der Alzheimer Demenz, in: Förstl, Hans/Bickel, Horst/Kurz, Alexander (Hrsg.): Alzheimer Demenz. Grundlagen, Klinik und Therapie, Berlin u. a. 1999, 33–54.

HEWER, Walter: Komorbide medizinische Erkrankungen bei Alzheimer Demenz, in: Förstl, Hans/Bickel, Horst/Kurz, Alexander (Hrsg.): Alzheimer Demenz. Grundlagen, Klinik und Therapie, Berlin u. a. 1999, 217–233.

HICK, Christian: Verwundbarkeit und Verantwortung. Medizinische Ethik als »Pathologie«, in: Schnell, Martin (Hrsg.): Leib, Körper, Maschine. Interdisziplinäre Studien über den bedürftigen Menschen, Düsseldorf 2004, 53–69.

HIRNLIGA e. V. (Hrsg.): Mit neuem Mut Demenzkranke betreuen. Ein Leitfaden für Angehörige und Pflegende, Nürmbrecht [3]2003.

HIRSCH, Emmanuel: Une éthique pur le soin, in: Pancrazi, Marie-Pierre (Hrsg.): Ethique et démence, Issy-les-Moulineaux 2004, 85–95.

HIRSCH, Rolf D. (Hrsg.): Psychotherapie bei Demenzen, Darmstadt 1994.

HOCK, Christoph: Demenz, in: Nikolaus, Thorsten (Hrsg.): Klinische Geriatrie, Berlin 2000, 303–317.

HOCK, Christoph/HÜLL, Michael/SCHECKER, Michael (Hrsg.): Die Alzheimer-Krankheit, Tübingen 2000 (cognitio; Bd. 9).

HOCK, Christoph/MÜLLER-SPAHN, Franz: Risikofaktoren der Alzheimer-Krankheit, in: Helmchen, Hanfried/Henn, Fritz/Lauter, Hans/Sartorius, Norman (Hrsg.): Psychiatrie der Gegenwart, Bd. 4: Psychische Störungen bei somatischen Krankheiten, Berlin u. a. [4]1999, 105–115.

HOERSTER, Norbert: Neugeborene und das Recht auf Leben, Frankfurt a. M. 1995.

HOERSTER, Norbert: Sterbehilfe im säkularen Staat, Frankfurt a. M. 1998.

HOFF SOMMERS, Christina: Filial Morality, in: Journal of Philosophy 83 (1986) 439–456.

HÖFFE, Otfried: Medizin ohne Ethik?, Frankfurt a. M. 2002.

HOFMAN, Albert/ROCCA, Walter A./BRAYNE, Carol u. a.: The Prevalence of Dementia in Europe. A Collaborative Study of 1980–1990 Findings. EURODEM Prevalence Research Group, in: International Journal of Epidemiology 20 (1991) 736–748.

HOLDEREGGER, Adrian: Was zeichnet den Menschen als Menschen aus? Antwortversuche zur Würde des Menschen, in: Zeitschrift für medizinische Ethik 40 (1994) 275–288.

HOLSTEIN, Martha B.: Ethics and Alzheimer's Disease: Widening the Lens, in: Howe, Edmund G. (Hrsg.): Ethics and Alzheimer's Disease, Frederick 1998 (The Journal of Clinical Ethics; Vol. 9,1: Special Issue), 13–22.

HONECKER, Martin: Dimensionen der Diskussion um Peter Singer, in: Jahrbuch für Wissenschaft und Ethik 4 (1999) 93–113.

HONNEFELDER, Ludger: Der Streit um die Person in der Ethik, in: Philosophisches Jahrbuch 100 (1993) 246–265.

HONNEFELDER, Ludger: Medizinische Ethik und ärztliche Teleologie. Zu den ethischen Aspekten der Behandlung irreversibel bewußtloser Patienten, in: Jahrbuch für Wissenschaft und Ethik 2 (1997) 169–180.

HONNEFELDER, Ludger: Der Begriff der Person in der aktuellen ethischen Debatte, in: Rager, Günter/Holderegger, Adrian (Hrsg.): Bewusstsein und Person. Neurobiologie, Philosophie und Theologie im Gespräch, Freiburg i. Ue./Freiburg i. Br. 2000, 53–69.

HORNUNG, ERIK: Altägyptische Dichtung, ausgewählt, übersetzt und erläutert von Erik Hornung, Stuttgart 1996.

HOWE, Edmund G. (Hrsg.): Ethics and Alzheimer's Disease, Frederick 1998 (The Journal of Clinical Ethics; Vol. 9,1: Special Issue).

HUGGINS, Marlene/BLOCH, Maurice/KANANI, Shelin u. a.: Ethical and Legal Dilemmas Arising During Predictive Testing for Adult-onset Disease: The Experience of Huntington Disease, in: American Journal of Human Genetics 47 (1990) 4–12.

HUGHES, Julian C.: Ethics and the Anti-Dementia Drugs, in: International Journal of Geriatric Psychiatry 15 (2000) 538–543.

HUPPERT, Felicia A./BRAYNE, Carol: What is the Relationship between Dementia and Normal Aging?, in: Huppert, Felicia A./Brayne, Carol/O'Connor, Daniel W. (Hrsg.): Dementia and Normal Aging, Cambridge 1994, 3–11.

HUPPERT, Felicia A./BRAYNE, Carol/O'CONNOR, Daniel W. (Hrsg.): Dementia and Normal Aging, Cambridge 1994.

IGNATIEFF, Michael: Die Lichter auf der Brücke eines sinkenden Schiffs. Geschichte einer Familie, Frankfurt a. M./Leipzig 1995.

IHL, Ralf: Klinische Diagnosekriterien, in: Förstl, Hans/Bickel, Horst/Kurz, Alexander (Hrsg.): Alzheimer Demenz. Grundlagen, Klinik und Therapie, Berlin u. a. 1999, 109–128.

IHL, Ralf/BRINKMEYER, Jürgen/KAPANKE, Brigitte: Neuropsychologische Befunde bei der Demenz vom Alzheimer-Typ, in: Rösler, Michael/Retz, Wolfgang/Thome, Johannes (Hrsg.): Alzheimer-Krankheit. Abgrenzung normalen Alterns – Epidemiologie – Ätiologie – Pathogenese – Klinik – Behandlung – Ethik, Weinheim 1997, 229–236.

IHL, Ralf/FRÖLICH, Lutz: Die Reisberg-Skalen, Weinheim 1991.

IMHOF, Arthur E.: Lebenserwartung und Lebensplan. Die Zunahme der Lebensspanne seit 300 Jahren und ihre Folgen, in: Zeitschrift für medizinische Ethik 40 (1994) 183–197.

INTERNATIONAL HUNTINGTON ASSOCIATION (Hrsg.): Ethical Issues Policy Statement on Huntington's Disease Molecular Genetics Predictive Test, in: Journal of Medical Genetics 27 (1990) 34–38.

IRIGARAY, Luce: Le langage des dements, The Hague 1973.

JACQUES, Alan/JACKSON, Graham A. (Hrsg.): Understanding Dementia, Edinburgh [3]2000 (orig.: 1988).

JAEGGI, Eva: Viel zu jung, um alt zu sein. Das neue Lebensgefühl ab sechzig, Reinbek 1998.

JAMES, Bryan D./XIE, Sharon X./KARLAWISH, Jason H. T.: How do Patients with Alzheimer Disease rate their overall Quality of Life?, in: American Journal of Geriatric Psychiatry 13 (2005) 484–490.

JANICKI, Matthew P./DALTON, Arthur J.: Dementia, Aging, and Intellectual Disabilities. A Handbook, Philadelphia 1999.

JANSSON, Lilian/NORBERG, Astrid/SANDMAN, Per-Olof/ASTRÖM, Gunilla: When the Severely Ill Elderly Patient Refuses Food: Ethical Reasoning among Nurses, in: International Journal of Nursing Studies 32 (1995) 1: 68–78.

JANSSON, Willis/ALMBERG, Britt/GRAFSTRÖM, Margareta/WINBLAD, Bengt: The Circle Model – Support for Relatives of People with Dementia, in: Iqbal, K./Swaab, D. F./Winblad, B./Wisniewski, H. M. (Hrsg.): Alzheimer's Disease and Related Disorders, Chichester u. a. 1999, 791–794 (originally published as a Part of an Article in: International Journal of Geriatric Psychiatry 13 [1998] 647–681).

JELLINGER, Kurt A.: The Neuropathological Diagnosis of Alzheimer Disease, in: Jellinger, Kurt/Fazekas, F./Windisch, M. (Hrsg.): Ageing and Dementia, Wien/New York 1998 (Journal of Neural Transmission; Suppl. 53), 97–118.

JENSEN, M. T./MOTTIN, M. D./CRACCHIOLO, J. R./LEIGHTY, R. E./ARENDASH, G. W.: Lifelong immunization with human beta-amyloid (1-42) protects Alzheimer's transgenic mice against cognitive impairment throughout aging, in: Neuroscience 130 (2005) 667–684.

JOHNSON, Paul/THANE, Pat (Hrsg.): Old Age from Antiquity to Post-Modernity, London/New York 1998.

JONES, D. G.: Aging, Dementia and Care. Setting Limits on the Allocation of Health Care Resources to the Aged, in: New Zealand Medical Journal 110 (1997) 466–468.

JORM, Anthony F./JOLLEY, David: The Incidence of Dementia. A Meta-Analysis, in: Neurology 51 (1998) 728–733.

JORM, Anthony F./KORTEN, Ailsa E./HENDERSON, A. Scott: The Prevalence of Dementia. A Quantitative Integration of the Literature, in: Acta Psychiatrica Scandinavica 76 (1987) 465–479.

JOST, Barbara C./GROSSBERG, George T.: The Natural History of Alzheimer's Disease: A Brain Bank Study, in: Journal of the American Geriatrics Society 43 (1995) 1248–1255.

JOTKOWITZ, Alan B.: Feeding Patients with advanced Dementia. A Jewish ethical perspective, in: The Journal of Clinical Ethics 15 (2004) 346–349.

JOTKOWITZ, Alan B./CLARFIELD, A. Mark/GLICK, Shimon: The Care of Patients with Dementia. A Modern Jewish Ethical Perspective, in: Journal of the American Geriatrics Society 53 (2005) 881–884.

JOX, Ralf J.: Bewusstlos, aber autonom? Ethische Analyse stellvertretender Entscheidungen für einwilligungsunfähige Patienten, in: Ethik in der Medizin 16 (2004) 401–414.

JÜRGS, Michael: Alzheimer. Spurensuche im Niemandsland, München 1999.

JÜRGS, Michael/BISSINGER, Claudia: Alzheimer. Spurensuche im Niemandsland, Arte/MDR, Deutschland 2000, Erstsendung am 7. Februar 2001, Arte.

KAHN, Jeffrey: Ethical Issues in Genetic Testing for Alzheimer's Disease, in: Geriatrics 52 (Suppl. 2: Alzheimer's Disease. A Multidisciplinary Challenge) (1997) 30–32.

KALBE, Elke: Zahlenverarbeitung bei der Alzheimerschen Erkrankung und anderen Demenzen, Bielefeld, Univ., Diss., masch., 1999.

KANOWSKI, Siegfried: Gegenwärtiger Stand der klinischen Nootropika-Forschung, in: Hirnliga (Hrsg.): Therapie der Demenz. Möglichkeit und Wirklichkeit; Anhörung der Hirnliga e. V. am 3. November 1993 in Bonn, Heidelberg 1993 (Schrifteneihe der Hirnliga e. V.; Bd. 1), 24–30.

KANOWKSI, Siegfried: Art.: Alter/Altern. 1. Medizinisch, in: Lexikon der Bioethik, Bd. 1 (1998), 121–130.

KANT, Immanuel: Grundlegung zur Metaphysik der Sitten 1797, nach: Werkausgabe, Bd. 8: Die Metaphysik der Sitten von Immanuel Kant, hrsg. v. Wilhelm Weischedel, Darmstadt 1963.

KARENBERG, Axel: Demenz in der antiken Heilkunde: Historische Realität oder modernes Trugbild?, in: Schriftenreihe der Deutschen Gesellschaft für Geschichte der Nervenheilkunde 10 (2004) 73–86.

KARENBERG, Axel/FÖRSTL, Hans: Geschichte der Demenzen und der Antidementiva, in: Förstl, Hans (Hrsg.): Antidementiva, München 2003, 5–52.

KARENBERG, Axel/LEITZ, Christian (Hrsg.): Heilkunde und Hochkultur. Bd. 2: »Magie und Medizin« und »Der alte Mensch« in den antiken Zivilisationen des Mittelmeerraumes, Münster 2002 (Naturwissenschaft, Philosophie, Geschichte; Bd. 16).

KARGER, André/HAUPT, Martin: Sterbehilfe bei Demenz. Ethische Überlegungen zwischen Paternalismus und Autonomie, in: Nervenarzt 68 (1997) 907–914.

KATZMAN, Robert: The Prevalence and Malignancy of Alzheimer Disease: A Major Killer, in: Archives of Neurology 33 (1976) 217–218.

KATZMAN, Robert: Education and the Prevalence of Dementia and Alzheimer's Disease, in: Neurology 43 (1993) 13–20.

KATZMAN, Robert/FOX, P. J.: The World-Wide Impact of Dementia. Projections of Prevalence and Costs, in: Mayeux, Richard/Christen, Yves (Hrsg.): Epidemiology of Alzheimer's Disease. From Gene to Prevention, Berlin 1999, 1–17.

KATZMAN, Robert/TERRY, Robert D./BICK, Katherine L.: Recommendations of the Nosology, Epidemiology and Pathophysiology of the Workshop-Conference on Alzheimer's Disease – Senile Dementia and Related Disorders, in: Katzman, Robert/Terry, Robert D./Bick, Katherine L. (Hrsg.): Alzheimer's Disease. Senile Dementia and Related Disorders, New York 1978 (Aging; Bd. 7), 579–585.

KAWAS, Claudia H./KATZMAN, Robert: Epidemiology of Dementia and Alzheimer Disease, in: Terry, Robert D./Katzman, Robert/Bick, Katherine L./Sisoda, Sangram S. (Hrsg.): Alzheimer Disease, Philadelphia [2]1999, 95–116.

KECK, David: Forgetting Whose We Are. Alzheimer's Disease and the Love of God, Nashville 1996.

KERN, Axel Olaf/BESKE, Fritz: Entwicklung und Zahl der Demenzpatienten in Deutschland bis zum Jahr 2030, Kiel 1999 (IGSF, Institut für Gesundheits-System-Forschung, Kiel).

KESSLER, Josef/MARKOWITSCH, Hans J./DENZLER, Petra: Mini-Mental-Status-Test, Weinheim 1990.

KHACHATURIAN, Zaven S.: Diagnosis of Alzheimer's Disease, in: Archives of Neurology 42 (1985) 1097–1105.

KHACHATURIAN, Zaven S.: Natur und Dimension der Alzheimerschen Krankheit: Möglichkeiten und Perspektiven für die Zukunft, in: Forschungsinstitut der Friedrich-Ebert-Stiftung, Abt. Arbeits- und Sozialforschung (Hrsg.): Medizinische und gesellschaftspolitische Herausforderung: Alzheimer Krankheit. Der langsame Zerfall der Persönlichkeit, Bonn 1995 (Gesprächskreis Arbeit und Soziales; Bd. 44), 103–125.

KHACHATURIAN, Zaven S./BLASS, John P. (Hrsg.): Alzheimer's Disease. New Treatment Strategies, New York 1992.

KIPKE, Roland: Mensch und Person. Der Begriff der Person in der Bioethik und die Frage nach dem Lebensrecht aller Menschen, Berlin 2001 (Berliner Arbeiten zur Erziehungs- und Kulturwissenschaft; Bd. 8).

KITWOOD, Tom: Concern for Others, London 1990.

KITWOOD, Tom: The Dialectics of Dementia. With Particular Reference to Alzheimer's Disease, in: Ageing and Society 10 (1990) 177–196.

KITWOOD, Tom: Person and Process in Dementia, in: International Journal of Geriatric Psychiatry 8 (1993) 541–545.

KITWOOD, Tom: Towards a Theory of Dementia Care: The Interpersonal Process, in: Ageing and Society 13 (1993) 51–67.

KITWOOD, Tom: Towards a Theory of Dementia Care. Ethics and Interaction, in: Howe, Edmund G. (Hrsg.): Ethics and Alzheimer's Disease, Frederick 1998 (The Journal of Clinical Ethics; Vol. 9,1: Special Issue), 23–34.

KITWOOD, Tom: Demenz. Der person-zentrierte Ansatz im Umgang mit verwirrten Menschen, Bern 2000 (orig.: Dementia reconsidered, Buckingham 1997).

KITWOOD, Tom/BREDIN, Kathleen: Towards a Theory of Dementia Care. Personhood and Well-being, in: Ageing and Society 12 (1992) 269–287.

KLEINERT, Andreas: Mein Vater, Spielfilm, Colonia Media im Auftrag des WDR, Erstsendung am 08.01.2003, ARD.

KLESSMANN, Edda: Wenn Eltern Kinder werden und doch die Eltern bleiben. Die Doppelbotschaft der Altersdemenz, Bern u. a. 1990.

KLEUCKER, Ernst/SCHULZ, Wilfried: Seelsorgerliche Begleitung alter Menschen, Berlin 1998 (Berliner Hefte für evangelische Krankenhausseelsorge; Bd. 64/65).

KLIE, Thomas: Ethik und Demenz, in: Klie, Thomas (Hrsg.): Wohngruppen für Menschen mit Demenz, Hannover 2002, 63–70.

KLIE, Thomas (Hrsg.): Wohngruppen für Menschen mit Demenz, Hannover 2002.

KLIE, Thomas/SCHMIDT, Roland: Begleitung von Menschen mit Demenz. Bestandsaufnahme und Formulierung demenzpolitischer Desiderate und Optionen, in: Zeitschrift für Gerontologie und Geriatrie 35 (2002) 199–209.

KNAUF, Antje-Franziska: Demenz und pflegende Angehörige. Eine Intervention zur Steigerung der Lebensqualität von pflegenden Angehörigen, Köln, Univ., Diss., masch., 2004.

KOBUSCH, Theo: Die Entdeckung der Person. Metaphysik der Freiheit und modernes Menschenbild, Darmstadt ^{2}1997 (orig.: 1993).

KOCH, Tom: The Challenge of Terri Schiavo. Lessons for Bioethics, in: Journal of Medical Ethics 31 (2005) 376–378.

KOCHENDÖRFER, Günter: Sprachverarbeitung bei Alzheimer-Demenz. Hypothesen aus neuronalen Modellen, Tübingen 1998 (cognitio; Bd. 4).

KOHLI, Martin: Altern in soziologischer Perspektive, in: Baltes, Paul B./Mittelstraß, Jürgen (Hrsg.): Zukunft des Alterns und gesellschaftliche Entwicklung, Berlin/New York 1992 (Akademie der Wissenschaften zu Berlin, Forschungsbericht; Bd. 5), 231–259.

KOLB, Christian: Nahrungsverweigerung bei Demenzkranken. PEG-Sonde – ja oder nein?, Frankfurt a. M. ^{2}2004.

KOLLE, Kurt: Kraepelin und Freud. Beitrag zur neueren Geschichte der Psychiatrie, Stuttgart 1957.

KORSGAARD, Christine M.: Personale Identität und die Einheit des Handelns. Eine kantianische Antwort auf Parfit, in: Quante, Michael (Hrsg.): Personale Identität, Paderborn u. a. 1999, 195–237 (orig.: Personal Identity and the Unity of Agency. A Kantian Response to Parfit, in: Philosophy & Public Affairs 18 [1989] 101–132).

KÖRTNER, Ulrich H. J.: Evangelische Sozialethik, Göttingen 1999.

KÖRTNER, Ulrich H. J.: Freiheit und Verantwortung. Studien zur Grundlegung einer theologischen Ethik, Freiburg i. Ue./Freiburg i. Br. 2001 (Studien zu theologischen Ethik; Bd. 90).

KOSTKA, Ulrike: Der Mensch in Krankheit, Heilung und Gesundheit im Spiegel der modernen Medizin. Eine biblische und theologisch-ethische Reflexion, Münster 2000 (Studien der Moraltheologie; Bd. 12; zugl.: Münster, Univ., Diss., 1999).

KÖTTER, Hans-Ulrich/HAMPEL, Harald: Mythos Alzheimer-Demenz – ein Krankheitsbegriff im Wandel, in: Hampel, Harald/Padberg, Frank/Möller, Hans-Jürgen (Hrsg.): Alzheimer-Demenz. Klinische Verläufe, diagnostische Möglichkeiten, moderne Therapiestrategien, Stuttgart 2003, 14–27.

KRAEPELIN, Emil: Psychiatrie. Ein Lehrbuch für Studierende und Ärzte. II. Bd., Klinische Psychiatrie, Leipzig ^{8}1910.

KRÄMER, Günter: Alzheimer-Kranke betreuen. Praktische Ratschläge für den Alltag, Stuttgart 1995.

KRÄMER, Günter: Alzheimer-Krankheit. Benennung und Abgrenzung, Ursachen und Vererbung, Veränderungen am Nervensystem, Krankheitszeichen, Untersuchungen, Behandlung und Verlauf, Stuttgart ^{3}1996.

KRÄMER, Stefan (Hrsg.): Wohnen im Alter, Stuttgart/Zürich 2005.

KRAUSE, Karla: Liebe, die um Abschied weiß. Vom Leben mit Alzheimer, Radio-Feature, Erstsendung am 14.05.2003, Deutschlandradio Berlin.

KREMER-PREISS, Ursula/NARTEN, Renate: Betreute Wohngruppen: Struktur des Angebotes und Aspekte der Leistungsqualität. Pilotstudie. Studie im Rahmen des Projektes »Leben und Wohnen im Alter« der Bertelsmann-Stiftung und des Kuratoriums Deutsche Altershilfe, Köln 2004.

KREUZER, Thomas: Kontexte des Selbst. Eine theologische Rekonstruktion der hermeneutischen Anthropologie Charles Taylors, Gütersloh 1999 (Öffentliche Theologie; Bd. 12; zugl.: Frankfurt a. M., Univ., Diss., 1998).

KRUSE, Andreas: Art.: Gerontologie, in: Lexikon der Bioethik, Bd. 2 (1998), 78–81.

KRUSE, Andreas: Lebensqualität demenzkranker Menschen, in: Zeitschrift für medizinische Ethik 51 (2005) 41–57.

KRUSE, Andreas/GABER, Elisabeth/HEUFT, Gereon/OSTER, Peter/RE, Susanna/SCHULZ-NIESWANDT, Frank: Gesundheit im Alter, Berlin 2002 (Gesundheitsberichterstattungen des Bundes; Heft 10).

KRYSPIN-EXNER, Ilse/GÜNTHER, Verena: Förderung der Selbständigkeit im Alter. Information, Beratung, Schulung und Unterstützung von Angehörigen und Pflegepersonal, in: Weis, Serge/Weber, Germain (Hrsg.): Handbuch Morbus Alzheimer. Neurobiologie, Diagnose, Therapie, Weinheim 1997, 1253–1292.

KUCZEWSKI, Mark G.: Whose Will is it, anyway? A Discussion of Advance Directives, Personal Identity, and Consensus in Medical Ethics, in: Bioethics 8 (1994) 27–48.

KUHN, Thomas: Die Struktur wissenschaftlicher Revolutionen, Frankfurt a. M. 1999 (orig.: The Structure of Scientific Revolutions, 1969).

KUHSE, Helga: Die Lehre von der »Heiligkeit des Lebens«, in: Leist, Anton (Hrsg.): Um Leben und Tod. Moralische Probleme bei Abtreibung, künstlicher Befruchtung, Euthanasie und Selbstmord, Frankfurt a. M. [3]1992, 75–106.

KUMAR, Vinod/EISDORFER, Carl (Hrsg.): Advances in the Diagnosis and Treatment of Alzheimer's Disease, New York 1998.

KUNZ, Roland: Leben erhalten – sterben lassen? Wer entscheidet bei demenzkranken Patienten und Patientinnen?, in: Mettner, Matthias (Hrsg.): Wie menschenwürdig sterben? Zur Debatte um die Sterbehilfe und zur Praxis der Sterbebegleitung, Zürich 2000, 285–293.

KURZ, Alexander: Alzheimer. Mut zur Diagnose, Mut zur Therapie, in: Fortschritte der Medizin 115 (1997) 13: 50–51.

KURZ, Alexander: Alzheimer-Selbsthilfe-Initiativen, in: Weis, Serge/Weber, Germain (Hrsg.): Handbuch Morbus Alzheimer. Neurobiologie, Diagnose, Therapie, Weinheim 1997, 1305–1309.

KURZ, Alexander: Klinische Diagnose der Alzheimer-Krankheit, in: Weis, Serge/Weber, Germain (Hrsg.): Handbuch Morbus Alzheimer. Neurobiologie, Diagnose, Therapie, Weinheim 1997, 617–643.

KURZ, Alexander: Verlauf der kognitiven Störungen, in: Weis, Serge/Weber, Germain (Hrsg.): Handbuch Morbus Alzheimer. Neurobiologie, Diagnose, Therapie, Weinheim 1997, 991–1005.

KURZ, Alexander: Verlauf und Bestätigung der Diagnose, in: Förstl, Hans/Bickel, Horst/Kurz, Alexander (Hrsg.): Alzheimer Demenz. Grundlagen, Klinik und Therapie, Berlin u. a. 1999, 167–176.

KURZ, Alexander: Klinik, in: Beyreuther, Konrad/Einhäupl, Karl Max/Förstl, Hans/Kurz, Alexander (Hrsg.): Demenzen. Grundlagen und Klinik, Stuttgart/New York 2002, 168–210.

KURZ, Alexander/DIEHL, Janine/RIEMENSCHNEIDER, Matthias/PERNECZKY, Robert/LAUTENSCHLAGER, Nicola: Leichte kognitive Störung. Fragen zu Definition, Diagnose, Prognose und Therapie, in: Nervenarzt 75 (2004) 6–15.

KURZ, Alexander/FELDMANN, Lili/LAUTER, Hans: Leben mit der Demenz, in: Fundamenta Psychiatrica 2 (1988) 3–7.

KURZ, Alexander/HALLAUER, Johannes/JANSEN, Sabine/DIEHL, Janine: Zur Wirksamkeit von Angehörigengruppen bei Demenzerkrankungen, in: Nervenarzt 76 (2005) 261–269.

KURZ, Alexander/JENDROSKA, Klaus: Therapie und Prävention, in: Beyreuther, Konrad/Einhäupl, Karl Max/Förstl, Hans/Kurz, Alexander (Hrsg.): Demenzen. Grundlagen und Klinik, Stuttgart/New York 2002, 187–210.

KURZ, Alexander/LAUTER, Hans: Klinische Aspekte der Alzheimer-Krankheit, in: Helmchen, Hanfried/Henn, Fritz/Lauter, Hans/Sartorius, Norman (Hrsg.): Psychiatrie der Gegenwart, Bd. 4: Psychische Störungen bei somatischen Krankheiten, Berlin u. a. [4]1999, 71–103.

LAING, Ronald D.: Das geteilte Selbst, München 1973 (orig.: The divided Self, London 1960).

LAKE, J. Thad/GROSSBERG, George T.: Diagnosis and Management of Paranoia, Delusion, Agitation, and Other Behavioral Problems in Alzheimer's Disease Patients, in: Kumar, Vinod/Eisdorfer, Carl (Hrsg.): Advances in the Diagnosis and Treatment of Alzheimer's, New York 1998, 247–263.

LANG, Christoph: Demenzen. Diagnose und Differentialdiagnose, London/Weinheim 1994.

LANG, Erich/DIEPGEN, Thomas: Altern und Krankheit, in: Lang, Erich (Hrsg.): Praktische Geriatrie, Stuttgart 1988, 78–80.

LANZERATH, Dirk: Art.: Krankheit. I. Medizinisch-anthropologisch, in: LThK, Bd. 6, ^{3}1997, 426.

LANZERATH, Dirk: Art.: Koma. 2. Ethisch, in: Lexikon der Bioethik, Bd. 2 (1998), 410–412.

LANZERATH, Dirk: Art.: Krankheit, in: Lexikon der Bioethik, Bd. 2 (1998), 478–485.

LANZERATH, Dirk: Krankheit und ärztliches Handeln. Zur Funktion des Krankheitsbegriffs in der medizinischen Ethik, Freiburg i. Br./München 2000 (Praktische Philosophie; Bd. 66; zugl.: Bonn, Univ., Diss., 1998).

LASKE, Christoph/MORAWETZ, Carmen/BUCHKREMER, Gerhard/WORMSTALL, Henning: Präventive Maßnahmen bei demenziellen Erkrankungen, in: Deutsches Ärzteblatt 102 (2005) A 1446–1453.

LAUNER, Lenore J. (Hrsg.): European Studies on the Incidence of Dementing Diseases. A Report of the EURODEM Research Group, Basel 1992 (Neuroepidemiology: Suppl.; Vol. 11, 1).

LAUTER, Hans: Ärztliche Überlegungen zur aktuellen Euthanasiediskussion, in: Barocka, Arnd/Lungershausen, Eberhard/Portwich, Philipp (Hrsg.): Ethische Brennpunkte der Psychiatrie, Würzburg 1999, 111–126.

LAUTER, Hans: Geschichtliche Wandlungen medizinischen Denkens und ihre Bedeutung für die Gerontopsychiatrie, in: Möller, Hans-Jürgen/Rohde, Anke (Hrsg.): Psychische Krankheit im Alter, Berlin 1993, 32–44.

LAUTER, Hans: Art.: Demenz, in: Lexikon der Bioethik, Bd. 1 (1998), 464–468.

LAUTER, Hans: Ethische Aspekte, in: Förstl, Hans (Hrsg.): Lehrbuch der Gerontopsychiatrie und -psychotherapie. Grundlagen – Klinik – Therapie, Stuttgart ^{2}2003, 280–293.

LAUTER, Hans: Die auf Widerruf gestundete Zeit wird sichtbar am Horizont. Das Lebensende Demenzkranker, in: Wetzstein, Verena (Hrsg.): Ertrunken im Meer des Vergessens? Alzheimer-Demenz im Spiegel von Ethik, Medizin und Pflege, Freiburg i. Br. 2005, 9–29.

LAUTER, Hans/KURZ, Alexander: The German View, in: Hovaguimian, Theodore/Henderson, Scott/Khachaturian, Zaven/Orley, John (Hrsg.): Classification and Diagnosis of Alzheimer's Disease. An International Perspective, Toronto u. a. 1989 (based on the Symposium on Consenus Development in the Diagnosis of Alzheimer's Disease, jointly Organized by the World Health Organization of Geneva, Switzerland, 18–20 March 1987), 37–43.

LAUTER, Hans/KURZ, Alexander (Hrsg.): Allgemeine Grundsätze bei der Behandlung von Demenzprozessen im Alter, München 1987.

LAUTER, Hans/KURZ, Alexander: Anthropologische Aspekte psychiatrischer Alterserkrankungen, in: Pfäfflin, Friedemann/Appelt, Hertha/Krausz, Michael/Mohr, Michael (Hrsg.): Der Mensch in der Psychiatrie, Berlin 1988 (FS Jan Gross zum 60. Geburtstag), 43–51.

LAUTER, Hans/KURZ, Alexander: Klinische Diagnostik der Demenzen, in: Helmchen, Hanfried/Henn, Fritz/Lauter, Hans/Sartorius, Norman (Hrsg.): Psychiatrie der Gegenwart, Bd. 4: Psychische Störungen bei somatischen Krankheiten, Berlin u. a. [4]1999, 15–32.

LAUTER, Hans/MAYER, J. E.: Clinical and Nosological Concepts, in: Müller, Christian/Ciompi, Luciano (Hrsg.): Senile Dementia. Clinical and Therapeutic Aspects, Bern (1968) 13–26.

LEHR, Ursula: Psychologie des Alterns, Wiesbaden [8]1996.

LENDON, Corinne L./ASHALL, Frank/GOATE, Alison M.: Exploring the Etiology of Alzheimer Disease Using Molecular Genetics, in: Journal of the American Medical Association 277 (1997) 825–831.

LESCH, Walter: Narrative Ansätze der Bioethik, in: Düwell, Marcus/Steigleder, Klaus (Hrsg.): Bioethik. Eine Einführung, Frankfurt a. M. 2003, 184–199.

LEWIS, David: Überleben und Identität, in: Siep, Ludwig (Hrsg.): Identität der Person. Aufsätze aus der nordamerikanischen Gegenwartsphilosophie, Basel 1983, 68–95.

LEWITT, Peter A./OERTEL, Wolfgang H.: Parkinson's Disease. The Treatment Options, London 1999.

LICHTENBERG, Peter A./MURMAN, Daniel L./MELLOW, Alan M. (Hrsg.): Handbook of Dementia. Psychological, Neurological, and Psychiatric Aspects, Hoboken, NJ 2003.

LIND, Sven/PAUL-LEMPP-STIFTUNG (Hrsg.): Umgang mit Demenz: Wissenschaftliche Grundlagen und praktische Methoden. Ergebnisse einer Literaturrecherche und Sekundäranalyse der Fachliteratur in internationalen Pflegezeitschriften zur psychogeriatrischen Pflege und Betreuung Demenzkranker, Stuttgart 2000.

LINKE, Detlef Bernhard: Hirngewebstransplantation als ethisches Problem, in: Ethik in der Medizin 3 (1991) 59–67.

LISHMAN, W. A.: The History of Research into Dementia and its Relationship to Current Concepts, in: Huppert, Felicia A./Brayne, Carol/O'Connor, Daniel W. (Hrsg.): Dementia and Normal Aging, Cambridge 1994, 41–56.

LOCKE, John: An Essay Concerning Human Understanding, ed. Peter H. Nidditch, Oxford 1975.

LOCKE, John: Versuch über den menschlichen Verstand, Bd. 1: Buch 1 und 2, Hamburg [4]1981.

LOCKWOOD, Michael: Der Warnock-Bericht: Eine philosophische Kritik, in: Leist, Anton (Hrsg.): Um Leben und Tod. Moralische Probleme bei Abtreibung, künstlicher Befruchtung, Euthanasie und Selbstmord, Frankfurt a. M. [3]1992, 235–265 (orig.: The Warnock-Report. A Philosophical Appraisal, in: Lockwood, Michael [Hrsg.]: Moral Dilemmas in Modern Medicine, Oxford 1985, 155–187).

LOHNER, Alexander: Personalität und Menschenwürde. Eine theologische Auseinandersetzung mit den Thesen der »neuen Bioethiker«, Regensburg 2000 (Studien zur Geschichte der katholischen Moraltheologie; Bd. 37).

LUCHINS, Daniel J./HANRAHAN, Patricia: What is the Appropriate Health Care for End-Stage Dementia?, in: Journal of the American Geriatrics Society 41 (1993) 25–30.

LUNGERSHAUSEN, Eberhard: Anthropologische Aspekte des Alters und der Demenz, in: Lungershausen, Eberhard (Hrsg.): Demenz. Herausforderung für Forschung, Medizin und Gesellschaft, Berlin 1992, 130–137.

LYMAN, Karen A.: Bringing the Social Back In. A Critique of the Biomedicalization of Dementia, in: The Gerontologist 29 (1989) 597–605.

LYMAN, Karen A.: Living with Alzheimer's Disease: The Creation of Meaning among Persons with Dementia, in: Howe, Edmund G. (Hrsg.): Ethics and Alzheimer's Disease, Frederick 1998 (The Journal of Clinical Ethics; Vol. 9,1: Special Issue), 49–57.

MAAS, Inke/STAUDINGER, Ursula M.: Lebensverlauf und Altern: Kontinuität und Diskontinuität der gesellschaftlichen Beteiligung, des Lebensinvestments und ökonomischer Ressourcen, in: Mayer, Karl Ulrich/Baltes, Paul B. (Hrsg.): Die Berliner Altersstudie. Das höhere Alter in interdisziplinärer Perspektive, Berlin [2]1999, 543–572.

MACE, Nancy L./RABINS, Peter V.: Der 36-Stunden-Tag. Die Pflege des verwirrten älteren Menschen, speziell des Alzheimer-Kranken, Bern [5]2001 (orig.: The 36-hour day, Baltimore 1991).

MACKENZIE, Ian R. A.: Senile Plaques do not Progressively Accumulate with Normal Aging, in: Acta Neuropathologica 87 (1994) 520–525.

MAHLBERG, Richard/GUTZMANN, Hans: Diagnostik von Demenzerkrankungen, in: Deutsches Ärzteblatt 102 (2005) A 2032–2038.

MAIO, Giovanni: Das Rollenverständnis der Heilberufe im Umgang mit der Aufklärung des Patienten, in: Engelhardt, Dietrich von/Loewenich, Volker von/Simon, Alfred (Hrsg.): Die Heilberufe auf der Suche nach ihrer Identität (Jahrestagung der Akademie für Ethik in der Medizin e. V., Frankfurt a. M. 2000), Münster 2001 (Ethik in der Praxis/Practical Ethics. Kontroversen/Controversies; Bd. 7), 74–93.

MAIO, Giovanni: Ethik der Forschung am Menschen. Zur Begründung der Moral in ihrer historischen Bedingtheit, Stuttgart/Bad Cannstatt 2002 (Medizin und Philosophie. Beiträge aus der Forschung; Bd. 6).

MANDRY, Christof: Ethische Identität und christlicher Glaube. Theologische Ethik im Spannungsfeld von Theologie und Philosophie, Mainz 2002 (zugl.: Tübingen, Univ., Diss., 2000/2001).

MARKUS, Ursula/LANFRANCONI, Paula: Morgen ist alles anders … Leben mit Alzheimer, Basel 2002.

MARR, Detlef: Kunsttherapie mit altersverwirrten Menschen, Weinheim 1995.

MARTINEZ-LAGE, Pablo/HACHINSKI, Vladimir C.: Vaskulär bedingte kognitive Beeinträchtigung und Demenz, in: Helmchen, Hanfried/Henn, Fritz/Lauter, Hans/Sartorius, Norman (Hrsg.): Psychiatrie der Gegenwart, Bd. 4: Psychische Störungen bei somatischen Krankheiten, Berlin u. a. [4]1999, 167–204.

MAURER, Konrad/IHL, Ralf/FRÖLICH, Lutz: Alzheimer. Grundlagen, Diagnostik, Therapie, Berlin u. a. 1993.

MAURER, Konrad/MAURER, Ulrike: Alzheimer. Das Leben eines Arztes und die Karriere einer Krankheit, München/Zürich 1998.

MAURER, Konrad/VOLK, Stephan/GERBALDO, Hector: Auguste D. The History of Alois Alzheimer's First Case, in: Whitehouse, Peter J./Maurer, Konrad/Ballenger, Jesse F. (Hrsg.): Concepts of Alzheimer Disease. Biological, Clinical, and Cultural Perspectives, Baltimore/London 2000, 5–29.

MAYER, Karl Ulrich/BALTES, Paul B. (Hrsg.): Die Berliner Altersstudie. Das höhere Alter in interdisziplinärer Perspektive, Berlin [2]1999 (orig.: Berlin 1996).

MAYER, Karl Ulrich/BALTES, Paul B.: Vorwort, in: Mayer, Karl Ulrich/Baltes, Paul B. (Hrsg.): Die Berliner Altersstudie. Das höhere Alter in interdisziplinärer Perspektive, Berlin ^{2}1999, 7–16.

MAYER, Karl Ulrich/BALTES, Paul B./BALTES, Margret M./BORCHELT, Markus/DELIUS, Julia/HELMCHEN, Hanfried/LINDEN, Michael/SMITH, Jacqui/STAUDINGER, Ursula M./STEINHAGEN-THIESSEN, Elisabeth/WAGNER, Michael: Wissen über das Alter(n): Eine Zwischenbilanz der Berliner Altersstudie, in: Mayer, Karl Ulrich/Baltes, Paul B. (Hrsg.): Die Berliner Altersstudie. Das höhere Alter in interdisziplinärer Perspektive, Berlin ^{2}1999, 599–634.

MAYER-GROSS, Willy/SLATER, Eliot/ROTH, Martin: Clinical Psychiatry, London ^{3}1969.

MAYEUX, Richard/GANDY, Samuel: Alzheimer's Disease, in: Goldman, Marlene B./Hatch, Naureen C. (Hrsg.): Women and Health, San Diego u. a. 2000, 1228–1238.

MCGOWIN, Diana Friel: Wie in einem Labyrinth. Leben mit der Alzheimer Krankheit, Stuttgart 1993 (orig.: Living in the Labyrinth. A Personal Journey Through the Maze of Alzheimer's, San Francisco 1993).

MCKHANN, Guy/DRACHMAN, David/FOLSTEIN, Marshall/KATZMAN, Robert/PRICE, Donald/STADLAN, Emanuel M.: Clinical Diagnosis of Alzheimer's Disease. Report of the NINCDS-ADRDA Work Group under the Auspices of Department of Health and Human Services Task Force on Alzheimer's Disease, in: Neurology 34 (1984) 939–944.

MCMAHAN, Jeff: The Ethics of Killing. Problems at the Margins of Life, Oxford 2002.

MCQUILKIN, Robertson: Wenn Liebe hält, was sie verspricht. Die Geschichte einer großen Liebe… und einer Krankheit, die alles zu zerstören droht, Asslar-Wetzlar 2000.

MENZEN, Karl-Heinz: Kunsttherapie mit altersverwirrten Menschen, München 2004.

MERAN, Johannes Gobertus: Lebensqualität. Anspruch und Wirklichkeit als medizinischer Parameter versus Lebensqualität als subjektbezogene Wirklichkeit, in: Wiener Medizinische Wochenschrift 142 (1992) 539–543.

MIESEN, Bère: »So blöd bin ich noch lange nicht!« Was in geistig verwirrten, älteren Menschen vorgeht. Information und Hilfe für Alzheimer-Kranke, Angehörige, Freunde und Pflegende, Stuttgart 1996.

MIESEN, Bère: Leben mit verwirrten älteren Menschen. Wie Sie mit Demenz- und Alzheimer-Kranken umgehen lernen, klarkommen mit den eigenen Gefühlen, so meistern Sie die täglichen Anforderungen, Stuttgart 1998.

MINOIS, Georges: Histoire de la vieillesse en occident de l'Antiquité à la Renaissance, Paris 1987.

MOHS, Richard C./DAVIS, Kenneth L.: A Signal Detectability Analysis of the Effect of Physostigmine on Memory in Patients with Alzheimer's Disease, in: Neurobiology of Aging 3 (1982) 105–110.

MÖLLER, Hans-Jürgen: Medikamentöse Therapie, in: Weis, Serge/Weber, Germain (Hrsg.): Handbuch Morbus Alzheimer. Neurobiologie, Diagnose, Therapie, Weinheim 1997, 1049–1071.

MÖLLER, Hans-Jürgen: Neue medikamentöse Ansätze bei der Behandlung der Alzheimer-Krankheit und Probleme ihres Wirkungs- und Wirksamkeitsnachweises, in: Rösler, Michael/Retz, Wolfgang/Thome, Johannes (Hrsg.): Alzheimer-Krankheit. Abgrenzung normalen Alterns – Epidemiologie – Ätiologie – Pathogenese – Klinik – Behandlung – Ethik, Weinheim 1997, 248–268.

MÖLLER, Hans-Jürgen/GRAEBER, Manuel B.: Johann F. The Historical Relevance of the First Case for the Concept of Alzheimer Disease, in: Whitehouse, Peter J./Maurer, Konrad/Ballenger, Jesse F. (Hrsg.): Concepts of Alzheimer Disease. Biological, Clinical, and Cultural Perspectives, Baltimore/London 2000, 30–46.

MÖLLER, Hans-Jürgen/MÜLLER, Norbert (Hrsg.): Dementia: Traditional and Modern Aspects (= European Archives of Psychiatry and Clinical Neuroscience, Vol. 249, Suppl. 3) 1999.

MORCINIEC, Piotr: Euthanasie statt Sterbebegleitung?, in: Bołoz, Wojciech/Höver, Gerhard (Hrsg.), Utilitarismus in der Bioethik. Seine Voraussetzungen und Folgen am Beispiel der Anschauungen von Peter Singer, Münster 2002 (Symposion – Anstöße zur interdisziplinären Verständigung; Bd. 2), 185–199.

MORRIS, David B.: Krankheit und Kultur. Plädoyer für ein neues Körperverständnis, München 2000 (orig.: Illness and Culture in the Postmodern Age, Berkeley/London 1998).

MORRIS, James H.: Alzheimer's Disease, in: Esiri, Margaret M./Morris, James H. (Hrsg.): The Neuropathology of Dementia, Cambridge 1997, 70–121.

MORRIS, John C. (Hrsg.): Handbook of Dementing Illnesses, New York u. a. 1994.

MORRIS, John C.: Classification of Dementia and Alzheimer's Disease, in: Acta Neurologica Scandinavica Suppl. 165 (1996) 41–50.

MORRIS, Robin G.: A Cognitive Neuropsychology of Alzheimer-type Dementia, in: Morris, Robin G. (Hrsg.): The Cognitive Neuropsychology of Alzheimer-type Dementia, Oxford 1996, 3–10.

MORTON, Ian: Die Würde wahren. Personenzentrierte Ansätze in der Betreuung von Menschen mit Demenz, Stuttgart 2002 (orig.: Person-Centre Approaches to Dementia Care, Bicester-Oxon 1999).

MOSER, Ulrich: Identität, Spiritualität und Lebenssinn. Grundlagen seelsorgerlicher Begleitung im Altenheim, Würzburg 2000 (Studien zur Theologie und Praxis der Seelsorge; Bd. 42; zugl.: Freiburg i. Br., Univ., Diss., 1999).

MÜLLER, Gerhard Ludwig: Theologie der Personwürde des Menschen, in: Zeitschrift für medizinische Ethik 48 (2002) 259–270.

MÜLLER, Walter E.: Nootropika (ohne Acetylcholinesterase-Hemmer) – Präklinische und klinische Bewertung, in: Förstl, Hans/Bickel, Horst/Kurz, Alexander (Hrsg.): Alzheimer Demenz. Grundlagen, Klinik und Therapie, Berlin u. a. 1999, 191–202.

MÜLLER, Walter E./FÖRSTL, Hans: Pharmakologische und nichtmedikamentöse Behandlungsansätze der Demenz, in: Helmchen, Hanfried/Henn, Fritz/Lauter, Hans/Sartorius, Norman (Hrsg.): Psychiatrie der Gegenwart, Bd. 4: Psychische Störungen bei somatischen Krankheiten, Berlin [4]1999, 53–70.

MÜLLER-SCHWARTZ, A.: Möglichkeiten der Musiktherapie mit Demenzkranken, in: Hirsch, Rolf (Hrsg.): Psychotherapie bei Demenzen, Darmstadt 1994, 159–166.

MÜLLER-SPAHN, Franz/HOCK, Christoph: Risk Factors and Differential Diagnosis of Alzheimer's Disease, in: European Archives of Psychiatry and Clinical Neuroscience 249 (1999) Suppl. 3: 37–42.

MUTHESIUS, Dorothea: Gefühle altern nicht. Musiktherapie mit dementen Patienten, in: Deutsche Alzheimer Gesellschaft e. V. (Hrsg.): Fortschritte und Defizite im Problemfeld Demenz. Referate auf dem 2. Kongreß der Deutschen Alzheimer-Gesellschaft, Berlin 9.–11. September 1999, Berlin 2000, 167–177.

NATIONALER ETHIKRAT: Patientenverfügungen – ein Instrument der Selbstbestimmung. Stellungnahme, Berlin 2005.

NEHEN, Hans Georg: Das geriatrische Team in der Memory-Clinic, in: Zeitschrift für Gerontologie und Geriatrie 28 (1995) 113-117.

NEHER, Karl M.: Frühdiagnostik dementieller Erkrankungen. Grundlagen für die Praxis der Strategie »Testing the limits«, Berlin 1996 (Berlin-Forschung; Bd. 30: Themenbereich Gerontopsychologie, psychische Diagnostik; zugl.: Berlin, Freie Univ., Diss., 1995).

NESTEROV, Evgueni E./SKOCH, Jesse/HYMAN, Bradley T./KLUNK, William E./BACSKAI, Brian J./SWAGER, Timothy M.: In Vivo Optical Imaging of Amyloid Aggregates in Brain. Design of Fluorescent Markers, in: Angewandte Chemie 117 (2005), im Druck, DOI: 10.1002/ange.200500845.

NEUMANN, Eva-Maria: Angehörigenarbeit, in: Gutzmann, Hans (Hrsg.): Der dementielle Patient. Das Alzheimer-Problem. Diagnostik, Ursachenforschung, Therapie, Betreuung, Bern 1992 (Angewandte Alterskunde; Bd. 3), 163–182.

NEUNDÖRFER, Gabriele/HIPPIUS, Hanns: Historischer Hintergrund der Alzheimer-Demenz, in: Hampel, Harald/Padberg, Frank/Kötter, Hans-Ulrich (Hrsg.): Alzheimer-Demenz. Klinische Verläufe, diagnostische Möglichkeiten, moderne Therapiestrategien, Stuttgart 2003, 1–13.

NEWTON, R. D.: The Identity of Alzheimer's Disease and Senile Dementia and their Relationship to Senility, in: Journal of Mental Science 94 (1948) 225–249.

NIEBUHR, Maren: Interviews mit Demenzkranken. Wünsche, Bedürfnisse und Erwartungen aus Sicht der Betroffenen. Eine qualitative Untersuchung zur subjektiven Lebensqualität von Demenzkranken, Köln 2004.

NIEMANN-MIRMEHDI, Mechthild/MAHLBERG, Richard: Alzheimer. Was tun, wenn die Krankheit beginnt?, Stuttgart 2003.

NIEMANN-MIRMEHDI, Mechthild/RICHERT, Annette/NEUMANN, Eva-Maria: Leben mit Alzheimer. Das Buch für Betroffene und Angehörige, Behandlung und Pflege in jeder Phase. Schwerpunktthema: soziale Hilfen und rechtliche Ansprüche, Niedernhausen 1998.

NIKOLAUS, Thomas: Alzheimer-Gentests ethisch vertretbar? Gentests nicht als Screeningmethode einsetzen, in: Fortschritte der Medizin 115 (1997) 24: 4.

NIKOLAUS, Thorsten (Hrsg.): Klinische Geriatrie, Berlin 2000.

NORBERG, Astrid/HIRSCHFELD, Miriam/DAVIDSON, Bonnie/DAVIS, Anne/LAURI, Sirka/LIN, Ju-Ying/PHILLIPS, Linda/PITTMANN, Elizabeth/VANDER LAAN, Rika/ZIV, Liora: Ethical Concerning the Feeding of Severely Demented Patients: An International Perspective, in: Nursing Ethics 1 (1994) 3–13.

NORDENFELT, Lennart: Dignity and the Care of the Elderly, in: Medicine, Health Care and Philosophy 6 (2003) 103–110.

NORTHOFF, Georg: Personale Identität und operative Eingriffe in das Gehirn. Neurophilosophische, empirische und ethische Untersuchungen, Paderborn 2001.

NULAND, Sherwin B.: How We Die. Reflections on Life's Final Chapter, New York 1994.

O'NEILL, Desmond: Cogito ergo sum? Refocusing Dementia Ethics in a Hypercognitive Society, in: Irish Journal of Psychological Medicine 14 (1997) 121–123.

O'NEILL, Onora: Tugend und Gerechtigkeit. Eine konstruktive Darstellung des praktischen Denkens, Berlin 1996 (orig.: Towards Justice and Virtue. A Constructive Account of Practical Reasoning, Cambridge 1996).

OESTERREICH, Klaus: Gerontopsychiatrie. Forschung, Lehre, Praxis, Perspektiven, München 1993.

OLLIVETT, Catherine: Vérité, maladie d'Alzheimer et famille, in: Pancrazi, Marie-Pierre (Hrsg.): Ethique et démence, Issy-les-Moulineaux 2004, 47–62.

OLMARI-EBBING, Maya: Les directives anticipées, un outil d'humanisation des soins, in: Pancrazi, Marie-Pierre (Hrsg.): Ethique et démence, Issy-les-Moulineaux 2004, 215–225.

OLSON, Ellen/CHICHIN, Eileen R./LIBOW, Leslie (Hrsg.): Controversies in Ethics in Long-Term Care, New York 1995.

ORTH, Hermann: ΔΙΑΙΤΑ ΓΕΡΟΝΤΩΝ. Die Geriatrie der griechischen Antike, in: Centaurus. International Magazine of the History of Science and Medicine 8 (1963) 19–47.

OSWALD, Wolf D.: Kognitive und körperliche Aktivität. Ein Weg zur Erhaltung von Selbstständigkeit und zur Verzögerung demenzieller Prozesse?, in: Zeitschrift für Gerontopsychologie und -psychiatrie 17 (2004) 147–159.

OSWALD, Wolf D./FLEISCHMANN, Ulrich M.: Das Nürnberger Alters-Inventar NAI. Kurzbeschreibung, Testanweisung, Normwerte, Testmaterial, Göttingen 1995.

OTT, Alewijn/BRETELER, Monique M. B./VAN HARSKAMP, Frans/CLAUS, Jules J./VAN DER CAMMEN, Tischa J. M./GROBBEE, Diederick E./HOFMAN, Albert: Prevalence of Alzheimer's Disease and Vascular Dementia: Association with Education. The Rotterdam Study, in: British Medical Journal 310 (1995) 970–973.

OTT, Alewijn/BRETELER, Monique M. B./VAN HARSKAMP, Frans/STIJNEN, Theo/HOFMAN, Albert: Incidence and Risk of Dementia. The Rotterdam Study, in: American Journal of Epidemiology 147 (1998) 574–580.

OVERALL, John E.: A Guide to the Main Instruments, in: Hovaguimian, Theodore/Henderson, Scott/Khachaturian, Zaven/Orley, John (Hrsg.): Classification and Diagnosis of Alzheimer's Disease. An International Perspective, Toronto u. a. 1989 (based on the Symposium on Consenus Development in the Diagnosis of Alzheimer's Disease, jointly organized by the World Health Organization of Geneva, Switzerland, 18–20 March 1987), 65–77.

PADBERG, Frank/FUCHSBERGER, Thomas/UNGER, Jürgen: Ätiologie und Pathogenese, in: Hampel, Harald/Padberg, Frank/Kötter, Hans-Ulrich (Hrsg.): Alzheimer-Demenz. Klinische Verläufe, diagnostische Möglichkeiten, moderne Therapiestrategien, Stuttgart 2003, 50–72.

PADBERG, Frank/MÖLLER, Hans-Jürgen/HAMPEL, Harald u. a.: Therapie, in: Hampel, Harald/Padberg, Frank/Kötter, Hans-Ulrich (Hrsg.): Alzheimer-Demenz. Klinische Verläufe, diagnostische Möglichkeiten, moderne Therapiestrategien, Stuttgart 2003, 319–413.

PANCRAZI, Marie-Pierre: Annonce du diagnostic au sujet atteint de maladie d'Alzheimer et à sa famille, in: Pancrazi, Marie-Pierre (Hrsg.): Ethique et démence, Issy-les-Moulineaux 2004, 13–31.

PANCRAZI, Marie-Pierre (Hrsg.): Ethique et démence, Issy-les-Moulineaux 2004.

PARFIT, Derek: Reasons and Persons, Oxford 1984.

PARFIT, Derek: Rechte, Interessen und mögliche Menschen, in: Leist, Anton (Hrsg.): Um Leben und Tod. Moralische Probleme bei Abtreibung, künstlicher Befruchtung, Euthanasie und Selbstmord, Frankfurt a. M. 31992, 384–394 (orig.: Rights, Interests, and Possible People, in: Gorovitz, S. u. a. [Hrsg.]: Moral Problems in Medicine, Englewood Cliffs, NJ 1976, 369–375).

PARFIT, Derek: Personale Identität, in: Quante, Michael (Hrsg.): Personale Identität, Paderborn u. a. 1999, 71–99 (orig.: Personal Identity, in: The Philosophical Review 80 [1971] 3–27).

PARKIN, Tim G.: Ageing in Antiquity. Status and Participation, in: Johnson, Paul/Thane, Pat (Hrsg.): Old Age from Antiquity to Post-Modernity, London/New York 1998, 19–42.

PERUSINI, Gaetano: Über klinisch und histologisch eigenartige psychische Erkrankungen des späteren Lebensalters, in: Nissl, Franz/Alzheimer, Alois (Hrsg.): Histologische und Histopathologische Arbeiten über die Grosshirnrinde mit besonderer Berücksichtigung der pathologischen Anatomie der Geisteskrankheiten, Bd. 3, Jena 1910, 297–358.

PETERSEN, Peter: Künstlerische Therapien. Wege zur psychosozialen Gesundheit, in: Deutsches Ärzteblatt 97 (2000), A 903–906.

PICK, Arnold: Über die Beziehungen der senilen Hirnatrophie zur Aphasie, in: Prager medicinische Wochenschrift 17 (1892) 165–167.

PINEL, Philippe: Nosographie Philosophique, Paris 61818 (orig.: 1798).

PINEL, Philippe: Traité médico-philosophique sur l'aliénation mentale ou la manie, Paris 1801.

PLATON, Die Gesetze, in: Platons sämtliche Werke in zwei Bänden, übers. v. Franz Susemihl (ed. F. Schleiermacher), Bd. 2, Wien 1922.

PLATT, Dieter: Altersmedizin. Lehrbuch für Klinik und Praxis, Stuttgart 1997.

POST, Stephen G.: Nutrition, Hydration, and the Demented Elderly, in: Journal of Medical Humanities 11 (1990) 185–192.

POST, Stephen G.: Alzheimer Disease and Physician-Assisted Suicide, in: Alzheimer Disease and Associated Disorders 7 (1993) 65–68.

POST, Stephen G.: Ethical Commentary: Genetic Testing for Alzheimer's Disease, in: Alzheimer Disease and Associated Disorders 8 (1994) 66–67.

POST, Stephen G.: Genetics, Ethics, and Alzheimer's Disease, in: Journal of the American Geriatrics Society 42 (1994) 782–786.

POST, Stephen G.: Alzheimer Disease and the »Then« Self, in: Kennedy Instititute of Ethics Journal 5 (1995) 307–321.

POST, Stephen G.: The Moral Challenge of Alzheimer Disease, Baltimore/London 1996.

POST, Stephen G.: Slowing the Progression of Alzheimer Disease: Ethical Issues, in: Alzheimer's Disease and Associated Disorders 11 (1997) Suppl. 5: 34–36.

POST, Stephen G.: The Concept of Alzheimer Disease in a Hypercognitive Society, in: Whitehouse, Peter J./Maurer, Konrad/Ballenger, Jesse F. (Hrsg.): Concepts of Alzheimer Disease. Biological, Clinical, and Cultural Perspectives, Baltimore/London 2000, 245–256.

POST, Stephen G.: The Moral Challenge of Alzheimer Disease. Ethical Issues from Diagnosis to Dying, Baltimore/London 2000.

POST, Stephen G.: Tube feeding and advanced progressive dementia, in: Hastings Center Report 31 (2001) 36–42.

POST, Stephen G.: Full spectrum proxy consent for research participation when persons with Alzheimer Disease lose decisional capacities. Research ethics and the common good, in: Alzheimer Disease and Associated Disorders 17 (2003) Suppl. 1: S 3–S 11.

POST, Stephen G./WHITEHOUSE, Peter J.: Fairhill Guidelines on Ethics of the Care of People With Alzheimer's Disease: A Clinical Summary, in: Journal of the American Geriatrics Society 43 (1995) 1423–1529.

POST, Stephen G./WHITEHOUSE, Peter J. (Hrsg.): Genetic testing for Alzheimer Disease. Ethical and Clinical Issues, Baltimore/London 1998.

POST, Stephen G./BOTKIN, Jeffrey R./WHITEHOUSE, Peter J.: Selective Abortion for Familial Alzheimer Disease?, in: Obstretics And Gynecology 79 (1992) 794–798.

POST, Stephen G./WHITEHOUSE, Peter J./BINSTOCK, Robert H./BIRD, Thomas D./ ECKERT, Sharen K./FARRER, Lindsay A./FLECK, Leornard M./GAINES, Atwood D./ JUENGST, Eric T./KARLINSKY, Harry/MILES, Steven/HURRAY, Thomas H./QUAID, Kimberly A./RELKIN, Norman R./ROSES, Allen D./GEORGE-HYSLOP, P. H. St./ SACHS, Greg A./STEINBOCK, Bonnie/TRUSCHKE, Edward F./ZINN, Arthur B.: The Clinical Introduction of Genetic Testing for Alzheimer's Disease. An Ethical Perspective (Consensus Statement), in: Journal of the American Medical Association 277 (1997) 832–836.

POST, Stephen G./WHITEHOUSE, Peter J./ZINN, Arthur B.: Introduction, in: Post, Stephen G./Whitehouse, Peter J. (Hrsg.): Genetic Testing for Alzheimer Disease. Ethical and Clinical Issues, Baltimore/London 1998, 1–13.

POULAKI, Sophia/WIEGELE, Brigitte: Validation. Grundhaltung, Leitbild, Techniken, in: Weis, Serge/Weber, Germain (Hrsg.): Handbuch Morbus Alzheimer. Neurobiologie, Diagnose, Therapie, Weinheim 1997, 1293–1303.

PREITER, MARKUS: Die Arbeit einer Memory-Clinic, in: Zeitschrift für medizinische Ethik 51 (2005) 77-82.

PRESSMAN, Jack D.: Concepts of Mental Illness in the West, in: Kiple, Kenneth, F. u. a. (Hrsg.): The Cambridge World History of Human Diseases, Cambridge 1993, 59–85.

PROCTOR, Robert N.: The Nazi War on Cancer, Princeton 1999.

PRYSE-PHILLIPS, William/GALASKO, Douglas: Non-Alzheimer Dementias, in: Gauthier, Serge (Hrsg.): Clinical Diagnosis and Management of Alzheimer's Disease, London 1996, 51–66.

Pschyrembel Klinisches Wörterbuch, Berlin [260]2004.

PÜLLEN, Rupert: Anlage einer perkutanen endoskopischen Gastrostomie zur Ernährung bei einer dementen Patientin. Fallbericht und Kommentar, in: Zeitschrift für medizinische Ethik 48 (2002) 88–91.

PÜLLEN, Rupert/HALTER, Hans/SCHÖNHOF, Bärbel: Autofahren und Demenz vom Alzheimer Typ. Fallbericht und Kommentare, in: Zeitschrift für medizinische Ethik 51 (2005) 83–91.

PURTILO, Ruth B./TEN HAVE, Henk A. M. J. (Hrsg.): Ethical Foundations of Palliative Care for Alzheimer Disease, Baltimore 2004.

QUANTE, Michael: Die Identität der Person. Facetten eines Problems, in: Philosophische Rundschau 42 (1995) 35–59.

QUANTE, Michael (Hrsg.): Personale Identität, Paderborn 1999.

QUANTE, Michael: Personales Leben und menschlicher Tod. Personale Identität als Prinzip biomedizinischer Ethik, Frankfurt a. M. 2002.

RAGER, Günter (Hrsg.): Ich und mein Gehirn. Persönliches Erleben, verantwortliches Handeln und objektive Wissenschaft, Freiburg i. Br. 2000 (Grenzfragen; Bd. 26).

RAGER, Günter: Die Bedeutung der modernen Hirnforschung für das Personverständnis, in: Zeitschrift für medizinische Ethik 48 (2002) 217–236.

RAGER, Günter/Holderegger, Adrian (Hrsg.): Bewusstsein und Person. Neurobiologie, Philosophie und Theologie im Gespräch, Freiburg i. Ue./Freiburg i. Br. 2000 (Studien zur theologischen Ethik; Bd. 83).

RAMANATHAN, Vai: Alzheimer Discourse. Some Sociolinguistic Dimensions, Mahwah, NJ 1997.

RATZINGER, Joseph: Zum Personverständnis in der Dogmatik, in: Speck, Josef (Hrsg.): Das Personverständnis in der Pädagogik und ihren Nachbarwissenschaften. 1. Teil eines Kongreßberichtes, Münster 1966, Bd. 1, 157–171.

RE, Susanna: Emotionales Ausdrucksverhalten bei schweren demenziellen Erkrankungen, in: Zeitschrift für Gerontologie und Geriatrie 36 (2003) 474–453.

RE, Susanna/WILBERS, Joachim: Versorgung demenzkranker Menschen, in: Kruse, Andreas/Martin, Mike (Hrsg.): Enzyklopädie der Gerontologie, Bern 2004, 506–518.

REAGAN, Ronald: Speech (11.05.1994), zit. nach: British Medical Journal 323 (2001) 879 f.

REGER, Karl-Heinz: Demenz und Psychopathologie, in: Möller, Hans-Jürgen/Rohde, Anke (Hrsg.): Psychische Krankheit im Alter, Berlin 1993, 305–306.

REHBOCK, Theda: Zur gegenwärtigen Renaissance und Krise des Personbegriffs in der Ethik – Ein kritischer Literaturbericht, in: Allgemeine Zeitschrift für Philosophie 23 (1998) 61–86.

REISBERG, Barry: Hirnleistungsstörungen. Alzheimersche Krankheit und Demenz, Weinheim/Basel, 2., korrigierte Auflage 1987 (orig.: Alzheimer's Disease, New York 1983).

REISBERG, Barry/FERRIS, Steven H./DE LEON, Mony J./CROOK, Thomas: The Global Deterioration Rating Scale for Assessment of Primary Degenerative Dementia (GDS), in: American Journal of Psychiatry 139 (1982) 1136–1139.

REISCHIES, Friedel M.: Normales Altern und leichte Demenz: Auswirkungen normalen Alterns auf kognitive Leistungen und die Differenzierung von der leichten Demenz, in: Förstl, Hans (Hrsg.): Lehrbuch der Gerontopsychiatrie, Stuttgart 1997 (Klinische Psychologie und Psychopathologie; Bd. 63), 366–377.

REISCHIES, Friedel M.: Leichte kognitive Störungen, in: Helmchen, Hanfried/Henn, Fritz/Lauter, Hans/Sartorius, Norman (Hrsg.): Psychiatrie der Gegenwart, Bd. 4: Psychische Störungen bei somatischen Krankheiten, Berlin u. a. ^{4}1999, 225–246.

REISCHIES, Friedel M./LINDENBERGER, Ulman: Diskontinuität zwischen altersbedingter kognitiver Leistungsbeeinträchtigung und Demenz: Testpsychologisches Profil, in: Peters, H. U./Schifferdecker, M./Krahl, A. (Hrsg.): 150 Jahre Psychiatrie, Bd. 2, Köln 1996, 429–431.

REISCHIES, Friedel M./LINDENBERGER, Ulman: Grenzen und Potentiale kognitiver Leistungsfähigkeit im Alter, in: Mayer, Karl Ulrich/Baltes, Paul B. (Hrsg.): Die Berliner Altersstudie. Das höhere Alter in interdisziplinärer Perspektive, Berlin ^{2}1999, 351–377.

RICHARDS, Marty/SEICOL, Sam: The Challenge of Maintaining Spiritual Connectedness for Persons Institutionalized with Dementia, in: Journal of Religious Gerontology 7 (1991) 27–40.

RICŒUR, Paul: Das Selbst als ein Anderer, München 1996 (orig.: Soi même comme un autre, Paris 1990).

RIEDEL-HELLER, Steffi G./SCHORK, A./FROMM, N./ANGERMEYER, Matthias C.: Demenzkranke in der Hausarztpraxis – Ergebnisse einer Befragung, in: Zeitschrift für Gerontologie und Geriatrie 33 (2000) 300–306.

RIGAUX, Natalie: Raison et déraison. Discours médical et démence sénile, Brüssel 1992.

RIGAUX, Natalie: Le pari du sens. Une nouvelle éthique de la relation avec les patients âgés déments, Le Plessis-Robinson 1998.

RIGAUX, Natalie: Humanité dù dément? L'apport des sagesses hébraïque et grecque, in: Mies, François (Hrsg.): Toute la sagesse du monde. Hommage à Maurice Gilbert, S. J. Pour le 65e anniversaire de l'exégete et du recteur, Brüssel 1999, 505–517.

RILEY, Kathryn P./SNOWDON, David A./DESROSIERS, Mark F./MARKESBERS, William R.: Early Life Linguistic Ability, late Life Cognitive Function, and Neuropathology. Findings from the Nun Study, in: Neurobiology of Aging 26 (2005) 341–347.

RITCHIE, Karen/KILDEA, D.: Is Senile Dementia »age-related« or »aging-related«? Evidence from Meta-Analysis of Dementia Prevalence in the Oldest, in: Lancet 346 (1995) 931–934.

RITCHIE, Karen/KILDEA, D./ROBINE, J. M.: The Relationship between Age and the Prevalence of Senile Dementia. A Meta-Analysis of Recent Data, in: International Journal of Epidemiology 21 (1992) 763–769.

RITSCHL, Dietrich: Art.: Person/Personalität, in: Eser, Albin/Lutterotti, Markus von/Sporken, Paul (Hrsg.): Lexikon Medizin, Ethik, Recht, Freiburg i. Br. 1989, 791–800.

ROCCA, Walter A./HOFMAN, Albert/BRAYNE, Carol/BRETELER, Monique M. B./CLARKE, Michael/COPELAND, John R./DARTIGUES, Jean Francois/ENGEDAL, Knut/HAGNELL, Olle/HEEREN, Thea J. u. a. (The EURODEM-Prevalence Research Group): Frequency and Distribution of Alzheimer's Disease in Europe. A Collaborative Study of 1980–1990 Prevalence Findings, in: Annals of Neurology 30 (1991) 381–390.

ROLOFF, Eckart Klaus: Mehr Ethik und soziales Handeln, in: Rheinischer Merkur Nr. 30 vom 24.07.2003, 22.

ROMERO, Barbara: Selbst-Erhaltungs-Therapie (SET). Betreuungsprinzipien, psychotherapeutische Intervention und Bewahren des Selbstwissens bei Alzheimer Kranken, in: Weis, Serge/Weber, Germain (Hrsg.): Handbuch Morbus Alzheimer. Neurobiologie, Diagnose, Therapie, Weinheim 1997, 1209–1251.

ROMERO, Barbara: Selbsterhaltungstherapie: Konzept, klinische Praxis und bisherige Ergebnisse, in: Zeitschrift für Gerontopsychologie und -psychiatrie 17 (2004) 119–134.

ROMERO, Barbara/EDER, Gudrun: Selbst-Erhaltungs-Therapie (SET). Konzept einer neuropsychologischen Therapie bei Alzheimer-Kranken, in: Zeitschrift für Gerontopsychologie und -psychiatrie 5/4 (1992) 267–282.

ROSE, Larry: Ich habe Alzheimer. Ein Bericht, Freiburg i. Br. 1997.

ROSEN, Walter G./MOHS, Richard C./DAVIS, Kenneth L.: Alzheimer's Disease Assessment Scale (ADAS), Weinheim 1984 (dt. Übersetzung von Weyer, G./Ihl, R./Schambach, M.:

Alzheimer's Disease Assessment Scale [ADAS]. Protokollheft und Auswertungsbogen, Weinheim 1992).

ROSES, Allen D.: A New Paradigm for Clinical Evaluations of Dementia. Alzheimer Disease and Apolipoprotein E Genotypes, in: Post, Stephen G./Whitehouse, Peter J. (Hrsg.): Genetic testing for Alzheimer Disease. Ethical and Clinical Issues, Baltimore/London 1998, 37–64.

ROSES, Allen D./STRITTMATTER, Warren J./SAUNDERS, Ann M./SCHMECHEL, Donald E./ PERICAK-VANCE, Margaret A.: Apolipoprotein E and Alzheimer's Disease: State of the Field After Two Years, in: Roses, Allen D./Weisgraber, Karl H./Christen, Yves (Hrsg.): Apolipoprotein E and Alzheimer's Disease, Berlin u. a. 1996, 1–10.

ROSES, Allen D./WEISGRABER, Karl H./CHRISTEN, Yves (Hrsg.): Apolipoprotein E and Alzheimer's Disease, Berlin u. a. 1996 (Research and Perspectives in Alzheimer's Disease).

RÖSLER, Michael/KADZIDROGA, H./RETZ, Wolfgang/SITZMANN, L./SUPPRIAN, Tillmann/THOME, Johannes: Probleme der klinischen Frühdiagnose bei Alzheimer-Demenz, in: Rösler, Michael/Retz, Wolfgang/Thome, Johannes (Hrsg.): Alzheimer-Krankheit. Abgrenzung normalen Alterns – Epidemiologie – Ätiologie – Pathogenese – Klinik – Behandlung – Ethik, Weinheim 1997, 185–198.

RÖSLER, Michael/RETZ, Wolfgang/THOME, Johannes (Hrsg.): Alzheimer-Krankheit. Abgrenzung normalen Alterns – Epidemiologie – Ätiologie – Pathogenese – Klinik – Behandlung – Ethik, Weinheim 1997.

RÖSSLER, HANS-CHRISTIAN: Sitzt im Bett mit ratlosem Gesichtsausdruck, in: Frankfurter Allgemeine Zeitung Nr. 273 vom 24.11.1997, 13–14.

ROTH, Martin/HUPPERT, Felicia A./TYM, Elizabeth/MOUNTJOY, Christopher Q.: CAMDEX – The Cambridge Examination for Mental Disorders of the Elderly, Göttingen 1994 (orig.: Cambridge 1988).

RÜHLE, Alex: In dunkler Nacht ging Ich aus meinem stillen Haus, in: Süddeutsche Zeitung Nr. 78 vom 03.04.2003, 13.

RUNGGALDIER, Edmund: Personen und diachrone Identität, in: Philosophisches Jahrbuch 99 (1992) 262–286.

RUNGGALDIER, Edmund: Die Fortdauer (Identität) des Ich durch die Zeit, in: Rager, Günter (Hrsg.): Ich und mein Gehirn. Persönliches Erleben, verantwortliches Handeln und objektive Wissenschaft, Freiburg i. Br. 2000, 161–200.

SABAT, Steven R.: Voices of Alzheimer's Disease Sufferers: A Call for Treatment Based on Personhood, in: Howe, Edmund G. (Hrsg.): Ethics and Alzheimer's Disease, Frederick 1998 (The Journal of Clinical Ethics; Vol. 9,1: Special Issue), 35–48.

SABAT, Steven R./HARRÉ, Rom: The Construction and Deconstruction of Self in Alzheimer Disease, in: Ageing and Society 12 (1992) 443–461.

SABAT, Steven R./HARRÉ, Rom: The Alzheimer's Disease Sufferer as a Semiotic Subject, in: Philosophy, Psychiatry, Psychology 1 (1994) 145–160.

SADOVNICK, Dessa/LOVESTONE, Simon: Genetic Counselling, in: Gauthier, Serge (Hrsg.): Clinical Diagnosis and Management of Alzheimer's Disease, London 1996, 343–358.

SANDBRINK, Rupert/BEYREUTHER, Konrad: Molekulargenetik und Molekularbiologie der Alzheimer-Krankheit, in: Helmchen, Hanfried/Henn, Fritz/Lauter, Hans/Sartorius,

Norman (Hrsg.): Psychiatrie der Gegenwart, Bd. 4: Psychische Störungen bei somatischen Krankheiten, Berlin u. a. [4]1999, 117–165.

SAPP, Stephen: The Dilemma of Alzheimer's: Valuing Autonomy and Acknowledging Dependence, in: Second Opinion 9 (1988) 91–107.

SASS, Hans-Martin: Selbstbestimmung und Selbstentwurf in der Nähe des Todes?, in: Zeitschrift für Evangelische Ethik 41 (1997) 179–185.

SASS, Henning/WITTCHEN, Hans-Ulrich/ZAUDIG, Michael: Diagnostisches und statistisches Manual Psychischer Störungen DSM-IV. Übersetzt nach der vierten Auflage des Diagnostic and Statistical Manual of Mental Disorders der American Psychiatric Association, Göttingen u. a. [2]1998.

SAUNDERS, Cicely (Hrsg.): Hospiz und Begleitung im Schmerz. Wie wir sinnlose Apparatemedizin und einsames Sterben vermeiden können, Freiburg i. Br. 1993.

SCHÄFER, Daniel: Ein Haus der Vergeßlichkeit. Medizinische Konzepte zur altersbedingten Gedächtnisschwäche in der frühen Neuzeit, in: Schriftenreihe der Deutschen Gesellschaft für Geschichte der Nervenheilkunde 7 (2001) 295–308.

SCHÄFER, Daniel: »Dass das Alter an und vor sich selbst eine Kranckheit seye.« Zur Rezeption antiker Konzepte eines pathologischen Greisenalters in der medizinischen Literatur der frühen Neuzeit, in: Karenberg, Axel/Leitz, Christian (Hrsg.): Heilkunde und Hochkultur. Bd. 2: »Magie und Medizin« und »Der alte Mensch« in den antiken Zivilisationen des Mittelmeerraumes, Münster 2002 (Naturwissenschaft, Philosophie, Geschichte; Bd. 16), 289–304.

SCHÄFER, Daniel: Alter und Krankheit in der Frühen Neuzeit. Der ärztliche Blick auf die letzte Lebensphase, Frankfurt a. M. u. a. 2004 (Kultur der Medizin; Bd. 10).

SCHÄFER, Daniel/KARENBERG, Axel: Alter, Krankheit und Demenz. Historische Anmerkungen zu einem aktuellen Thema, in: Zeitschrift für medizinische Ethik 51 (2005) 13–25.

SCHÄFER, Ulrike/RÜTHER, Eckart: Demenz – gemeinsam den Alltag bewältigen. Ein Ratgeber für Angehörige und Pflegende, Göttingen 2004.

SCHECKER, Michael: Sprachverarbeitung und Kommunikationsverhalten bei früher Alzheimer-Krankheit, in: Hock, Christoph/Hüll, Michael/Schecker, Michael (Hrsg.): Die Alzheimer-Krankheit, Tübingen 2000 (cognitio; Bd. 9).

SCHEFFCZYK, Leo (Hrsg.): Der Mensch als Bild Gottes, Darmstadt 1969.

SCHELLER, H.: Über den Begriff der Demenz und unterscheidbare klinische Formen von Demenzen, in: Nervenarzt 36 (1965) 1–7.

SCHERMER, Maartje: In search of »the good life« for demented elderly, in: Medicine, Health Care and Philosophy 6 (2003) 35–44.

SCHERNUS, Renate: Lohnt sich das noch… (Demenz-Ressourcen), in: Wege zum Menschen 52 (2000) 8: 487–501.

SCHEUER, Manfred: Selig die Barmherzigen, denn sie werden Erbarmen finden, in: Theologisch-praktische Quartalschrift 141 (1993) 180–185.

SCHIPPERGES, Heinrich: Christliche Diakonie in ihrer Sorge um den Kranken, in: Zeitschrift für medizinische Ethik 39 (1993) 301–308.

SCHIPPERGES, Heinrich: Krankheit und Kranksein im Spiegel der Geschichte, Berlin u. a. 1999 (Schriften der Mathematisch-naturwissenschaftlichen Klasse der Heidelberger Akademie der Wissenschaften; Bd. 5).

SCHMIDT, Roland (Hrsg.): Die Versorgung pflegebedürftiger alter Menschen in der Kommune. Daseinsvorsorge, Leistungserbringung und bürgerschaftliche Verantwortung in der Modernisierung der Pflege, Frankfurt a. M. 1999.

SCHMIDT, Roland: Pflegerische Versorgung und Demenz. Analysen zu Handlungsoptionen und Veränderungsimpulsen, Regensburg 2002 (Beiträge zur sozialen Gerontologie, Sozialpolitik und Versorgungsforschung; Bd. 13).

SCHMIDT-WILCKE, Tobias: Krankheiten – Entdeckungen oder Konstruktionen, in: Zeitschrift für medizinische Ethik 49 (2003) 77–86.

SCHMORRTE, Stefan: Alter und Medizin. Die Anfänge der Geriatrie in Deutschland, in: Archiv für Sozialgeschichte 30 (1990) 15–41.

SCHOCKENHOFF, Eberhard: Ethik des Lebens. Ein theologischer Grundriß, Mainz ^{3}2000 (orig.: Mainz 1993).

SCHOCKENHOFF, Eberhard: Wer oder was handelt? Überlegungen zum Dialog zwischen Neurobiologie und Ethik, in: Rager, Günter (Hrsg.): Ich und mein Gehirn. Persönliches Erleben, verantwortliches Handeln und objektive Wissenschaft, Freiburg i. Br. 2000 (Grenzfragen; Bd. 26), 239–287.

SCHOCKENHOFF, Eberhard: Zur Lüge verdammt? Politik, Medien, Medizin, Justiz, Wissenschaft und die Ethik der Wahrheit, Freiburg i. Br. 2000.

SCHOCKENHOFF, Eberhard: Krankheit – Heilung – Gesundheit. Wege zum Heil aus biblischer Sicht, Regensburg 2001.

SCHOCKENHOFF, Eberhard: Der vergessene Körper. Über die Einheit von Person und menschlicher Natur, in: Zeitschrift für medizinische Ethik 48 (2002) 271–281.

SCHOCKENHOFF, Eberhard/WETZSTEIN, Verena: Relationale Anthropologie. Ethische Herausforderungen bei der Betreuung dementer Menschen, in: Zeitschrift für Gerontologie und Geriatrie 38 (2005) 262–267.

SCHOENE, Astrid: Meine Mutter hat Alzheimer, Frankfurt a. M. 1998.

SCHRAMM, Axel: Altern und Gesundheit aus der Sicht der Geriatrie, in: Oberender, Peter (Hrsg.): Alter und Gesundheit, Baden-Baden 1996 (Gesundheitsökonomische Beiträge; Bd. 26), 11–28.

SCHRAMME, Thomas: Patienten und Personen. Zum Begriff der psychischen Krankheit, Frankfurt a. M. 2000.

SCHREINER, Margit: Nackte Väter. Roman, Zürich 1997.

SCHRÖDER, Johannes/PANTEL, Johannes: Morphologische und funktionelle Bildgebung, in: Förstl, Hans/Bickel, Horst/Kurz, Alexander (Hrsg.): Alzheimer Demenz. Grundlagen, Klinik und Therapie, Berlin u. a. 1999, 129–152.

SCHRÖDER, Johannes/PANTEL, Johannes/FÖRSTL, Hans: Demenzielle Erkrankungen – ein Überblick, in: Kruse, Andreas/Martin, Mike (Hrsg.): Enzyklopädie der Gerontologie, Bern 2004, 224–239.

SCHÜLE, Christian: Frei bis in den Tod, in: Die Zeit Nr. 33 vom 08.08.2002, 23–24.

SCHULZ, Richard (Hrsg.): Handbook on Dementia Caregiving. Evidence-Based Interventions for Family Caregivers, New York 2000.

SCHWARZ, Gaby: Hilfe für Alzheimer-Patienten. Ein Ratgeber für Kranke und Angehörige, Weyarn 2000.

SCHWEIZERISCHE AKADEMIE DER MEDIZINISCHEN WISSENSCHAFTEN (SAMW): Behandlung und Betreuung von älteren, pflegebedürftigen Menschen. Medizinisch-ethische Richtlinien und Empfehlungen, 18. Mai 2004 (http://www.samw.ch).

SCHWERDT, Ruth: Eine Ethik für die Altenpflege. Ein transdisziplinärer Versuch aus der Auseinandersetzung mit Peter Singer, Hans Jonas und Martin Buber, Bern u. a. 1998.

SCHWERDT, Ruth (Hrsg.): Probleme der Ernährung demenziell veränderter älterer Menschen, Frankfurt a. M. 2004.

SCHWERDT, Ruth: Lernen der Pflege von Menschen mit Demenz bei Alzheimer-Krankheit. Anforderungen an die Qualifikation professioneller Helferinnen und Helfer, in: Zeitschrift für medizinische Ethik 51 (2005) 59–76.

SCINTO, Leonard F. M. u. a.: Early Diagnosis of Alzheimer's Disease, Totowa 2000.

SEDGWICK, Peter: Illness – Mental and Otherwise. All Illnesses Express a Social Judgement, in: Hastings Center Studies 1 (1973) 3: 19–40.

SEEBACHER, Katrin: Morgen oder Abend, Lengwil 1996.

SEELMANN, Kurt: Ethik der Verrechnung. Eine rechtsethische Kritik am Embryonenschutzgesetz, in: Neue Zürcher Zeitung vom 10.08.2002 (Online-Ausgabe).

SEKRETARIAT DER DEUTSCHEN BISCHOFSKONFERENZ (Hrsg.): Älterwerden und Altsein. Papst Johannes Paul II.: Brief an die alten Menschen (1. Oktober 1999); Pastoralkommission der deutschen Bischofskonferenz: Dem Leben auf der Spur. Einsichten und Hilfen beim Älterwerden (1. Januar 2000), Bonn 2000 (Arbeitshilfen; Heft 151).

SENECA, Lucius Aeneus: Epistulae morales ad Lucilium, ed. O. Hense, Leipzig 1938.

SHAHAR, Shulamith: Growing old in the Middle Ages, London 1996.

SHAKESPEARE, William: The Complete Works, ed. P. Alexander, London 1951.

SHAKESPEARE, William: König Lear. Tragödie, aus dem Englischen übertragen von Wolf Heinrich Graf Baudissin, Textrevision und Nachwort von Alfred Günther, Stuttgart 1986.

SHELDON, Tony: Dutch Approve Euthanasia for a Patient with Alzheimer's Disease, in: British Medical Journal 330 (2005) 1041.

SHENK, David: Das Vergessen. Porträt einer Epidemie, Leipzig u. a. 2005 (orig.: The Forgetting. Alzheimer's – the Portrait of an Epidemic, New York 2001).

SHERWIN, Susan: No longer Patient. Feminist Ethics and Health Care, Philadelphia 1992.

SHORTER, Edward: Geschichte der Psychiatrie. Aus dem Amerikanischen von Yvonne Badal, Berlin 1999 (orig.: A History of Psychiatry. From the Era of the Asylum to the Age of Prozac, New York 1997).

SHUA-HAIM, Joshua R./GROSS, Joel S.: Alzheimer's Syndrome, Not Alzheimer's Disease, in: Journal of the American Geriatrics Society 44 (1996) 96–97.

SIEP, Ludwig (Hrsg.): Identität der Person. Aufsätze aus der nordamerikanischen Gegenwartsphilosophie, Basel/Stuttgart 1983.

SIEP, Ludwig: Personenbegriff und angewandte Ethik, in: Gethmann, Carl Friedrich/Oesterreich, Peter Lothar (Hrsg.): Person und Sinnerfahrung. Philosophische Grundlagen und interdisziplinäre Perspektiven (FS Georg Scherer zum 65. Geburtstag), Darmstadt 1993, 33–44.

SIMCHOWICZ, Teofil: Histologische Studien über die senile Demenz, in: Nissl, Franz/Alzheimer, Alois (Hrsg.): Histologische und Histopathologische Arbeiten über die Grosshirnrinde mit besonderer Berücksichtigung der pathologischen Anatomie der Geisteskrankheiten, Bd. 4, Jena 1911, 267–444.

SIMM, Michael: Impfung bremst den Gedächtnisverfall, in: Deutsches Ärzteblatt 100 (2003) A 1718–1719.

SINGER, Peter: Praktische Ethik, Stuttgart ²1994 (orig.: Practical Ethics, Cambridge 1979; ²1993).

SJÖGREN, Torsten/SJÖGREN, Hadon/LINDGREN, Ake G. H.: Morbus Alzheimer and Morbus Pick. A Genetic, Clinical and Patho-Anatomical Study, in: Acta Psychiatrica Scandinavica 82 (1952) Suppl., 9–152.

SMITH, Jacqui/BALTES, Paul B.: Altern aus psychologischer Perspektive. Trends und Profile im hohen Alter, in: Mayer, Karl Ulrich/Baltes, Paul B. (Hrsg.): Die Berliner Altersstudie. Das höhere Alter in interdisziplinärer Perspektive, Berlin ²1999, 221–250.

SÖLING, Caspar: Das Gehirn-Seele-Problem. Neurobiologie und theologische Anthropologie, Paderborn 1995.

SPAEMANN, Robert: Sind alle Menschen Personen?, in: Frensch, Michael/Schmidt, Martin/Schmidt, Michael (Hrsg.): Euthanasie. Sind alle Menschen Personen?, Schaffhausen 1992, 91–105.

SPAEMANN, Robert: Personen. Versuche über den Unterschied zwischen »etwas« und »jemand«, Stuttgart ²1998 (orig.: 1996).

SPIEGL, Martina: Risikofaktoren in der Familienanalyse von Alzheimer Patienten. Eine computergestützte Stammbaumanalyse von 108 Familien auf der Basis des Bayes-Theorems, München, Techn. Univ., Diss., masch., 1998.

STÄHELIN, Hannes B.: Epidemiologie, Risikofaktoren und Prophylaxe bei neurodegenerativen Demenzen, in: Rösler, Michael/Retz, Wolfgang/Thome, Johannes (Hrsg.): Alzheimer-Krankheit. Abgrenzung normalen Alterns – Epidemiologie – Ätiologie – Pathogenese – Klinik – Behandlung – Ethik, Weinheim 1997, 67–80.

STANDISH, Tim I. M./MOLLOY, D. William/BÉDARD, Michel/LAYNE, Elizabeth/MURRAY, E. Ann/STRANG, David: Improved Reliability of the Standardized Alzheimer's Disease Assessment Scale (SADAS) compared with the Alzheimer's Disease Assessment Scale (ADAS), in: Journal of the American Geriatrics Society 44 (1996) 712–714.

STOCK, Klaus: Pflege – eine menschliche und christliche Herausforderung, in: Zeitschrift für medizinische Ethik 39 (1993) 293–300.

STRASSER, Peter: Ist die Ethik der Psychiatrie eine Bioethik?, in: Zeitschrift für klinische Psychologie, Psychiatrie und Psychotherapie 46 (1998) 93–104.

STRAWSON, Peter Frederick: Individuals, London 2002 (orig.: 1959).

STUDENT, Johann Christoph (Hrsg.): Das Hospiz-Buch, Freiburg i. Br. ⁴1999.

SUTER, Martin: Small World, Zürich 1997.

SZASZ, Thomas: The Myth of Mental Illness, in: American Psychologist 15 (1960) 113–118.

SZELIES, Brigitte/HEISS, Wolf-Dieter: Funktionelles Neuroimaging. Positronen-Emissions-Tomographie (PET), in: Weis, Serge/Weber, Germain (Hrsg.): Handbuch Morbus Alzheimer. Neurobiologie, Diagnose, Therapie, Weinheim 1997, 803–833.

TANZI, Rudolph E./PARSON, Ann B.: Decoding Darkness. The Search for the Genetic Cause of Alzheimer's Disease, Cambridge 2000.

TAUPITZ, Jochen: Kinder und demente Menschen – Subjekt oder Objekt in der Medizin?, in: Geiger, Helmut (Hrsg.): Hauptsache gesund? Kranksein und ärztliches Handeln – im

Recht. Ansprüche, Pflichten, Zwänge und politische Perspektiven, Bad Boll 2004, 50–69.

TEICHERT, Dieter: Personen und Identitäten, Berlin 1999 (Quellen und Studien zur Philosophie; Bd. 48).

TEICHERT, Dieter: Von der Feststellung der Identität zur Explikation von Personalität – Ricœurs Kritik an Derek Parfit, in: Breitling, Andris/Orth, Stefan/Schaaff, Birgit (Hrsg.): Das herausgeforderte Selbst. Perspektiven auf Paul Ricœurs Ethik, Würzburg 1999, 131–142.

TERENTIUS AFER, Publius: Phormio, ed. Karl Dziatzko, Leipzig 1874.

THAL, Leon S.: Clinical Trials in Alzheimer Disease, in: Terry, Robert D./Katzman, Robert/Bick, Katherine L./Sisoda, Sangram S. (Hrsg.): Alzheimer Disease, Philadelphia [2]1999, 423–439.

THALMANN, Thorsten: Alois Alzheimer und die nach ihm benannte Krankheit, Frankfurt a. M., Univ., Diss., masch., 1997.

THANE, Pat: Geriatrics, in: Bynum, W. F./Porter, Roy (Hrsg.): Companion Encyclopedia of the History of Medicine, Vol. 2, London/New York 1993, 1092–1115.

THIBAULT, Stéphanie/LACOMBLEZ, Lucette/DEROUESNÉ, Christian: Ethical Problems in Therapeutic Research in Alzheimer's Disease Patients, in: Becker, Robert E./Giacobini, Ezio (Hrsg.): Alzheimer Disease. From Molecular Biology to Therapy, Boston 1997, 541–547.

THIELKORN, Ulrike: Zum Verhältnis von Medizin und Pflege. Bestandsaufnahme und Handlungsalternativen, Stuttgart 1999.

THOMAE, Hans: Alternsstile und Altersschicksale. Ein Beitrag zur differentiellen Gerontologie, Bern 1983.

THOMAS, Lewis: The Problem of Dementia, in: Thomas, Lewis: Late Night Thoughts on Listening to Mahlers's Ninth Symphony, New York 1983, 120–126.

TOL, J./SLOOTER, Arjen J. C./VAN DUIJN, Cornelia M.: Genetic Factors in Early- and Late-Onset Alzheimer's Disease, in: Mayeux, Richard/Christen, Yves (Hrsg.): Epidemiology of Alzheimer's Disease. From Gene to Prevention, Berlin u. a. 1999, 33–39.

TOLMEIN, Oliver: Zürich sehen und sterben, in: Frankfurter Allgemeine Zeitung Nr. 215 vom 16.09.2003, 44.

TOLMEIN, Oliver: Selbstbestimmungsrecht und Einwilligungsfähigkeit: Der Abbruch der künstlichen Ernährung bei Patienten im vegetative state in rechtsvergleichender Sicht. Der Kemptener Fall und die Verfahren Cruzan und Bland, Frankfurt a. M. 2004.

TOMLINSON, Bernard E./BLESSED, Garry/ROTH, Martin: Observations on the Brains of Demented Old People, in: Journal of Neurological Sciences 11 (1979) 205–242.

TÖNNIES, Inga: Abschied zu Lebzeiten. Wie Angehörige mit Demenzkranken leben, Bonn 2005.

TOOLEY, Michael: Abortion and Infanticide, Oxford [2]1985 (orig.: 1983).

TOOLEY, Michael: Abtreibung und Kindstötung, in: Leist, Anton (Hrsg.): Um Leben und Tod. Moralische Probleme bei Abtreibung, künstlicher Befruchtung, Euthanasie und Selbstmord, Frankfurt a. M. [3]1992, 157–195 (orig.: Abortion and Infanticide, in: Philosophy & Public Affairs 2.1 [1972] 37–65).

TURNER, Jonathan D./BEYREUTHER, Konrad/THEURING, Franz (Hrsg.): Alzheimer's Disease. Etiological Mechanisms and Therapeutic Possibilities, Berlin 1996 (Ernst Schering Research Foundation Workshop; Bd. 17).

UNSCHULD, Paul U.: Was ist Medizin? Westliche und östliche Wege der Heilkunst, München 2003.

URBAS, Steffi: Kunsttherapie bei Demenzkranken, in: Deutsche Alzheimer Gesellschaft e. V. (Hrsg.): Fortschritte und Defizite im Problemfeld Demenz. Referate auf dem 2. Kongreß der Deutschen Alzheimer-Gesellschaft, Berlin 9.–11. September 1999, Berlin 2000, 179–187.

VANDEKIEFT, Gregg: Who Decides? An Ethics Case Consult for Terri Schiavo, in: American Journal of Hospice and Palliative Medicine 22 (2005) 175–177.

VERBAND KATHOLISCHER HEIME UND EINRICHTUNGEN DER ALTENHILFE IN DEUTSCHLAND E. V. (Hrsg.): Kompetent für Verwirrte. Eine Herausforderung zukünftiger Altenhilfe; 12. Bundestagung des Verbandes Katholischer Heime und Einrichtungen der Altenhilfe in Deutschland e. V. vom 9.–11. Juni in Erfurt; Referate, Freiburg i. Br. 1997.

VERDILE, G./FULLER, S./ATWOOD, C. S./LAWS, S. M./GANDY, S. E./MARTINS, R. N.: The Role of beta amyloid in Alzheimer's Disease. Still a Cause of Everything or the only one who got Caught?, in: Pharmacological Research 50 (2004) 397–409.

VERLINSKY, Yury/RECHITSKY, Svetlana/VERLINSKY, Oleg/MASCIANGELO, Christina/LEDERER, Kevin/KULIEV, Anver: Preimplantation Diagnosis for early-onset Alzheimer Disease caused by V717L Mutation, in: Journal of the American Medical Association 287 (2002) 1018–1021.

VILSEN, Luc: Die versunkene Welt der Lucie B. Das Leben mit meiner alzheimerkranken Frau, Köln 2000.

VIRT, Günter: Die Spaltung des Menschlichen im Horizont der modernen Lebenswissenschaften, in: Oduncu, Fuat S./Schroth, Ulrich/Vossenkuhl, Wilhelm (Hrsg.): Stammzellenforschung und therapeutisches Klonen, Göttingen 2002 (Medizin – Ethik – Recht; Bd. 1), 201–210.

VOGES, Wolfgang: Pflege alter Menschen als Beruf. Soziologie eines Tätigkeitsfeldes, Wiesbaden 2002.

VOLICER, Ladislav: Need for Hospice Approach to Treatment of Patients with Advanced Progressive Dementia, in: Journal of the American Geriatrics Association 34 (1986) 655–658.

VOLICER, Ladislav/HURLEY, Ann: Hospice Care for Patients with Advanced Progressive Dementia, New York 1998.

VOLKENANDT, Matthias/BORASIO, Gian Domenico/ATZPODIEN, Jens: Überlegungen zur ärztlichen Aufklärung von Patienten mit unaufhaltsam progredienten Erkrankungen, in: Zeitschrift für medizinische Ethik 41 (1995) 117–128.

VOLLMANN, Jochen: Gerechtigkeit oder Fürsorglichkeit? Konzeptionelle und klinische Implikationen der »Ethics of Care«, in: Zeitschrift für medizinische Ethik 41 (1995) 263–271.

VOLLMANN, Jochen: Aufklärung und Einwilligung in der Psychiatrie. Ein Beitrag zur Ethik in der Medizin, Darmstadt 2000 (Monographien aus dem Gesamtgebiet der Psychiatrie; Bd. 96).

VOLLMANN, Jochen: Chancen und Risiken von Patientenverfügungen bei dementiellen Störungen, in: Zeitschrift für Gerontopsychologie und -psychiatrie 13 (2000) 38–50.

VOLLMANN, Jochen: Advance directives in patients with Alzheimer's disease. Ethical and clinical considerations, in: Medicine, Health Care and Philosophy 4 (2001) 161–167.

VOLLMANN, Jochen/KUEHL, Klaus-Peter/TILMANN, Amely/HARTUNG, Hans Dieter/HELMCHEN, Hanfried: Einwilligungsfähigkeit und neuropsychologische Einschränkungen bei dementen Patienten, in: Nervenarzt 75 (2004) 29–35.

VOLLMOELLER, Wolfgang: Was heißt psychisch krank? Der Krankheitsbegriff in Psychiatrie, Psychotherapie und Forensik, Stuttgart 1998.

VOSS, Brigitte: Kommunikation mit demenziell Erkrankten in der Sterbephase, in: Deutsche Alzheimer Gesellschaft e. V. (Hrsg.): Gemeinsam Handeln. Referate auf dem 3. Kongress der Deutschen Alzheimer Gesellschaft, Friedrichshafen 12.–14. September 2002, Berlin 2003 (Tagungsreihe der Deutschen Alzheimer Gesellschaft e. V.; Bd. 4), 409–413.

WÄCHTLER, Claus/GUTZMANN, Hans (Hrsg.): Demenzen. Frühzeitig erkennen, aktiv behandeln, Betroffene und Angehörige effektiv unterstützen, Stuttgart 1997.

WALLIN, Anders/BLENNOW, Kaj: Clinical Subgroups of the Alzheimer Syndrome, in: Acta Neurologica Scandinavica Suppl. 165 (1996) 51–57.

WALSTRA, Gerardus Josephus Maria/VAN GOOL, W. A.: Letter to the Editor: The Need for a »Second Witness« in Diagnosing Dementia, in: Journal of the American Geriatrics Society 43 (1995) 1176–1177.

WALTER, Helmut: Das Alter leben. Herausforderungen und neue Lebensqualitäten, Darmstadt 1995.

WALTERS, James W.: What Is a Person? An Ethical Exploration, Urbana/Chicago 1997.

WARREN, Mary Anne: Moral Status. Obligations to Persons and Other Living Things, Oxford 1997.

WATZKA, Carlos: Interpretation des Irrsinns. Zur Pluralität der Wahrnehmungs- und Handlungsmuster betreffend psychisches Kranksein im frühneuzeitlichen Europa, in: Archiv für Kulturgeschichte 85 (2003) 201–242.

WEBER, Germain: Differentialdiagnose. Verhaltensneurologische Aspekte, in: Weis, Serge/Weber, Germain (Hrsg.): Handbuch Morbus Alzheimer. Neurobiologie, Diagnose, Therapie, Weinheim 1997, 975–989.

WEBER, Germain/LEHRNER, Johann: Veränderungen der Kognition, in: Weis, Serge/Weber, Germain (Hrsg.): Handbuch Morbus Alzheimer. Neurobiologie, Diagnose, Therapie, Weinheim 1997, 889–909.

WEDEK, Martin: Altenheimseelsorge mit altersverwirrten Menschen als Thema diakonischer Altenarbeit, Heidelberg 1995 (Heidelberg, Univ., Diplomarb. – Onlineressource).

WEIDENFELDER, Martin: Mit dem Vergessen leben. Demenz – verwirrte alte Menschen verstehen und einfühlsam begleiten, Stuttgart 2004.

WEIHER, Egbert von: Das Alter in Mesopotamien, in: Karenberg, Axel/Leitz, Christian (Hrsg.): Heilkunde und Hochkultur. Bd. 2: »Magie und Medizin« und »Der alte Mensch« in den antiken Zivilisationen des Mittelmeerraumes, Münster 2002 (Naturwissenschaft, Philosophie, Geschichte; Bd. 16), 211–220.

WEINER, Myron F.: Diagnosis of Dementia, in: Weiner, Myron F. (Hrsg.): The Dementias. Diagnosis, Management, and Research, Washington ^{2}1996, 1–42.

WEIS, Serge: Molekularbiologische Therapieansätze – Gentherapie – Transplantation, in: Weis, Serge/Weber, Germain (Hrsg.): Handbuch Morbus Alzheimer. Neurobiologie, Diagnose, Therapie, Weinheim 1997, 1073–1108.

WEIS, Serge: Neuropathologie des Morbus Alzheimer, in: Weis, Serge/Weber, Germain (Hrsg.): Handbuch Morbus Alzheimer. Neurobiologie, Diagnose, Therapie, Weinheim 1997, 163–295.

WEIS, Serge: Pathogenese des Morbus Alzheimer: Hypothesen – Trends – Spekulationen, in: Weis, Serge/Weber, Germain (Hrsg.): Handbuch Morbus Alzheimer. Neurobiologie, Diagnose, Therapie, Weinheim 1997, 529–614.

WEIS, Serge/WEBER, Germain (Hrsg.): Handbuch Morbus Alzheimer. Neurobiologie, Diagnose, Therapie, Weinheim 1997.

WEIZSÄCKER, Viktor von: Gesammelte Schriften, Bd. 5: Der Arzt und der Kranke, hrsg. v. P. Achilles, Frankfurt a. M. 1987.

WELTZIEN, Dörte: Neue Konzeptionen für das Wohnen im Alter. Handlungsspielräume und Wirkungsgefüge, Wiesbaden 2004 (Kassel, Univ., Diss., 2003).

WERNER, Burkhard: Demenz. Epidemiologie, Ursachen und Folgen einer psychischen Erkrankung im Alter, Weinheim 1997 (Gesundheitsforschung; zugl.: Bielefeld, Univ., Diss., 1996).

WEST, M. J./COLEMAN, P. D./FLOOD, D. G./TRONCOSO, J. C.: Is Alzheimer's Disease Accelerated Aging? Different Patterns of Age and Alzheimer's Disease-Related Neuronal Losses in the Hippocampus, in: Hyman, Bradley T./Duyckaerts, Charles/Christen, Yves (Hrsg.): Connections, Cognition and Alzheimer's Disease, Berlin 1997, 141–147.

WETTSTEIN, Albert (Hrsg.): Belastung und Wohlbefinden bei Angehörigen von Menschen mit Demenz. Eine Interventionsstudie, Zürich/Chur 2005.

WETZSTEIN, Verena: »Das Sterben organisieren.« Zur ethischen Tiefenstruktur der deutschsprachigen Sterbehilfegesellschaften, Freiburg i. Br., Univ., Abschlussarbeit, masch., 1996.

WETZSTEIN, Verena: Verlust des »Selbst«? Ethische Aspekte der Demenz, in: Deutsche Alzheimer Gesellschaft e. V. (Hrsg.): Gemeinsam Handeln. Referate auf dem 3. Kongress der Deutschen Alzheimer Gesellschaft, Friedrichshafen 12.–14. September 2002, Berlin 2003 (Tagungsreihe der Deutschen Alzheimer Gesellschaft e. V.; Bd. 4), 389–397.

WETZSTEIN, Verena: Die Beziehung zum dementen Menschen zwischen Nächsten- und Selbstliebe, in: Auf dem Weg in eine andere Welt – Zum Umgang mit dementen Patientinnen und Patienten. Dokumentation des 18. Workshops Medizinethik in der Französischen Friedrichstadtkirche am 13. März, Berlin 2004, 21–34.

WETZSTEIN, Verena: Alzheimer-Demenz. Perspektiven einer integrativen Demenz-Ethik, in: Zeitschrift für medizinische Ethik 51 (2005) 27–40.

WETZSTEIN, Verena: Rezension zu: Thierry Collaud, Le statut de la personne démente. Eléments d'une anthropologie théologique de l'homme malade à partir de la maladie d'Alzheimer, Freiburg i. Ue. (Academic Press) 2003, in: Zeitschrift für medizinische Ethik 51 (2005) 100–101.

WETZSTEIN, Verena (Hrsg.): Ertrunken im Meer des Vergessens? Alzheimer-Demenz im Spiegel von Ethik, Medizin und Pflege, Freiburg i. Br. 2005.

WEYERER, Siegfried/SCHÄUFELE, Martina: Die Versorgung dementer Patienten in Deutschland aus epidemiologischer Sicht, in: Zeitschrift für Gerontopsychologie und -psychiatrie 17 (2004) 41–50.

WHITEHOUSE, Peter J.: Measurements of Quality of Life in Dementia, in: Wimo, Anders/Jönsson, Bengt/Karlsson, Göran/Winblad, Bengt (Hrsg.): Health Economics of Dementia, Chichester u. a. 1998, 403–417.

WHITEHOUSE, Peter J.: Therapeutic Interventions in Alzheimer Disease. Implications of Genetic Advances, in: Post, Stephen G./Whitehouse, Peter J. (Hrsg.): Genetic testing for Alzheimer Disease. Ethical and Clinical Issues, Baltimore/London 1998, 65–83.

WHITEHOUSE, Peter J./FRISONI, Giovanni B./POST, Stephen G.: Breaking the Diagnosis of Dementia, in: Lancet Neurology 3 (2004) 124–128.

WHITEHOUSE, Peter J./GAINES, Atwood D./LINDSTROM, Heather/GRAHAM, Janice E.: Anthropological contributions to the understanding of age-related cognitive impairment, in: Lancet Neurology 4 (2005) 320–326.

WHITEHOUSE, Peter J./MAURER, Konrad/BALLENGER, Jesse F. (Hrsg.): Concepts of Alzheimer Disease. Biological, Clinical, and Cultural Perspectives, Baltimore/London 2000.

WICCLAIR, Mark R.: Ethics and the Elderly, New York 1993.

WIELAND, Wolfgang: Diagnose. Überlegungen zur Medizintheorie, Berlin 1975.

WIELAND, Wolfgang: Strukturwandel der Medizin und ärztliche Ethik. Philosophische Überlegungen zu Grundfragen einer praktischen Wissenschaft, Heidelberg 1986 (Abhandlungen der Heidelberger Akademie der Wissenschaften, Philosophisch-historische Klasse; Jg. 1985, Abh. 4).

WIELAND, Wolfgang: Philosophische Aspekte des Krankheitsbegriffs, in: Becker, Volker/Schipperges, Heinrich (Hrsg.): Krankheitsbegriff, Krankheitsforschung, Krankheitswesen. Wissenschaftliche Festsitzung der Heidelberger Akademie der Wissenschaften zum 80. Geburtstag von Wilhelm Doerr, Berlin 1995, 59–76.

WIESING, Urban: Gene, Krankheit und Moral, in: Kunst- und Ausstellungshalle der Bundesrepublik Deutschland GmbH (Hrsg.): Gen-Welten. Katalogbuch anläßlich der fünf Ausstellungen des Gen-Welten-Projekts vom 27.03.1998–10.01.1999 in Bonn, Dresden, Mannheim, München und Vevey (Schweiz), Bonn 1998, 95–99.

WIGGINS, David: Needs, Values, Truth. Essays in the Philosophy of Value, Oxford [3]1998 (orig.: Oxford 1987).

WILDFEUER, Armin G.: Art.: Person, in: Lexikon der Bioethik, Bd. 3, Gütersloh 1998, 5–9.

WILDFEUER, Armin G.: Rezension zu: Roland Kipke, Mensch und Person. Der Begriff der Person in der Bioethik und die Frage nach dem Lebensrecht aller Menschen, Berlin 2001, in: Zeitschrift für medizinische Ethik 48 (2002) 316–318.

WILKINS, Christopher: Der Zeitmesser, München 2000 (orig.: The Horizontal Instrument, London 1999).

WILS, Jean-Pierre: Sterben. Zur Ethik der Euthanasie, Paderborn 1999.

WILTSHIRE, John: The Patient Writes Back. Bioethics and the Illness Narrative, in: Adamson, Jane/Freadman, Richard/Parker, David (Hrsg.): Renegotiating Ethics in Literature, Philosophy, and Theory, Cambridge 1998, 181–198.

WILZ, Gabriele: Belastungsverarbeitung bei pflegenden Angehörigen von Demenzkranken. Eine Tagebuchstudie, Göttingen u. a. 2002 (Psychosoziale Medizin; Bd. 8).

WILZ, Gabriele/SCHUMACHER, Jörg/MACHOLD, Cornelia/GUNZELMANN, Thomas/ADLER, Corinne: Angehörigenberatung bei Demenz. Erfahrungen aus der Leipziger Studie, in: Kruse, Andreas (Hrsg.): Psychosoziale Gerontologie, Bd. 2: Intervention, Göttingen 1998 (Jahrbuch der Medizinischen Psychologie; Bd. 16), 232–250.

WIMO, Anders/JÖNSSON, Bengt/KARLSSON, Göran/WINBLAD, Bengt (Hrsg.): Health Economics of Dementia, Chichester u. a. 1998.

WINBLAD, Bengt/PORITIS, Nilss: Memantine bei schwerer Demenz. Ergebnisse der M-BEST-Studie, in: International Journal of Geriatric Psychiatry 14 (1999) 135–146.

WISSMANN, Peter (Hrsg.): Werkstatt Demenz, Hannover 2004.

WOGROLLY-DOMEJ, Monika: Abbilder Gottes. Demente, Komatöse, Hirntote, Graz 2004 (Bibliothek der Unruhe und des Bewahrens; Bd. 8).

WOLFF, Gerhard: Ethische Aspekte genetischer Diagnostik und Beratung, in: Elstner, Marcus (Hrsg.): Gentechnik, Ethik und Gesellschaft, Berlin 1997, 57–80.

WOOPEN, Christiane: Ethische Aspekte der Forschung an nicht oder teilweise Einwilligungsfähigen, in: Zeitschrift für medizinische Ethik 45 (1999) 51–69.

WORLD HEALTH ORGANIZATION: Draft of the International Classification of Diseases, 10th Revision (ICD-10), Genf 1989.

WORLD HEALTH ORGANIZATION: The World Health Report 1998. Life in the 21st Century – a Vision for all. Report of the Director-General, Genf 1998.

WORMSTALL, Henning/GÜNTHER, A./MORAWETZ, Carmen/SCHMIDT, Wolfgang: Die deutschen Alzheimer-Angehörigengruppen, in: Nervenarzt 67 (1996) 751–756.

WOYSCH, Isabelle: Demenz – die Reise in eine andere Wirklichkeit. Gerontogarten – Freiraum für eine andere Welt, in: Deutsche Alzheimer Gesellschaft e. V. (Hrsg.): Gemeinsam Handeln. Referate auf dem 3. Kongress der Deutschen Alzheimer Gesellschaft, Friedrichshafen 12.–14. September 2002, Berlin 2003 (Tagungsreihe der Deutschen Alzheimer Gesellschaft e. V.; Bd. 4), 251–256.

WRIGHT, Camron: Briefe für Emily, Frankfurt a. M. 2005.

YACH, Derek: Health and Illness. The Definition of the World Health Organization, in: Ethik in der Medizin 10 (1998) S 7–S 13.

ZAUDIG, Michael: Demenz und »leichte kognitive Beeinträchtigung« im Alter. Diagnostik, Früherkennung und Therapie, Bern 1995.

ZAUDIG, Michael/HILLER, Wolfgang: SIDAM. Strukturiertes Interview für die Diagnose einer Demenz vom Alzheimer Typ, der vaskulären Demenz und Demenzen anderer Ätiologie nach DSM-III-R, DSM-IV und ICD-10, Bern 1996.

ZIMMERMANN, Mirjam: Seelsorge bei altersverwirrten Menschen. Tendenzen in der Konstituierung einer Teildisziplin der Altenseelsorge, in: Seelsorge Praktische Theologie 32 (1997) 312–320.

ZIMMERMANN, Ruben: Seelsorge bei altersverwirrten Menschen, Berlin 1999 (Berliner Hefte für evangelische Krankenhausseelsorge; Bd. 66).

ZIMMERMANN-ACKLIN, Markus: Euthanasie. Eine theologisch-ethische Untersuchung, Freiburg i. Ue./Freiburg i. Br. 1997 (Studien zur theologischen Ethik; Bd. 79).

ZIMMERMANN-ACKLIN, Markus: Zur Frage des Umgangs mit Wachkomapatientinnen und -patienten, in: Bioethica-Forum No. 45, Juni 2005, 5–8.

ZOGLAUER, Thomas: Geist und Gehirn. Das Leib-Seele-Problem in der aktuellen Diskussion, Göttingen 1998.

Sachregister

Personenregister